Lesões Ligamentares do JOELHO

ANATOMIA · DIAGNÓSTICO
TRATAMENTO · RESULTADOS

Lesões Ligamentares do
JOELHO

ANATOMIA • DIAGNÓSTICO
TRATAMENTO • RESULTADOS

Alfred J. Tria, Jr., M.D.
Associate Clinical Professor
Division of Orthopaedic Surgery
Department of Surgery
Adjunct Clinical Assistant Professor
Department of Anatomy
University of Medicine and Dentistry of New Jersey
Robert Wood Johnson Medical School
New Brunswick, New Jersey

Ilustrações
Rong-Zeng Li, M.D.

Prefácio e Revisão Técnica
Rene Jorge Abdalla
Presidente da Sociedade Brasileira de Cirurgia do Joelho
Biênio 2001-2002

REVINTER

Título original em inglês:
Ligaments of the Knee
Copyright © by Churchill Livingstone Inc.

Lesões Ligamentares do Joelho: Anatomia – Diagnóstico – Tratamento – Resultados
Copyright © 2002 by Livraria e Editora Revinter Ltda.

Todos os direitos reservados.
É expressamente proibida a reprodução
deste livro, no seu todo ou em parte,
por quaisquer meios, sem o consentimento
por escrito da Editora.

ISBN 85-7309-591-1

Tradução
José Eduardo Ferreira de Figueiredo
Médico, RJ

Neuma Duarte

Revisão Técnica
Rene Jorge Abdalla
*Presidente da Sociedade Brasileira de
Cirurgia do Joelho – Biênio 2000/2001*

A precisão das indicações, as reações adversas e as relações de dosagem para as drogas citadas nesta obra podem sofrer alterações.
Solicitamos que o leitor reveja a farmacologia dos medicamentos aqui mencionados.
A responsabilidade civil e criminal, perante terceiros e perante a Editora Revinter, sobre o conteúdo total desta obra, incluindo as ilustrações e autorizações/créditos correspondentes, é do(s) autor(es) da mesma.

Livraria e Editora REVINTER Ltda.
Rua do Matoso, 170 — Tijuca
20270-130 — Rio de Janeiro, RJ
Tel.: (21) 2563-9700
Fax: (21) 2563-9701
E-mail: livraria@revinter.com.br
www.revinter.com.br

Aos meus filhos
        Alfred J. III
        Coral K.
        Ian James
        Sean Michael
        G. Scott
        Alicia Jeanne
        Pierce Edwin
        Taylor Jeanne

Um homem precisa ser meio louco
se não quiser ser ainda mais ignorante.
Michel Eyquem de Montaigne

Prefácio da Edição Brasileira

Recordo-me que, em um passado não muito distante, o profissional interessado em determinada patologia do joelho era obrigado a desempenhar uma árdua tarefa de busca, uma vez que os temas relacionados com a pesquisa ficavam "espalhados" em diversas fontes; ou seja, anatomia em uma, biomecânica em outra, avaliação e tratamento em várias outras, e assim por diante.

Hoje, com a tendência dos livros especializados, a Revinter vem brindar-nos com *Lesões Ligamentares do Joelho: Anatomia – Diagnóstico – Tratamento – Resultados*. Em uma única fonte, encontramos todos os temas relacionados com a cirurgia ligamentar do joelho reunidos: anatomia, biomecânica, diagnóstico, tratamento, reabilitação e, nesta obra especificamente, resultados.

Trata-se, sem dúvida, de presença obrigatória tanto na biblioteca do Ortopedista com formação geral quanto na do especialista dedicado à cirurgia do joelho e à traumatologia nos esportes, sendo leitura indispensável a todos os interessados no estudo das patologias do joelho.

Rene Jorge Abdalla
Presidente da Sociedade Brasileira de
Cirurgia do Joelho – Biênio 2000/2001

Prefácio

Este livro apresenta as mais atualizadas informações sobre os ligamentos do joelho, de acordo com os conhecimentos dos últimos anos. Procuramos não esquecer os fundamentos da cirurgia do joelho e incorporamos as ideologias clássicas adaptadas às mais novas técnicas. Foram abordados desenvolvimento, anatomia, exame físico, diagnóstico, biomecânica, tratamento e reabilitação. Consultamos as maiores autoridades em cada tópico específico, pedindo-lhes que compartilhassem a sua experiência e conhecimento com o leitor. Buscamos novas informações com técnicas modernas, a fim de dar ao texto uma feição nova e, ao mesmo tempo, torná-lo mais informativo a todos os leitores. Nosso objetivo foi apresentar um texto o mais abrangente possível sobre um único tema: ligamentos do joelho.

O autor de cada capítulo foi selecionado por seu conhecimento específico em uma determinada área do joelho. Dr. Timothy M. Hosea, Consultor Ortopédico da Universidade de Rutgers, escreveu diversos artigos sobre embriologia do joelho e apresentou uma série de dados novos sobre desenvolvimento embriológico. Dr. Freddie H. Fu, Professor e Chefe do Departamento de Ortopedia da Universidade de Pittsburgh, é a maior autoridade em biomecânica do joelho, com reconhecimento em todo o país. Dr. Giles R. Scuderi, Médico-Assistente, *Senior Attending* no Instituto Insall Scott Kelly, na cidade de Nova York, e membro da Sociedade de Joelho, é a maior autoridade em exame físico do joelho e em patologias dos ligamentos do joelho. Dr. Dale M. Daniel, Professor de Clínica no Hospital Fundação Kaiser, gentilmente, escreveu o capítulo sobre testes objetivos e, certamente, é a maior autoridade no assunto em todo o mundo. Dr. Reuben Mezrich, Professor Associado na Escola de Medicina Robert Wood Johnson, e o seu colaborador, Dr. Douglas Solonick, Professor Associado, estão entre os primeiros no desenvolvimento da técnica de ressonância magnética nos Estados Unidos e escreveram um extraordinário capítulo, com excelentes imagens que permitem uma identificação clara da patologia e a sua comparação com a anatomia normal. Dr. Russel F. Warren, Cirurgião Chefe do Hospital para Cirurgias Especiais, dispensa apresentações e divulgou uma discussão aprofundada a respeito do ligamento colateral lateral e do complexo arqueado-poplíteo, com dados que ilustram com clareza o seu método cirúrgico mais atualizado. Dr. W. Norman Scott, Diretor do Instituto Insall Scott Kelly, Segundo Vice-Presidente da Sociedade de Joelho e médico da equipe de basquete Knickerbockers de Nova York, é a escolha ideal para escrever sobre ligamento cruzado anterior. Dr. Christopher D. Harner, Professor Associado e Chefe da Divisão de Medicina Esportiva da Universidade de Pittsburgh, conquistou o lugar de autoridade máxima em ligamento cruzado posterior e apresentou as mais atualizadas informações sobre o tratamento das mais difíceis lesões dos ligamentos do joelho. Dr. Paolo Aglietti, Professor de Clínica Ortopédica da Universidade de Florença, escreveu o capítulo final sobre lesões ligamentares combinadas do joelho. Sua apresentação é certamente a melhor dissertação sobre o assunto desde a primeira publicação dos artigos do Dr. Hughston no *Jornal de Cirurgia Óssea e Articular*. Dr. Michael G. Dunn, Professor Associado e Diretor do Laboratório de Pesquisa Ortopédica da Escola de Medicina Robert Wood Johnson, tornou-se uma autoridade em pesquisa do colágeno e foi o nome mais indicado para descrever a biomecânica das reconstruções ligamentares. Dr. Bernard R. Bach, Professor Associado e Diretor do Setor de Medicina Esportiva da Escola de Medicina Rush, também dispensa apresentação e representa uma grande autoridade em medicina esportiva e reabilitação do joelho. Seu capítulo constitui o desfecho mais adequado para o livro e descreve detalhes de grande importância para o tratamento completo das lesões ligamentares do joelho.

Cada um dos autores trouxe material novo, com informações e técnicas próprias para ajudar o leitor a compreender os mais recentes desenvolvimentos na cirurgia dos ligamentos. Sou pessoalmente grato e considero-me em dívida com todos os autores por seu tempo, conhecimento e dedicação inestimáveis, para fazer deste trabalho uma unidade.

Dr. Rong-Zeng Li surpreende-me a cada dia com o seu talento de ilustrador. Tenho a honra de poder trabalhar com ele mais uma vez. Seus desenhos são admirados por todos os leitores e refletem claramente a sua competência e experiência como médico.

Meus agradecimentos a Toni M. Tracy por seu apoio e lealdade.

Agradeço, também, à minha esposa, Jeanne, por sua infinita paciência.

Alfred J. Tria, Jr., M.D.

Colaboradores

Paolo Aglietti, M.D.
Clinical Professor, Department of Orthopaedics, First Orthopaedic Clinic, University of Florence Faculty of Medicine, Florence, Italy

Jose A. Alicea, M.D.
Assistant Clinical Professor, Department of Orthopaedic Surgery, Texas Tech University Health Sciences Center School of Medicine at El Paso, El Paso, Texas

Answorth A. Allen, M.D.
Instructor, Department of Orthopaedics, Cornell University Medical College; Assistant Attending Physician, Department of Orthopaedic Surgery, Hospital for Special Surgery, New York, New York

Bernard R. Bach, Jr., M.D.
Associate Professor, Department of Orthopaedic Surgery, Rush Medical College of Rush University; Director, Sports Medicine Section, Rush-Presbyterian-St. Luke's Medical Center, Chicago, Illinois

G. Hadley Callaway, M.D.
Clinical Instructor, Department of Surgery, University of North Carolina School of Medicine, Chapel Hill, North Carolina

Dale M. Daniel, M.D.
Clinical Professor, Department of Orthopaedic Surgery, University of California, San Diego, School of Medicine, La Jolla, California; Staff Surgeon, Department of Orthopaedic Surgery, Kaiser Foundation Hospital, San Diego, California

Pietro de Biase, M.D.
Fellow, First Orthopaedic Clinic, University of Florence Faculty of Medicine, Florence, Italy

Michael G. Dunn, Ph.D.
Associate Professor, Department of Surgery, and Director, Orthopaedic Research Laboratory, Division of Orthopaedic Surgery, University of Medicine and Dentistry of New Jersey Robert Wood Johnson Medical School, New Brunswick, New Jersey

Freddie H. Fu, M.D.
Blue Cross Professor of Orthopaedic Surgery, Executive Vice Chairman and Professor, Department of Orthopaedic Surgery, and Medical Director, Center for Sports Medicine, University of Pittsburgh School of Medicine; Head Team Physician, Athletic Department, University of Pittsburgh, Pittsburgh, Pennsylvania

Lyle Gesner, M.D.
Resident, Department of Radiology, University of Medicine and Dentistry of New Jersey Robert Wood Johnson Medical School, New Brunswick, New Jersey

Christopher D. Harner, M.D.
Associate Professor, Department of Orthopaedic Surgery, and Chief, Division of Sports Medicine, University of Pittsburgh School of Medicine, Pittsburgh, Pennsylvania

Timothy M. Hosea, M.D.
Clinical Assistant Professor, Division of Orthopaedic Surgery, Department of Surgery, University of Medicine and Dentistry of New Jersey Robert Wood Johnson Medical School; Orthopaedic Consultant, Division of Athletics, Rutgers University, New Brunswick, New Jersey

Michael M. Leighton, M.D.
Private practice in orthopaedic surgery, Atlantis, Florida

Glen A. Livesay, M.S.
Research Engineer, Musculoskeletal Research Center, Department of Orthopaedic Surgery, University of Pittsburgh School of Medicine, Pittsburgh, Pennsylvania

Reuben Mezrich, M.D.
Clinical Associate Professor, Department of Radiology, University of Medicine and Dentistry of New Jersey Robert Wood Johnson Medical School, New Brunswick, New Jersey; Professor, Department of Biomedical Engineering, Rutgers University Graduate School of Engineering, Piscataway, New Jersey; Director of Magnetic Resonance Imaging, Department of Radiology, Laurie Imaging Center, New Brunswick, New Jersey

W. Norman Scott, M.D.
Chief, Division of Orthopaedics, Beth Israel Hospital, North Division; Director, Insall Scott Kelly Institute for Orthopaedics and Sports Medicine; Team Physician, New York Knickerbockers Basketball Team, New York, New York

Giles R. Scuderi, M.D.
Co-Director and Attending Orthopaedic Surgeon, Department of Orthopaedics, Insall Scott Kelly Institute for Orthopaedics and Sports Medicine, New York, New York

Brian A. Smith, M.D.
Orthopaedic Resident, Department of Orthopaedic Surgery, University of Pittsburgh School of Medicine, Pittsburgh, Pennsylvania

Douglas Solonick, M.D.
Clinical Assistant Professor, Department of Radiology, University of Medicine and Dentistry of New Jersey Robert Wood Johnson Medical School, New Brunswick, New Jersey

Mary Lou Stone, R.P.T.
Physical Therapist, Department of Orthopaedic Surgery, Kaiser Foundation Hospital, San Diego, California

Alfred J. Tria, Jr., M.D.
Associate Clinical Professor, Division of Orthopaedic Surgery, Department of Surgery; Adjunct Clinical Assistant Professor, Department of Anatomy, University of Medicine and Dentistry of New Jersey Robert Wood Johnson Medical School, New Brunswick, New Jersey

Russell F. Warren, M.D.
Professor, Department of Surgery, Cornell University Medical College; Surgeon in Chief, Hospital for Special Surgery, New York, New York

Arnold B. Wilson, M.D.
Instructor, Department of Orthopaedic Surgery, Albert Einstein College of Medicine of Yeshiva University; Attending Physician, Department of Orthopaedic Surgery, Montefiore Medical Center, Bronx, New York

Jeffrey H. Yormak, M.D.
Orthopaedic Surgeon, Orthopaedic Surgery and Sports Medicine Associates, Putnam Hospital Center, Carmel, New York

Giovanni Zaccherotti, M.D.
Fellow, First Orthopaedic Clinic, University of Florence Faculty of Medicine, Florence, Italy

Sumário

I. Anatomia

1 Evolução e Embriologia do Joelho 3
Timothy M. Hosea
Alfred J. Tria, Jr.

2 Ligamentos e Estruturas Capsulares 15
Alfred J. Tria, Jr.
Jose A. Alicea

3 Biomecânica do Joelho 27
Brian A. Smith
Glen A. Livesay
Freddie H. Fu

II. Diagnóstico

4 Exame Físico do Joelho 51
Jeffrey H. Yormak
Giles R. Scuderi

5 Mensuração Instrumentada do Movimento Ântero-Posterior do Joelho 69
Dale M. Daniel
Mary Lou Stone

6 Avaliação Radiológica 87
Reuben Mezrich
Douglas Solonick
Lyle Gesner

III. Tratamento e Resultado

7 Ligamento Colateral Medial 125
Jose A. Alicea
Alfred J. Tria, Jr.

**8 Ligamento Colateral Lateral e Complexo
Arqueado-Poplíteo do Joelho** 139
G. Hadley Callaway
Russell F. Warren

9 Ligamento Cruzado Anterior 159
Arnold B. Wilson
W. Norman Scott

10 Ligamento Cruzado Posterior 185
Answorth A. Allen
Christopher D. Harner

11 Lesões Ligamentares Combinadas do Joelho 207
Paolo Aglietti
Giovanni Zaccherotti
Pietro de Biase

12 Luxações do Joelho 261
Jose A. Alicea
Giles R. Scuderi

13 Biomecânica da Reconstrução Ligamentar 275
Michael G. Dunn

**14 Reabilitação das Lesões dos Ligamentos
do Joelho** 289
Michael M. Leighton
Bernard R. Bach, Jr.

Índice Remissivo 321

Lesões Ligamentares do JOELHO

ANATOMIA · DIAGNÓSTICO
TRATAMENTO · RESULTADOS

Parte I

ANATOMIA

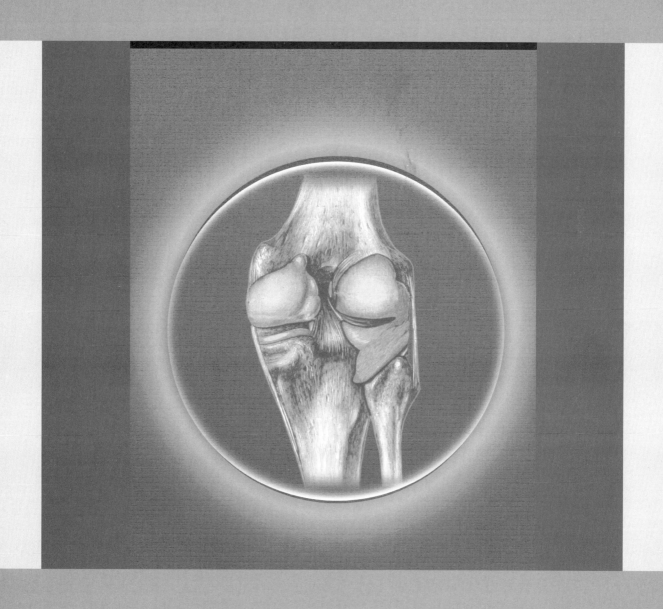

1 Evolução e Embriologia do Joelho

TIMOTHY M. HOSEA
ALFRED J. TRIA, Jr.

As características básicas do joelho humano retroagem a 320 milhões de anos e estão relacionadas ao *Eryops*, o animal que se acredita ser o ancestral comum de todos os répteis, pássaros e mamíferos[1,2] (Fig. 1-1). O joelho do *Eryops* demonstrava fêmur distal bicondilar, com tíbia proximal relativamente achatada e articulação femorofibular. Ligamentos cruzados, meniscos e ligamentos laterais simétricos também estavam presentes na reconstrução dos tecidos moles desse joelho.

Desde o tempo do *Eryops*, aconteceram quatro importantes eventos osteológicos envolvendo o joelho. Durante o período jurássico, há 180 milhões de anos, o fêmur rodou internamente e se tornou compensado medialmente, fazendo com que o joelho se tornasse anteriormente orientado. Isso permitiu um padrão de marcha mais eficiente, à medida que o eixo de progressão moveu-se para mais próximo da linha média. Durante a era mesozóica, a cabeça da fíbula retrocedeu no sentido distal em relação à linha articular. Aproximadamente entre 65 a 70 milhões de anos atrás, a patela óssea desenvolveu-se. Aparentemente, isto ocorreu de forma independente em pássaros, alguns répteis e mamíferos. Finalmente, durante a era cenozóica, os primatas ancestrais dos humanos desenvolveram uma marcha bípede associada a uma obliqüidade da epífise femoral distal em relação à ação diafisária do fêmur. Essa alteração possibilitou que os joelhos direito e esquerdo se aproximassem da linha média.

Desde o aparecimento do homem pré-histórico, o ligamento cruzado anterior passou a ocupar uma incisura do fêmur, em extensão total. A presença dessa incisura indica que a articulação do joelho em questão é capaz de ser completamente estendida, possibilitando a deambulação em posição ereta. Enquanto o fêmur do homem pré-histórico mais recente apresenta incisuras bem demarcadas do ligamento cruzado anterior, o fêmur do homem de Neanderthal não apresenta indícios de incisura; dessa maneira, o homem de Neanderthal provavelmente caminhava com uma marcha truncada.[1]

O estudo da anatomia comparada demonstra as semelhanças do *design* do joelho entre os tetrápodes, indicando esta origem ancestral comum[1,3,4] (Fig. 1-2). A morfologia funcional dessas diversas espécies compartilha o sistema de ligação de quatro barras básicas, conforme sugerido por Muller,[5] demonstrando, assim, a adaptabilidade desta articulação, que existiu com pouca alteração por mais de 300 milhões de anos, apesar das importantes alterações de demanda funcional.

HORIZONTES DO DESENVOLVIMENTO

O desenvolvimento embriológico é uma seqüência contínua de alterações estruturais, tornando uma subdivisão arbitrária desses eventos valiosa para aumentar nossa compreensão[6-9] (Fig. 1-3). Embora o tamanho e o peso fetais após a oitava semana sejam adequados para determinar o desenvolvimento relativo, um sistema de classificação baseado na forma externa e na organização estrutural é valioso para a compreensão das quatro primeiras semanas de desenvolvimento, por causa das dificuldades e incertezas na determinação exata do compri-

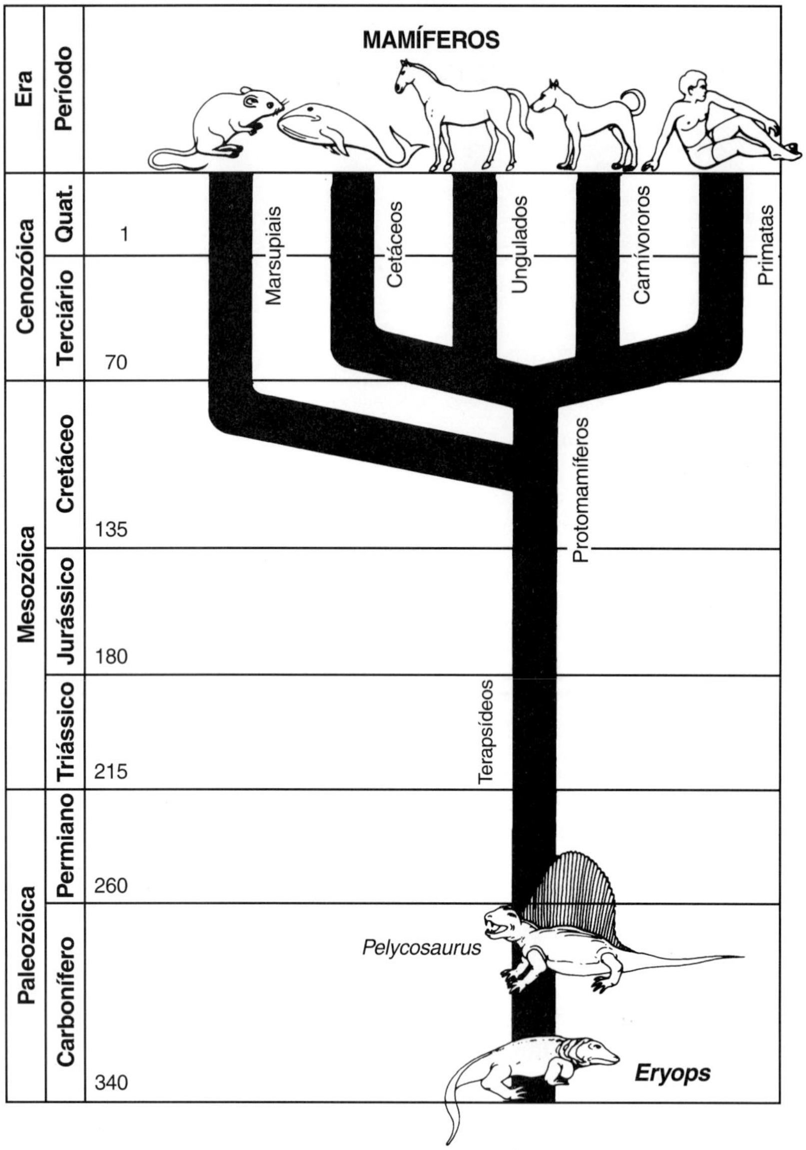

Fig. 1-1. Representação esquemática das relações filogenéticas das principais classes de tetrápodes, demonstrando o *Eryops* como sendo o ancestral comum dos répteis e mamíferos vivos. (Adaptado de Mossman e Sarjeant,[2] com permissão.)

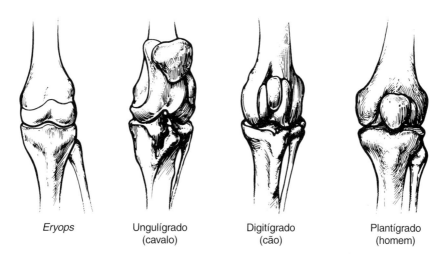

Fig. 1-2. Exemplos de fêmur bicondilar e platôs tibiais do *Eryops* e de mamíferos. As características do tecido mole incluem os ligamentos colaterais assimétricos com uma inserção achatada do ligamento colateral medial na tíbia, um ligamento colateral lateral semelhante a um cordão, ligamentos cruzados e meniscos. (Adaptado de Dye,[1] com permissão.)

mento ou da idade do embrião. Streeter[10-15] propôs um sistema de estagiamento do desenvolvimento comumente aceito e delineou os critérios de cada horizonte ou estágio.

O sistema varia de um estágio unicelular até o término do estágio embrionário, que foi arbitrariamente definido como ocorrendo quando o vaso nutriente penetra no úmero, formando a cavidade da medula óssea primitiva. Neste capítulo, usamos este sistema de estagiamento para discutir as alterações embriológicas do joelho.

O sistema de estagiamento de Streeter e os aspectos importantes do desenvolvimento do joelho são delineados no Quadro 1-1.[16] Este sistema consiste de 23 estágios ou horizontes com base em eventos morfológicos. O primeiro estágio acontece com o ovo unicelular e progride até o estágio 23, no qual os principais aspectos da diferenciação estão completos. O restante da gestação, o período fetal, preocupa-se principalmente com o crescimento. O broto da perna aparece primeiramente no horizonte 13; como o desenvolvimento embriológico acontece em um sentido craniocaudal, este é um horizonte adiante do broto do braço. À medida que os membros se desenvolvem em um sentido proximal-distal, os brotos dos membros superior e inferior surgem como uma diferenciação localizada nos extremos do mesoderma da placa lateral. Estes brotos estão em continuidade entre si através das placas mesodérmicas intermediárias e a crista mesonéfrica (crista de Wolff), a partir dos quais os sistemas orgânicos primários envolvidos no metabolismo do cálcio e o potencial osteogênico são formados.

O broto da perna desenvolve-se inicialmente como uma massa celular mesenquimatosa durante os horizontes 13 e 14 (Fig. 1-4). Esta, subseqüentemente, desprende-se da camada somática subjacente. Este mesênquima está em continuidade com o plexo capilar primitivo e está intimamente associado à superfície interna do ectoderma. Em seguida, a proliferação celular condensa e elabora uma matriz mesenquimatosa, a qual induz o espessamento celular do ectoderma suprajacente. O espessamento e a proliferação adicionais do ectoderma causam o aumento do broto do membro inferior e o exocrescimento do mesênquima subjacente, os quais ocorrem, sem exceção, exatamente antes que os somitos caudais tenham sido completamente formados.

No horizonte 14 ou com 29 dias de idade, os brotos das pernas são semelhantes a nadadeiras e compostos por dois componentes blastemais, ectoderma e mesoderma. Destes dois componentes, o mesoderma é o mais importante, porque este mesênquima determina o tipo, a polaridade e a estrutura interna do membro. O ectoderma é composto de duas camadas. A camada externa, ou periderma, fundamenta-se no líquido amniótico para a troca metabólica e é relativamente inativa. A camada interna sofre acentuada proliferação celular, criando a crista ectodérmica apical (CEA), a qual atua como um marca-passo do desenvolvimento do membro, responsável pelo crescimento externo próximo-distal e induzindo a diferenciação mesenquimatosa. A CEA inicia o crescimento externo mesodérmico por meios mecânicos; assim, a retirada ou a destruição da CEA resulta em cessação da formação do membro. Esta é a etiologia das condições hemimélicas transversas.

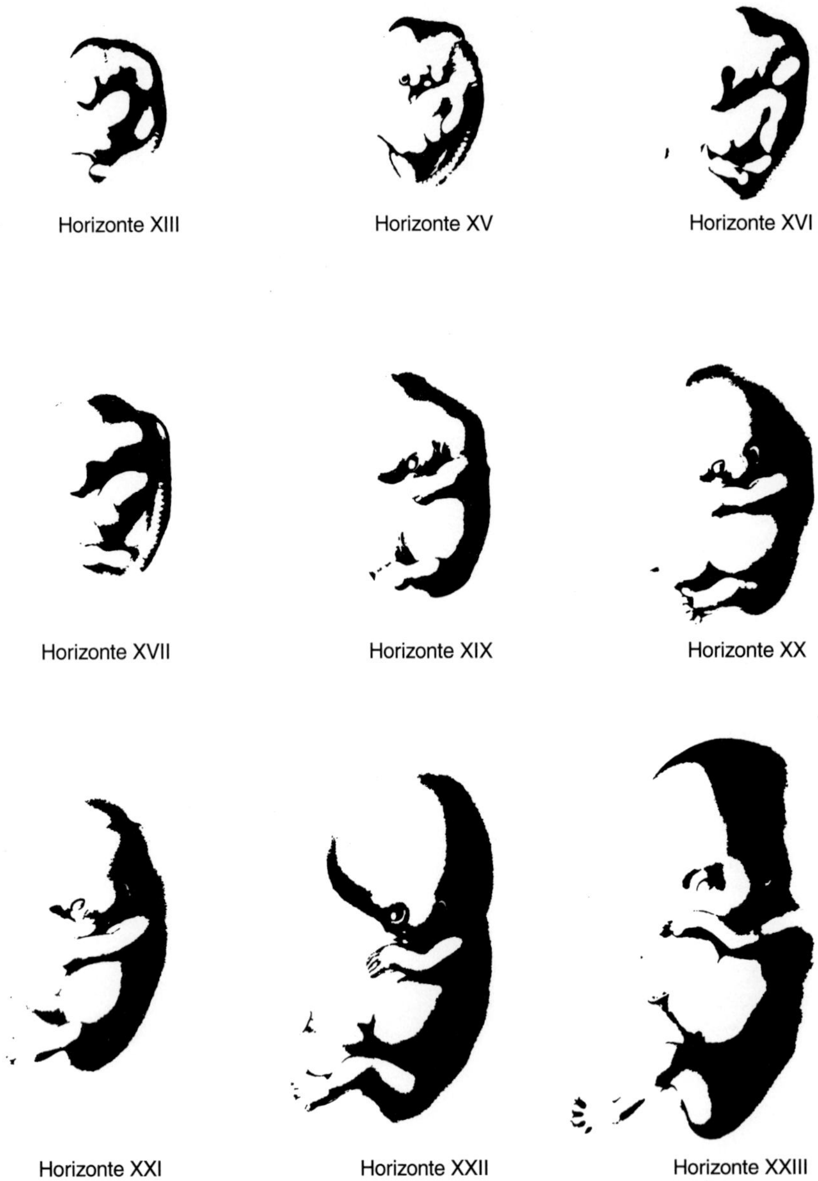

Horizonte XIII

Horizonte XV

Horizonte XVI

Horizonte XVII

Horizonte XIX

Horizonte XX

Horizonte XXI

Horizonte XXII

Horizonte XXIII

Fig. 1-3. Representação das alterações embriológicas do horizonte 13, com o aparecimento do broto do membro inferior, até o horizonte 23, ou término do período embriológico, quando o joelho assemelha-se nitidamente ao do adulto. (Adaptado de Streeter,[11,12,24] com permissão.)

Quadro 1-1. Cronologia do Desenvolvimento do Membro Humano

Horizonte	Idade (Dias)	Vértice-Nádegas (mm)	Evento Morfológico
1			Ovo unicelular
2			Ovo em segmentação
3			Blastocisto livre
4	6		Ovo em implantação
5	9–10		Ovo implantado, porém aviloso
6	11–15		Vilosidades primitivas, saco vitelino distinto
7	16–20		Vilosidades ramificando-se, eixo do disco germinativo definido
8	20–21		Nódulo de Hensen, sulco primitivo evidente
9	21–22		Pregas neurais, notocórdio alongado
10	23		Estágio de somito inicial
11	24		13 a 20 somitos
12	26	3–4	21 a 29 somitos; brotos dos braços aparecem
13	28	4–5	Aparecem os brotos das pernas
14	29	6–7	Broto das pernas semelhantes a nadadeiras
15	31	7–8	Formação do esqueleto mesenquimal inicial
16	33	9–10	Placa do pé aparece; esqueleto mesenquimal completo
17	35	11–13	Rotação do broto da perna em direção anti-horária
18	37	14 16	Condrificação inicial do fêmur, tíbia e fíbula; diferenciação inicial da patela
19	39	17–20	Formação dos côndilos femorais
20	41	21–23	Formação da interzona da articulação do joelho
21	43	22–24	Formação completa da cápsula articular
22	45	25–27	Condrificação da patela; aparecimento dos ligamentos cruzados e meniscos
23	47	28–30	O joelho assemelha-se nitidamente ao do adulto
			Término do período embrionário

O mesoderma é composto de três camadas. A camada superficial é a borda principal com mitose ativa e mantém a CEA através da elaboração de um fator de manutenção ectodérmico apical, impondo uma dependência mútua entre as camadas mesodérmicas e ectodérmicas. A camada intermediária diferencia-se no tecido periesquelético, existente no pericôndrio, periósteo, cápsulas articulares e unidades musculotendinosas. De maneira característica, a camada profunda demonstra atividade mitótica diminuída e, eventualmente, elabora matriz intercelular. Durante os horizontes 15 e 16, ela desenvolve a primeira evidência estrutural do esqueleto pré-cartilaginoso mesenquimal. Estas células mesenquimais sofrem, subseqüentemente, transformação em condroblastos.

No horizonte 16, o blastema esquelético delineia nitidamente o fêmur, a tíbia-fíbula e a placa do pé. Proximalmente, a porção femoral é revestida por músculos de desenvolvimento rápido. O broto do membro inferior é dividido em três regiões: a parte cefálica lateral (i.e., a coxa) com os nervos femoral e obturador do

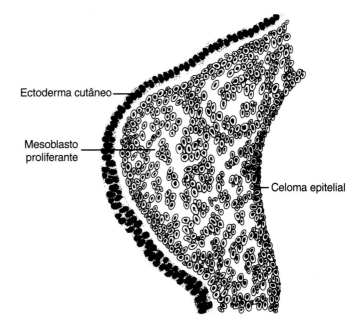

Fig. 1-4. O broto da perna nos horizontes 13 e 14 é composto do ectoderma cutâneo suprajacente e do mesoblasto em proliferação, a massa de células mesenquimais. (Adaptado de Streeter,[11] com permissão.)

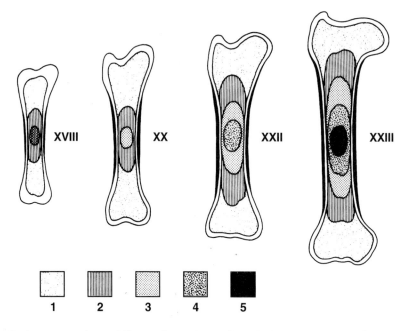

Fig. 1-5. Representação do processo de condrificação femoral, o qual, a princípio, começa centralmente e progride proximal e distalmente através de um processo de 5 estágios de maturação. Este processo começa no horizonte 18. (De Hosea et al.,[24] com permissão.)

plexo lombar; a parte caudal medial, na qual terminam os nervos fibular e tibial do plexo sacral (i.e., a perna); e a região do pé, com seu ramo do nervo tibial.

A partir do final do horizonte 16 até o horizonte 17, os brotos dos membros começam a rodar. Os brotos superior e inferior movem-se em sentidos opostos. Os do membro inferior movimentam-se em sentido anti-horário, secundariamente aos crescimentos ectodérmico e peridérmico desiguais sobre o lado extensor ou pós-axial do membro. O eixo desta rotação se faz em torno da artéria primordial diagonal e induz a inclinação do membro, formando as articulações rudimentares, antes que as interzonas mesenquimatosas das articulações estejam presentes.[17-19]

A condrificação do fêmur, tíbia e fíbula começa durante o horizonte 18. Este processo inicia centralmente e progride no sentido da periferia do esqueleto mesenquimal, através de um processo ordenado de cinco estágios de maturação (Fig. 1-5).

Na fase 1, as células apresentam substância extracelular insuficiente e são ligeiramente maiores que no estágio pré-cartilaginoso. Na fase 2, as células tornam-se envoltas por maior quantidade de matriz e se tornam achatadas, numa orientação em paralelo ao seu eixo longo, perpendicular ao eixo do primórdio. Na fase 3, a substância intercelular aumenta e os vacúolos aumentam no citoplasma. Durante a fase 4, as células cartilaginosas continuam a sofrer hipertrofia e os vacúolos proliferam. Na fase 5, as células degeneram-se (Fig. 1-6).

Posteriormente, depois da formação da cavidade medular, essas cinco zonas são encaixadas nas extremidades do leito esquelético e persistem como a epífise e a placa de crescimento.

Neste ponto, uma massa de células blastêmicas forma a interzona entre o fêmur e a tíbia. Idênticos ao mesênquima indiferenciado, elas diferem das células condrogênicas pelo fato de não formarem matriz. Também durante o horizonte 18, o ligamento patelar começa a se diferenciar.

No horizonte 19, com aproximadamente 39 dias de idade, com o comprimento vértice-nádegas de 17 a 20 mm, os côndilos femorais começam a se diferenciar, sendo que o blastema entre o fêmur e a tíbia torna-se identificável. Nesse momento, com a condensação celular precoce dentro do ligamento patelar, o primórdio da patela se torna visível. Também durante este horizonte, o ligamento colateral fibular surge pela primeira vez. Cerca de 2 dias depois, no horizonte 20, o joelho assume a posição de 90 graus de flexão e os côndilos do fêmur e da tíbia ficam nitidamente evidentes, com uma interzona homogênea bem definida. A cápsula fibrosa começa como uma camada condensada de mesênquima e circunda toda a articulação, incluindo o mesênquima vascular da interzona.

Esta interzona é composta de três camadas distintas, as quais se desenvolvem durante os horizontes 20 e 21. A camada central é composta de células frouxas, dispostas ao acaso, entre as duas camadas condrogênicas

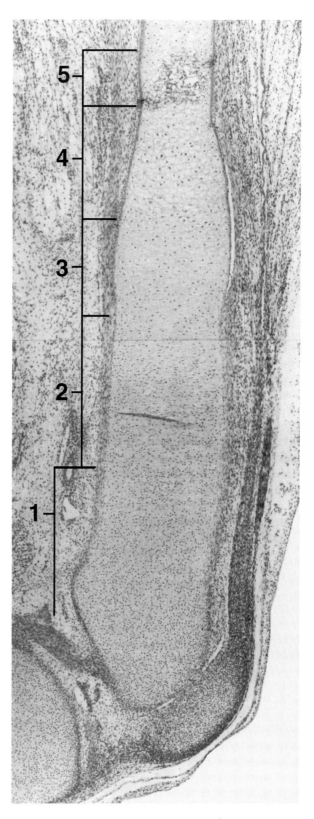

Fig. 1-6. Microfotografia de um fêmur no estágio 23, exibindo as cinco fases de condrificação. Na fase 1, as células apresentam substância extracelular escassa. As células da fase 2 exibem matriz aumentada e se tornam achatadas, numa orientação em paralelo com o eixo longo perpendicular ao eixo do primórdio. Na fase 3, a substância intercelular aumenta e os vacúolos surgem no citoplasma. As células da fase 4 continuam a se hipertrofiar com um aumento no tamanho e no número dos vacúolos citoplasmáticos. Na fase 5, as células degeneram e se tornam circundadas pela faixa óssea primária, que contrai o meio da diáfise femoral. (× 4). (De Hosea et al.[24] com permissão.)

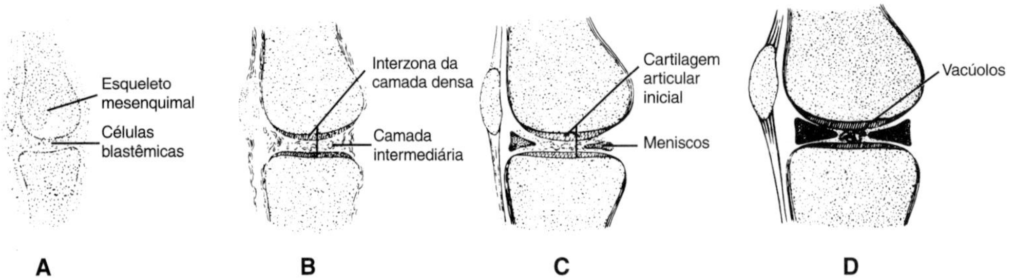

Fig. 1-7. (A-D) Progressão do desenvolvimento da articulação do joelho a partir da formação do esqueleto mesenquimal (horizonte 16) até o aparecimento da interzona mesenquimal (horizonte 20). Os ligamentos cruzados e os meniscos aparecem durante o horizonte 22, com autólise precoce e cavitação da zona intermediária. Em torno do horizonte 23, as cavidades discretas coalescem e a sinóvia começa a se desenvolver. (De Hosea et al.,[24] com permissão.)

ou mais densas, as quais compõem a futura cartilagem articular. As células estão alinhadas em paralelo com a região epifisária adjacente nestas duas camadas. A zona intermediária funde-se lateralmente com o mesênquima da cápsula articular e é bem vascularizada. É a partir dessa área que a sinóvia e outras estruturas intracapsulares se originam, como os tendões, ligamentos e meniscos. As zonas mais densas formam feixes paralelos de colágeno; elas são avasculares e assemelham-se ao pericôndrio, com o qual são contínuas.

À medida que o desenvolvimento continua, a zona intermediária sofre autólise e cavitação. Na porção central do joelho, um septo vertical separa as articulações condilares medial e lateral entre si. A borda inferior do septo está presa à área intercondilar do platô tibial e a metade posterior desta borda superior está presa à incisura intercondilar do fêmur. Anteriormente, este septo estende-se a partir da incisura intercondilar da patela até exatamente abaixo da superfície articular da patela. À medida que a zona interna sofre cavitação, surge uma proliferação dentro deste septo central e se estende para trás até o ligamento cruzado anterior. Isso divide o septo em parte anterior, a prega sinovial infrapatelar, e em parte posterior, a partir da qual se desenvolvem os ligamentos cruzados anterior e posterior.[20]

O restante do joelho continua a sofrer cavitação. Eventualmente, estas cavidades pequenas e discretas coalescem para formar a cavidade articular, a qual é revestida por endotélio derivado do mesênquima sinovial aprisionado. Com a diferenciação adicional, a sinóvia desenvolve seus recessos característicos e adquire um revestimento de uma ou duas camadas de células sinoviais arredondadas (Fig. 1-7).

O processo de formação da articulação para cima e incluindo a fase de cavitação é, essencialmente, o resultado da "autodeterminação". Entretanto, como foi demonstrado em embriões de pinto infundidos com agentes bloqueadores neuromusculares, quando o movimento não acontece logo depois do início da cavitação, ocorrem alterações regressivas e a articulação se torna fundida por tecido fibroso.[21] Em seres humanos, a atividade muscular acontece exatamente quando as cavidades iniciais aparecem nas articulações sinoviais.

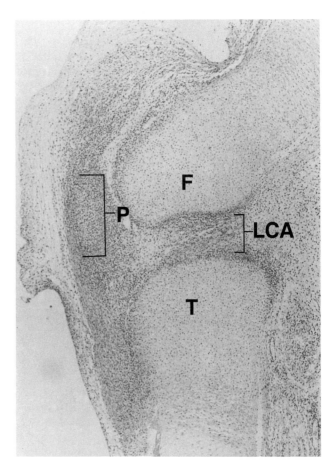

Fig. 1-8. Condrificação da patela no estágio 22. P, Patela; F, fêmur; T, tíbia; LCA, ligamento cruzado anterior. (× 4). (De Hosea et al.,[24] com permissão.)

Ao término do horizonte 22, com aproximadamente 45 dias, os côndilos femorais e tibiais tornam-se formas cartilaginosas discretas, que se fundem com as camadas condrogênicas da interzona. Nesse momento, a patela também sofre condrificação em sua localização adulta, dentro do ligamento patelar[22] (Fig. 1-8). Os ligamentos cruzados anterior e posterior desenvolvem-se na face posterior do septo central e os ligamentos colaterais aparecem nesse período, como proliferações celulares longitudinalmente orientadas em suas posições no adulto (Figs. 1-9 e 1-10). As células blastêmicas conectadas à cápsula diferenciam-se nos meniscos, em seus formatos semilunares típicos[23] (Fig. 1-11). As células do menisco lateral tornam-se orientadas um pouco antes daquelas do menisco medial. Os estudos embriológicos mostraram que os meniscos não parecem discóides em qualquer momento durante seus desenvolvimentos; assim, o menisco discóide é uma entidade patológica definida e não um estágio paralisado do desenvolvimento.

No horizonte 23, no término do desenvolvimento embriológico, o joelho assemelha-se nitidamente ao do

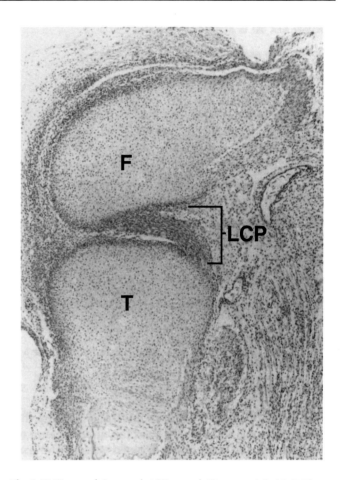

Fig. 1-10. Desenvolvimento do LCP no embrião em estágio 22. F, Fêmur; T, tíbia; LCP, ligamento cruzado posterior. (× 4). (De Hosea et al.,[24] com permissão.)

adulto. Os meniscos são bastante celularizados e bem definidos, com poucas fibras colágenas, mas nenhuma evidência de fibrocartilagem (Fig. 1-12). Ainda existe uma fina interzona entre os meniscos, o fêmur e a tíbia. Ao redor da circunferência dos meniscos, existe uma proliferação de vasos sanguíneos. Os ligamentos cruzados no horizonte 23 são estruturas celulares orientadas, bem definidas, dentro do septo vertical central.

Em torno de 9 a 10 semanas de idade, os meniscos separam-se das superfícies articulares e são compostos de massas de fibroblastos jovens, com inserções na cápsula e nos ligamentos cruzados. Ambos os ligamentos cruzados e ambos os ligamentos colaterais também estão bem definidos e orientados, com uma vascularização abundante.

SUMÁRIO

Dentro de aproximadamente 3 semanas, do horizonte 13 ao 23, o membro inferior progride de uma massa de células mesenquimais para uma estrutura que

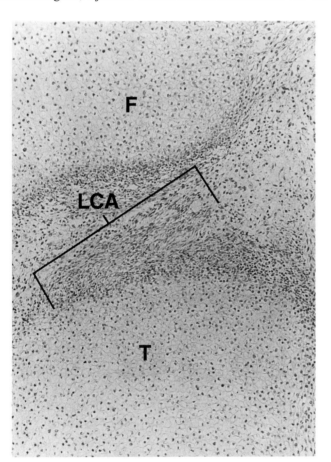

Fig. 1-9. Desenvolvimento inicial do LCA no embrião em estágio 22, com proliferação celular orientada. F, Fêmur; T, tíbia; LCA, ligamento cruzado anterior. (× 10). (De Hosea et al.,[24] com permissão.)

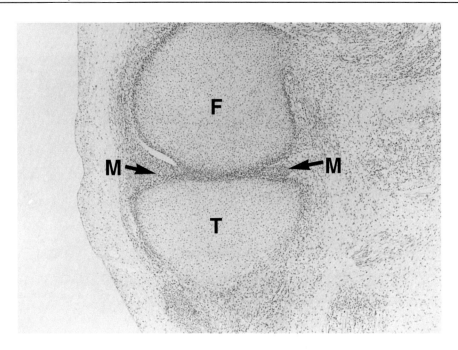

Fig. 1-11. Meniscos no estágio 22. F, Fêmur; T, tíbia; M, meniscos. (× 4). (De Hosea et al.,[24] com permissão.)

é essencialmente adulta em orientação, requerendo apenas o crescimento durante o período fetal para o desenvolvimento continuado. Durante os últimos 10 dias do período embriológico, a articulação do joelho e suas estruturas associadas originam-se a partir da interzona do blastema e se desenvolvem *in situ*, sem evidência de migração.

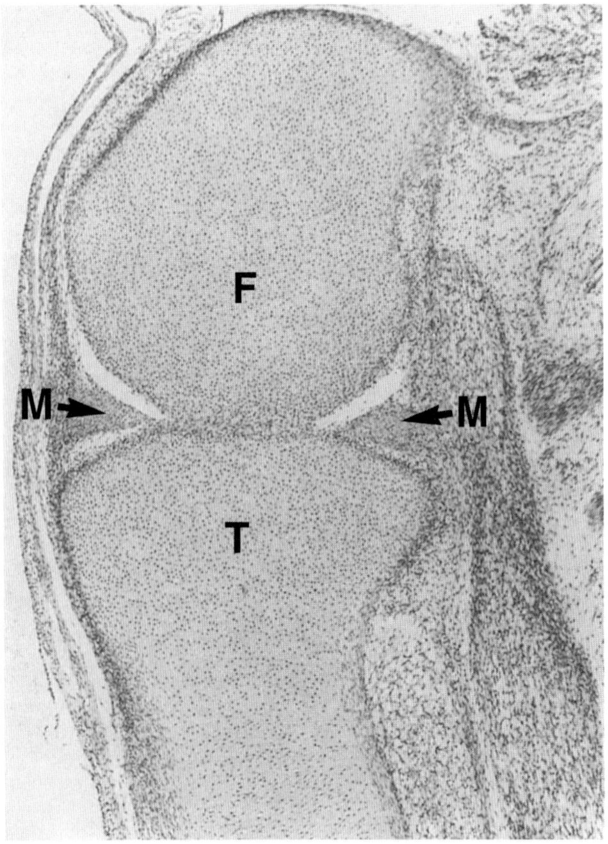

As estruturas do joelho desenvolvem-se em um processo ordenado, começando com a condrificação do fêmur e da tíbia e o desenvolvimento do ligamento da patela no estágio 18. Os côndilos, a patela mesenquimatosa, o ligamento colateral fibular e o tendão do poplíteo aparecem durante o estágio 19. O ligamento colateral tibial, os ligamentos cruzados, os meniscos e o retináculo da patela desenvolvem-se subseqüentemente, seguidos pela condrificação da patela e pela definição do ligamento poplíteo oblíquo e da cápsula articular.

Fig. 1-12. Meniscos no estágio 23. F, Fêmur; T, tíbia; M, meniscos. (× 4). (De Hosea et al.,[24] com permissão.)

REFERÊNCIAS

1. Dye SF: An evolutionary perspective of the knee, J Bone Joint Surg Am 69:976, 1987
2. Mossman DJ, Sarjeant WAS: The footprints of extinct animals. Sci Am 250:74, 1983
3. Andersen H: Histochemical studies on the histogenesis of the knee joint and superior tibio-fibular joint in human fetuses. Acta Anat 46:279, 1961
4. Crelin ES: Development of the musculoskeletal system. Clin Symp 3:2, 1981
5. Muller W: The Knee: Form, Function and Ligament Reconstruction. pp. 8-75. Springer-Verlag, New York, 1983

6. Gardner E, O'Rahilly R: The early development of the knee joint in staged human embryos. J Anat 102:289, 1968
7. Gray DJ, Gardner E: Prenatal development of the human knee and superior tibiofibular joints. Am J Anat 86:235, 1950
8. Haines RW: The development of joints. J Anat 81:33, 1947
9. Haines RW: The early development of the femorotibial and tibio-fibular joints. J Anat 87:192, 1953
10. Streeter GL: Developmental horizons in human embryos: description of age group XI, 13 to 20 somites, and age group XII, 21 to 29 somites. Contrib Embryol 30:211, 1942
11. Streeter GL: Developmental horizons in human embryos; description of age group XIII, embryos and 4 or 5 millimeters long, and age group XIV, period of indentation of the lens vesicle, Contrib Embryol 31:27, 1945
12. Streeter GL: Developmental horizons in human embryos: description of age groups XV, XVI, XVII, XVIII, being the third issue of a survey of the Carnegie collection. Contrib Embryol 32:133, 1948
13. Streeter GL: Developmental horizons in human embryos (fourth issue): a review of the histogenesis or cartilage and bone. Contrib Embryol 33:151, 1949
14. Streeter GL: Developmental horizons in human embryos: description of age groups XIX, XX, XXI, XXII, XXIII, being the fifth issue of a survey of the Carnegie collection. Contrib Embryol 34:165, 1951
15. Streeter GL: Developmental horizons in human embryos: age groups XI-XXIII. Embryology reprint vol 2. Carnegie Institute, Washington, DC, 1951
16. Sledge CB: Some morphologic and experimental aspects of limb development. Clin Orthop 44:241, 1966
17. Ogden JA: The development and growth of the musculoskeletal system. p. 41. In Albright JA, Brand RA (eds): The Scientific Basis of Orthopaedics. Appleton-Century-Crofts, New York, 1979
18. Sledge CB: Structure, development, and function of joints. Orthop Clin North Am 6:619, 1975
19. Sledge CB, Zaleske DJ: Developmental anatomy of joints. In Resnick D, Niwayama C (eds): Diagnosis of bone and joint disorders. WB Saunders, Philadelphia, 1988
20. Basmajian JV, Slonecker CE: Grant's Method of Anatomy. 11th Ed. Williams & Wilkins. Baltimore, 1989
21. Drachman DB, Sokoloff L: The role of movement in embryonic joint development. Dev Biol 14:401, 1966
22. Fulkerson JP, Hungerford DS: Disorders of the patellofemoral joint. Williams & Wilkins, Baltimore, 1990
23. Kaplan EB: The embryology of the menisci of the knee joint. Bull Hosp Jt Dis 16:111, 1955
24. Hosea TM, Tria AJ, Bechler J: Embryology of the knee. In Scott WN (ed): Ligament and Extensor Mechanism Injuries of the Knee. CV Mosby, St. Louis, 1991

2 Ligamentos e Estruturas Capsulares

ALFRED J. TRIA, Jr.
JOSE A. ALICEA

Existem quatro ligamentos importantes no joelho, os quais proporcionam estabilidade e, juntamente com a anatomia óssea, determinam a amplitude de movimento do joelho em três dimensões (Fig. 2-1). As estruturas capsulares, que são espessamentos localizados entre os principais ligamentos, somam-se ao controle rotacional da articulação. Os ligamentos menores contribuem para a estabilidade dos meniscos e da patela. Todos estes itens serão revistos a seguir.

ESTRUTURA ÓSSEA

As superfícies da articulação do joelho contribuem de maneira significante para o padrão rotacional do joelho por toda a amplitude de movimentos.[1,2] O fêmur distal tem formato bicondilar (Fig. 2-2). O côndilo femoral medial é maior e se projeta ainda mais posterior e distalmente que o lateral. O côndilo lateral projeta-se ainda mais anteriormente que o medial, apesar de seu menor comprimento ântero-posterior (AP) total (Fig. 2-3). O côndilo medial desvia-se do plano da linha média sagital no sentido ântero-posterior. O ângulo entre os côndilos medial e lateral em flexão é de aproximadamente 28 graus, com a divergência ligeiramente maior no lado lateral (Fig. 2-4).

A tíbia proximal consiste de duas superfícies condilares e do tubérculo tibial. O côndilo medial é mais côncavo que o lateral e é mais longo que o lateral no plano AP sagital; o côndilo lateral é mais achatado ou, até mesmo, convexo (Fig. 2-5). A superfície tibial superior, observada de cima para baixo, é oval, com a superfície do platô medial projetando-se mais anteriormente e mais posteriormente que a superfície lateral menor (Fig. 2-6). A diferença de tamanho entre as superfícies medial e lateral equipara-se à do lado femoral, onde o côndilo medial também é maior que o lateral. O tubérculo tibial, que é o ponto de inserção do ligamento patelar na tíbia, situa-se usualmente na linha média, no sentido medial para o lateral, porém, ocasionalmente, pode situar-se em direção ao aspecto lateral. Esta rotação externa do tubérculo leva a um aumento no ângulo do quadríceps (ângulo Q) e contribui para o tracionamento lateral da patela (Fig. 2-7).

A articulação patelofemoral é separada da tibiofemoral sobre o côndilo lateral por uma incisura superficial na superfície articular. Não existe esta linha de definição no lado medial (Fig. 2-3). O sulco do fêmur apresenta um ângulo de 137 graus e se articula com as facetas patelares por toda a amplitude de movimentos (Fig. 2-8). A patela inclui sete facetas, quatro na face medial e três na lateral. Três facetas mediais são mais convexas que as superfícies laterais e cada uma é menor que a lateral. A quarta faceta medial, a "antiga", não faz articulação, exceto na flexão profunda, em cujo ponto existe algum contato com o côndilo femoral medial. As facetas laterais são mais côncavas e ligeiramente maiores (Fig. 2-9).

À medida que a flexão do joelho prossegue a partir da extensão plena, a superfície patelar distal articula-se com o sulco femoral. A zona de contato sobre a patela move-se proximalmente e sobre as facetas medial e lateral com a flexão. A zona de contato sobre o fêmur move-se distalmente e para os lados medial e lateral (Fig. 2-10). O contato sobre a articulação tibiofemoral medial

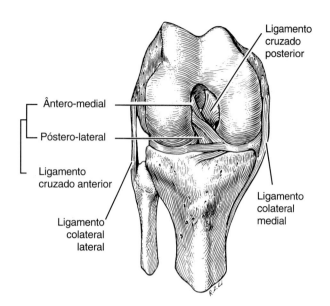

Fig. 2-1. Vista anterior dos quatro ligamentos do joelho. (Modificado de Tria e Klein,[23] com permissão.)

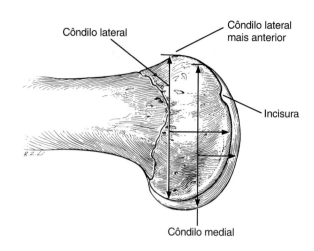

Fig. 2-3. Vista lateral do fêmur distal. (De Tria e Klein,[23] com permissão.)

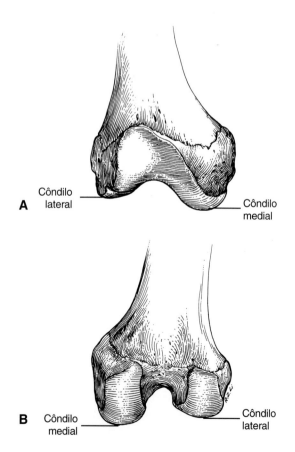

Fig. 2-2. Vistas **(A)** anterior e **(B)** posterior do fêmur distal. (De Tria e Klein,[23] com permissão.)

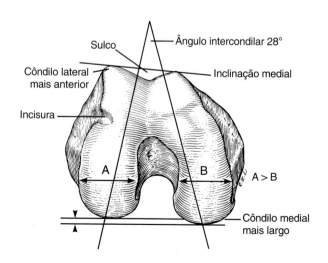

Fig. 2-4. Vista em flexão do fêmur distal. (De Tria e Klein,[23] com permissão.)

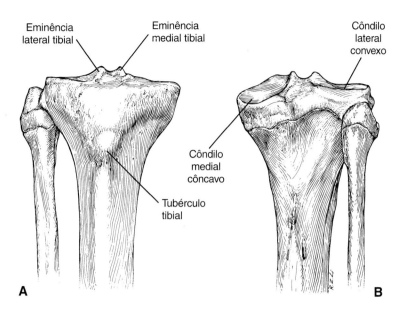

Fig. 2-5. Vistas **(A)** anterior e **(B)** posterior do platô tibial. (De Tria e Klein,[23] com permissão.)

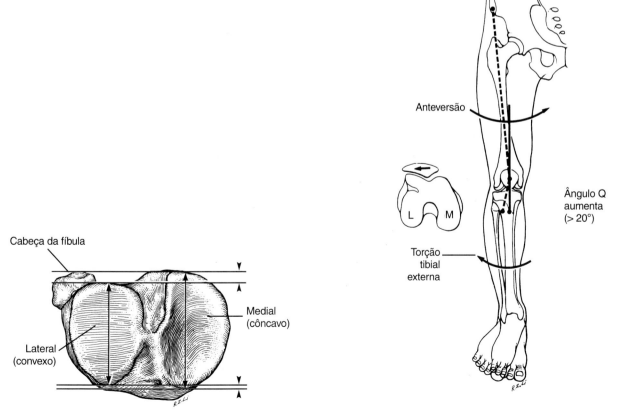

Fig. 2-6. Vista superior do platô tibial. (De Tria e Klein,[23] com permissão.)

Fig. 2-7. A anteversão do colo femoral aumentada e a torção tibial externa levam a um aumento no ângulo Q e ao tracionamento patelar lateral. L, lateral; M, medial. (De Tria e Klein,[23] com permissão.)

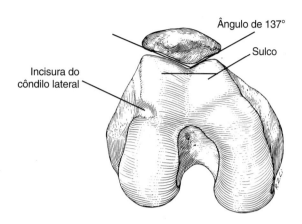

Fig. 2-8. O sulco do fêmur. (De Tria e Klein,[23] com permissão.)

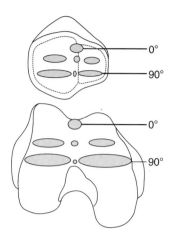

Fig. 2-10. As superfícies de contato patelofemorais. (De Tria e Klein,[23] com permissão.)

movimenta-se no sentido ântero-posterior com a flexão; o contato sobre a tibiofemoral lateral também se movimenta no sentido ântero-posterior, porém percorre uma distância mais curta (Fig. 2-11).

A arquitetura óssea e as zonas de contato ajudam a explicar a rotação tridimensional da articulação do joelho. A patela tende a se movimentar para o lado lateral do sulco femoral na extensão plena e, em seguida, centraliza-se sobre a superfície anterior do fêmur nos primeiros 30 graus da flexão. A conformidade das superfícies ajuda a configurar esta estabilidade. Quando o ângulo do sulco do fêmur se achata mais no sentido de 150 graus, o tracionamento patelar torna-se menos controlado e permite a subluxação lateral. A diferença no tamanho dos côndilos femorais, juntamente com os diferentes ângulos de divergência e a posição AP, ajuda a explicar o mecanismo de "buraco de parafuso" do joelho. À medida que o joelho se estende a partir da flexão total, a tíbia move-se através de uma distância maior sobre o lado medial que o lateral. Isto leva à rotação externa da tíbia abaixo do fêmur. O tubérculo tibial roda externamente e a articulação do joelho trava em extensão total. Por causa da movimentação diferenciada sobre os lados medial e lateral do joelho, uma certa quantidade de deslizamento do fêmur sobre a tíbia acontece.

A movimentação do joelho não é aquela de uma simples dobradiça e é ditada pela conformidade óssea e pela anatomia ligamentar. A relação dos ligamentos com a arquitetura óssea é revista adiante.

OS LIGAMENTOS PRINCIPAIS

Os quatro ligamentos importantes no joelho são os dois colaterais e os dois cruzados (Fig. 2-1). Os ligamentos colaterais representam um espessamento das estruturas capsulares em entidades funcionais visíveis. Os colaterais são particularmente importantes na estabilidade medial e lateral do joelho.[3] A cápsula circunvizinha também pode ser dividida em zonas estratégicas, entre os ligamentos colaterais; três zonas são importantes para a

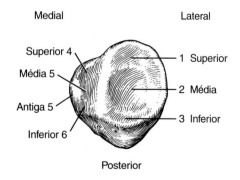

Fig. 2-9. As facetas da patela. (De Tria e Klein,[23] com permissão.)

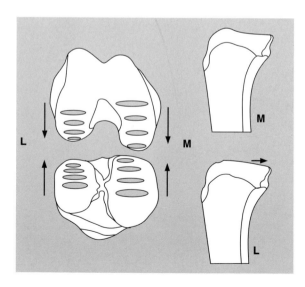

Fig. 2-11. As superfícies de contato tibiofemorais. L, lateral; M, medial. (De Tria e Klein,[23] com permissão.)

estabilidade rotacional do joelho. Os ligamentos cruzados estão localizados no centro da articulação do joelho e são importantes para a estabilidade AP e rotacional do joelho.[4]

Ligamento Colateral Medial

O ligamento colateral medial é o principal estabilizador da face medial do joelho.[5] Ele origina-se do côndilo femoral medial no tubérculo adutor. O tubérculo está localizado a aproximadamente 2,5 cm acima da linha articular, cerca de 1,5 cm acima do epicôndilo medial e ligeiramente posterior à linha média coronal. Ele forma uma proeminência óssea palpável. O ligamento colateral prossegue distalmente, a partir deste ponto, e se espalha nas direções anterior e posterior até se inserir no lado medial da tíbia. Seu aspecto visual assemelha-se a uma vela de barco, com uma progressão ligeiramente oblíqua a partir da face posterior para a linha média do fêmur até uma inserção balanceada na linha média da tíbia. A obliqüidade ajuda o lado medial da tíbia a rodar mais que o lado lateral com a flexão e a extensão (Fig. 2-12).

O ligamento apresenta uma camada superficial e uma profunda. A camada profunda origina-se com a superficial no tubérculo adutor do fêmur e, em seguida, se separa à medida que se dirige no sentido distal. Exatamente acima da linha articular, a camada profunda insere-se no menisco medial e ajuda a manter a fibrocartilagem em posição ao longo da articulação medial. Na margem meniscal inferior, a camada profunda prosse-

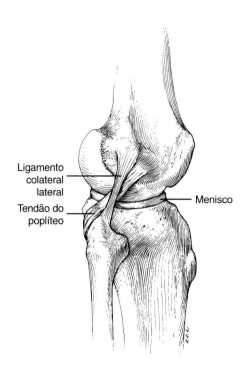

Fig. 2-13. O ligamento colateral lateral e sua relação com o tendão do poplíteo. (De Tria e Klein,[23] com permissão.)

gue distalmente e, em seguida, mistura-se com a camada superficial, à medida que ela se insere na diáfise tibial medial, cerca de 7,5 a 10 cm abaixo da linha articular e abaixo da inserção da pata de ganso.

O ligamento possui um aporte sanguíneo amplo e generoso a partir de múltiplas áreas, incluindo a artéria genicular súpero-medial, o vaso coronário ao longo do lado do menisco medial e a genicular ínfero-medial.

Ligamento Colateral Lateral

O ligamento colateral lateral é muito menor e mais curto que o medial. Ele origina-se do côndilo femoral lateral na linha média do plano coronal, 2,5 cm acima da linha articular e se dirige distal e posteriormente para a face posterior da porção proximal da cabeça da fíbula (Fig. 2-13). O tendão do poplíteo faz trajeto abaixo do ligamento colateral lateral e se insere no fêmur lateral distal, exatamente anterior ao ligamento e discretamente inferior à inserção do colateral. O ligamento colateral lateral apresenta formato tubular em todo seu trajeto e não tem mais que 3 a 4 mm de diâmetro. Por causa de seu comprimento mais curto e da posição posterior, o ligamento colateral lateral permite menor movimentação da tíbia abaixo do fêmur que o ligamento medial. Isso é compatível com o côndilo femoral lateral e a superfície do platô tibial lateral menores, com menor excursão total que no lado medial. O ligamento lateral situa-se

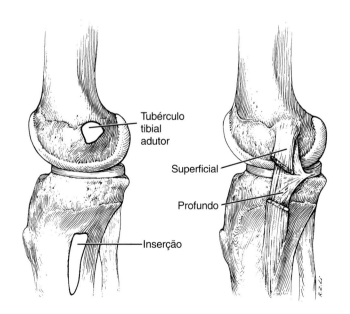

Fig. 2-12. O ligamento colateral medial. (De Tria e Klein,[23] com permissão.)

acima da cápsula lateral, com maior integridade individual que o maior, mais achatado e mais delgado ligamento colateral mensal. O aporte sanguíneo para o ligamento é vasto, incluindo os vasos geniculares ínfero-lateral e súpero-lateral, juntamente com a artéria tibial anterior recorrente.

Ligamento Cruzado Anterior

O ligamento cruzado anterior é um das duas estruturas ligamentares cruzadas no centro do joelho. Com a melhoria dos equipamentos cirúrgicos e a visualização artroscópica, a cirurgia para a reconstrução deste ligamento tornou-se muito mais exata. Com as novas demandas cirúrgicas, a anatomia do ligamento foi completamente esclarecida.

O ligamento é intra-articular (i.e., dentro da cápsula do joelho), porém extra-sinovial. A sinóvia do joelho reveste os dois ligamentos cruzados, isolando-os do líquido sinovial (Fig. 2-14). Uma simples ruptura no revestimento sinovial pode levar à destruição da integridade do ligamento pela exposição ao ambiente líquido e, também, por comprometer o aporte vascular, o qual parece estender-se desde o revestimento até a parte interna do ligamento. O ligamento consiste de dois feixes, que têm origem no côndilo femoral lateral e se dirigem distalmente e medialmente até se inserirem na superfície do platô tibial (Fig. 2-1). A origem no côndilo femoral é horizontal, quando o joelho está em 90 graus de flexão e se desloca para uma orientação mais vertical quando o joelho está em extensão total[6,7] (Fig. 2-15). A origem tem 20 mm em seu maior comprimento e 10 mm em sua maior largura, está localizada bem posteriormente na parede medial do côndilo femoral lateral e li-

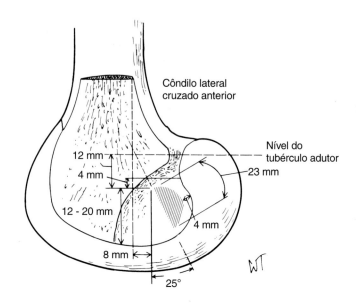

Fig. 2-15. A origem femoral do ligamento cruzado anterior com o joelho em extensão total. A origem é mais vertical que horizontal. (De Arnoczky,[8] com permissão.)

geiramente lateral na linha média sagital. A inserção no platô tibial tem 10 mm de largura e 30 mm de comprimento. A inserção é ligeiramente medial à linha média sagital e exatamente anterior à linha média coronal, entre as eminências tibiais (Fig. 2-16).

Dois feixes importantes, os feixes ântero-medial e póstero-lateral, combinam-se para formar o ligamento cruzado anterior. Estes nomes descrevem a posição anatômica de cada feixe a partir do côndilo femoral até a superfície do platô tibial. O feixe póstero-lateral origina-se da face posterior da origem femoral oval e se insere na face lateral da área de inserção tibial. Este feixe é maior e significativamente mais forte que o ântero-medial. O feixe ântero-medial origina-se a partir da origem femoral anterior e se insere no lado medial da inserção tibial. Os dois feixes formam uma espiral entre si e possibilitam a rotação tibiofemoral por toda a amplitude de movimentos do joelho[8-13] (Fig. 2-1). O aporte sanguíneo do ligamento origina-se principalmente a partir do lado femoral, através do vaso genicular médio, o qual se ramifica a partir da artéria poplítea ao nível da linha articular. Como o suprimento sanguíneo é muito dependente de um lado, as rupturas da substância média do ligamento comumente levam à morte do ligamento por meio do comprometimento vascular e à perda da integridade estrutural das fibras de colágeno.

Ligamento Cruzado Posterior

O ligamento cruzado posterior tem sua origem no côndilo femoral medial e desce posteriormente para se in-

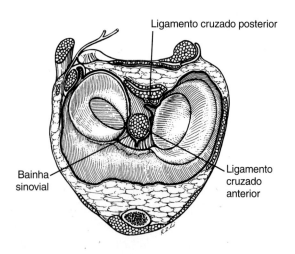

Fig. 2-14. Os ligamentos cruzados com o revestimento sinovial. (De Tria e Klein,[23] com permissão.).

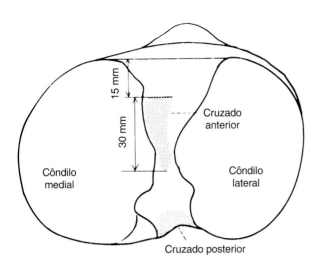

Fig. 2-16. A inserção tibial do ligamento cruzado anterior. (De Girgis et al.,[12] com permissão.)

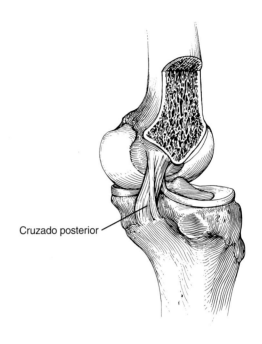

Fig. 2-17. Vista em corte do ligamento cruzado posterior, mostrando a origem horizontal no fêmur com o joelho em extensão total e a inserção posterior na tíbia. (De Tria e Klein,[23] com permissão.)

serir na superfície cortical posterior da tíbia, na linha média sagital (Fig. 2-17). O ligamento é coberto por sinóvia, da mesma forma que o cruzado anterior; no entanto, está intimamente associado à cápsula posterior, à medida que ele desce a partir do côndilo femoral. A origem no côndilo femoral é mais vertical quando o joelho está na posição de 90 graus de flexão e muda para uma posição mais horizontal na extensão total (em contraste com a origem do cruzado anterior). A origem tem formato oval e mede 30 mm em seu maior comprimento e 5 mm em sua maior largura (Fig. 2-18). O ligamento forma uma espiral distalmente e se torna uma estrutura mais achatada, a qual se insere na parte posterior da tíbia sobre uma área que possui cerca de 13 mm de diâmetro[14-16] (Fig. 2-19). Alguns autores tentaram descrever dois ou, até mesmo, três feixes inclusos no ligamento cruzado posterior, mas esta descrição anatômica não é uniformemente sustentada e não comporta aplicação clínica significante.[12]

O ligamento cruzado posterior é menos suscetível à lesão vascular que o ligamento cruzado anterior. O aporte sanguíneo para o ligamento origina-se da artéria genicular média, a qual é um ramo da artéria poplítea ao nível da linha articular posterior. A ampla inserção distal, com sua íntima proximidade com a cápsula, proporciona ao ligamento um aporte sanguíneo mais generoso que o do ligamento cruzado anterior. O formato espiralado do ligamento também permite a necessária rotação tibiofemoral por toda a amplitude de movimentos do joelho.

AS ESTRUTURAS CAPSULARES

As estruturas capsulares consistem em espessamentos da cápsula entre os principais ligamentos e porção posterior do joelho. Elas englobam as estruturas póstero-medial, póstero-lateral e posterior direta.

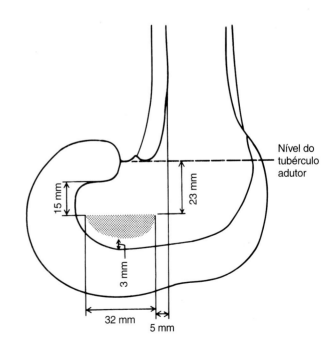

Fig. 2-18. A origem femoral horizontal do ligamento cruzado posterior com o fêmur em extensão total. (De Girgis et al.,[12] com permissão.)

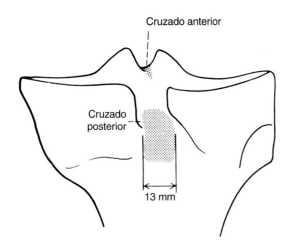

Fig. 2-19. A inserção tibial do ligamento cruzado posterior na superfície posterior da tíbia. (De Girgis et al.,[12] com permissão.)

Face Póstero-Medial do Joelho

A face póstero-medial do joelho estende-se a partir da margem posterior do ligamento colateral medial até o ligamento cruzado posterior. Warren e Marshall[5] descreveram três camadas no lado medial do joelho. A camada I, a mais superficial, é posterior ao colateral medial e superpõe-se às duas cabeças do músculo gastrocnêmio e às estruturas do espaço poplíteo. A camada II consiste da extensão das fibras do ligamento colateral medial superficial ao redor da face posterior do joelho. As fibras nesta localização correm mais obliquamente e foram denominadas de *ligamento oblíquo posterior* por Hughston e Eilers.[17] A camada III é a cápsula verdadeira da articulação do joelho; ela se une à camada II para formar a *cápsula póstero-medial*.

O músculo semimembranoso insere-se no lado póstero-medial da tíbia, atrás do ligamento colateral medial. Essa inserção apresenta cinco reflexões: uma inserção na borda meniscal medial; uma na metáfise tibial medial, abaixo da inserção do ligamento colateral medial superficial; uma através da face posterior do joelho, reforçando o ligamento poplíteo oblíquo; uma na fáscia suprajacente ao músculo poplíteo; e uma diretamente na tíbia póstero-medial (Fig. 2-20). A inserção do semimembranoso reforça a cápsula póstero-medial.

A "bursa" (na terminologia de Warren e Marshall) da cápsula póstero-medial, que é formada pelas camadas II e III mais as inserções do semimembranoso, envolve o côndilo femoral medial posterior e propicia a este o suporte rotacional. As lesões através da área resultam em um teste de Slocum positivo no exame físico do joelho (teste do deslizamento anterior com a tíbia em rotação externa) e provoca instabilidade rotacional ântero-medial.[18] As lesões capsulares póstero-mediais estão usualmente associadas às lesões dos ligamentos colateral medial e cruzado anterior.

Face Póstero-Lateral do Joelho

A face póstero-lateral do joelho estende-se a partir do ligamento cruzado posterior lateralmente até o ligamento colateral lateral. Existem três camadas na face lateral do joelho, das quais a mais profunda é a cápsula posterior. Exatamente posterior ao trato iliotibial, esta camada divide-se em duas lâminas, as quais envolvem o ligamento colateral lateral, o ligamento fabelofibular e o ligamento arqueado. O ligamento arqueado tem sua origem na cabeça da fíbula e ascende superior e medialmente para se misturar à cápsula posterior. O ligamento fabelofibular origina-se a partir da cabeça da fíbula, insere-se na fabela e, em seguida, se estende para dentro da fáscia da linha média e da cápsula posterior. Quando a fabela está presente como uma estrutura óssea ou como um primórdio cartilaginoso, o ligamento fabelofibular consiste no principal ligamento póstero-lateral; quando a fabela está ausente, o ligamento arqueado é a estrutura principal[19] (Fig. 2-21). A segunda camada é formada pelo retináculo do quadríceps e é incompleta em nível posterior, sendo a face posterior representada, em parte, pelos ligamentos patelofemorais. A terceira camada e mais superficial apresenta duas partes, o trato iliotibial, mais anteriormente, e a porção superficial do bíceps, posteriormente.

As lesões através da cápsula póstero-lateral levam à instabilidade rotacional ântero-lateral. Em geral, elas estão associadas a rupturas do ligamento colateral lateral ou do ligamento cruzado posterior ou às luxações do joelho.

Face Posterior do Joelho

A face posterior do joelho inclui o ligamento poplíteo oblíquo (de Winslow), o músculo poplíteo, a confluência das cápsulas póstero-lateral e póstero-medial e a cápsula profunda (Fig. 2-22). O ligamento poplíteo oblíquo estende-se através do joelho, a partir do plano ínfero-medial no sítio de inserção do semimembranoso na tíbia e faz trajeto súpero-lateralmente, para se inserir na cápsula atrás do côndilo femoral lateral. O músculo poplíteo tem sua origem na face posterior da tíbia. A porção tendinosa do músculo desenvolve-se exatamente abaixo do complexo póstero-lateral e faz trajeto ao redor do côndilo femoral lateral, abaixo do ligamento colateral lateral, para se inserir no lado lateral do côndilo,

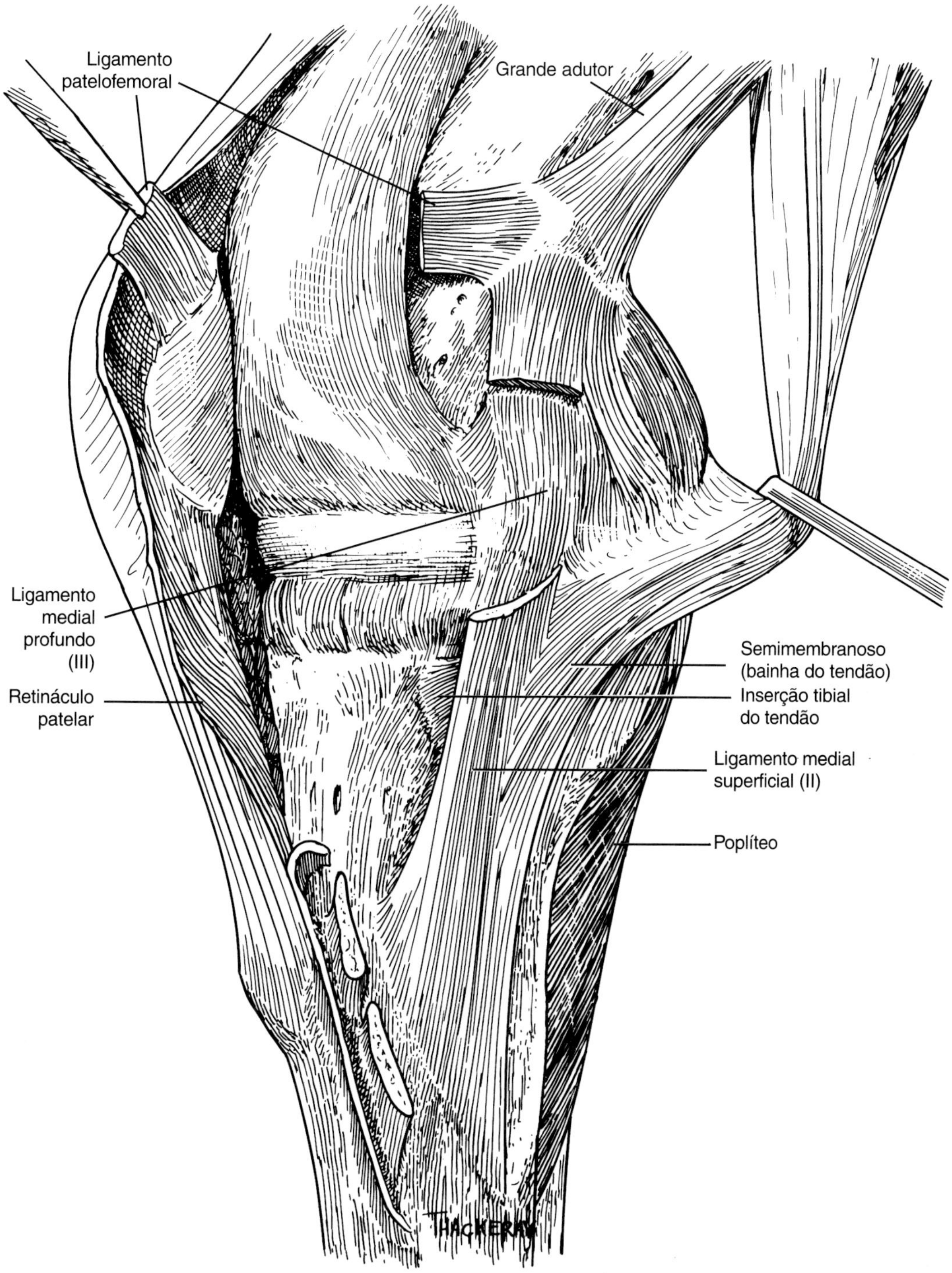

Fig. 2-20. As cinco inserções do semimembranoso na face póstero-medial do joelho. (De Marzo e Warren,[24] com permissão.)

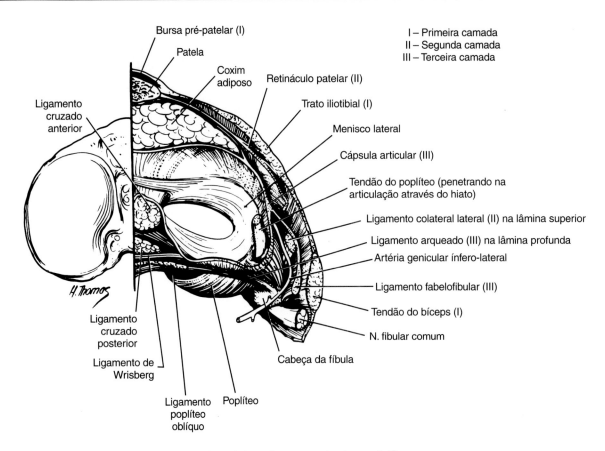

Fig. 2-21. As três camadas da face póstero-lateral do joelho. (De Seebacher et al.,[19] com permissão.)

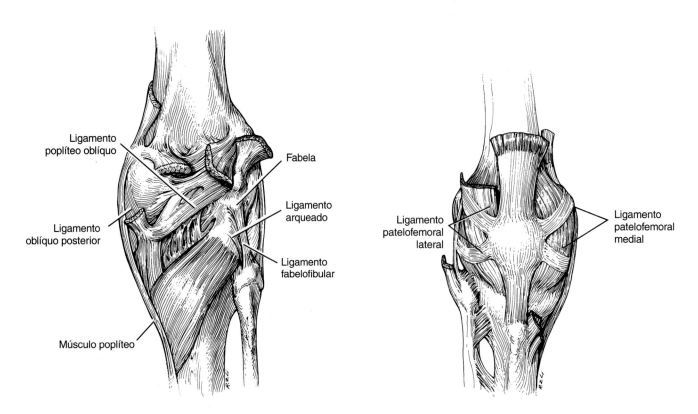

Fig. 2-22. A face posterior do joelho. (Modificado de Tria e Klein,[23] com permissão.)

Fig. 2-23. Os ligamentos patelofemorais. (De Tria e Klein,[23] com permissão.)

exatamente anterior e inferior à inserção do ligamento colateral lateral. O tendão faz trajeto ao lado do menisco lateral, passando através de um defeito na inserção do ligamento coronário. Ainda há controvérsia sobre se o músculo poplíteo tem inserção, ou não, no menisco lateral.[20,21]

LIGAMENTOS MISTOS

Os ligamentos patelofemorais estabilizam a patela na face anterior do joelho e auxiliam no tracionamento. Eles consistem de um par superior e um inferior de ligamentos que fazem trajeto a partir dos lados medial e lateral da patela no sentido posterior para se inserir no retináculo (Fig. 2-23). No lado lateral do joelho, eles formam uma porção da segunda camada das estruturas capsulares póstero-laterais.

Dentro da articulação, dois ligamentos podem estar presentes, os quais estabilizam o corno posterior do menisco lateral. O ligamento de Humphrey estende-se do menisco póstero-lateral através da face anterior do ligamento cruzado posterior e se insere no côndilo femoral medial. O ligamento de Wrisberg segue um trajeto similar, a partir do menisco lateral, através da face posterior do ligamento cruzado posterior, inserindo-se no côndilo femoral medial (Fig. 2-24). Qualquer um desses dois ligamentos pode estar presente em até 70% dos joelhos.[22] O significado funcional dos ligamentos permanece em aberto.

REFERÊNCIAS

1. Kurasawa H, Walker PS, Abe S et al: Geometry and motion of the knee for implant and orthotic design. J Biomech 18:487-499, 1985
2. O'Connor J, Goodfellow J, Biden E: Designing the human knee. pp. 52 - 64. In Stokes IAF (ed.): Mechanical Factors and the Skeleton. John Kibbey, London 1981
3. Markolf KL, Mensch JS, Amstutz HC: Stiffness and laxity of the knee-the contributions of the supporting structures. A quantitative in vitro study. J Bone Joint Surg Am 58:583 -594, 1976
4. Piaziali RL, Seering WP, Nagel DA, Schurman DJ: The function of the primary ligaments of the knee in anterior-posterior and medial-lateral motions. J Biomech 13:777- 784, 1980
5. Warren LF, Marshall JL: The supporting structures and layers on the medial side of the knee: an anatomical analysis. J Bone Joint Surg Am 61:56-62, 1979
6. Harner CD, Kashiwaguchi S, Livesay GA, Fujie H: Insertional site anatomy of the human anterior and posterior cruciate ligaments. Trans Orthop Res Soc 18:341, 1993
7. Odensten M, Gillquist J: Functional anatomy of the anterior cruciate ligament and a rationale for reconstruction. J Bone Joint Surg Am 76:257-261,1985
8. Arnoczky SP: Anatomy of the anterior cruciate ligament. Clin Orthop 172:19-25, 1983
9. Dye SF, Cannon WD Jr: Anatomy and biomechanics of the anterior cruciate ligament. Clin Sports Med 7:715-725, 1988
10. Ellison AE, Berg EE: Embryology, anatomy, and function of the anterior cruciate ligament. Orthop Clin North Am 163-14, 1985
11. Fuss FK: Anatomy of the cruciate ligaments and their function in extension and flexion of the human knee joint. Am J Anat 184:165-176, 1989
12. Girgis FG, Marshall JL, Monajem A: The cruciate ligaments of the knee joint. Anatomical, functional and experimental analysis. Clin Orthop 106:216 -231, 1975
13. Kennedy JC, Weinberg HW, Wilson AS: The anatomy and function of the anterior cruciate ligament. As determined by clinical and morphological studies. J Bone Joint Surg Am 56:223-235, 1974
14. Cooper DE, Warren RF, Warner JJP: The posterior cruciate ligament and the posterolateral structures of the knee: Anatomy, function, and patterns of injury. Instr Course Lect 40:249-270, 1991
15. Kennedy JC, Grainger RW: The posterior cruciate ligament. J Trauma 7:367-377, 1967
16. Van Dommelen BA, Fowler PJ: Anatomy of the posterior cruciate ligament. A review. Am J Sports Med 17:24 - 29, 1989
17. Hughston JC, Eilers AF: The role of the posterior oblique ligament in repairs of acute medial (collateral) ligament tears of the knee. J Bone Joint Surg Am 55:923-940, 1973
18. Slocum DB, Larson RL: Rotatory instability of the knee. Its pathogenesis and a clinical test to demonstrate its presence. J Bone Joint Surg Am 50:161-170, 1974
19. Seebacher JR, Inglis AE, Marshall JL, Warren RF: The structure of the posterolateral aspect of the knee. J Bone Joint Surg Am 64:536-541, 1982
20. Mayfield GW: Popliteus tendon tenosynovitis. Am J Sports Med 5:31-36, 1977

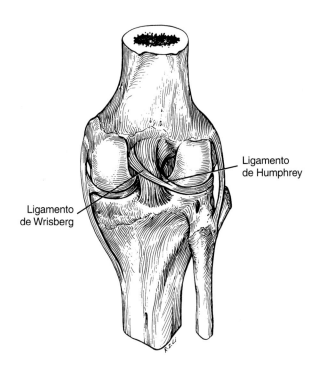

Fig. 2-24. Os ligamentos de Humphrey e Wrisberg. (De Tria e Klein,[23] com permissão.)

21. Tria AJ Jr, Johnson CD, Zawadsky JP: The popliteus tendon. J Bone Joint Surg Am 71:714-716, 1989
22. VanDommelen BA, Fowler PJ: Anatomy of the posterior cruciate ligament. A review. Am J Sports Med 17:24-29, 1989
23. Tria AJ, Jr, Klein KS: An illustrated guide to the knee. Churchill Livingstone, New York, 1992
24. Marzo JM, Warren RF: Acute anterior cruciate and medial collateral ligament injuries. p. 403. In Insall JN, Windsor RE, Scott WN et al. (eds): Surgery of the knee. 2nd ed. Churchill Livingstone, New York, 1993

3 Biomecânica do Joelho

BRIAN A. SMITH
GLEN A. LIVESAY
FREDDIE H. FU

Em geral, a movimentação do joelho é principalmente estabilizada e orientada pelos ligamentos, feixes firmes de tecido conjuntivo relativamente organizados, que atravessam a articulação. Embora se acreditasse, outrora, que os ligamentos eram estruturas biologicamente inertes e estáticas, a pesquisa científica demonstrou que os ligamentos do joelho são fisiologicamente ativos e exibem comportamento mecânico complexo. A estabilização que eles proporcionam é dependente do comportamento biomecânico próprio para orientar, em grande parte, a movimentação do joelho nas cargas baixas aplicadas, enquanto servem para restringir a movimentação excessiva em cargas mais elevadas. Nesta função, eles auxiliam outras estruturas articulares na proteção dos tecidos moles periarticulares durante as movimentações normais e patológicas do joelho.

Durante as últimas décadas, a biomecânica dos ligamentos do joelho foi intensamente estudada, sendo que as áreas de foco podem ser sumarizadas à medida que procuramos respostas para duas questões básicas: (1) de que são constituídos os ligamentos do joelho?; e (2) quais funções os ligamentos realizam no joelho íntegro? Talvez a melhor ilustração da distinção entre essas áreas de interesse seja proporcionada pela grande quantidade de trabalhos sobre o ligamento cruzado anterior humano, os quais foram empreendidos para determinar qual a melhor forma de tratar a deficiência do ligamento cruzado anterior (LCA) em pacientes ativos. Para tentar substituir uma estrutura biológica, a primeira consideração, com base na questão acima, é: com o que podemos substituí-lo? Os dados resultantes dos testes biomecânicos dos ligamentos forneceram descrições quantitativas das propriedades biomecânicas normais e dos comportamentos do LCA e, ao fazer isso, ajudaram a identificar os tipos apropriados de material a partir dos quais podem ser modelados enxertos para substituição do LCA.

Mesmo quando um enxerto apropriado é selecionado, são necessárias informações adicionais sobre o posicionamento, tensão inicial e vários outros fatores, à medida que eles afetarão a eventual função deste substituto ligamentar; estas informações são obtidas através da resposta da segunda questão. O exame da função do LCA normal, tanto em relação às forças que ele transmite sob carga máxima da articulação, quanto sobre sua função na estabilização global do joelho, é importante para compreender o ambiente mecânico em que um enxerto deve funcionar. Assim, definir as propriedades biomecânicas dos ligamentos do joelho e suas responsabilidades cinemáticas durante o movimento do joelho consiste em uma etapa integrante da compreensão de como tratar as lesões dessas importantes estruturas.

Dentre os ligamentos do joelho, o LCA e o ligamento colateral medial (LCM) foram os mais estudados — de fato, estes foram preferencialmente estudados, em relação a quase todos os outros ligamentos no corpo humano. Por este motivo, uma quantidade substancial de informação está disponível sobre esses ligamentos, sendo que nos focalizaremos sobre eles por todo este capítulo. A partir deste trabalho, fica evidente que, depois da lesão, o LCA demonstra uma capacidade deficiente para a cicatrização, mesmo depois da reparação primária, enquanto que o LCM é capaz de cicatrizar em algum grau, quer cirurgicamente reparado, quer não. A lesão do LCA é potencialmente incapacitante, sendo que vários pesquisadores detalharam a seqüência natural dessa lesão, o resultado clínico dos protocolos de tratamento conservador e os benefícios das várias técnicas de reconstrução do LCA. Estas pesquisas foram empreendidas, em grande parte, sem a preocupação com as questões que envolvem o controle clínico da lesão do LCA e com o reconhecimento de que a deficiência do LCA é relativamente comum, com uma incidência anual de ruptura aguda estimada de 1 em 3.000 dentro da população geral dos Estados Unidos.[1] Além disso, em determinados segmentos da população, como os participantes em esportes competitivos, como futebol, esqui e futebol americano, a incidência de lesão do LCA é ainda mais elevada.[2-5] Relata-se que 70% de lesões agudas do LCA estão ligadas ao esporte, envolvendo atletas amadores e profissionais,[6,7] e que a instabilidade do joelho freqüentemente evita a participação continuada nas atividades esportivas nas quais ocorreu a lesão.

O LCA, em particular, serve a uma função altamente especializada na orientação da mobilidade do joelho, que é vital para a estabilidade articular e para a manutenção da função normal do joelho e da cinemática total. O LCA é geometricamente complexo, consistindo de cinco feixes de comprimentos variados que atravessam a articulação. Como um dos principais estabilizadores do joelho, o LCA restringe a translação anterior excessiva da tíbia e também serve para limitar as rotações tibiais em varo-valgo e axial do joelho. Ele auxilia diretamente no controle de seis graus de liberdade (GL) da movimentação do joelho e, portanto, é mais vulnerável à lesão a partir de múltiplos mecanismos que envolvem forças externas excessivas aplicadas ao joelho. Assim, o objetivo do restabelecimento da estabilidade do joelho após a lesão do LCA, quer concomitante com a lesão do LCM, quer não, direcionou uma enorme massa de pesquisa para a biomecânica desses dois ligamentos.

Neste capítulo, discutimos as propriedades biomecânicas dos ligamentos do joelho, bem como sua contribuição para a cinemática total do joelho, tendo o LCA e o LCM como ilustrações primárias. A influência dos fatores de testes experimentais e biológicos é explorada, juntamente com todos os métodos experimentais, pois foi demonstrado que estes alteram as propriedades ligamentares mensuradas; a compreensão de seus efeitos permite que as comparações apropriadas sejam feitas entre os estudos. Finalmente, as técnicas empregadas para avaliar a cinemática do joelho como um todo, bem como as contribuições de cada ligamento para a função articular global, serão examinadas.

AVALIAÇÃO BIOMECÂNICA DOS LIGAMENTOS DO JOELHO

O método experimental básico usado para estudar o comportamento biomecânico dos ligamentos é o teste tênsil. Os ligamentos são testados em tensão, porque sua principal função fisiológica é manter a estabilidade articular através da transmissão de cargas tênseis. Os objetivos do exame dos ligamentos desta maneira são o de adquirir os dados necessários para construir as curvas de alongamento-carga de todos os complexos osso-ligamento-osso, a partir das quais são obtidas as propriedades estruturais, e construir as curvas de tensão-estiramento da substância do ligamento. Antes de discutir as propriedades em maiores detalhes e as distinções que existem entre elas, é necessário apresentar algumas informações fundamentais.

Teste Tênsil

Como a principal função dos ligamentos é resistir à carga tênsil, estudos experimentais avaliando as propriedades biomecânicas dos ligamentos são geralmente efetuados em tensão. As inserções ligamento-osso permanecem geralmente intactas nessas experiências, a fim de fixar adequadamente o tecido dentro do dispositivo de teste e obter os valores apropriados para todo o complexo osso-ligamento-osso (uma representação mais anatômica). Quando os testes são conduzidos desta maneira, a carga em relação ao alongamento pode ser mensurada com base no débito celular de carga anterógrada e no deslocamento entre os clampes. Uma curva de carga-alongamento não-linear, representando o comportamento de um complexo osso-ligamento-osso, é geralmente ob-

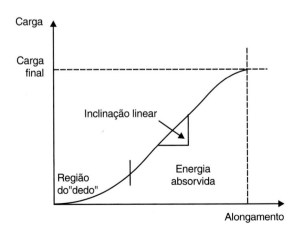

Fig. 3-1. Curva típica de carga-alongamento para um ligamento.

tida, conforme mostrado na Fig. 3-1. Duas regiões podem ser evidenciadas, das quais a primeira é uma região inicial, com baixa rigidez, referida como a região do *dedo* (sendo a rigidez definida como a ascendente da curva de carga-alongamento). Aqui, cargas apenas pequenas são necessárias para que ocorra o alongamento. Na segunda região, de alta rigidez, cargas significativamente maiores são necessárias para o alongamento continuado.

A causa fundamental dessas duas regiões distintas foi atribuída ao padrão ondulado ou *franzido* das fibrilas de colágeno ao longo do comprimento do ligamento. Histologicamente, a ondulação é o padrão de onda microestrutural exibido pelas fibrilas de colágeno no tecido ligamentar, sendo que se acredita que tenha uma influência significativa sobre o comportamento mecânico resultante, demonstrado pelos ligamentos. À medida que a carga tênsil é inicialmente aplicada a um ligamento, a relação entre a carga e o alongamento de todo o tecido é não-linear (i.e., aplica-se à região do dedo com baixa rigidez da curva de carga-alongamento). Cargas maiores aplicadas subseqüentemente resultam em aumento na rigidez e em alteração para uma relação carga-alongamento mais linear (a região *linear* da curva). Acredita-se que esta alteração envolva diretamente a ondulação do colágeno microestrutural, uma representação simplificada dos efeitos do que é mostrado na Fig. 3-2. Este modelo demonstra os ligamentos como uma coleção de componentes elásticos linearmente individualizados, cada qual representando uma fibrila em seu estado sem carga (e ondulado).[8] Depois de cargas tênseis relativamente pequenas, as fibrilas onduladas começam a se retificar. Inicialmente, há pouca resistência à tensão, à medida que as fibrilas aumentam de comprimento, mas, à medida que o alongamento progride, um número crescente de fibrilas se torna esticado. Este recrutamento de fibrilas adicionais resulta no característico comportamento não-linear da região do dedo. À medida que o alongamento continua em cargas mais elevadas, todas as fibrilas restantes se tornam retesadas, sendo que o ligamento demonstra uma resposta basicamente linear.

Explicação das Propriedades Estruturais *Versus* Mecânicas

Os valores obtidos a partir da curva de carga-alongamento de um complexo osso-ligamento-osso refletem uma combinação das propriedades da substância e dos sítios de inserção dos ligamentos. Essas propriedades estruturais incluem a rigidez linear, a carga final, o alongamento final e a energia absorvida pela falha (área sob a curva de carga-alongamento) (Fig. 3-3A). Embora o osso seja consideravelmente mais rígido que o tecido ligamentar e, portanto, experimente uma deformação geralmente desprezível até às cargas necessárias para a falha do complexo osso-ligamento-osso, a determinação das propriedades mecânicas do tecido ligamentar exige que as propriedades da mesossubstância sejam extraídas das propriedades estruturais de todo o complexo osso-ligamento-osso. As propriedades que refletem o caráter mecânico da própria substância do ligamento são representadas por curvas de "stress"-estiramento, sendo o "stress" definido, neste contexto, como a força relativa ao tamanho ou área do diâmetro do ligamento e o estiramento sendo caracterizado como a alteração no comprimento normalizado em relação ao comprimento inicial, geralmente sem carga. Estas proprie-

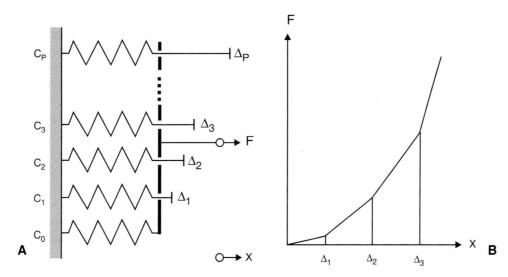

Fig. 3-2. (**A** e **B**) Modelo esquemático da elasticidade não linear, demonstrando o recrutamento progressivo dos componentes lineares individuais. (De Frisen et al.,[8] com permissão.)

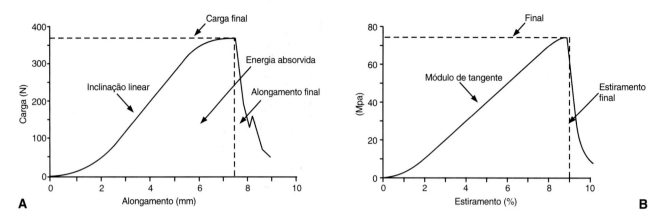

Fig. 3-3. **(A)** Curvas de carga-alongamento e **(B)** de "stress"-estiramento obtidas a partir do teste de um complexo osso-ligamento-osso. (De Woo et al.,[122] com permissão.)

dades mecânicas incluem o módulo, o "stress" final e o estiramento final, sendo independentes do tamanho e da geometria do tecido (Fig. 3-3B).

A chave para se diferenciar entre as propriedades estruturais e materiais é observar se as curvas de carga-alongamento ou de "stress"-estiramento são empregadas. Isso é particularmente importante quando se determinam e se descrevem os valores finais (ou a falha) das propriedades ligamentares, que propiciam informações comparativas em relação à ruptura do tecido ligamentar durante a carga tênsil e à falência do ligamento em geral. A falência tênsil de um complexo osso-ligamento-osso acontece dentro da ligação mais fraca do complexo, sendo que, por conseguinte, a falência pode ocorrer por qualquer um dentre diversos mecanismos. Estes incluem a fratura através do osso; a avulsão óssea, na qual o ligamento puxa um pequeno pedaço de osso solto (deixando todo o sítio de inserção intacto); a falência no sítio de inserção, em que nenhum osso é deslocado (ruptura periinsercional); e a falência da mesossubstância (ruptura do tecido ligamentar). A carga e o alongamento finais na falência são propriedades estruturais e são significantes, independente de como ocorra a falência. Em contraste, as propriedades mecânicas, como a força tênsil final e o estiramento final, somente podem ser determinadas quando a falência ocorre dentro da substância do tecido ligamentar e não tão próximo ou através de suas inserções ósseas. Assim, é importante reportar as modalidades de falência e distinguir se as propriedades estruturais ou mecânicas estão sendo testadas no experimento.

Determinação das Propriedades Mecânicas

O teste tênsil do LCA é usualmente realizado através do uso de uma preparação osso-ligamento-osso para minimizar os problemas associados ao clampeamento direto da substância do ligamento, o que pode introduzir a falência prematura, devida às concentrações do "stress" nos sítios de clampeamento. Além disso, esta conduta emprega a inserção do ligamento para fornecer uma transição suave da carga a partir do clampe para a substância do ligamento. Após o teste tênsil de todo o complexo, as magnitudes do "stress" e do estiramento são calculadas da forma descrita adiante, sendo que são obtidas as curvas de "stress"-estiramento, representando as propriedades mecânicas da substância do ligamento.

Determinação da Área do Diâmetro

Diversas técnicas estão disponíveis para medir a área do diâmetro antes do teste tênsil; estas podem ser separadas em condutas de contato e de não contato. Os métodos de contato incluem o uso de calibradores digitais Vernier, micrômetros de pressão-área e calibradores de espessura. Os calibradores Vernier digitais foram usados para medir a largura e a espessura dos ligamentos, a partir das quais a área é calculada com base em um formato presumido do ligamento, usualmente um retângulo ou uma elipse. Este método funciona bem para ligamentos que apresentam formas relativamente regulares, como o LCM, mas introduz grandes erros, quando usado para medir ligamentos irregulares e geometricamente complexos, como o LCA.[9] O método do micrômetro de pressão-área comprime o ligamento em uma ranhura retangular de profundidade conhecida (geralmente sob 0,12 MPa de pressão), enquanto a espessura da amostra é conhecida. A área do diâmetro obtida é altamente dependente da quantidade de pressão aplicada ao tecido.[10-13] No método do calibrador de espessura, as extremidades de um par de calibradores são atravessadas ao longo da largura de ambas as faces do ligamento, de forma simultânea, para fornecer um perfil da espessura.[14]

A fim de minimizar a distorção do formato do tecido (e, por conseguinte, a área do diâmetro), muitos pesquisadores advogaram o uso de métodos de não contato para determinar a área do diâmetro do ligamento. Estas técnicas incluem o método de amplitude de imagem,[15] o método do perfil[16,17] e, mais recentemente, o sistema de micrômetro a *laser* descrito por Lee e Woo,[18] que permite a determinação da área do diâmetro e do formato das amostras. A amostra é colocada perpendicular a um feixe de *laser* colimado, um sistema de microprocessador obtém as larguras do perfil à medida que a amostra é rodada através de 180 graus, e o formato do ligamento é, em seguida, reconstruído e a área do diâmetro determinada.

Determinação do Estiramento

O estiramento é definido como a alteração no comprimento dividida por um comprimento original de referência. Matematicamente, ele é definido pela fórmula $(L - L_0)/L_0$, onde L_0 é o comprimento de referência (original não deformado) e L é o comprimento deformado (alongado). No passado, as mensurações dos deslocamentos de bastões do aparelho de teste ou entre os clampes foram utilizadas para calcular o estiramento; entretanto, essas condutas provaram ser inexatas, porque os valores de deformação calculados incluíam as contribuições advindas de todo o complexo osso-ligamento-osso, não exatamente da própria substância do ligamento.

Diversos métodos de não contato foram desenvolvidos para determinar o estiramento do tecido sem contato físico com a substância do ligamento. Butler et al.[19] empregaram uma câmera de alta velocidade para registrar o teste tênsil de um ligamento com vários marcadores presos a ele e, em seguida, usaram um computador para determinar o estiramento do ligamento. Um analisador de dimensão de vídeo foi utilizado com sucesso por Woo et al.[20,21] para medir o estiramento do ligamento (Fig. 3-4). Nessa conduta, duas ou mais linhas escuras de referência (perpendiculares à direção do alongamento) eram colocadas sobre a amostra para servir como marcadores do comprimento durante o estiramento tênsil. O teste é gravado em videoteipe e a imagem gravada é revista através de um sistema de análise de dimensão de vídeo, o qual superpõe duas janelas eletrônicas sobre as linhas de referência. Em seguida, as janelas percorrem o comprimento crescente entre os marcadores e convertem a distância entre duas linhas quaisquer em uma voltagem de débito, a qual pode ser calibrada em relação ao comprimento original para corresponder ao estiramento (expresso em percentual). A

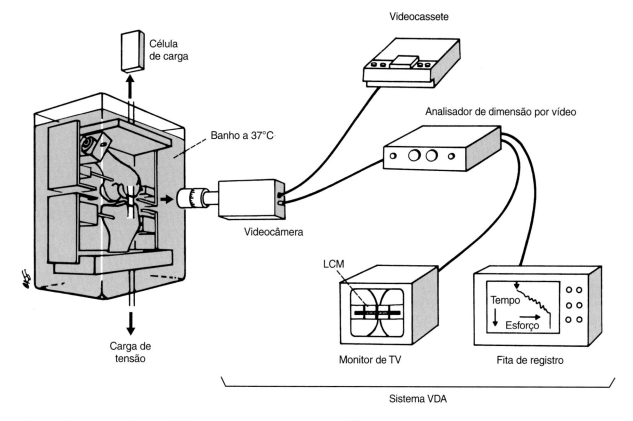

Fig. 3-4. O sistema analisador de dimensão por vídeo. (De Woo et al.,[20] com permissão.)

variação dos estiramentos a partir de diferentes regiões ao longo do comprimento da amostra também pode ser mensurada através do traçado em diferentes grupos de linhas de referência. Em 1992, Lee e Danto[22] comunicaram a modificação e a aplicação desta conduta, por meio da introdução de um sistema de digitalização de vídeo de alta velocidade e alta resolução, de modo a avaliar os estiramentos superficiais do tecido em duas dimensões.

Propriedades Viscoelásticas

Os materiais elásticos possuem uma correspondência de um para um entre a força (ou "stress") e o alongamento. Durante o teste tênsil cíclico, a mesma curva de carga-alongamento será obtida durante a carga do tecido (força crescente) ou retirada da carga (força decrescente). Em contraste, os ligamentos e a maioria dos tecidos biológicos demonstram comportamento dependente do tempo e da história e são, portanto, considerados como sendo viscoelásticos. Esta resposta é provavelmente uma conseqüência das complexas interações do colágeno com as proteínas e as substâncias básicas circunvizinhas. Dois testes que ilustram este fenômeno são o relaxamento do "stress" e os testes de deslocamento. Um teste de relaxamento de "stress" envolve o estiramento de um material viscoelástico até um comprimento constante; com o passar do tempo, o "stress" necessário para manter a amostra nesse comprimento diminui, alcançando, eventualmente, um estado de equilíbrio. Um teste de deslocamento envolve sujeitar um material a uma força constante; com o passar do tempo, o material estira-se gradualmente. Com freqüência, é importante compreender a quantidade de deslocamento ou o relaxamento do "stresse" que acontecerá em um ligamento ou tendão. Por exemplo, durante a reconstrução do LCA, os enxertos substitutos são fixados com alguma tensão inicial. A natureza viscoelástica dos tecidos biológicos dita que esta tensão diminuirá (relaxará) com o passar do tempo ou que o tecido também pode experimentar deslocamento (estiramento) com o tempo.

A dependência da história significa que o formato da curva de carga-alongamento variará, dependendo da história pregressa de sustentação de carga. Por exemplo, quando um ligamento é sujeito ao teste cíclico entre dois alongamentos, as curvas de carga e descarga não lineares seguem diferentes trajetos (i.e., mostram histerese), englobando uma área que representa a energia perdida durante o ciclo (Fig. 3-5). À medida que a ciclagem continua, o "stress" necessário para estirar até os alongamentos prescritos diminuirá (relaxamento cíclico), sendo que as vias de carga e descarga irão se tornar repetitíveis à medida que a quantidade de energia perdida por ciclo diminuir. Por esse motivo, o pré-condicionamento cíclico é comumente incluído nos protocolos de teste de ligamentos, de modo a proporcionar histórias de carga similares e para permitir as mensurações mais uniformes entre as amostras.

Efeitos de Variáveis Experimentais

As propriedades medidas dos ligamentos dependem, em parte, de variáveis experimentais e fisiológicas. As variáveis experimentais são aquelas associadas à técnica empregada para estudar o ligamento, como a taxa de tensão ou a orientação da amostra, que podem alterar os resultados do teste, dependendo do protocolo experimental observado. Por outro lado, as variáveis fisiológicas são aquelas que produzem uma alteração intrínseca no ligamento ou no complexo osso-ligamento-osso, enquanto o doador animal ou humano está vivo. Estas incluem o grau de maturação da amostra, a idade crono-

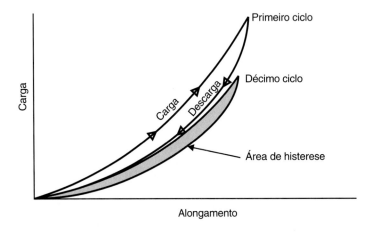

Fig. 3-5. Histerese durante a carga cíclica de um ligamento do joelho. (De Woo et al.,[122] com permissão.)

lógica, o nível global de atividade e o condicionamento físico. Em maior ou menor grau, todos os fatores experimentais e fisiológicos influenciam as propriedades mecânicas observadas nos ligamentos e as modalidades de falência dos complexos osso-ligamento-osso. Por conseguinte, compreender estas influências propicia opiniões e, de alguma maneira, define o complexo comportamento biomecânico dos ligamentos.

Efeito da Orientação da Amostra

Como o LCA apresenta uma disposição complexa dos feixes de fibras, de comprimento variados, a carga uniforme de todo o ligamento é difícil de se obter. Esta complexidade anatômica também influencia as características de falência através dos efeitos de orientação da amostra. Um estudo elaborado foi conduzido por Woo et al.[23] para determinar os efeitos da direção da carga tênsil e o ângulo de flexão do joelho durante o teste tênsil do complexo fêmur-ligamento cruzado anterior-tíbia de coelho (CFAT). A carga tênsil foi alinhada ao longo do eixo anatômico (a carga aplicada diretamente ao longo do eixo longitudinal do ligamento) ou do eixo tibial (a carga aplicada diretamente ao longo do eixo longitudinal da tíbia) com 0, 45 e 90 graus de flexão. Os valores finais de carga para o CFAT diminuíram com o aumento da flexão do joelho apenas para os complexos carregados ao longo do eixo tibial. Diminuições semelhantes nos valores de outras propriedades estruturais também foram notadas. Figgie et al. relataram um efeito similar do ângulo de flexão sobre as propriedades estruturais de CFATs de cães, os quais sofreram teste tênsil ao longo do eixo tibial.[24]

A orientação relativa da substância de um ligamento até suas inserções ósseas também consiste em fator significante na resposta estrutural de amostras humanas. Em um estudo sobre amostras humanas,[25] doadores pareados jovens (22 a 35 anos), de meia-idade (40 a 50 anos) e idosos (60 a 97 anos) passaram por teste tênsil com o CFAT de um joelho em uma orientação anatômica e o CFAT contralateral em uma orientação tibial. Na orientação anatômica, os ângulos de inserção naturais do LCA foram mantidos, permitindo transição suave da carga do osso para o ligamento, bem como uma distribuição mais uniforme da carga dentro do ligamento. Na orientação tibial, o LCA estava alinhado com o eixo longitudinal da tíbia, sendo que os ângulos de inserção naturais não foram mantidos. As propriedades estruturais dos CFATs testados na orientação anatômica diferiram muito daquelas dos CFATs testados em orientação tibial, pelo fato de que a carga final, a rigidez linear e a energia absorvida na falência foram, sem exceção, maiores (Fig. 3-6). As diferenças primárias foram atribuídas ao fato de que os ângulos de inserção não foram mantidos em um CFAT, o que precipitou mais falências do sítio de inserção, indicando distribuição desigual da carga tênsil dentro do LCA na orientação tibial.

Efeito da Taxa de Estiramento

Embora as lesões nos ligamentos aconteçam em uma variedade de velocidades, incluindo velocidades muito elevadas, muitos estudos laboratoriais utilizam velocidades de estiramento baixas a moderadas, sendo que não existe uma velocidade de estiramento padronizada ou comumente aceita. As pesquisas iniciais sugeriram que as falências dos sítios de inserção constituíam o resultado do uso de velocidades de estiramento mais reduzidas durante os testes.[26,27] Entretanto, estudos mais recentes indicaram que o estiramento dos sítios de inserção, e não a velocidade do estiramento, pode ser o determinante primário das modalidades de falência.[28]

Para investigar esta questão, Woo et al.[28] realizaram testes de tensão uniaxial sobre complexos fêmur-LCM-tíbia (CFMTs) em coelhos de 3,5 meses de idade (epífise aberta) até 8,5 meses (epífise fechada). As taxas de alongamento variaram entre 0,008 a 113 mm/s, o que corresponde a velocidades de estiramento de 0,01 a 200%/s, de modo a avaliar os efeitos da taxa de estiramento sobre as propriedades estruturais e mecânicas.

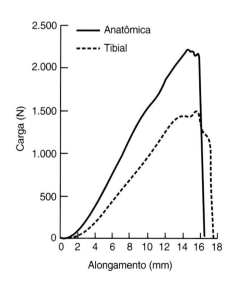

Fig. 3-6. Curvas típicas de carga-alongamento registradas para CFATs pareados oriundos de um doador jovem, demonstrando as diferenças entre as orientações anatômica e tibial. (De Woo et al.,[25] com permissão.)

Para ambos os grupos etários, mostrou-se que as propriedades estruturais variaram entre as taxas de alongamento mais baixa e mais elevada; entretanto, estas diferenças foram mais pronunciadas para o grupo da epífise aberta. A carga final e a energia absorvida foram, respectivamente, de 2,3 e 3 vezes mais para a taxa de estiramento mais elevada que para a mais baixa. As propriedades mecânicas determinadas a partir das curvas de "stress" – estiramento seguiram tendências similares, mas os aumentos foram muito menos acentuados, especialmente para o grupo da epífise fechada, no qual a força tênsil do LCM somente aumentou 40% a partir da taxa de estiramento mais baixa até a mais elevada. Os efeitos da taxa de estiramento foram mais evidentes para as amostras imaturas, posto que a falência aconteceu por avulsão tibial em todos os animais com epífise aberta, enquanto que todas as falências em animais com epífise fechada aconteceram por lesão na mesosubstância ou por ruptura próxima ao sítio de inserção tibial. É interessante notar que não houve qualquer efeito da taxa de estiramento sobre as modalidades de falência.

Comparações adicionais relativas à influência da taxa de estiramento foram feitas para o LCA. Os efeitos das taxas de extensão lenta (0,003 mm/s), média (0,3 mm/s) e rápida (113 mm/s) sobre as propriedades mecânicas da porção média do LCA de coelho foram medidas por Danto e Woo.[29] As diferenças mínimas no módulo foram novamente observadas entre os grupos lento e médio, mas o módulo do LCA testado com a taxa de extensão rápida foi 30% maior. Contudo, os aumentos do módulo para o LCA e LCM associados à taxa de extensão são muito menores que os efeitos da taxa de estiramento sobre o osso, para o qual o módulo aumenta 130% durante cinco décadas de taxa de esforço.[30]

Efeitos das Variáveis Fisiológicas

Efeito da Maturação

As propriedades estruturais dos complexos osso-ligamento-osso e as propriedades mecânicas da substância do ligamento são profundamente afetadas pela maturidade esquelética. Booth e Tipton[31] e Tipton et al.[32] estudaram a força osso-ligamento em ratos, com a idade variando entre 15 dias e 2 anos. As maiores alterações na força osso-ligamento foram evidenciadas com aproximadamente 30 dias, o que corresponde à puberdade

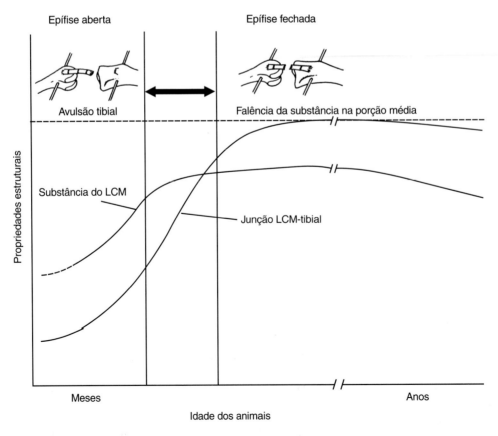

Fig. 3-7. Representação esquemática das velocidades assincrônicas de maturação, conforme estimado a partir das características estruturais do CFMT e das propriedades mecânicas da substância do LCM. (De Woo et al.,[33] com permissão.)

neste animal. Mais recentemente, os efeitos da maturidade esquelética sobre as propriedades biomecânicas do CFMT de coelho foram estudadas por Woo et al.[33] Quatro grupos etários — 1.5, 4 a 5, 6 a 7 e 12 a 15 meses — foram avaliados. Em torno de 6 a 7 meses de idade, a epífise fechou quando os animais alcançaram a maturidade esquelética. A área do diâmetro do ligamento e o peso corporal aumentaram continuamente até 6 a 7 meses, alcançando um platô com a maturidade esquelética. Os CFMTs foram testados em tensão e, embora as propriedades estruturais e mecânicas melhorassem com a maturidade, as alterações na resposta estrutural foram as mais dramáticas (Fig. 3-7). Modalidades diferentes de falência foram consistentemente encontradas para amostras imaturas e maduras do ponto de vista esquelético. Todos os CFMTs de coelhos com epífises abertas falharam por avulsão tibial, enquanto que aqueles com epífises fechadas falharam por ruptura da substância do ligamento. Isso demonstra que o sítio de inserção tibial, próximo à placa de crescimento, é a ligação mais fraca no complexo antes da maturação.

Efeito da Idade

Está bem documentado que as propriedades biomecânicas, bioquímicas e morfológicas dos tecidos conjuntivos modificam-se com a idade.[25,34-37] Como exemplo, as alterações morfométricas ligadas à idade, observadas no tendão calcâneo humano, incluem uma diminuição no diâmetro médio, diâmetro máximo e densidade de fibrilas colágenas, embora se perceba um aumento na concentração de fibrilas com o aumento da idade.[38]

As alterações biomecânicas no LCA humano, que acontecem com o envelhecimento, foram demonstradas por Noyes e Grood,[37] que testaram amostras de cadáveres humanos desde doadores mais jovens (16 a 26 anos, n = 6) até com mais idade (48 a 86 anos, n = 20).

Todos os testes foram realizados com o joelho em 45 graus de flexão e com uma taxa de estiramento de 100%/s. As amostras mais jovens demonstraram rigidez e carga final médias de 182 ± 33 N (Newtons)/mm e 1.725 ± 269 N, respectivamente, com estes valores diminuindo para 129 ± 39 N/mm e 734 ± 266 N, respectivamente, para as amostras com mais idade.

Mais recentemente, Woo et al.[25] conduziram um estudo abrangente para quantificar os efeitos da idade sobre as propriedades estruturais do CFAT humano. Amostras de três grupos etários, jovem (22 a 35 anos), meia-idade (40 a 50 anos) e idoso (60 a 97 anos), foram estruturalmente testadas. Para os CFATs testados na orientação anatômica (ver seção anterior), a rigidez linear, a carga final e a energia absorvida para a falência diminuíram, sem exceção, de modo significativo com a idade da amostra (Fig. 3-8). As amostras mais jovens demonstraram uma rigidez linear de 242 ± 28 N/mm e carga final de 2.160 ± 157 N, enquanto que estas propriedades foram reduzidas para 180 ± 25 N/mm e 658 ± 129 N nas amostras com mais idade. Tendências similares foram notadas para os CFATs testados na orientação tibial.

Os motivos para as rápidas diminuições nas propriedades estruturais do CFAT com o aumento da idade não são bem compreendidos. Acredita-se que as alterações nos tipos e nos níveis de atividade física extrema com a idade sejam, em parte, responsáveis. É possível que as alterações na geometria articular e, portanto, na cinemática articular com o envelhecimento também possam desempenhar uma função. Ainda assim, outro fator pode envolver as alterações na estrutura e na integridade das fibras colágenas presentes na substância do ligamento com o aumento da idade.

Efeito da Imobilização

Como outros tecidos do corpo humano, os ligamentos podem adaptar-se às alterações em seus ambientes mecânicos. De fato, mostrou-se que as propriedades biomecânicas dos ligamentos melhoram significativamente ao satisfazer às demandas externas do "stress" aumentado e da movimentação. De maneira semelhante, os ligamentos e outras estruturas articulares periarticulares mostraram ser afetadas de forma adversa pela imobilização.[39,40] Durante as fases iniciais da cicatrização, após a lesão musculoesquelética, as estruturas são freqüentemente protegidas por um período de imobilização, a fim de prevenir a ruptura física do tecido lesado, até que sua integridade seja suficientemente restaurada. Em nível clínico, no entanto, as articulações enrijecem após períodos de imobilização. Associada a esta observação

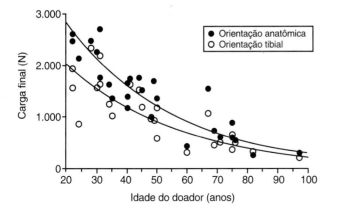

Fig. 3-8. Gráfico demonstrando o efeito significante da idade sobre a carga final do CFAT humano. (De Woo et al.,[25] com permissão.)

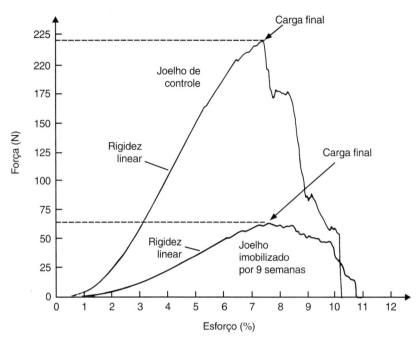

Fig. 3-9. Curvas de carga-alongamento obtidas a partir de CFMTs de coelho de controle e imobilizados. (De Woo et al.,[44] com permissão.)

está a proliferação do tecido conjuntivo fibroadiposo e a presença de aderências sinoviais dentro da articulação imobilizada.[41,42] Woo et al.[43] investigaram a rigidez articular no joelho de coelho após 9 semanas de imobilização ao medir o torque e a energia necessários para movimentar o joelho através de sua amplitude plena de movimentação. Um grande aumento no torque e na energia foram necessários para estender os imobilizados em comparação com os controles não imobilizados.

As propriedades estruturais dos complexos osso-ligamento-osso do joelho também são significativamente comprometidas pela imobilização. Woo et al.[44,45] demonstraram um declínio acentuado nas propriedades estruturais do CFMT de coelho após 9 semanas de imobilização do joelho, sendo a rigidez e a carga final reduzidas a um terço dos valores dos controles não imobilizados (Fig. 3-9). Larsen et al.[46] mostraram que a carga final e a rigidez do CFAT de ratos diminuíram 25% após apenas 4 semanas de imobilização. Noyes[47] encontrou diminuições similares em propriedades dos CFATs do macaco *rhesus* após 8 semanas de imobilização, sendo que Tipton et al.[48] relataram uma diminuição de 28% na carga final do complexo osso-ligamento-osso do LCM de rato, após 6 semanas de imobilização. Klein et al.[39] mostraram que a rigidez e a força tênsil final do CFAT canino foram comprometidas após a imobilização, diminuindo em 27 e 56%, respectivamente. O peso seco do LCA também diminuiu, demonstrando atrofia significante dos tecidos conjuntivos articulares como conseqüência da imobilização. As diminuições na rigidez e na carga final dos complexos osso-ligamento-osso, secundárias à imobilização, refletem uma combinação das alterações que acontecem dentro dos sítios de inserção e do próprio ligamento.

Os efeitos da imobilização sobre a maturação do LCM também foram recentemente estudados em coelhos brancos da Nova Zelândia.[49] As propriedades estruturais dos CFMTs imobilizados com 3 meses de idade por 3 meses (até a idade de 6 meses) foram similares àquelas dos controles de 3 meses de idade não imobilizados. De modo contrário, um período encurtado de 1 mês de imobilização (até a idade de 4 meses) reduziu significativamente a carga final, quando comparada a dos CFMTs de controle. Diante do fato de que as propriedades estruturais do CFMT normalmente aumentam com a maturidade esquelética, esses resultados indicam que a imobilização por 1 mês ou mais interfere de forma significativa com o desenvolvimento normal do CFMT.

Efeito da Remobilização

Conforme mencionado anteriormente, o tratamento da lesão musculoesquelética envolve, com freqüência, um período de imobilização, a fim de permitir que as estruturas sofram cicatrização inicial. Depois desse período, aumentos graduais na movimentação, atividade e "stress" externo são encorajados, enquanto a cicatrização progride. Estudos mostraram que a retomada da movimentação numa articulação (remobilização) reverte os efeitos adversos da imobilização, embora esta reversão exija um período de tempo muito maior. Por exemplo, foram necessárias 18 semanas de remobilização para reverter os efeitos deletérios que apenas 6 semanas de imobilização produziram sobre as propriedades estruturais do CFMT de cão.[50] A imobilização gessada de primatas por 8 semanas exigiu 12 meses de atividade aumentada antes que as propriedades estruturais do CFAT retornassem a valores similares aos dos controles.[47] Em ratos, foram necessárias 6 semanas de atividade aumentada (com um regime de natação) para retornar à rigidez e força para os CFATs de membros imobilizados por apenas 4 semanas.[46]

Woo et al.[44] examinaram este fenômeno ao sujeitar joelhos de coelhos primeiro à imobilização por 9 semanas e, em seguida, à remobilização. Histologicamente, o sítio de inserção tibial não foi restabelecido até depois de uma remobilização plena por 52 semanas. A relação "stress" – alongamento da substância do LCM após a imobilização tornou-se similar à dos controles depois de apenas 9 semanas de remobilização, o que indicou um retorno algo rápido, em comparação com a morfologia do sítio de inserção. Entretanto, as propriedades estruturais do CFMT continuaram a ser inferiores depois desse período de remobilização, sendo que a modalidade de falência continuou a ser por avulsão do sítio de inserção.[44]

Dessa maneira, o declínio nas propriedades estruturais do CFMT associado à imobilização é reversível, mas o processo é lento. Um aumento de várias vezes na duração do tempo de remobilização é necessário para que a integridade estrutural plena retorne aos complexos osso-ligamento-osso. Isso sugeriria uma necessidade de certos períodos de aumentos protegidos (ou graduais) na atividade após a imobilização, de modo a limitar o risco de lesão subseqüente.

PROPRIEDADES ESTRUTURAIS E MECÂNICAS DOS LIGAMENTOS DO JOELHO

Como as propriedades estruturais do LCA e do LCM, detalhadas nas seções anteriores, foram tão extensamente afetadas pelas variáveis experimentais e fisiológicas, a seção a seguir se concentrará nas propriedades mecânicas desses ligamentos.

Propriedades Mecânicas dos Ligamentos Cruzado Anterior e Colateral Medial

Para determinar as propriedades mecânicas do LCA humano, os primeiros pesquisadores testaram o ligamento excisando a amostra de suas inserções no osso e usando clampes padronizados em máquinas de teste para fixar o tecido durante os testes. Infelizmente, esta conduta pode induzir à falha prematura da amostra, em razão das forças destrutivas (esmagamento) de clampeamento necessárias para fixar o ligamento, e pode introduzir efeitos terminais que alteram a aparente resposta ao teste. Por este motivo, a maioria dos pesquisadores mudou para o uso de preparações de fêmur-LCA-tíbia, nas quais as inserções são empregadas para proporcionar a transmissão suave da carga do osso para o ligamento.

Mesmo com o uso de amostras de osso-ligamento-osso, no entanto, parece haver dificuldades experimentais associadas à determinação das propriedades mecânicas do LCA humano. Conforme discutido anteriormente, aplicar "stress" uniforme a todo o LCA de forma simultânea é difícil, em virtude dos vários feixes fibrosos que estão retesados em diferentes posições do joelho (efeitos de orientação). De forma correspondente, desenvolver alongamento uniforme através do corte transversal do ligamento durante o teste tênsil é problemático. Portanto, é quase impossível determinar as propriedades mecânicas razoáveis do LCA humano a partir do teste de tensão de todo o ligamento.

Butler et al.[10] testaram unidades osso-fascículo-osso do tendão patelar humano e dos ligamentos do joelho. Ao parear para menor as preparações do ligamento para aproximadamente 1,5 mm² de área, eles foram capazes de garantir, essencialmente, a carga uniforme da amostra. Para avaliar as diferenças mecânicas nas porções do LCA humano, Butler et al.[51] testaram posteriormente amostras do feixe ântero-medial (FAM), do feixe ântero-lateral (FAL) e do feixe posterior (FP). As propriedades do FAM e do FAL mostraram ser similares, en-

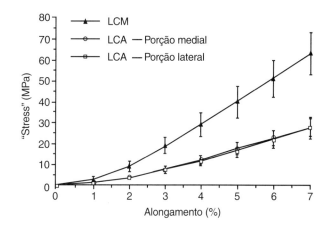

Fig. 3-10. Propriedades mecânicas do LCM e das porções medial e lateral do LCA de coelho. (De Woo et al.,[52] com permissão.)

quanto que o FP evidenciou "stress" máximo e densidade energética de alongamento significativamente menores. Os módulos do FAM e do FAL foram diferentes daqueles do FP — 283,1 ± 114,4 e 284,9 ± 140,6 MPa *versus* 154,9 ± 119,5 MPa, respectivamente — embora nenhum significado estatístico pudesse ser demonstrado. Usando um modelo de coelho, Woo et al.[52] examinaram, de forma semelhante, porções do LCA para diferenças nas propriedades mecânicas. As propriedades mecânicas das porções medial e lateral do LCA a partir de coelhos com idade e sexo compatíveis mostraram ser quase idênticas (p.ex., módulos de 516 ± 64 e 516 ± 69 MPa, respectivamente), embora os valores fossem apenas metade do módulo do LCM. Assim, as propriedades mecânicas do LCM de coelho diferiram daquelas do LCA (Fig. 3-10), com o módulo do LCM sendo significativamente mais elevado (1.120 ± 153 MPa). Esta comparação dos módulos do LCA e do LCM indica grandes diferenças na qualidade intrínseca do tecido do LCM e dos feixes medial e lateral do LCA, já que a substância do LCM pode suportar aproximadamente duas vezes o "stress" de tensão final.

Propriedades Estruturais e Mecânicas do Ligamento Cruzado Posterior Humano

As informações pertinentes às propriedades de tensão do ligamento cruzado posterior (LCP) são relativamente escassas, quando comparadas à massa de informações disponíveis sobre o LCA; no entanto, o interesse por esse ligamento está crescendo cada vez mais. Kennedy et al.[53] estavam entre os primeiros a medir a força de tensão do LCP humano. Eles mostraram que o LCP era aproximadamente duas vezes mais forte que o LCA, mas eles empregaram amostras de ligamento excisado. Prietto et al.[54] estudaram LCPs de joelhos de cadáveres de jovens (19 a 25 anos) e testaram todos os complexos fêmur-LCP-tíbia a 45 graus de flexão, encontrando rigidez linear e valores de carga finais de 204 ± 49 N/mm e 1.627 ± 491 N, respectivamente.

Embora os estudos acima testassem a totalidade do LCP, este ligamento consiste de dois feixes, o ântero-lateral (AL-LCP) e o póstero-medial (PM-LCP), que são funcionalmente distintos, embora não sejam facilmente separados em nível anatômico. Em contraste com o LCA, não parece haver um ângulo de flexão particular em que ambas as porções fiquem retesadas; o AL-LCP mostra-se retesado em flexão e o PM-LCP fica tenso na extensão. Por este motivo, foi comprovado ser difícil testar estruturalmente todo o LCP sem observar duas falências distintas. Com isso em mente, a maior parte dos recentes trabalhos feitos nesta área envolveu a separação dos dois componentes para determinar suas propriedades estruturais e mecânicas individuais.

Race e Amis[55,56] examinaram os dois feixes do LCP em separado em 10 joelhos de pessoas idosas (53 a 98 anos), determinando que o AL-LCP é muito mais forte e rígido que o PM-LCP. Harner et al.[57] também investigaram a rigidez relativa e a carga final das duas porções do LCP, normalizando dentro de cada amostra, a fim de permitir a comparação direta entre as amostras. A rigidez linear do AL-LCP mostrou ser 2,6 vezes maior que a do PM-LCP, tendo sido notado que a carga final do AL-LCP era 3,4 vezes maior que a do PM-LCP dentro do mesmo joelho. Harner et al.[57] também examinaram a qualidade tecidual relativa das duas porções, determinando que o módulo elástico do AL-LCP foi 1,9 vezes maior que o do PM-LCP, o que levantou a interessante questão da composição relativa das duas porções dentro do mesmo ligamento.

Butler et al.[10] testaram os complexos fascículo-osso a partir da substância do AL-LCP de três jovens doadores e encontraram um módulo de 345 ± 22,4 MPa e uma força de tensão final de 36,4 ± 2,5 MPa. O alongamento final correspondente à falência foi de 15 ± 0,8%. Prietto et al.[54] testaram LCPs inteiros de quatro doadores jovens (idade média de 22,5 anos) para determinar as propriedades mecânicas, mas encontraram valores menores para o módulo (109 ± 50 MPa) e força de tensão final (26,8 ± 9,1 MPa). Essas diferenças são provavelmente causadas pela carga desigual quando a totalidade do LCP é testada, conforme observado acima.

MÉTODOS UTILIZADOS PARA ESTUDAR A CINEMÁTICA DO JOELHO

O termo *cinemática* é aplicado na literatura ortopédica aos estudos que descrevem os movimentos relativos de uma determinada articulação. Durante as últimas décadas, no entanto, esses estudos tornaram-se cada vez mais sofisticados, sendo que a definição de cinemática foi naturalmente estendida para incluir não somente os estudos da movimentação, mas também os estudos que avaliam o comportamento mecânico dos elementos responsáveis por esta movimentação. Por conseguinte, para os objetivos desta seção, o termo *cinemática do joelho* representará (1) o estudo da movimentação do joelho na articulação tibiofemoral em resposta às cargas aplicadas externamente e (2) o estudo das contribuições individuais de cada elemento articular para a função global do joelho.

Existem três graus de liberdade (GL) translacionais e três rotacionais entre a tíbia e o fêmur, os quais podem ser grosseiramente descritos em termos anatômicos gerais como translações anterior-posterior (A-P), medial-lateral (M-L) e proximal-distal (P-D) e as rotações de flexão-extensão (F-E), interna-externa (I-E) e varo-valga (V-V). A complexidade geométrica da movimentação do joelho torna imperativo que os estudos cinemáticos coletem e relatem as informações pertinentes à movimentação relativa entre a tíbia e o fêmur nos seis GL ou afirmem, especificamente, as presunções *a priori* ligadas ao movimento em particular que está sendo estudado.

Duas questões primárias devem ser consideradas quando se desenvolve (ou revê) um protocolo de teste cinemático para o joelho: (1) qual método é empregado para coletar as informações a respeito dos movimentos relativos da tíbia e do fêmur? (2) Que descrições físicas e matemáticas são empregadas para relatar estas informações. Na discussão a seguir, desejamos descrever resumidamente algumas técnicas gerais para mensurar a movimentação do joelho e, em seguida, rever as condutas que podem ser empregadas para relatar essa informação.

Técnicas de Mensuração Cinemática

Diferentes técnicas foram desenvolvidas para quantificar a movimentação que acontece na articulação do joelho. Estas incluem o uso de goniômetros,[58] tracionamento de pinos embebidos na tíbia e no fêmur,[59-61] uso de sistemas de ligação dos seis GL,[62-73] tracionamento ótico mais avançado,[74,75] aplicação de estereofotogrametria radiológica[76-86] e, mais recentemente, o uso de tecnologia robótica.[87]

Desde sua introdução no campo da biomecânica por Kinzel et al.,[65,66] os sistemas de ligação constituíram-se em um dos métodos mais amplamente utilizados para medir a movimentação do joelho. A movimentação relativa entre o fêmur e a tíbia pode ser completamente determinada pelo uso de um sistema de ligação que meça, por exemplo, seis rotações, três translações e três rotações, ou várias outras combinações desses movimentos (enquanto não mais que três translações sejam usadas). Com freqüência, os transdutores de diferencial variável lineares, os transdutores de diferencial variável rotatórios e os transdutores de diferencial de capacitância rotatórios têm sido empregados para registrar as translações e as rotações. Esses transdutores produzem um débito de voltagem proporcional à quantidade de translação ou de rotação medida. Durante a experimentação *in vitro*, muitos sistemas de ligação são fixados diretamente ao osso para minimizar os erros que podem ser introduzidos quando estes instrumentos são fixados nos tecidos moles. Em suas formas atuais, os sistemas de ligação de cinemática sofrem erros de experimentação aumentados quando fixados aos tecidos moles (e não diretamente ao osso), sendo que, por conseguinte, eles não são adequados para o uso experimental *in vivo*, exceto em aplicações especializadas. Estudos recentes por Kirstukas et al.[67,68] detalharam inúmeros fatores associados ao *design*, à subseqüente análise de erros e à calibragem das ligações cinemáticas de seis rotações. Esses pesquisadores observaram a importância da calibragem de qualquer dispositivo de ligação no mesmo ambiente de trabalho, no qual ele será realmente utilizado (i.e., osso com osso).

A mensuração da movimentação do joelho empregando condutas de não contato também obteve uso disseminado. Na análise da marcha, o traçado óptico da cinemática do joelho é freqüentemente utilizado, sendo que esta tecnologia foi estendida para medir a movimentação do joelho durante o teste biomecânico.[74,75,88] Em primeiro lugar, o "espaço" do teste é calibrado ao se obterem múltiplas tomadas de câmera de um objeto de dimensões conhecidas, sendo que as localizações da câmera são calculadas. Marcadores de reflexão são então presos ao fêmur e à tíbia, múltiplas tomadas de câmera são obtidas da articulação durante o teste e, a partir daí, as verdadeiras localizações tridimensionais dos marcadores são determinadas e a movimentação da articulação é medida. Outros pesquisadores utilizaram a conduta da estereofotogrametria radiográfica.[76-80,82-86,89] Em um período tão remoto quanto 1979, van Dijk et al.[81] implantaram marcadores radiopacos (bolas de tântalo esféricas com aproximadamente 0,8 mm de diâmetro) na tíbia e no fêmur, de modo a rastrear o movimento do joelho. Ao obter exposições radiográficas duplas antes e depois do movimento do joelho e, em seguida, digitalizando as posições dos marcadores (uma conduta similar ao sistema de marcador de reflexão acima discutido), os movimentos tridimensionais de cada um dos marcadores foram determinados.

Os transdutores acústicos foram implantados por Quinn e Mote[90] para medir as translações e as rotações do joelho, sendo que os dispositivos eletromagnéticos de medição de traçado foram empregados da mesma maneira.[91,92] Em termos gerais, estes sistemas utilizam um transmissor e um receptor, com a força relativa do sinal recebido e sua orientação em relação ao transmissor sendo usadas para rastrear a movimentação articular dos seis GL. Fujie et al.[87,93] reportaram o uso de técnicas de manipulação de robótica para testes cinemáticos, bem como para o uso no rastreamento da mobilidade articular. Esta conduta utiliza um manipulador robótico de seis GL para realizar o teste do joelho com o fêmur fixo e a tíbia montada sobre uma "mão" robótica. Como o manipulador compreende seis eixos de revolução, a posição e a orientação da extremidade efetora em relação à base e, portanto, da tíbia em relação ao fêmur podem ser determinadas de uma maneira similar àquela discutida anteriormente para os sistemas de ligação.

Descrição da Mobilidade Articular

Conforme mencionado anteriormente, a movimentação do joelho é, com freqüência, mal descrita em termos anatômicos como translações A-P, M-L e P-D e como rotações F-E, I-F e V-V. Para os pequenos movimentos do joelho (não mais que alguns graus de rotação ou alguns milímetros de translação), os erros introduzidos através do uso da terminologia anatômica tradicional podem ser desprezíveis. Entretanto, a recente tendência no sentido de aparelhos de testes mais avançados, os quais permitem movimentos articulares muito maiores e mais complexos, gera a necessidade da descrição mais pormenorizada da mobilidade do joelho. As duas condutas mais amplamente utilizadas para classificar a movimentação do joelho descrevem esta informação (1) em termos aproximadamente anatômicos e (2) em relação ao movimento corporal rígido geral. Estas diferentes condutas para a descrição do movimento são bem ilustradas pelo sistema articular coordenado[94] e pela representação do eixo helicoidal (ou em parafuso). Embora essas duas condutas possam ser utilizadas para descrever, por completo e de forma exata, a movimentação relativa entre o fêmur e a tíbia, elas diferem dramaticamente no modo pelo qual o movimento relativo global é dividido em partes menores (rotações e translações). O sistema articular coordenado tenta fornecer alguma descrição da movimentação articular geral em termos "anatômicos", enquanto que a conduta do eixo helicoidal representa a descrição mais simples da movimentação geral entre dois corpos rígidos.

A descrição articular coordenada divide a movimentação articular geral nos seis movimentos anatômicos familiares do joelho.[94] Ela emprega um eixo fixo no fêmur, um eixo fixo em relação à tíbia e um terceiro eixo, flutuante, que é perpendicular a cada um destes eixos. Os eixos são estabelecidos sobre a base dos marcos físicos, como a face posterior dos côndilos femorais ou sobre o eixo tibial, sendo que, dessa maneira, este sistema é geralmente adequado para médicos e engenheiros. Ele foi aplicado com sucesso em estudos recentes envolvendo o joelho humano.[87,95] Os detalhes desta conduta são mais bem revisos no relato original de Grood e Suntay.[94]

O sistema de eixo helicoidal, por outro lado, descreve o movimento da tíbia em relação ao fêmur com uma translação e uma rotação únicas ao longo e em torno do eixo helicoidal, o que é definido para cada aumento do movimento articular.[64,77,79,80,82,96-100] Isso representa a descrição mais simples do movimento corporal rígido geral entre o fêmur e a tíbia. Para o leitor interessado, uma descrição completa desse método pode ser encontrada em muitos textos sobre a cinemática dos mecanismos (p.ex., Beggs[101] e Suh e Radcliff[102]), sendo que não desejamos incluir detalhes neste momento.

Como ambas as descrições da mobilidade articular podem ser usadas para avaliar adequadamente e reportar a movimentação relativa entre a tíbia e o fêmur, é importante considerar os motivos para que uma conduta possa ser favorecida em um determinado experimento. Também deve ser empregada cautela quando se consideram os resultados relatados a partir de qualquer estudo de movimento; exatamente porque o movimento é reportado em termos anatômicos macroscópicos, não existe garantia de que o sistema articular coordenado (ou qualquer outra descrição completa da movimentação articular) esteja sendo utilizado.

Aparelhos Usados para o Teste Cinemático

A cinemática do joelho é freqüentemente avaliada ao se aplicarem cargas externas e, em seguida, medindo-se a movimentação resultante no joelho. As seções anteriores abordaram a mensuração bem como a descrição da movimentação do joelho; no entanto, a aplicação das forças e dos momentos (ou, talvez, de translações e/ou rotações específicas) na articulação do joelho para a realização desses testes requer aparelhos especializados, os quais também merecem atenção. Talvez o primeiro estudo cinemático *in vitro* do joelho tenha sido relatado em 1941 por Brantigan e Voshell.[103] Esses pesquisadores utilizaram um joelho de cadáver, fixando o fêmur e, em seguida, aplicando cargas manuais à tíbia distal. Isto foi desenvolvido dentro de uma conduta aceita para a determinação da resposta do joelho íntegro a várias cargas externas, sendo que, na literatura, foram relatados diversos aparelhos de teste especialmente idealizados, os quais utilizam variações desta técnica. Uma breve história do desenvolvimento dos aparelhos de teste cinemático é fornecida adiante.

Markolf et al.[104] usaram um protocolo de teste experimental semelhante àquele de Brantigan e Voshell, acrescentando "pegadores de força" para maior controle sobre as cargas aplicadas à tíbia. Muitos pesquisadores empregariam, de forma subseqüente, as máquinas de teste de materiais comumente utilizadas para o teste de tensão, a fim de obter maior controle sobre as forças e os momentos aplicados à articulação. Para este propósito, foram desenvolvidos sistemas de clampeamento elaborados, de modo a permitir a movimentação articular irrestrita durante o teste. Um bom representante desses tipos de aparelhos é um dispositivo de teste que possibilita a movimentação de quatro GL do joelho sob as cargas aplicadas na direção A-P, que foi idealizado e implementado por Fukubayashi et al.[105] O dispositivo, como um todo, foi inserido em uma máquina de teste de materiais para aplicar as cargas, sendo que, com a flexão fixa do joelho, permitiu-se a movimentação na própria articulação nos graus restantes de liberdade, excluindo-se a translação M-L (Fig. 3-11). Esses pesquisadores demonstraram que o deslocamento A-P é 30% maior quando se permite que a tíbia rode do que quando a tíbia está firmemente fixada. Sullivan et al.[106] empregaram, posteriormente, um aparelho de teste similar, porém acrescentaram as translações M-L e observaram que quaisquer constrições incomuns (não naturais) sobre a movimentação articular durante o teste podem afetar os resultados aparentes.

Mais recentemente, foram desenvolvidos sistemas de teste avançados, que permitem a aplicação simultânea de múltiplas forças e momentos à articulação do joelho.[71,107] Em conjunto com a capacidade de aplicar simultaneamente condições complexas de carga, esses dispositivos de teste empregam seis GL (sensores universais de força-momento) para coletar dados completos sobre força e momento. O uso de um manipulador robótico para efetuar o teste cinemático em uma articulação de joelho humano foi primeiramente introduzido por Fujie et al.[87,93] Esta conduta é muito genérica, pois ela possibilita o controle com seis GL para a posição e para as forças/momentos aplicados a uma amostra de joelho (Fig. 3-12).

Resumo

Inúmeras técnicas estão disponíveis para medir e relatar a mobilidade do joelho observada durante o teste cinemático, sendo que uma variedade correspondente de arranjos de teste é empregada no laboratório para aplicar as cargas externas ao joelho. Embora muitas combinações potenciais de movimento e condutas de mensura-

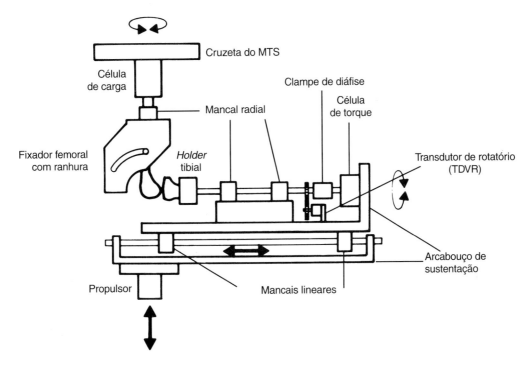

Fig. 3-11. Sistema de teste de joelho com quatro GL desenvolvido e usado por Fukubayashi et al.[105] Este dispositivo seria instalado em uma máquina maior de teste de materiais para aplicar forças. TDVR, transdutor diferencial variável rotatório. (De Fukubayashi et al.,[105] com permissão.)

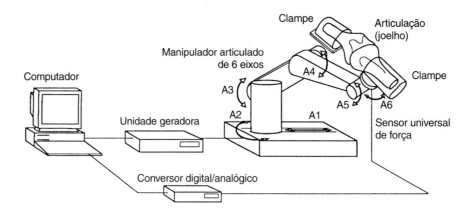

Fig. 3-12. Esquema de aplicação de robótica para realizar o teste cinemático, conforme reportado por Fujie et al.[87] (De Fujie et al.,[87] com permissão.)

ção de força/momento possam ser utilizadas, é de primordial importância que qualquer estudo da cinemática do joelho considere a movimentação plena em seis GL entre o fêmur e a tíbia. Tendo isto em mente, também é importante considerar todas as forças e momentos aplicados à articulação durante o teste, de modo que esta informação possa ser correlacionada com as respostas cinemáticas registradas.

CINEMÁTICA DO JOELHO

Em geral, os ligamentos servem a múltiplas funções na articulação intacta, dependendo do tipo de condições de carga externa aplicadas. Portanto, é importante reconhecer que cada ligamento é responsável por restringir a movimentação em mais de uma direção. Embora muitos estudos sejam realizados à medida que cargas simples são aplicadas ao joelho, como uma força de deslizamento anterior ou uma rotação em varo-valgo, a movimentação articular real é, em geral, mais complexa, envolvendo, com freqüência, interações conjuntas.

Em um estudo por Berns et al.,[95] foram descritos acoplamentos translacional e rotacional do movimento do joelho que não haviam sido previamente demonstrados em experimentos com carga única. Nesses estudos, as múltiplas funções desempenhadas por um único ligamento se tornam evidentes. Hollis et al.[69] também demonstraram acentuado acoplamento dos movimentos, usando um sistema de ligação cinemático para medir as translações e rotações que acontecem no joelho. A rotação tibial axial considerável (até 21 graus) foi demonstrada quando o joelho íntegro foi sujeitado a um momento em varo-valgo de 14 N-m. Esta rotação também ficou evidente quando uma força A-P de 100 N foi aplicada, com cerca de 14 graus de rotação tibial axial ocorrendo.

Funções Estabilizadoras dos Ligamentos do Joelho

Os recentes avanços na tecnologia e no *design* experimental possibilitaram que a função do ligamento fosse estudada em maiores detalhes. Os pesquisadores empregaram joelhos de cadáveres humanos e a técnica do seccionamento seletivo do ligamento para avaliar a função do LCA na estabilidade do joelho. Através desse tipo de trabalho, o conceito de restrições primária e secundária à movimentação normal e patológica foi introduzido por Butler et al.[108] Uma estrutura que propicia a maior parcela da resistência a uma translação ou rotação que acontece como resultado de uma força externa aplicada é considerada um restritor primário para aquele movimento. As estruturas que geram menores contribuições para a resistência contra a mesma carga externa aplicada são os restritores secundários. O seccionamento isolado de um restritor primário resultará em aumento significante na translação ou rotação a qual esta estrutura resiste, enquanto que o seccionamento de um restritor secundário pode não resultar em um aumento perceptível na movimentação articular, quando o estabilizador primário permanecer íntegro. Entretanto, o seccionamento de um restritor secundário após a ruptura do restritor primário geralmente exagera a movimentação articular observada.

Ligamento Cruzado Anterior

Demonstrou-se que o LCA é o restritor primário à translação tibial anterior em todos os ângulos de flexão do joelho, contribuindo com cerca de 80 a 85% da resistência total a este movimento.[62,108] Ele contribui o máximo para 30 graus de flexão do joelho. O seccionamento isolado do LCA leva a maior translação tibial anterior em 30 graus de flexão que em 90 graus de flexão.[62,104,105,108,109] O LCA também proporciona resistência primária ao deslocamento medial da tíbia na extensão total e em 30 graus de flexão.[109,110]

Uma função secundária do LCA é resistir à rotação tibial, especialmente no sentido da extensão total,[104] sendo que se demonstrou que ele funciona como um maior restritor à rotação tibial interna que à externa.[104,111-114] Entretanto, existem relatos de que uma instabilidade rotacional desprezível acontece nos casos de deficiência isolada do LCA.[59,60] O LCA também funciona como um restritor secundário de menor porte para as rotações em varo-valgo na extensão plena.[104,115,116]

Ligamento Cruzado Posterior

Sabe-se que o LCP funciona como o restritor primário à translação posterior da tíbia, especialmente nos ângulos de flexão do joelho que se aproximam de 90 graus.[104,109,116,117] Também foi demonstrado que ele consiste em um restritor secundário significante para a rotação tibial externa com o joelho em 90 graus de flexão, desempenhando uma função secundária na resistência à rotação externa, à medida que o joelho se movimenta no sentido da extensão plena.[104,112,116,117]

A resistência fornecida pelo LCP aos momentos varo-valgos aplicados ao joelho é relativamente insignificante quando os ligamentos colaterais permanecem intactos.[104,117,118] Entretanto, o LCP parece desempenhar uma função na resistência às rotações em varo após o seccionamento das estruturas laterais, propiciando, mais uma vez, suas maiores contribuições com o joelho em 90 graus de flexão.[116,117]

Ligamento Colateral Medial

O LCM serve como restritor primário para as forças em valgo aplicadas ao joelho[104,112,115] e para a rotação tibial interna.[104,112,119] Uma função secundária exercida pelo LCM é restringir a translação tibial anterior.[104,113] Com o LCA intacto, o seccionamento do LCM não precipita alterações perceptíveis na translação anterior; entretanto, o seccionamento do LCM após a ruptura do LCA resulta em aumento significativo no deslocamento anterior. Deve-se perceber que o LCM não é a única estrutura medial que funciona para restringir os movimentos do joelho. A cápsula medial, que tem sido tratada de forma diferente nos vários estudos, age de uma maneira algo similar ao LCM, embora sua função se modifique nos vários ângulos de flexão do joelho.

Ligamento Colateral Lateral

Como as estruturas mediais do joelho, as estruturas laterais também servem como uma unidade ou complexo funcional. No entanto, ao estudar esta região, existe uma complexidade adicional decorrente da presença do trato iliotibial, que pode funcionar de forma distinta, quando dinamicamente controlado *in vivo*. O ligamento colateral lateral serve como restritor primário para as forças em varo aplicadas ao joelho e sustenta a maior parcela da força de resistência entre as estruturas laterais.[104,109,115-117] Também foi evidenciado que a cápsula póstero-lateral funciona como um restritor secundário para as forças em varo. Além disso, as estruturas laterais desempenham uma função como restritor primário na limitação da rotação externa da tíbia, embora tenha sido difícil distinguir suas contribuições individuais.[104,116,117]

A função secundária das estruturas laterais é a resistência contra o deslizamento anterior e posterior. Demonstrou-se que o seccionamento de todas as estruturas laterais resulta em aumentos significativos no deslocamento posterior da tíbia no sentido da extensão total, os quais são, aproximadamente, tão grandes quanto as contribuições do próprio LCP.[116,117] A função das estruturas laterais na resistência ao deslizamento tibial anterior foi demonstrada com menor nitidez, embora diversos estudos indiquem uma pequena contribuição.[109,115,117,118]

Resumo

Devemos perceber que um ligamento pode funcionar como um restritor primário a determinada translação ou rotação e também servir como restritor secundário para um movimento diferente do joelho. Por exemplo, o LCM é o restritor primário para a carga em valgo do joelho, porém também constitui um restritor secundário para o deslizamento tibial anterior. As descrições das múltiplas funções exercidas pelos ligamentos do joelho em resposta à carga externa foram formuladas a partir da experimentação *in vitro*, por meio do emprego, principalmente, de técnicas de seccionamento seqüencial de ligamentos. Embora estes estudos "de corte" tenham fornecido informações importantes, devemos reconhecer que alguns dos resultados reportados dependem da ordem em que as estruturas foram removidas durante o teste. Como a movimentação de uma articulação parcialmente dissecada é diferente daquela de uma articulação íntegra, a função aparente de determinada estrutura pode não ser uma indicação de sua função real dentro do joelho intacto.

Alguns pesquisadores escolheram controlar com pouca rigidez a movimentação articular de modo a evitar este problema, porém isto tem, tradicionalmente, exigido que o movimento seja restrito, tornando-o menor que o fisiológico. A recente introdução da manipulação robótica durante o teste cinemático do joelho intacto por Fujie et at.[87,93] abordou especificamente este problema. As complexas condições de carga externa (multi-GL) podem ser simuladas, enquanto se permitem e registram, de forma simultânea, os movimentos articulares resultantes (também em multi-GL). Com o trajeto da articulação íntegra registrado, o mesmo trajeto de movimento pode ser, então, repetido em uma articulação parcialmente dissecada, antes e após que uma determinada estrutura ser removida. Isso possibilita que a sua contribuição individual para a articulação íntegra seja determinada.

A complexa função dos ligamentos do joelho é fornecer a estabilidade enquanto permite a flexibilidade articular necessária, à medida que o joelho sofre uma variedade de movimentos. Como os ligamentos realizam funções primárias e secundárias na restrição de determinados movimentos, as lesões ligamentares, especialmente aquelas que envolvem mais de um ligamento, podem levar à instabilidade articular substancial.

Finalmente, como os movimentos do joelho envolvem múltiplas translações e rotações, foram desenvolvidas técnicas não somente para medir o movimento articular normal, mas também para examinar as conseqüências que a lesão e/ou reconstrução do ligamento apresenta sobre a cinemática articular global. Estas interações devem ser consideradas nos futuros estudos, a fim de se avaliar adicionalmente as funções dos ligamentos na função articular.

DIREÇÕES FUTURAS

Comumente, aceita-se que o objetivo da reconstrução cirúrgica dos ligamentos seja restaurar parte da estabilidade articular e evitar (ou retardar) o comprometimento secundário das outras estruturas do joelho e o início das alterações degenerativas no joelho lesado. Entretanto, existe algum debate sobre qual "parte da estabilidade articular" é implicada e como ela deve ser avaliada. Talvez o objetivo real do tratamento cirúrgico da deficiência do LCA, por exemplo, deva ser a restauração completa da cinemática normal e não apenas a restauração da "estabilidade". Neste caso, uma compreensão das movimentações fisiológicas dos elementos estruturais do joelho normal em resposta às cargas externamente aplicadas seria necessária para avaliar em detalhes os benefícios cinemáticos da reconstrução ligamentar.

Existe uma distinção entre a estabilidade clínica e a cinemática normal. Uma diferença lado a lado na frouxidão anterior inferior a 2 mm é geralmente aceita como um joelho estável com o LCA reconstruído. Isso também pode correlacionar-se com o retorno de um paciente a um nível prévio de atividade e com a incidência reportada de insuficiência. Apesar deste sucesso, no entanto, a cinemática global da articulação reconstruída não é provavelmente idêntica a de um joelho não afetado, tornando esta articulação suscetível à doença articular degenerativa, talvez iniciada e propagada por movimentos articulares anormais.

Isso acontece porque toda estrutura no joelho desempenha funções primárias e secundárias na manutenção da estabilidade articular global; entretanto, com freqüência, apenas a função primária da estrutura é considerada em nível biomecânico. Conforme depreendido acima, embora enormes avanços tenham sido feitos no tratamento cirúrgico da deficiência do LCA, o foco na avaliação da reconstrução do LCA permaneceu sendo o restabelecimento de sua função primária na restrição da translação anterior da tíbia. Por este motivo, muitas avaliações pós-operatórias do sucesso da reconstrução do LCA envolvem apenas um teste da articulação do joelho com GL único, o teste de Lachman, que é capaz apenas de avaliar a função primária do enxerto do LCA. Testes cinemáticos adicionais serão necessários para avaliar as múltiplas funções adicionais desempenhadas pelo LCA na manutenção da estabilidade articular, de modo que as técnicas de reconstrução cirúrgica e os materiais de reposição possam ser melhorados para englobar estas funções, as quais também são importantes na cinemática do joelho normal. As melhorias na avaliação clínica da cinemática "normal", que inclui a testagem multi-GL, serão, então, necessárias para aquilatar o eventual sucesso dos procedimentos de reconstrução.

Apesar da quantidade significativa de trabalhos definindo as propriedades do tecido ligamentar e dos recentes avanços técnicos na mensuração da cinemática normal do joelho humano, muito pouco se sabe a respeito da resposta desta articulação às cargas externas complexas. Uma compreensão detalhada da cinemática normal do joelho e da gama normal de forças e estiramentos resultantes, existentes sob as cargas externas, é necessária para orientar o desenvolvimento na cirurgia de reconstrução ou no controle conservador apropriado após a lesão ligamentar. Os efeitos da estabilização muscular também são importantes, à medida que eles ditam o *design* e a implementação dos protocolos de reabilitação.

O advento das máquinas de teste multi-GL, como o manipulador articulado com seis eixos,[87] sustenta a promessa do teste cinemático avançado de todas as articulações sinoviais. Através do uso de força híbrida/controle de posição, as cargas externas complexas sobre o joelho íntegro podem ser simuladas e a cinemática decorrente, medida. Além disso, à medida que o trajeto do joelho intacto é repetido pelo manipulador, as informações sobre as forças *in situ* que atuam nos tecidos moles ao redor da articulação também podem ser determinadas, utilizando-se uma conduta de sensor universal de força-momento recentemente relatado.[120,121]

Com as informações pormenorizadas relativas às funções dos vários ligamentos para a resposta cinemática global do joelho durante a carga externa, as atuais condutas para o controle clínico das lesões ortopédicas dessa articulação, que são consideradas bem-sucedidas, podem ser melhoradas e refinadas. Dentre os maiores desafios a serem vencidos estão a elucidação dos efeitos dos vários níveis e tipos de estabilização muscular, concomitantes com a determinação exata das funções dos restritores passivos do joelho.

AGRADECIMENTO

Agradecemos muito o apoio financeiro do Centro Médico da Universidade de Pittsburgh.

REFERÊNCIAS

1. Miyasaka KC, Daniel DM, Stone ML, Hirshman P: The incidence of knee ligament injuries in the general population. Am J Knee Surg 4:3, 1991
2. DeHaven KE, Lintner DM: Athletic injuries: comparison by age, sport, and gender. Am J Sports Med 14:218, 1986
3. Johnson RJ, Ettlinger CF, Campbell RJ, Pope MH: Trends in skiing injuries -analysis of a 6-year study (1972 to 1978). Am J Sports Med 8:106, 1980
4. Schmidt-Olsen S, Jorgensen U, Kaalund S, Sorensen J: Injuries among young soccer players. Am J Sports Med 19:273, 1991
5. Sherry E, Fenelon L: Trends in skiing injury type and rates in Australia. Med J Aust 155:513, 1991
6. Elmqvist L–G, Johnson RJ: Prevention of cruciate ligament injuries. p. 495. In Feagin JA (ed): The Crucial Ligaments. 2nd Ed. Churchill Livingstone, New York, 1994
7. Feagin JA: Isolated anterior cruciate injury. p. 27. In Feagin JA (ed): The Crucial Ligaments. 2nd Ed. Churchill Livingstone, New York, 1994
8. Frisen M, Magi M, Sonnerup L, Viidik A: Rheological analysis of soft tissue. J Biomech 2:13, 1969
9. Woo SLY, Danto MI, Ohland KJ et al: The use of a laser micrometer system to determine the cross-sectional shape and area of ligaments: a comparative study with two existing methods. J Biomech Eng 112:426, 1990
10. Butler DL, Kay MD, Stouffer DC: Comparison of material properties in fascicle-bone units from human patellar tendon and knee ligaments. J Biomech 19:425, 1986
11. Allard P, Thirty PS, Bourgault A, Drouin G: Pressure dependence of the "area micrometer" method in evaluation of cruciate ligament in cross-section. J Biomed Eng 1:265, 1979
12. Ellis DC: Cross-sectional area measurements for tendon specimens -a comparison of several methods. J Biomech 2:175, 1969
13. Walker LB, Harris EH, Benedict JV: Stress-strain relationship in human cadaveric plantaris tendon -a preliminary study. Med Elect Biol Eng 2:31, 1964
14. Shrive NG, Lam TC, Damson E, Frank CB: A new method for measuring the cross-sectional area of connective tissue structures. J Biomech Eng 110:104, 1988
15. Ellis DC: A shadow amplitude method for measuring crosssectional areas of biological specimens. 21st Annual Conf Eng Med Biol 51:6, 1968
16. Njus GO, Njus NM: A non-contact method for determining cross-sectional area of soft tissues. Trans Orthop Res Sol 32:126, 1986
17. Gupta BN, Subramanian KN, Brinker WO, Gupta AN: Tensile strength of canine cranial crucial ligaments. Am J Vet Res 32:183, 1971
18. Lee TQ, Woo SLY: A new method for determining cross-sectional shape and area of soft tissues. J Biomech Eng 110:110, 1988
19. Butler DL, Grood ES, Noyes FR et al: Effects of structure and strain measurement technique on the material properties of young human tendons and fascia. J Biomech 17:579, 1984
20. Woo SLY, Gomez MA, Seguchi Y et al: Measurement of mechanical properties of ligament substance from a bone-ligament-bone preparation. J Orthop Res 1:22, 1983
21. Woo SLY, Gomez MA, Inoue M, Akeson WH: New experimental procedures to evaluate the biomechanical properties of healing canine collateral ligaments. J Orthop Res 5:425, 1987
22. Lee TQ, Danto MI: Application of a continuous video digitizing system for tensile testing on bone-soft tissue-bone complex. ASME Adv Bioeng BED 22:87, 1992
23. Woo SLY, Hollis JM, Roux RD et al: Effects of knee flexion on the structural properties of the rabbit femur-anterior cruciate ligament-tibia complex. J Biomech 20:557, 1987
24. Figgie HEI, Bahniuk EH, Heiple KC, Davy DT: The effects of tibial-femoral angle on the failure mechanics of the canine anterior cruciate ligament. J Biomech 19:89, 1986
25. Woo SLY, Hollis JM, Adams DJ et al: Tensile properties of the human femur-anterior cruciate ligament-tibia complex: the effects of specimen age and orientation. Am J Sports Med 19:217, 1991
26. Crowninshield RD, Pope MH: The strength and failure characteristics of rat medial collateral ligaments. J Trauma 16:99, 1976
27. Noyes FR, DeLucas JL, Torvik PJ: Biomechanics of anterior cruciate ligament failure -an analysis of strain rate sensitivity and mechanisms of failure in primates. J Bone Joint Surg Am 58:236, 1974
28. Woo SLY Peterson RH, Ohland KJ et al: The effects of strain rate on the properties of the medial collateral ligament in skeletally immature and mature rabbits: a biomechanical and histological study. J Orthop Res 8:712, 1990
29. Danto MI, Woo SLY: The mechanical properties of skeletally mature rabbit anterior cruciate ligament and patellar tendon over a range of strain rates. J Orthop Res 11:58, 1993

30. Wright TM, Hayes WC: Tensile testing of bone over a wide range of strain rates -effects of strain rate, microstructure, and density. Med Biol Eng Comput 14:671, 1976
31. Booth FW, Tipton CM: Ligamentous strength in prepubescent and pubescent rats. Growth Dev Aging 34:177, 1970
32. Tipton CM, Matthes RD, Martin RK: Influence of age and sex on the strength of bone-ligament junctions in knee joints of rats. J Bone Joint Surg Am 60:230, 1978
33. Woo SLY, Orlando CA, Gomez MA et al: Tensile properties of the medial collateral ligament as a function of age. J Orthop Res 4:133, 1986
34. Grood ES, Noyes FR, Butler DL: Age related changes in the mechanical properties of knee ligaments. ASME Biomech Symp AMD 23:213, 1977
35. Viidik A: Age-related changes in connective tissues. p. 173. In Lectures on Gerontology. Academic Press, London, 1982
36. Hollis JM, Lyon RM, Marcin JP et al: Effect of age and loading axis on the failure properties of the human ACL. Trans Orthop Rec Soc 13:83, 1988
37. Noyes FR, Grood ES: The strength of the anterior cruciate ligament in humans and rhesus monkeys. Age-related and speciesrelated changes. J Bone Joint Surg Am 58:1074, 1976
38. Strocchi R, DePasquale V, Guizzardi S et al: Human Achilles tendon; morphological and morphometic variations as a function of age. Foot Ankle 12:100, 1991
39. Klein L, Player JS, Heiple KC et al: Isotopic evidence for resorption of soft tissues and bone in immobilized dogs. J Bone joint Surg Am 64:225, 1982
40. Thaxter TH, Mann RA, Anderson CE: Degeneration of immobilized knee joints in rats. J Bone Joint Surg Am 47:567, 1965
41. Evans EB, Eggers GWN, Butler JK, Blumel J: Experimental immobilization and remobilization of rat knee joints. J Bone Joint Surg Am 42:737, 1960
42. Enneking WF, Horowitz M: The intra-articulary effects of immobilization on the human knee. J Bone Joint Surg Am 54:973, 1972
43. Woo SLY, Matthews JV, Akeson WH et al: Connective tissue response to immobility-a correlative study of biomechanical measurements of normal and immobilixed rabbit knees. Arthritis Rheum 18:257, 1975
44. Woo SLY, Gomez MA, Sites TJ et al: The biomechanical and morphological changes in the medial collateral ligament of the rabbit after immobilization and remobilization. J Bone Joint Surg Am 69:1200, 1987
45. Woo SLY, Gomez MA, Woo YK, Akeson WH: Mechanical properties of tendons and ligaments II. The relaionships of immobilization and exercise on tissue remodeling. Biorheology 19:385, 1982
46. Larsen NP, Forwood MR, Parker AW: Immobilization and retraining of cruciate ligaments in the rat. Acta Orthop Scand 58:260, 1987
47. Noyes RF: Functional properties of knee ligaments and alterations induced by immobilization. A correlative biomechanical and histological study in primates. Clin Orthop 123:210, 1977
48. Tipton CM, Matthes RD, Maynard JA, Carey RA: The influence of physical activity on ligaments and tendons. Med Sci Sports Exerc 7:165, 1975
49. Walsh S, Frank C, Chimich D et al: Immobilization inhibits biomechanical maturation of growing ligaments. Trans Orthop Res Soc 14:252, 1989
50. Laros GS, Tipton CM, Cooper RR: Influence of physical activity on ligament insertions in the knees of dogs. J Bone Joint Surg Am 53:275, 1971
51. Butler DL, Guan Y, Kay MD et al: Location-dependent variations in the material properties of anterior cruciate ligament sub-units. Trans Orthop Res Soc 16:234, 1991
52. Woo SLY, Newton PO, MacKenna DA, Lyon RL: A comparative evaluation of the mechanical properties of the rabbit medial collateral and anterior cruciate ligaments. J Biomech 25:377, 1992
53. Kennedy JC, Hawkins RJ, Willis RB, Danylchuk KD: Tension studies of human knee ligaments, yield point, ultimate failure, and disruption of the cruciate and tibial collateral ligaments. J Bone Joint Surg Am 58:350, 1976
54. Prietto MP, Bain JR, Stonebrook SN, Settlage RA: Tensile strength of the human posterior cruciate ligament (PCL). Trans Orthop Res Soc 13:195, 1988
55. Race A, Amis AA: Mechanical properties of the two bundles of the human posterior cruciate ligament. Trans Orthop Res Soc 17:124, 1992
56. Race A, Amis AA: The mechanical properties of the two bundles of the human posterior cruciate ligament. J Biomech 27:13, 1994
57. Harner CD, Kusayama T, Carlin GJ et al: Structural and mechanical properties of the human posterior cruciate and meniscofemoral ligaments. Trans Orthop Res Soc 19:629, 1994
58. Chao EYS: justification of a triaxial goniometer for the measurement of joint rotation. J Biomech 13:989, 1980
59. Reuben JD, Rovick JS, Schrager RJ et al: Three-dimensional dynamic motion analysis of the anterior cruciate ligament deficient knee joint. Am J Sports Med 17:463, 1989
60. Reuben JD, Rovick JS, Walker PS, Schrager RJ: Three-dimensional kinematics of normal and cruciate deficient knees-a dynamic in-vitro experiment. Trans Orthop Res Soc 11:385, 1986
61. Trent PS, Walker PS, Wolf P: Ligament length patterns, strength and rotational axes of the knee joint. Clin Orthop 117:263, 1976
62. Takai S, Woo SLY, Livesay GA et al: Determination of the insitu loads on the human anterior cruciate ligament. J Orthop Res 11:686, 1993
63. Takai S, Adams DJ, Livesay GA, SLY W: Determination of loads in the anterior cruciate ligament. Trans Orthop Res Soc 16:235, 1991
64. Lewis JL, Lew WD, Schmidt J: Description and error evaluation of an in-vitro knee joint testing system. J Biomech Eng 110:238, 1988
65. Kinzel GL, Hillberry BM, Hall AS Jr. et al: Measurement of the total motion between two body segments-II. Description of application. J Biomech 5:283, 1972
66. Kinzel GL, Hall AS Jr., Hillberry BM: Measurement of the total motion between two body segments-I. Analytical development. J Biomech 5:93, 1972
67. Kirstukas SJ, Lewis JL, Erdman AC: 6R instrumented spatial linkages for anatomical joint motion measurement-Part 2: Calibration. J Biomech Eng 114:101, 1992
68. Kirstukas SJ, Lewis JL, Erdman AC: 6R instrumented spatial linkages for anatomical joint motion measurement-Part 1: Design. J Biomech Eng 114:92, 1992
69. Hollis MJ, Takai S, Adams DJ et al: The effects of knee motion and external loading on the length of the anterior cruciate ligament: a kinematic study. J Biomech Eng 113:208, 1991
70. Hollis MJ, Marcin JP, Horibe S, Woo SLY: Loan determination in ACl fiber bundles under knee loading. Trans Orthop Res Soc 13:58, 1988

71. Hollis JM, Use of a six degree of freedom position control actuator to study joint mechanics. ASME Adv Bioeng BED-20:409, 1991
72. Marans HJ, Jackson RW, Glossop ND: Three-dimensional motion analysis of normal and anterior cruciate ligament deficient knees during level walking. Trans Orthop Res Soc 11:413, 1986
73. Grood ES, Suntay WJ, Noyes FR, Butler DL: Biomechanics of the knee-extension exercise. J Bone Joint Surg Am 66:725, 1984
74. Perry J, Moynes D, Antonelli D: Sampling rate for motion analysis. Trans Orthop Res Soc 9:155, 1984
75. Ramakrishnan HK, Wooten ME, Gorto· ME et al: Three dimensional helical axis estimation in the study of knee joint mechanics. Trans Orthop Res Soc 12:202, 1987
76. Blankenvoort L, Huiskes R, de Lange A: Recruitment of knee joint ligaments. J Biomech Eng 113:94, 1991
77. Blankenvoort L, Huiskes R, de Lange A: Helical axes of passive knee joint motions. J Biomech 23:1219, 1990
78. Blankenvoort L, Huiskes R: An alternative rotation restrain in the knee joint. Trans Orthop Res Soc 14:26, 1989
79. Blankenvoort L, Huiskes R, de Lange A: The envelope of passive knee joint motion. J Biomech 21:705, 1988
80. Blankenvoort L, Huiskes R, de Lange A: Helical axes along the envelope of passive knee joint motion. Trans Orthop Res Soc 11:410, 1986
81. van Dijk R, Huiskes R, Selvick G: Roentgen stereophotogrammetric methods for the evaluation of the three dimensional kinematic behaviour and cruciate ligament length patterns of the human knee joint. J Biomech 12:727, 1979
82. de Lange A, van Dijk R, Huiskes R, van Rens TJG: Threedimensional experimental assessment of knee ligament length patterns in-vitro. Trans Orthop Res Soc 8:10, 1983
83. de Lange A, Huiskes R, Kauer JMG: Measurement errors in roentgen-stereophotogrammetric joint-motion analysis. J Biomech 23:259, 1990
84. Karrholm J, Selvik G, Elmqvist L-G et al: Three-dimensional instability of the anterior cruciate deficient knee. J Bone joint Surg Br 70:777, 1988
85. Jonsson H, Karrholm J, Elmqvist L-G: Kinematics of active knee extension after tear of the anterior cruciate ligament. Am J Sports Med 17:796, 1989
86. Hollister AM, Kerster MA, Cook SD et al: Knee axes of rotation: determination and implications. Trans Orthop Res Soc 11:383, 1986
87. Fujie H, Mabuchi K, Woo SLY et al: The use of robotics technology to study human joint kinematics: A new methodology. J Biomech Eng 115:211, 1993
88. Meglan D, Lutz G, Stuart M: Effects of closed kinetic chain exercises for ACL rehabilitation upon the load in the capsular and ligamentous structures of the knee. Trans Orthop Res Soc 18:307, 1993
89. Cummings JF, Grood ES, O'Brien PL: Tracking of anterior translation after ACL reconstruction: measurements in a goat model. Trans Orthop Res Soc 18:32, 1993
90. Quinn TP, Mote CD: A six-degree-of-freedom acoustic transducer for rotation and translation measurement across the knee. J Biomech Eng 112:371, 1990
91. Raab FH, Blood EB, Steiner TO, Jones HR: Magnetic position and orientation tracking system. IEEE Trans Aero Elect Syst 15:709, 1979
92. Sidles JA, Larson RV, Garbini JL et al: Ligament length relation ships in the moving knee. J Orthop Res 6:593, 1988
93. Fujie H, Mabuchi K, Tsukamoto Y et al: Application of robotics to palpation of injury of ligaments -development of a new method of knee instability test. ASME Adv Bioeng BED 14:119, 1989
94. Grood ES, Suntay WJ: A joint coordinate system for the clinical description of three-dimensional motions: applications to the knee. J Biomech Eng 105:136, 1983
95. Berns GS, Hull ML, Patterson HA: Implementation of a five degree of freedom automated system to determine knee flexibility in vitro. J Biomech Eng 112:392, 1990
96. de Lange A, Huiskes R, Kauer JMG: Effects of data smoothing on the reconstruction of helical axis parameters in human joint kinematics. J Biomech Eng 112:107, 1990
97. Woltring HJ, Huiskes R, de Lange A, Veldpaus FE: Finite centroid and helical axis estimation from noisy landmark measurements in the study of human joint kinematics. J Biomech 18:379, 1985
98. Blankenvoort L, Huiskes R: Ligament-bone interaction in a three-dimensional model of the knee. J Biomech Eng 113:263, 1991
99. Hart RA, Mote CDJ, Skinner HB: A finite helical axis as a landmark for kinematic reference of the knee. J Biomech Eng 113:215, 1991
100. Jonsson H, Karrholm J: Helical axis positions during motion of the ACL injured and normal knees. Trans Orthop Res Soc 18:349, 1993
101. Beggs JS: Kinematics. Hemisphere Publishing Corp., Washington, 1983
102. Suh CH, Radcliff CW: Kinematics and Mechanisms Design. John Wiley & Sons, New York, 1978
103. Brantigan CC, Voshell AF: The mechanics of the ligaments and the menisci of the knee joint. J Bone Joint Surg Am 23:44, 1941
104. Markolf KL, Mensch JS, Amstutz HC: Stiffness and laxity of the knee-the contributions of the supporting structures. J Bone Joint Surg Am 58:583, 1976
105. Fukubayashi B, Torzilli PA, Sherman MF, Warren RF: An in-vitro biomechanical evaluation of anterior-posterior motion of the knee. J Bone Joint Surg Am 64:258, 1982
106. Sullivan D, Levy M, Sheskier S et al: Medial restraints to anterior-posterior motion of the knee. J Bone Joint Surg Am 66:930, 1984
107. Lorry BS, Grood ES, Bohanan BS, Bylski-Austrow D: An in-vitro test system for conducting multi-axial load-displacement tests on diarthrodial joints. ASME Biomech Symp AMD 120:141, 1991
108. Butler DL, Noyes FR, Grood ES: Ligamentous restraints to anterior-posterior drawer in the human knee. J Bone Joint Surg Am 62:259, 1980
109. Piziali RL, Seering WP, Nagel DA, Schurman DJ: The function of the primary ligaments of the knee in anterior-posterior and medial-lateral motions. J Biomech 13:777, 1980
110. Piziali RL, Rastager J, Nagel DA, Schurman DJ: The contributions of the cruciate ligaments to the load-displacement characteristics of the human knee joint. J Biomech Eng 102:277, 1980
111. Markolf K, Bargar W, Shoemaker S, Amstutz H: The role of joint load in knee stability. J Bone Joint Surg Am 63:570, 1981
112. Seering WP, Piziali RL, Nagel DA, Schurman DJ: The function of the primary ligaments of the knee in varus-valgus and axial rotation. J Biomech 13:785, 1980
113. Shoemaker SC, Markolf KL: Effects of joint load on the stiffness and laxity of ligament-deficient knees: an in vitro study of the anterior cruciate and medial collateral ligaments. J Bone Joint Surg 67:136, 1985
114. Ostgaard SE, Helmig P, Nielsen S, Hvid I: Anterolateral instability in the anterior cruciate ligament deficient knee: a cadaver study. Acta Orthop Scand 62:4, 1991

115. Grood ES, Noyes FR, Butler DL, Suntay WJ: Ligamentous and capsular restraints preventing straight medial and lateral laxity in intact human cadaver knees. J Bone Joint Surg Am 63:1257, 1981
116. Grood E, Stowers S, Noyes F: Limits of movement of the human knee. J Bone Joint Surg Am 70:88, 1988
117. Gollehon DL, Torzilli PA, Warren RF: The role of the cruciate ligaments in the stability of the human knee. J Bone Joint Surg Am 69:233, 1987
118. Grood ES, Noyes FR: Diagnosis of knee ligament injuries: biomechanical precepts. p. 371. In Feagin, JA (ed): The Crucial Ligaments. 2nd Ed. Churchill Livingstone, New York, 1994
119. Shoemaker S, Markolf K: The role of the meniscus in the anterior-posterior stability of the loaded anterior cruciate deficient knee. J Bone Joint Surg Am 68:71, 1986
120. Fujie H, Livesay GA, Kashiwaguchi S et al: A new methodology for direct, non-contact determination of in-situ. forces in soft tissues. In 2nd North American Congress on Biomechanics. Chicago, 1992
121. Fujie H, Livesay GA, Woo SLY et al: The use of a universal force-moment sensor to determine the in-situ. forces in soft tissues: application to the human anterior cruciate ligament. J Biomech Eng (In press) 1994
122. Woo SLY, Smith BA, Livesay GA, Blomstrom GL: Why do ligaments fail? Curr Orthop 7:73, 1993

Parte II

DIAGNÓSTICO

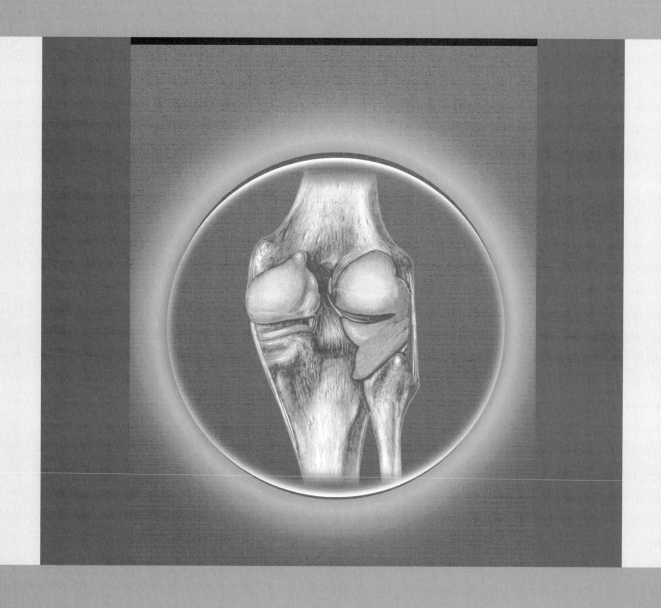

4 Exame Físico do Joelho

JEFFREY H. YORMAK
GILES R. SCUDERI

O exame físico da articulação do joelho tem sido constantemente refinado durante os anos. Estudos definindo a sensibilidade e a especificidade dos vários testes, bem como as melhorias ou modificações na técnica de realização destes testes, foram publicados em abundância. Ainda assim, da mesma forma que com qualquer outro aspecto da medicina, chegar a um diagnóstico exato é dependente da obtenção de uma história completa e detalhada. Normalmente, a história sugere um diagnóstico, sendo que o exame físico é, então, realizado para confirmar esta suspeita. Todo paciente não necessita de todos os exames diagnósticos conhecidos; ao invés disto, o exame é individualizado para cada paciente em questão. Por exemplo, exames para a instabilidade do ligamento cruzado não são geralmente relevantes em um paciente com 75 anos de idade com sintomas artríticos, como a dor recorrente e derrames, enquanto que os exames para a estabilidade dos ligamentos colaterais podem vir a ser vitais quando se considera a prótese total de joelho.

Com isso em mente, está claro que, ao abordar um paciente com queixas no joelho, devemos levar em consideração sua idade, o padrão da lesão e outros problemas correlatos. Infelizmente, existe significativa superposição entre vários grupos diagnósticos, sem nenhum ponto singular de diferenciação para distingui-los. Portanto, este capítulo descreve os detalhes de um exame físico completo e específico do joelho para o diagnóstico, com o conhecimento de que várias partes do exame podem ser omitidas em determinados grupos de pacientes.

Para que o exame físico seja adequadamente realizado, os pacientes devem estar vestindo calções ou bermudas e devem tirar seus sapatos e meias, de modo que o membro afetado e o contralateral possam ser totalmente inspecionados. Em seguida, o exame prossegue de modo ordenado, com o paciente ficando, em primeiro lugar, em pé; em seguida, sentado e, por fim, deitado em decúbito ventral.

AVALIAÇÃO EM PÉ

A parte do exame em pé começa pela observação do alinhamento axial dos membros. Também é importante notar que o joelho pode ser afetado não somente pelas condições locais, como uma lesão meniscal, tendinite ou doença de Osgood-Schlatter, mas também pelas condições a distância. As patologias remotas que podem afetar a biomecânica da articulação do joelho e levar a sintomas incluem a anteversão femoral, a torção tibial e a obesidade. Informações substanciais podem ser obtidas a partir desta parte do exame e, por conseguinte, os achados devem ser cuidadosamente registrados. A geometria pélvica deve ser avaliada. As mulheres tendem a apresentar uma pelve larga ou ginecóide, a qual resulta em uma força valga excessiva sobre o joelho. Isso pode ser manifestado como um ângulo de quadríceps (ângulo Q) aumentado. Esse tipo de pelve é comumente encontrado nos pacientes com queixas patelofemorais.

A variação no fêmur proximal também pode levar a alteração da mecânica do joelho. A anteversão femoral ou as contraturas do quadril em rotação interna levarão à rotação interna do fêmur, a qual é freqüentemente percebida como *patela convergente*. Este termo descreve um direcionamento de ambas as patelas no sentido interno, diferente do direcionamento anterógrado normal. A exatidão deste achado exige que o paciente fique em pé, com os pés apontados para diante e que não

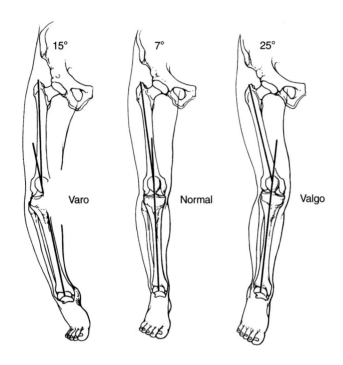

Fig. 4-1. O eixo anatômico é determinado ao se medir o ângulo de interseção formado por linhas desenhadas em paralelo ao eixo longitudinal do fêmur e da tíbia. (De Tria e Klein,[12] com permissão.)

exista nenhuma má rotação preexistente do membro inferior, como a torção tibial interna. A anteversão femoral, bem como o alinhamento do membro inferior, também pode ser reavaliada mais adiante, durante o exame em decúbito ventral.

As anormalidades do alinhamento do joelho devem ser observadas neste momento. Normalmente, o joelho está alinhado em aproximadamente 7 graus de valgo. A presença do joelho varo ou valgo é percebida (Fig. 4-1), sendo que a atenção também é direcionada para a presença do joelho recurvado ou da contratura em flexão. Estas deformidades podem ser de natureza primária ou secundária. É importante pesquisar a causa da deformidade, porque o tratamento pode diferir muito, de acordo com a etiologia do problema. Por exemplo, o joelho recurvado secundário à frouxidão ligamentar difusa deve ser diferenciado do recurvado associado a uma deficiência do ligamento cruzado anterior (LCA).

A rotação tibial, manifestada como torção tibial externa, deve ser notada, pois este pode ser um fator contribuinte para os sintomas no joelho do paciente. Inicialmente, a má rotação é encontrada ao se observar a rotação ao longo do eixo transmaleolar, quando comparada à rotação do tubérculo tibial (Fig. 4-2), ou ao se notar a posição do pé em relação à patela. A suspeita de rotação excessiva no plano interno ou externo pode ser confirmada ao se verificar o ângulo coxa-pé durante o exame em decúbito ventral. O ângulo de progressão do pé deve ser avaliado durante a marcha.

As anormalidades do pé e do tornozelo também podem contribuir para os distúrbios do joelho. Entre as entidades a procurar estão o pé valgo, com ou sem pé plano, e deformidade eqüina. As avaliações estática e dinâmica são, com freqüência, valiosas na geração dos efeitos dessas anormalidades sobre a mecânica da articulação do joelho.

A marcha é avaliada instruindo o paciente a caminhar para frente e para trás. Uma marcha normal caracteriza-se pelo movimento suave e rítmico. As rupturas no fluxo suave da marcha de um paciente devem ser cui-

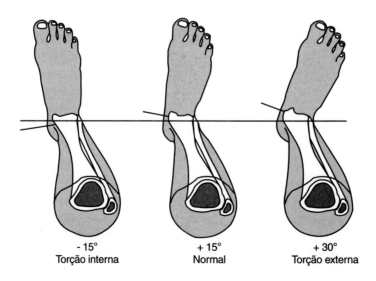

Fig. 4-2. A torção tibial é determinada ao se comparar a rotação dos maléolos do tornozelo com a do tubérculo tibial. A torção interna roda os maléolos internamente em relação ao tubérculo; a torção externa roda-os externamente em relação ao tubérculo. (De Tria e Klein,[12] com permissão.)

dadosamente observadas e suas origens pesquisadas. Um impacto medial ou lateral é freqüentemente observado nos estágios finais da degeneração artrítica em razão de perda óssea e cartilaginosa com frouxidão ligamentar contracondilar. Um impacto em hiperextensão, a circundução, o cavalgamento ou a marcha antálgica podem ser observados sem exceção, sendo que, conforme discutido anteriormente, sua origem deve ser determinada.

Finalmente, o paciente é instruído a subir em um banquinho para iniciar a parte sentada do exame. O processo de subir em um banquinho pode ser repetido para cada perna, enquanto se avalia a força e a coordenação do paciente, observando-se também se há a geração dos sintomas, o que é comum nos distúrbios patelofemorais. Esta informação é útil não somente para se alcançar um diagnóstico, mas também na avaliação das perspectivas de reabilitação pós-operatória do paciente. Um paciente reumatóide idoso com movimentos limitados pode apresentar dificuldade importante no controle de um único passo, em cujo caso seria importante determinar se isso acontece em decorrência da dor artrítica ou da fraqueza do quadríceps.

AVALIAÇÃO SENTADA

Com o paciente sentado, ambos os membros devem pender livremente a partir da borda da mesa de exame. A simetria dos músculos, principalmente à medida que eles se aproximam da patela, deve ser inspecionada. O contorno do quadríceps e dos grupos de músculos adutores pode ser facilmente percebido. Normalmente, o vasto medial se insere do terço súpero-medial até a metade da patela, onde uma pequena protuberância do músculo pode ser notada. Além disso, o vasto medial normalmente se estende ainda mais distalmente que o vasto lateral.[1] Estes músculos podem ser adicionalmente examinados na contração isométrica, a qual exagera seus contornos. A atrofia ou a inserção anormal dos músculos devem ser percebidas.

O edema ou o derrame em torno do joelho podem dificultar a observação. No entanto, é importante diferenciar o edema localizado nos tecidos moles extra-articulares do derrame intra-articular generalizado. Na posição flexionada, as depressões cutâneas ficam normalmente evidenciadas nas porções medial e lateral do tendão patelar. O derrame intra-articular ou a sinovite podem provocar uma perda dessas depressões. Um derrame intra-articular também se evidencia sob a forma de uma macicez na bolsa suprapatelar. Derrames menores podem ser freqüentemente detectados ao se deslocar o líquido para fora da bolsa suprapatelar com uma das mãos, enquanto se aperta delicadamente as depressões em ambos os lados do tendão patelar e se observa a presença ou ausência de uma onda líquida (Fig. 4-3). A sinovite pode ser difícil de diferenciar de um derrame intra-articular, mas ela pode ser identificada ao se notar uma textura espessada e grumosa da cápsula, em vez da sensação suave e de fluxo livre do líquido intra-articular. O edema dos tecidos moles extra-articulares, em contraste, será localizado e, em geral, mais superficial. A bursite pré-patelar, a tendinite, a bursite do pé anserino e a doença de Osgood-Schlatter apresentam, sem exceção, áreas anatomicamente distintas de edema de tecidos moles.

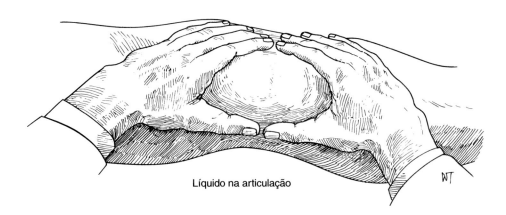

Líquido na articulação

Fig. 4-3. Detecção do derrame e da sinovite. Uma das mãos é colocada com a palma voltada para baixo, sobre a bolsa suprapatelar, empurrando distalmente o líquido. A segunda mão palpa medial e lateralmente o tendão patelar, enquanto comprime, de modo alternado, com o polegar e com os dedos, na tentativa de sentir uma onda de líquido dentro da articulação. A sinovite resulta em ausência da onda de líquido, mas com a presença de uma sensação de grumo espessado. (De Kelly e Insall,[21] com permissão.)

As anormalidades do posicionamento patelar também são observadas com o paciente na posição sentada. A *patela alta* pode existir quando a patela aponta para cima em vez de ficar apontando para o observador. O sinal da *corcunda do camelo*,[2] uma proeminência do coxim adiposo infrapatelar, também é visto com a patela alta. Finalmente, pode-se perceber se a patela exibe deslocamento proximal e rotação externa, o que indica patela alta e inclinação patelar lateral. Esta combinação é freqüentemente referida como os *olhos de gafanhoto*.

É conveniente realizar a palpação da articulação do joelho com o paciente sentado e com o joelho flexionado sobre a borda da mesa. Nesta posição, a pele e a musculatura em torno do joelho são estiradas com mais força, o que faz com que a linha articular e as proeminências ósseas, que servem como marcos, fiquem mais fáceis de palpar. Esta parte do exame deve prosseguir de uma maneira ordenada e deve tentar delinear áreas específicas de dor, espessamento ou defeitos. Todas as estruturas ao redor do joelho devem ser incluídas, começando com o tendão do quadríceps, onde a dor e a sensibilidade podem indicar tendinite, enquanto que um defeito indica uma ruptura no tendão. A palpação continua distalmente sobre a patela, tendão patelar, tuberosidade tibial e tecidos moles peripatelares, incluindo a bolsa do pé anserino e os retináculos patelares medial e lateral, mais uma vez enquanto se observam a sensibilidade, o espessamento ou os defeitos. Em seguida, a palpação continua lateral e posteriormente, identificando o côndilo femoral lateral e o epicôndilo, bem como a linha articular lateral, o ligamento colateral lateral, a porção fibular do tendão do bíceps, o trato iliotibial e o nervo fibular. A dor ou a mudança do contorno em qualquer uma dessas áreas exigem avaliação adicional. Uma lesão menisca lateral, por exemplo, pode ser posteriormente confirmada pelo teste de McMurray ou uma plica sintomática pode ser confirmada por um estalido e dor em um ponto específico da movimentação do joelho. Continuando posteriormente, a fossa poplítea é palpada para a rigidez do isquiotibial, cisto de Baker ou outras massas, bem como para a presença e a qualidade do pulso poplíteo. Qualquer avaliação adicional de anormalidades posteriores pode ser efetuada durante o exame em decúbito ventral. A palpação da face medial do joelho continua de modo similar. Os marcos mediais a serem palpados incluem o côndilo femoral medial e o epicôndilo, bem como a linha articular medial, o ligamento colateral medial, os tendões do isquiotibial e o tubérculo adutor. Da mesma forma que na face lateral, é importante diferenciar entre as áreas específicas de sensibilidade (p.ex., dor retinacular ou dor na linha articular). Embora tais distinções sejam de difícil efetuação, a especificidade clínica melhora continuamente com o passar do tempo e com a prática.

A movimentação do membro, passiva e ativa, é avaliada em seguida. O arco passivo normal de movimentação do joelho abrange da extensão plena até 135 graus de flexão. As rotações interna e externa da tíbia em 10 graus, com o joelho fletido a 90 graus, também são consideradas normais. Depois de avaliar o arco de movimentos passivos, o paciente é instruído para estender ativamente o joelho. A fraqueza do quadríceps é indicada por um intervalo da extensão, que se caracteriza pela incapacidade de se estender ativamente o joelho até zero grau. O mecanismo de *porca de parafuso* também é avaliado durante a extensão ativa. A 90 graus de flexão, a tuberosidade tibial normalmente está centrada abaixo da patela, enquanto que, na extensão plena, a tuberosidade localiza-se lateralmente ao centro da patela (Fig. 4-4); esta rotação externa da tíbia na extensão, conhecida como mecanismo de *porca de parafuso*, e sua ausência podem indicar uma contratura em flexão ou uma lesão meniscal. O teste do *salto* destina-se a avaliar a ausência da extensão total do joelho. Um joelho normal irá travar em extensão total, com um ponto final nítido. Para efetuar o teste do salto, o calcanhar é seguro por uma das mãos, enquanto que o joe-

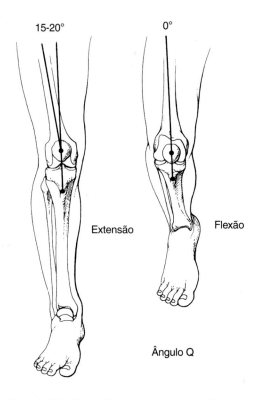

Fig. 4-4. O ângulo Q é diminuído com a flexão do joelho em virtude da rotação tibial interna. A rotação tibial externa com extensão provoca o mecanismo de porca de parafuso. (De Tria e Klein,[12] com permissão.)

lho (apoiado pela outra mão) é posicionado em flexão. O apoio do joelho é liberado e se permite que o joelho caia até a extensão plena. Um teste do salto positivo é notado quando o ponto final não é tão agudo como em um joelho normal, mas é "elástico", indicando um pedaço aprisionado de menisco, sinóvia ou fragmento solto. A perda do movimento, conforme indicado por um teste do salto positivo, requer avaliação adicional, em um período mais tardio durante o exame. Finalmente, para completar o exame da mobilidade, o paciente é solicitado a flexionar plenamente o membro. Da mesma forma que com a extensão, a flexão deve ser igual à do membro contralateral. A flexão pode diminuir com a idade, pelo aumento do perímetro da coxa e da panturrilha ou perda da flexibilidade dos músculos, tendões e ligamentos. Durante o processo de verificação da movimentação ativa, a força motora do quadríceps e dos músculos do jarrete deve ser classificada nos graus I a V, da maneira usual.

AVALIAÇÃO EM DECÚBITO DORSAL

O paciente é instruído a se colocar em posição de decúbito dorsal sobre a mesa de exame, sendo que é empreendida uma rápida avaliação das observações anteriores. Além disso, o perímetro da coxa é medido de uma forma reprodutível e registrado. Esta mensuração é feita normalmente em um ponto consistente, acima da patela (10 cm). Da mesma forma, o ângulo Q, indicativo de tração medial ou lateral relativa ao mecanismo do quadríceps, é determinado. Isso é feito ao se medir o ângulo formado pela interseção de uma linha feita a partir da espinha ilíaca ântero-superior (EIAS) até o centro da patela com uma segunda linha originária do centro da patela até a tuberosidade tibial (Fig. 4-5). Nas mulheres, o ângulo Q normal é de 10 a 20 graus, enquanto que, nos homens, ele normalmente varia de 8 a 10 graus. Insall considera ângulos Q superiores a 20 graus como anormais.[3]

AVALIAÇÃO DO MENISCO

Três exames são comumente feitos para desvendar a patologia meniscal: o teste de McMurray, o teste Apley e o teste de Steinmann. Cada um desses testes é feito com a perna em uma posição diferente, porém, para conveniência, eles serão descritos em conjunto. Cada um deles tenta capturar partes lesadas de tecido meniscal entre as superfícies articulares em movimento. Um teste positivo é percebido por meio de um estalido, impacto ou dor.

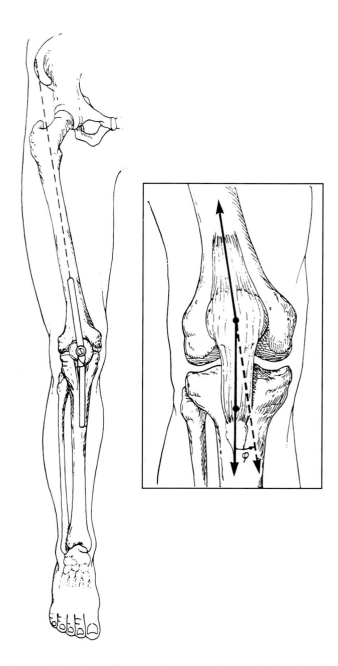

Fig. 4-5. O ângulo Q é determinado ao se medir o ângulo formado pela interseção da linha originária da EIAS até o centro da patela com uma segunda linha, do centro da patela até a tuberosidade tibial.

O *teste de Steinmann*[4] é realizado com o joelho relaxado e flexionado a 90 graus. O pé é equilibrado com uma das mãos, enquanto que a panturrilha é segura com a mão oposta e agudamente rodada, em primeiro lugar, internamente e, em seguida, externamente. A dor na linha articular com esta manobra é indicativa de lesão meniscal. Este exame pode ser efetuado durante o exame em posição sentada ou em decúbito dorsal.

O *teste de McMurray*[5] foi originalmente desenvolvido para auxiliar no diagnóstico de lesões do corno posterior do menisco. O exame é feito na posição de decúbito dorsal, ao se segurar o calcanhar do paciente com uma das mãos e trazer o joelho para a posição de flexão total. Com a segunda mão, o examinador palpa a linha articular medial e lateral, enquanto aplica uma força de rotação externa, valga, ao pé e muda de forma constante para uma força de rotação interna, vara. Esse processo é repetido em graus variados de flexão, desde a flexão plena até 90 graus. Um teste de McMurray positivo é registrado quando a manobra é acompanhada por estalido ou dor na linha articular. Em uma modificação do teste de McMurray comumente utilizada, a perna é trazida desde a flexão plena até a extensão, enquanto se aplica uma força de rotação externa, valga (Fig. 4-6). Esta modificação não isola o corno posterior do menisco, conforme originalmente descrito por McMurray.

O *teste de Apley*[6] é efetuado com o paciente na posição de decúbito ventral e também é conhecido como o teste de compressão-tração. Da mesma forma que com os outros testes para patologia meniscal, o joelho é trazido para 90 graus de flexão. A parte posterior da coxa do paciente é estabilizada com o joelho do examinador e os meniscos recebem a carga ao se aplicar uma força compressiva ao longo da diáfise tibial, enquanto se roda seqüencialmente o pé nos sentidos interno e externo. Mais uma vez, a dor ou o estalido na linha articular denotam teste positivo. A porção compressiva da manobra é seguida pela tração. Com o membro mantido na mesma posição, uma força de tração, ao invés de compressão, é aplicada à tíbia, novamente acoplada à rotação interna e externa do pé. Neste cenário, os meniscos estão sem carga e a dor provocada pode estar relacionada aos tecidos moles ao redor do joelho. A patologia meniscal isolada não deve levar a um teste de tração positivo.

Os testes para a patologia do menisco são freqüentemente limitados no quadro de lesão aguda do joelho, em virtude de lesão de tecido mole associada, mas podem ser úteis nas lesões crônicas para diferenciar a patologia meniscal de outras afecções dos tecidos moles. Estes testes também podem ser usados após a aspiração articular seguida por injeção de anestésico intra-articular, embora não encorajemos esta prática.

AVALIAÇÃO DO LIGAMENTO COLATERAL

A avaliação por "stress" permanece como o principal meio de avaliação da integridade ligamentar do joelho. Os sistemas de graduação patológica, bem como clínica, foram idealizados para eliminar as descrições subjetivas, como o entorse leve, moderado ou severo, e, por conseguinte, melhorar a qualidade da coleta de dados e a comunicação entre os observadores. Em nível patológico, o entorse de primeiro grau é uma lesão com número mínimo de fibras ligamentares, clinicamente evidenciada como dor localizada sem instabilidade ligamentar associada. O entorse de segundo grau caracteriza-se por lesão

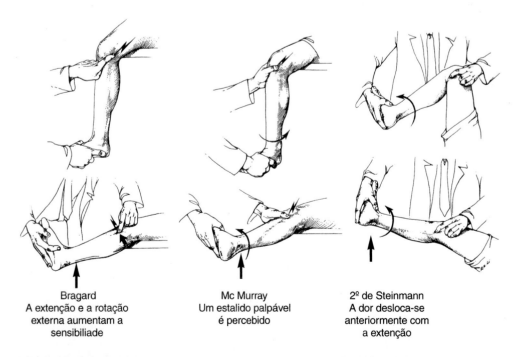

Bragard
A extenção e a rotação externa aumentam a sensibiliade

Mc Murray
Um estalido palpável é percebido

2º de Steinmann
A dor desloca-se anteriormente com a extenção

Fig. 4-6. Teste de McMurray modificado para a detecção de lesões meniscais. O teste é considerado positivo quando a manobra é acompanhada por estalido ou dor na linha articular. (De Tria e Klein,[12] com permissão.)

Quadro 4-1. Sistema de Graduação para a Ruptura Ligamentar[a]

Descrição	Grau	Quantidade de Excursão Anormal
Leve	+1	0–5 mm
Moderado	+2	6–10 mm
Severo	+3	11–15 mm

[a]Qualidade do ponto terminal: A, agudo ou brusco; B, suave ou ausente.

adicional das fibras ligamentares, com instabilidade mínima, porém clinicamente evidente. Por fim, o entorse de terceiro grau é patologicamente caracterizado por ruptura completa das fibras ligamentares com instabilidade grosseira clinicamente evidente. Os entorses de terceiro grau são adicionalmente subdivididos em grau 1, menos de 0,5 cm de abertura da linha articular; grau 2, 0,5 a 1,0 cm de abertura da linha articular; e grau 3, mais de 1,0 cm de abertura da linha articular (Quadro 4-1). Como uma lesão completa ou de terceiro grau ainda pode apresentar fibras íntegras, é a perda de função que define uma lesão e não a propriedade da continuidade.

O *teste do "stress" em valgo* avalia a integridade do lado medial do joelho (Fig. 4-7). Com o quadril em extensão relativa, o joelho envolvido é flexionado em 30 graus, sendo que "stress" em valgo suave é aplicado ao se segurar o pé e o tornozelo com uma das mãos e se aplicar pressão à face lateral da coxa com a palma da mão oposta. O teste do "stress" em valgo também deve ser realizado com o joelho em extensão total ou com o joelho recurvado igual ao do membro contralateral. O teste é realizado em flexão para isolar a força estabilizadora do ligamento colateral medial (LCM), por causa da frouxidão das estruturas capsulares posteriores nesta posição. A instabilidade medial a 30 graus de flexão indica uma lesão limitada ao LCM. A instabilidade medial na extensão total indica a ruptura do LCM, do LCM, do ligamento oblíquo posterior e da porção medial da cápsula posterior. Hughston acredita que um teste de "stress" em valgo positivo com quantidade normal de *recurvatum* é indicativo de laceração do ligamento cruzado posterior (LCP) ou do LCM.

O *teste de "stress" em varo* é realizado de uma maneira similar ao exame em valgo (Fig. 4-8). O joelho é testado em extensão total e a 30 graus de flexão. A instabilidade lateral em extensão total indica a ruptura do ligamento colateral lateral (LCL), da cápsula lateral e, comumente, do ligamento cruzado posterior. Com o joelho em 30 graus de flexão, a instabilidade lateral é compatível com uma lesão isolada do LCL. Sempre devemos ter o cuidado de comparar o membro afetado com o contralateral, antes de se chegar a uma conclusão.

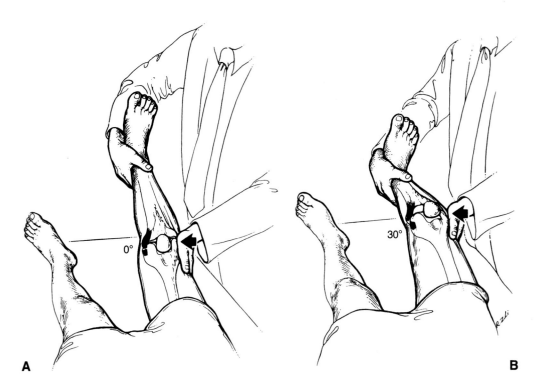

Fig. 4-7. (A e B) Teste do "stress" em valgo. O "stress" a 30 graus isola o ligamento colateral medial (LCM). O "stress" em extensão total testa o LCM, bem como a cápsula póstero-medial e os cruzados. (De Tria e Klein,[12] com permissão.)

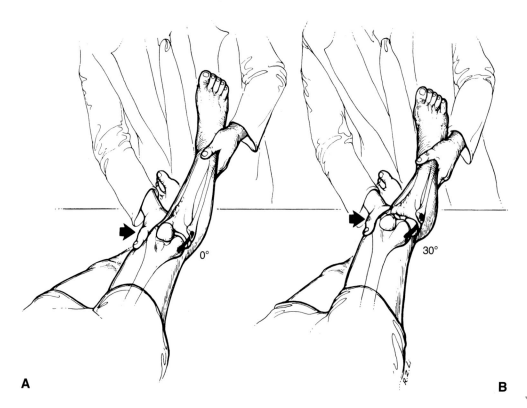

Fig. 4-8. **(A e B)** Teste do "stress" em varo. O "stress" a 30 graus isola o ligamento colateral lateral (LCL). O "stress" em extensão plena testa o LCL, bem como a cápsula póstero-lateral e os cruzados. (De Tria e Klein,[12] com permissão.)

A instabilidade ântero-posterior é, em geral, mais difícil de avaliar que a instabilidade em varo ou valgo, principalmente quando existe instabilidade rotatória associada. A classificação dessas lesões depende do teste em particular a ser empreendido.

AVALIAÇÃO DO LIGAMENTO CRUZADO ANTERIOR

Existe grande variedade de testes para a avaliação da integridade do LCA. A utilidade de cada teste depende do tempo decorrente desde a lesão, da complacência do paciente e da familiarização do médico com o teste a ser realizado.

O teste mais sensível para a integridade do LCA é o *teste de Lachman*[7] (Fig. 4-9). Esse teste é efetuado ao se aplicar pressão anterior à tíbia proximal, enquanto o joelho é sustentado em 20 a 30 graus de flexão. A quantidade de deslocamento anterior, bem como a qualidade do ponto terminal são registrados. Qualquer alteração, quando comparado ao membro não-afetado, é considerada positiva e graduada (Quadro 4-1). A única desvantagem do teste de Lachman é a dificuldade de realização em um membro grande ou quando o examinador tem mãos pequenas. O teste pode ser feito na posição de decúbito ventral para superar este problema.

O *teste da gaveta anterior*[8] tem sido o exame-padrão para se avaliar a integridade do LCA (Fig. 4-10). Na realização deste teste, o quadril é flexionado até 45 graus, de modo a relaxar o isquiotibial, e o joelho é flexionado até 90 graus. O examinador coloca ambas as mãos ao redor da tíbia proximal, enquanto palpa as linhas articulares medial e lateral. O pé é estabilizado pela nádega do examinador, sendo que a tíbia é gentilmente forçada nos sentidos anterior e posterior. O teste é feito com o pé em posição neutra e em rotações interna e externa para avaliar a integridade do cruzado, bem como da cápsula. A frouxidão ântero-medial é avaliada com o pé em rotação externa, sendo que a frouxidão ântero-lateral é observada com o pé em rotação interna. Os achados são graduados (Quadro 4-1), de um modo semelhante àquele do teste de Lachman, ao se anotar a quantidade de deslocamento do platô tibial anterior, quando comparado com o membro oposto.

Embora os testes de Lachman e da gaveta anterior avaliem diretamente a frouxidão anterior decorrente da ruptura do LCA, vários exames foram idealizados para avaliar a instabilidade ântero-lateral. Estes testes incluem a clássica manobra de *pivot shift* de MacIntosh e Galway, bem como as variações de Losee e Slocum, e o teste da gaveta em flexão-rotação. A instabilidade ântero-lateral é considerada por muitos como a que melhor

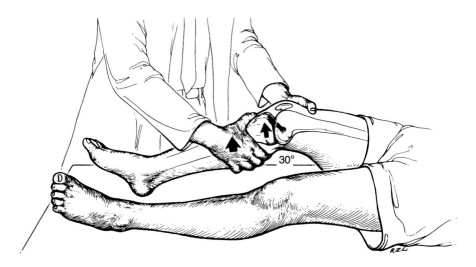

Fig. 4-9. Teste de Lachman. Com o joelho posicionado em 30 graus de flexão, uma força de deslizamento anterior é aplicada à tíbia proximal. A quantidade de excursão aumentada, quando comparada ao membro normal, é registrada. (De Tria e Klein,[12] com permissão.)

reflete a instabilidade funcional dinâmica real quando comparada aos testes para a frouxidão anterior direta. Todas essas manobras de *pivot shift* avaliam a subluxação ântero-lateral e a redução da tíbia durante a flexão e a extensão do joelho. Tais exames dependem do LCM funcionalmente intacto e do trato iliotibial (TIT) para a interpretação correta. A lesão ou ruptura do LCM ou do TIT levam à incapacidade de criar uma força valga ou à perda da força de redução normal do TIT à medida que o joelho se flexiona além de 30 graus, resultando, por conseguinte, em achados menos dramáticos no exame físico.

O *teste de pivot shift* de MacIntosh e Galway[9] é realizado com o paciente em decúbito dorsal. O examinador segura o tornozelo do paciente com uma das mãos, mantendo a palma da outra mão atrás da cabeça da fíbula. O joelho é plenamente estendido e rodado internamente. Com um "stress" em valgo, o joelho é lentamente flexionado. Quando o teste é positivo, a tíbia estará inicialmente subluxada anteriormente e reduzirá com a flexão (Fig. 4-11). Por vezes, isto pode ser dramático, produzindo a sensação de um "tranco".

O *teste de Losee*[10] consiste em modificação do teste de *pivot shift* (Fig. 4-12). Nesta manobra, o paciente fica em decúbito dorsal, com o joelho em discreta rotação externa. Iniciando em cerca de 45 graus de flexão, a tíbia está reduzida. A mão do examinador fica com a região palmar virada para baixo, sobre a patela, com o polegar atrás da cabeça da fíbula. À medida que o joelho é estendido, um "stress" em valgo é aplicado juntamente

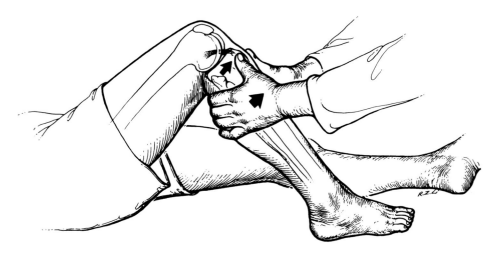

Fig. 4-10. Teste da gaveta anterior. Com o joelho flexionado em 90 graus, uma força de deslizamento anterior é aplicada à tíbia proximal. A quantidade de excursão aumentada, quando comparada à perna normal, é registrada. (De Tria e Klein,[12] com permissão.)

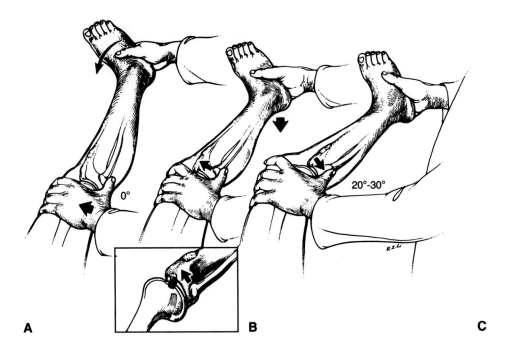

***Fig. 4-11.* (A-C)** Teste de *pivot shift*. A subluxação tibial ântero-lateral é criada ao se aplicar uma força em valgo e rotação interna à tíbia proximal, enquanto se mantém o joelho em extensão plena. O joelho é flexionado e a redução tibial é acompanhada por um "tranco" ou deslocamento súbito. (De Tria e Klein,[12] com permissão.)

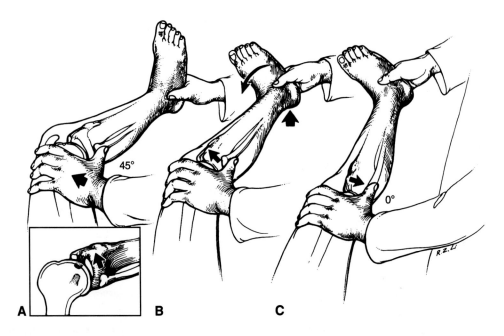

***Fig. 4-12.* (A-C)** Teste de Losee. A subluxação ântero-lateral da tíbia é criada quando o joelho é levado da flexão em 45 graus até a extensão plena, enquanto se aplica uma força em rotação interna e valgo à tíbia proximal. (De Tria e Klein,[12] com permissão.)

com a rotação interna. A cabeça da fíbula é empurrada anteriormente pelo polegar do examinador. Quando o teste for positivo, a tíbia subluxará anteriormente, à medida que o joelho for estendido. O teste de Losee é uma variação do *"jerk"* o qual é realizado em uma manobra similar, exceto pelo início com o joelho em flexão e em rotação interna.

O *teste da gaveta em flexão-rotação*[11] é feito na posição de decúbito dorsal e consiste em combinação dos testes de Lachman e de *pivot shift* (Fig. 4-13). O joelho do paciente é seguro com as duas mãos, com os dedos indicadores de cada mão ao longo das linhas articulares medial e lateral e os polegares ao longo da porção anterior da tíbia. Enquanto se mantém o joelho em 15 graus de flexão, com uma força do tipo deslizamento anterior, a tíbia é subluxada anteriormente e o fêmur sofre discreta rotação externa. O teste é positivo se, à medida que a flexão for aumentada além de 30 graus, a redução da tíbia e a rotação interna do fêmur forem produzidas, freqüentemente com um impacto associado. Uma vantagem deste exame é que ele pode ser empregado em um joelho agudamente lesado.

No *teste de Slocum*, o paciente fica na posição de decúbito lateral com a perna afetada para cima. A pelve é rodada posteriormente até que o calcanhar da perna afetada seja sustentado pela mesa de exame e o joelho esteja apoiado em 10 graus de flexão. Esta posição coloca um "stress" em valgo sobre o joelho, com a tíbia rodada internamente e subluxada anteriormente. O examinador fica em pé por trás do paciente, com a mão posicionada em um plano mais baixo, de modo que o polegar fique atrás da cabeça da fíbula e o indicador ao longo da linha articular anterior. A mão mais elevada do examinador segura a porção distal do fêmur. Em seguida, o joelho é flexionado, sendo que, quando o joelho se aproxima de 25 a 30 graus de flexão, a tíbia subluxada anteriormente reduzirá e irá rodar externamente, caso o teste seja positivo.

AVALIAÇÃO DO LIGAMENTO CRUZADO POSTERIOR

Os testes para a insuficiência do LCP são menos numerosos que aqueles para a insuficiência do LCA, sendo que suas especificidades e sensibilidades estão menos bem definidas. Os testes comumente empregados incluem a gaveta posterior, o Lachman posterior e os testes ativos do quadríceps, os quais avaliam a instabilidade ântero-posterior direta, e o teste de *pivot shift* invertido, que avalia o complexo póstero-lateral. Estes exames são mais bem empreendidos no quadro crônico, porém podem ser usados no exame agudo. Na ruptura crônica do LCP, o sinal da queda posterior é freqüentemente percebido. Este achado caracteriza-se por depressão do tubérculo tibial da perna afetada, quando ambos os membros são apoiados no calcanhar e o joelho e o quadril são posicionados em 90 graus de flexão.

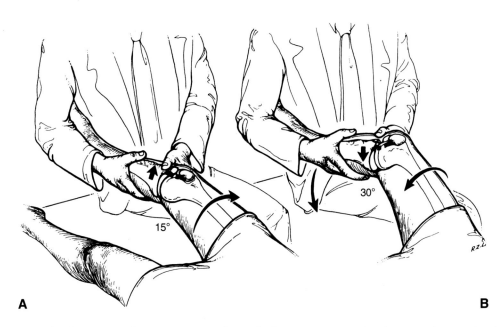

***Fig. 4-13.* (A e B)** Teste da gaveta em flexão-rotação. A redução tibial e a rotação interna são demonstradas quando o joelho, sustentado na palma das mãos do examinador com uma força de deslizamento anterior, é trazido de 15 graus de flexão e rotação externa para flexão adicional. (De Tria e Klein,[12] com permissão.)

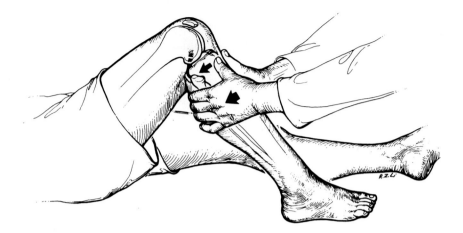

Fig. 4-14. Teste da gaveta posterior. Em 90 graus de flexão, uma força posterior é aplicada à tíbia proximal. A quantidade de excursão aumentada, quando comparada ao membro normal, é registrada. (De Tria e Klein,[12] com permissão.)

O *teste da gaveta posterior*[12] avalia a integridade do LCP (Fig. 4-14). O joelho é flexionado até 90 graus, com o quadril fletido a 45 graus e o pé apoiado por completo sobre a mesa de exame, suportado pelo quadril do médico. Uma força posterior é exercida sobre a tíbia, em uma tentativa para subluxá-la posteriormente, abaixo do fêmur. A graduação para esta manobra é idêntica à do teste da gaveta anterior. O teste da gaveta posterior pode ser de difícil realização no quadro agudo, por causa do derrame articular limitador da flexão e da dor nos tecidos moles, presentes logo depois da lesão.

O teste de *Lachman posterior*[12] foi descrito para uso nas lesões agudas do LCP, visando abordar este problema com o teste da gaveta posterior (Fig. 4-15). O joelho é mantido em 30 graus de flexão e a tíbia é forçada posteriormente.

Qualquer deslocamento posterior correlaciona-se com uma lesão do LCP. Conforme dito anteriormente, o joelho com lesão crônica do LCP comumente demonstrará queda posterior, quando o quadril e o joelho estiverem fletidos em 90 graus. Isto pode ser dinamicamente demonstrado com o *teste ativo do quadríceps* a 90 graus. O teste é feito com o examinador sentado ao lado da mesa de exame, com o joelho ao nível do olho, fletido a 90 graus e visualizado a partir da face lateral. O pé é estabilizado pela mão do examinador, sendo que o paciente é solicitado a deslizar o pé para baixo, no sentido do pé da mesa. A mão do examinador impede que o pé se movimente para diante, sendo que, se a tíbia estiver subluxada posteriormente, a translação anterior da tíbia será percebida.

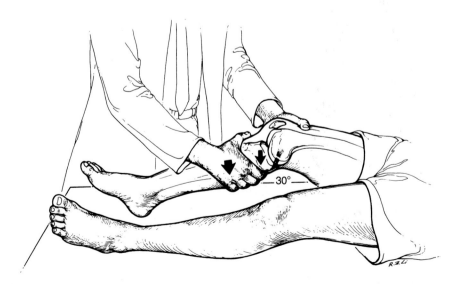

Fig. 4-15. Teste do Lachman posterior. Com o joelho flexionado em 30 graus, uma força posterior é aplicada à tíbia proximal. A quantidade de excursão aumentada, quando comparada ao membro normal, é registrada. (De Tria e Klein,[12] com permissão.)

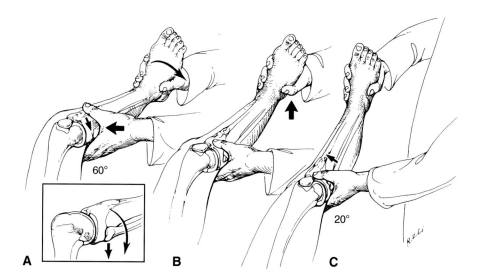

Fig. 4-16. (A-C) Teste do *pivot shift* invertido. A frouxidão capsular póstero-lateral é demonstrada à medida que a tíbia proximal se reduz, quando trazida da flexão com rotação externa para a extensão plena, enquanto uma força em valgo está sendo aplicada. (De Tria e Klein,[12] com permissão.)

O teste do *pivot shift* invertido[13] é empregado para diagnosticar as lesões do complexo póstero-lateral (Fig. 4-16). O examinador suporta a perna com a mão sob o calcanhar, mantendo o joelho em extensão plena e rotação neutra. O "stress" em valgo é aplicado e o joelho é flexionado. Em um teste positivo, com cerca de 20 a 30 graus de flexão, a tíbia irá rodar externamente e o platô tibial lateral sofrerá subluxação posteriormente e permanecerá nesta posição durante a flexão adicional. Quando o joelho é estendido, a tíbia reduz.

O teste do *joelho recurvado em hiperextensão*[14] também é indicativo de lesão da cápsula articular pósterolateral (Fig. 4-17). Este teste é efetuado ao se agarrar o polegar do membro afetado, elevando o calcanhar da mesa e permitindo que o joelho caia em hiperextensão. Um teste positivo é observado quando a tíbia roda exter-

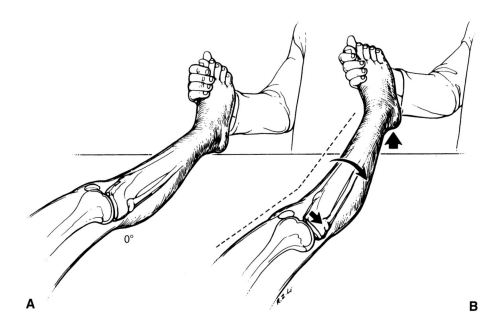

Fig. 4-17. (A e B) Teste do joelho recurvado em hiperextensão. Enquanto se agarra o polegar e levanta o membro da mesa de exame, observa-se que o joelho cai em hiperextensão, juntamente com a rotação tibial externa. (De Tria e Klein,[12] com permissão.)

namente para dentro de uma posição de subluxação póstero-lateral. Da mesma maneira que com o *pivot shift* invertido, este exame é empregado no joelho cronicamente lesado.

AVALIAÇÃO DA ARTICULAÇÃO PATELOFEMORAL

Finalmente, a atenção é dirigida para a articulação patelofemoral. A observação e a palpação para defeitos, pontos dolorosos e massas, bem como a verificação do alinhamento axial e do ângulo Q, já foram empreendidas. Diversos exames podem ser empregados para avaliar as forças estáticas e dinâmicas que atuam sobre a patela. Em primeiro lugar, a avaliação dinâmica da articulação patelofemoral pode ser feita ao se avaliar a flexão e extensão ativas do joelho. Normalmente, a patela se engaja no sulco femoral em 10 a 30 graus de flexão.[15] Na extensão terminal, podemos notar que a patela sofre subluxação lateral, para fora do sulco femoral. À medida que o joelho retoma a flexão, percebemos que a patela salta de volta para o lugar, indicando tracionamento lateral da patela. O desvio lateral da patela na extensão terminal foi caracterizado como o *"sinal do Jota"*.[16]

O teste da *tração lateral ativa*,[17] uma avaliação dinâmica, também foi descrito para avaliar ativamente o alinhamento do quadríceps (Fig. 4-18). Com o joelho estendido, o quadríceps é contraído e o movimento da patela observado. Normalmente, a patela deve ser puxada superiormente, em uma linha reta. Quando a tração é excessiva em direção lateral, o teste é considerado como sendo anormal, com tração excessiva do vasto lateral.

O teste do *rebaixamento patelofemoral*, um exame estático, é realizado com o paciente em decúbito dorsal e com o examinador comprimindo suavemente a patela no sulco femoral. O paciente é instruído a contrair o quadríceps. O teste é positivo quando o paciente queixa-se de dor ou desconforto. A dor à compressão da articulação patelofemoral é indicativa de lesão articular, sendo que, quando acompanhada de crepitação e derrame recorrente, é sugestiva de alterações degenerativas. É importante distinguir a dor das alterações degenerativas daquela provocada por outras etiologias. Com o paciente ainda em decúbito dorsal e com o joelho estendido, a palpação das facetas medial e lateral da patela pode determinar áreas específicas de sensibilidade. Ao mesmo tempo, o examinador pode palpar os côndilos femorais para a dor ou defeitos osteocondrais. Deve-se ter cuidado para diferenciar a dor patelofemoral daquela da compressão da sinóvia ou do retináculo do-

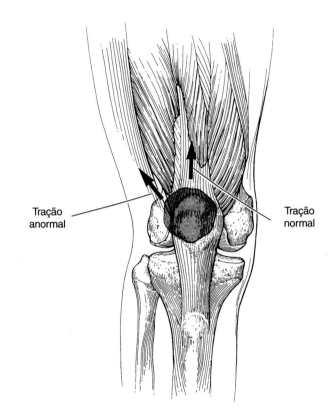

Fig. 4-18. Teste da tração lateral ativa. Com o joelho em extensão plena, a contração ativa do quadríceps está associada ao desvio lateral da patela em vez de tração proximal normal em linha reta.

loroso. A dor na porção lateral do retináculo pode ser o resultado do estiramento recorrente ou da lesão nervosa retinacular.

O teste da *apreensão patelar* de Fairbank,[18] indicativo de instabilidade, é realizado enquanto o paciente relaxado deita em decúbito dorsal, com o joelho fletido a 30 graus (Fig. 4-19). Isto pode ser facilmente efetuado ao se solicitar que o paciente cruze a perna afetada sobre a perna contralateral. Uma força dirigida lateralmente é aplicada à borda medial da patela. À medida que a patela se move lateralmente, o paciente teme uma luxação e resiste ao deslocamento adicional através da contração do quadríceps e extensão do joelho. Este exame é freqüentemente considerado patognomônico para a instabilidade patelar.

O sinal de Sage,[19] outro teste estático dos distúrbios patelofemorais, é indicativo de retináculo lateral tenso. Este exame é efetuado com o paciente em decúbito dorsal e o joelho relaxado, fletido a 20 graus. O examinador tenta deslocar a patela medialmente; a excursão patelar medial de menos de um quarto da maior largura da patela é considerada um sinal de Sage positivo. Do ponto de vista quantitativo, o deslocamento medial de 10 mm é considerado normal, enquanto que

Fig. 4-19. Teste da apreensão. A pressão lateral sobre a patela cria a sensação de deslocamento, fazendo com que o paciente contraia seu quadríceps.

5 mm ou menos é considerado como anormal e compatível com retináculo lateral tenso.

Kolowich et al.[17] descreveram o teste do *deslizamento patelar*, uma extensão do sinal de Sage, o qual é indicativo da tensão das estruturas retinaculares mediais e laterais (Fig. 4-20). Com o quadríceps relaxado, a patela é deslocada medial ou lateralmente, enquanto o joelho é sustentado em 20 a 30 graus de flexão. Com a patela considerada como quatro quadrantes longitudinais, um deslizamento lateral de três ou mais quadrantes é indicativo de retináculo medial incompetente. Um deslizamento medial de um quadrante ou menos é compatível com retináculo lateral tenso, de modo semelhante ao do sinal de Sage positivo. Quando a patela se movimenta lateralmente por três ou mais quadrantes, diagnostica-se patela hipermóvel.

O teste da *inclinação patelar passiva*[17] é outro exame que avalia a firmeza do retináculo lateral (Fig. 4-21).

Com o paciente em decúbito dorsal, o joelho plenamente estendido e o quadríceps totalmente relaxado, o examinador desloca suavemente a borda da patela para fora do côndilo femoral lateral. Ângulo de inclinação neutro é aquele em que o eixo está paralelo ao eixo transepicondilar. Uma inclinação negativa acontece quando a borda lateral da patela está abaixo da horizontal. Ângulo de inclinação neutro ou negativo é compatível com retináculo lateral excessivamente tenso. O grau de inclinação patelar passiva sempre deve ser comparado com o do membro assintomático.

Além do deslizamento e da inclinação, um mau alinhamento rotacional da patela também pode existir. Isso é determinado ao se avaliar a posição do pólo inferior da patela em relação ao pólo superior. O achado mais comum é a rotação externa da patela, que é notada quando o pólo inferior está lateral ao pólo superior. O deslocamento patelar também pode possuir um

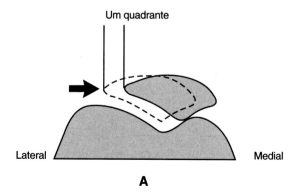
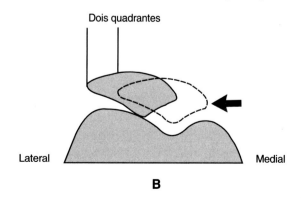

Fig. 4-20. Teste do deslizamento patelar. Com o joelho flexionado em 30 graus e o quadríceps relaxado, a patela é empurrada **(A)** medialmente e, em seguida, **(B)** lateralmente. O desvio medial de um quadrante ou menos é compatível com retináculo lateral contraído. O desvio lateral de mais de dois quadrantes é compatível com frouxidão ou ruptura do retináculo medial.

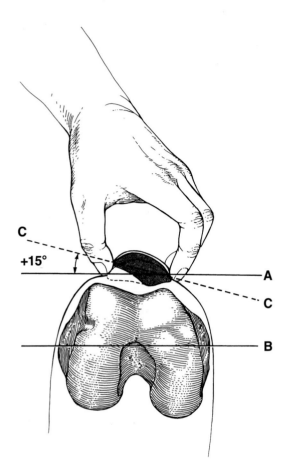

Fig. 4-21. Teste da inclinação patelar passiva. No diagrama, a linha *B* representa o eixo transepicondilar. A incapacidade de inclinar a patela além de (*A*) uma linha paralela ao eixo transepicondilar é compatível com um retináculo lateral contraído. A linha *C* representa o eixo da patela.

componente ântero-posterior. Quando o pólo inferior é posterior ao pólo superior, uma inclinação inferior está presente. A relação oposta, inclinação superior, raramente é encontrada.

A mecânica patelofemoral também pode ser alterada por TIT tenso. Normalmente, o TIT é puxado posteriormente com a flexão. Um retináculo anormalmente tenso entre a patela e o TIT puxará a patela para uma posição de inclinação lateral e comprimirá a faceta lateral. O *teste de Ober*[20] é usado para avaliar a contratura do TIT. Para executar o teste de Ober, o paciente é virado para o lado, com o membro afetado em posição mais superior. Com o quadril em flexão-extensão neutra, o membro é abduzido ao máximo e o joelho flexionado em 90 graus. Em seguida, o membro abduzido é gentilmente liberado. Um teste de Ober positivo é notado quando a perna falha em cair para a posição aduzida, mas permanece suspensa em posição parcialmente abduzida, o que indica feixe iliotibial contraído.

No término do exame, o paciente é virado para o decúbito ventral, de modo a avaliar a rotação interna e externa do quadril, bem como para a avaliação adicional da rotação tibial. Conforme discutido anteriormente, a limitação da rotação externa ou a rotação tibial anormal podem contribuir para os sintomas do joelho. Com o paciente permanecendo em decúbito ventral, quaisquer inspeção e palpação finais das estruturas posteriores podem ser completadas.

RESUMO

O exame do joelho foi, agora, descrito. Deve-se ter cuidado ao avaliar esses testes em relação à história do paciente e apoiar-se em estudos radiográficos. Um diagnóstico final deve ser alcançado após história e exame físico completo, assim como estudos auxiliares. A consistência da técnica e experiência através da repetição são os principais fatores que contribuirão para a exatidão desse processo.

REFERÊNCIAS

1. Reider B, Marshall JL, Koslin B et al: The anterior aspect of the knee joint: an anatomical study. J Bone Joint Surg Am 63:351, 1981
2. Hughston JC: Subluxation of the patella. J Bone Joint Surg Am 50:1003, 1968
3. Aglietti P, Insall JN, Cerulli G: Patellar pain and incongruence. I. Measurements of incongruence. Clin Orthop 176:217, 1983
4. Ricklin P, Ruttiman A, del Buono MS: Meniscal Lesions: Practical Problems of Clinical Diagnosis, Arthrography, and Therapy. Grune & Stratton, Orlando, FL, 1971
5. McMurray TP: The semilunar cartilages. Br J Surg 29:407, 1941
6. Apley AG: The diagnosis of meniscus injuries: some new clinical methods. J Bone Joint Surg Br 29:78, 1947
7. Torg JS, Conrad W, Kalen V: Clinical diagnosis of anterior cruciate ligament instability in the athlete. Am J Sports Med 4:84, 1976
8. Marshall JL, Wang JB, Furman W et al: The anterior drawer sign: what is it? Am J Sports Med 3:152, 1975
9. Galway RD, Beaupre A, MacIntosh DL: Pivot shift: a clinical sign of symptomatic anterior cruciate insufficiency, abstracted. J Bone Joint Surg Br 54:763, 1972
10. Losee RE: Diagnosis of chronic injury to the anterior cruciate ligament. Orthop Clin North Am 16:83, 1985
11. Noyes FR, Butler D, Grood ES et al: Clinical paradoxes of anterior cruciate instability and a new test to detect its instability. Orthop Trans 2:36, 1978
12. Tria AJ, Klein KS: An Illustrated Guide to The Knee. Churchill Livingstone, New York, 1992
13. Jakob P, Staubli HU: The reversed pivot shift sign-a new diagnostic aid for posterolateral rotatory instability of the knee: its distinction from the true pivot shift sign. Orthop Trans 5:487, 1981

14. Tria AJ, Hosea TM: Diagnosis of knee ligament injuries: clinical. p. 87. In Scott WN (ed): Ligament and Extensor Mechanism Injuries of the Knee. Mosby-Year Book, St. Louis, 1991
15. Ficat P, Hungerford DS, Zindel M: Disorders of the Patellofemoral Joint. Williams & Wilkins, Baltimore, 1977
16. Kelly MA, Bullek DD: Nonoperative treatment of patellofemoral pain. p. 422. In Scott WN (ed): The Knee. Mosby-Year Book, St. Louis, 1994
17. Kolowich PA, Paulos LE, Rosenberg TD, Farnsworth S: Lateral release of the patella: indications and contraindications. Am J Sports Med 18:359, 1990
18. Fairbank HA: Internal derangement of the knee in children. Proc R Soc Lond 3:11, 1937
19. Fulkerson JP, Shea KP: Disorders of patellofemoral alignment. J Bone Joint Surg Am 72:1424, 1990
20. Ober FR: The role of the iliotibial band and fascia lata as a factor in the causation of low-back disabilities and sciatica. J Bone Joint Surg Br 18:106, 1936

5 Mensuração Instrumentada do Movimento Ântero-Posterior do Joelho

DALE M. DANIEL
MARY LOU STONE

Desde o início dos anos 1980, a mensuração do deslocamento ântero-posterior (AP) do joelho tem sido utilizada para diagnosticar a ruptura do ligamento cruzado, para tomar decisões em relação ao controle do paciente e para avaliar os resultados dos programas de tratamento do ligamento cruzado. Nos relatos iniciais, o exame instrumentado consistia do posicionamento do membro, aplicando-se uma força de deslocamento padronizada e documentando a mudança na posição articular ao se compararem fotografias[1] ou radiografias[2-8] do joelho sem e com "stress". Embora as técnicas de radiografia com "stress" sejam amplamente conhecidas pelos médicos, elas não são habitualmente empregadas. Isso pode ser decorrente de uma preocupação em torno da resultante exposição à radiação, do custo das múltiplas radiografias e da atenção para os detalhes necessária quando se posiciona o paciente e quando se medem os filmes.

Os sistemas de mensuração instrumenta a que documentam o deslocamento tibial AP através do tracionamento do tubérculo tibial em relação à patela são amplamente utilizados. Markolf et al. (Estados Unidos),[9] Shino et al. (Japão)[10] e Edixhoven et al. (Holanda)[11] desenvolveram sistemas de testes estacionários. Os sistemas de testes portáteis comercialmente disponíveis foram desenvolvidos por Cannon e Lamoreux (Knee Laxity Tester, Stryker Ligament Tester) e por Daniel et al.[12] e Malcom et al.[13] (KT-1000) (MEDmetric, San Diego, CA).[12,13] Também foram introduzidos aparelhos comerciais que medem, simultaneamente, a movimentação em várias direções (Genucom, Faro Medical Technologies, Champlain, NY; e KSS, Acufex, Norwood, MA).

As mensurações do movimento consistem de (1) posicionamento do membro de uma maneira específica, (2) aplicação de uma força de deslocamento e (3) mensuração da movimentação articular resultante. As mensurações do movimento dependem do seguinte:

1. Posicionamento da articulação no início do teste.[9,14-17]
2. Posicionamento do instrumento sobre o membro.[18]
3. Restrições do movimento impostas pelo sistema de testagem.[19]
4. Força de deslocamento: magnitude, direção e ponto de aplicação.[9,11,18-20]
5. Sistema de mensuração.[19]
6. Atividade muscular.[9-11,21]
7. Restrições do movimento passivo.

A função do aparelho de testagem é minimizar a variabilidade entre os fatores de 1 a 6, de modo que a diferença

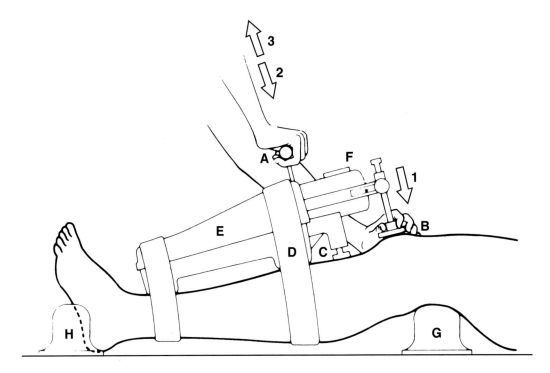

Fig. 5-1. Artrômetro KT-1000. *(A)* Manopla de força (a força posterior [2] ou anterior [3] é aplicada). *(B)* Coxim do sensor patelar (uma força constante [1] é aplicada para estabilizar o coxim do sensor patelar). *(C)* Coxim do sensor tibial. *(D)* Tiras de velcro. *(E)* Corpo do artrômetro. *(F)* Mostrador do deslocamento. *(G)* Suporte da coxa. *(H)* Suporte de pé.

nas mensurações entre os dois joelhos ou de um joelho testado em intervalos de tempo diferentes indique uma alteração verdadeira nas restrições passivas do movimento.

TÉCNICA DE TESTE COM KT-1000

O artrômetro é posicionado sobre a face anterior da perna e sustentado por duas faixas de velcro que abrangem todo o perímetro (Fig. 5-1). Existem dois coxins de sensores, um em contato com a patela e o outro em contato com o tubérculo tibial. Estes movem-se livremente no plano AP em relação ao arcabouço do artrômetro. O instrumento detecta o movimento relativo em milímetros entre os dois coxins de sensores e, dessa maneira, a movimentação do arcabouço do artrômetro (à medida que a panturrilha fica envolvida pelas faixas de velcro) não afeta o trabalho do instrumento. Cargas de deslocamento são aplicadas através de uma manopla, a qual está localizada 10 cm distalmente à linha articular. A ruptura de ambos os ligamentos cruzados resultará em aumento no deslocamento AP. A ruptura do ligamento cruzado anterior (LCA) é mais bem revelada ao se testar o paciente com o joelho em discreta flexão.[9,16,17] A ruptura do ligamento cruzado posterior (LCP) é mais bem evidenciada com o joelho em maior flexão.[21] Antes de fazer as mensurações do deslocamento a 30 graus para avaliar o LCA, o teste ativo do quadríceps a 90 graus é efetuado para determinar se existe subluxação tibial posterior.

Avaliação do Cruzado Posterior

Quando o ligamento cruzado posterior está rompido, a tíbia irá se arquear posteriormente quando o paciente estiver em decúbito dorsal. O exame é realizado com o paciente em decúbito dorsal. Um assistente sustenta a perna em flexão de 90 graus e monitoriza o tônus do quadríceps e da musculatura do isquiotibial. O artrômetro é posicionado sobre a perna (Fig. 5-2). É primordial que os músculos que atravessam o joelho estejam completamente relaxados. A posição de referência para a mensuração é estabelecida; a posição de repouso após uma força posterior de 10 kg é aplicada e, em seguida, relaxada. Então, o paciente efetua uma contração isolada do quadríceps. Descobrimos que o comando mais valioso a ser dado ao paciente é: "Tente deslizar suavemente seu pé para baixo da mesa de exame." O assistente palpa os tendões do isquiotibial para confirmar que não há contração do isquiotibial. O teste é repetido até que o paciente efetue uma contração isolada do quadríceps, sem extensão concomitante do joelho. Na posição de flexão a 90 graus, o tendão patelar é normalmente orientado no sentido posterior. Uma contração

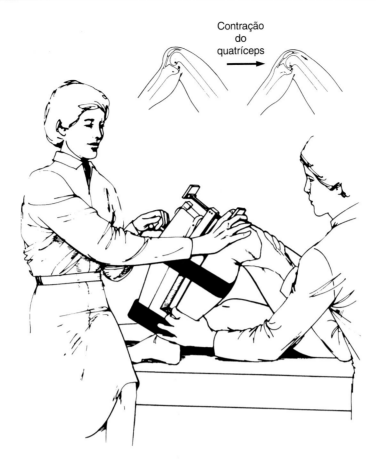

Fig. 5-2. Mensuração dos deslocamentos anterior e posterior empregando um artrômetro de ligamento do joelho e uma força de deslocamento de 89 N. Um assistente sustenta a perna em 90 graus de flexão e monitoriza o tônus do quadríceps e dos músculos do isquiotibial. O apoio deve ser confortável para garantir o relaxamento completo. A posição de referência do teste é estabelecida ao se aplicar e, em seguida, liberar uma força posterior de 10 kg. O paciente é solicitado a "tentar deslizar suavemente seu pé para fora da mesa de exame", de modo a provocar uma contração isolada do quadríceps. O deslocamento anterior da tíbia indica que a tíbia estava numa posição posterior em virtude de ruptura do LCP.

isolada do quadríceps resultará em ausência de deslocamento tibial ou em deslocamento tibial posterior. O deslocamento anterior com a contração do quadríceps indica que a tíbia estava arqueada posteriormente, secundariamente à lesão do LCP.[21] Quando existe movimentação tibial anterior, o teste de ângulo neutro do quadríceps (descrito posteriormente neste capítulo) deve ser empreendido. Quando não acontece a movimentação tibial anterior, a posição tibial é normal, sendo que o exame deve prosseguir para os testes em 30 graus.

Testes Passivos a 30 Graus

A precisão das mensurações do deslocamento AP é dependente de um método padronizado de posicionamento do aparelho de mensuração sobre a perna e da estabilização consistente da patela na tróclea femoral. Com a estabilização patelar adequada, a movimentação do tubérculo tibial em relação à patela reflete com exatidão a movimentação da tíbia em relação ao fêmur. É necessário flexionar o joelho até 20 a 30 graus, a fim de engajar a patela na tróclea femoral. Nos pacientes com patela alta ou com uma patela com tracionamento lateral, pode ser necessário flexionar o joelho até 40 graus para engajar a patela na tróclea femoral. Isso pode ser feito ao se elevar o suporte da coxa (Fig. 5-3).

A face lateral do pé repousa contra o apoio dos pés. Quando o membro se situa em uma posição externamente rodada com a patela voltada lateralmente, a coxa deve ser rodada internamente e apoiada com uma tira de restrição, de modo a direcionar a patela anteriormente (Fig. 5-3). O posicionamento do membro de modo que a patela fique voltada anteriormente e engajada na tróclea femoral otimiza a estabilização da patela na tróclea femoral. A pressão adequada é feita sobre o sensor patelar para estabilizar a patela; embora 2,5 kg sejam usualmente apropriados, até 10 kg podem ser necessários para estabilizar a patela em um paciente com patela subluxada. Ao puxar a manopla de força, o examinador invariavelmente empurra mais fortemente o

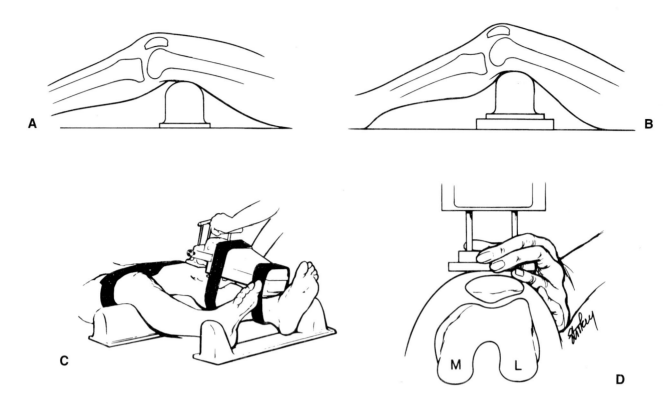

Fig. 5-3. **(A)** O joelho é apoiado em uma posição fletida para engajar a patela na tróclea femoral. Em alguns pacientes, o apoio da coxa deve ser elevado adicionalmente por 3 a 6 cm, de modo a propiciar a flexão suficiente do joelho para encaixar a patela na tróclea femoral. Isto pode ser feito ao **(B)** se colocar uma prancha sob o apoio da coxa. A coxa deve ser sustentada de modo que a patela fique voltada para cima. Ocasionalmente, uma tira de coxa **(C)** é utilizada para efetuar esta tarefa. O apoio do pé não é usado para rodar internamente a perna, mas simplesmente para apoiar os pés. O examinador estabiliza o sensor patelar com a pressão manual. Antes de estabelecer a posição de referência do teste, deve ser aplicada pressão suficiente (2,5 kg) à patela, de modo a pressioná-la firmemente na tróclea femoral, para que o aumento na pressão sobre o coxim patelar, que ocorrerá inevitavelmente enquanto se estabiliza o instrumento durante o teste, não modifique a posição da patela e do sensor patelar. **(D)** A mão que estabiliza o sensor patelar deve repousar contra a parte lateral da coxa, a fim de ajudar a estabilizar o instrumento de teste e evitar a rotação do aparelho durante o exame. M, medial; L, lateral.

sensor patelar. Quando a patela não está adequadamente estabilizada no início do teste, a força aumentada exercida sobre o sensor patelar durante o exame provocará o assentamento adicional da patela, o que aparecerá como se a tíbia estivesse se movendo anteriormente.[22] Um ciclo AP de 10 kg é realizado para condicionar a articulação.[11] A posição de referência de mensuração é então obtida através da aplicação e liberação repetidas da carga posterior de 10 kg, até que uma posição do joelho sem carga e reprodutível seja alcançada. O mostrador do instrumento é então calibrado em zero. Uma força anterior de 15 kg, seguida por uma força posterior de 10 kg, é aplicada e os deslocamentos são lidos diretamente no mostrador. Após cada ciclo de carga anterior ser empreendido, uma força posterior de 10 kg é aplicada e liberada. O mostrador deve retornar a 0 ± 0,5 mm para confirmar que a orientação do instrumento sobre a perna não foi alterada e que o quadríceps está relaxado. A confirmação de uma posição de referência estável deve ser obtida depois do teste máximo manual, do teste ativo do quadríceps e daqueles testes em que a carga anterior é aplicada através da manopla de força.

Cinco mensurações do deslocamento passivo são registradas para cada membro a 30 graus:

1. *Deslocamento posterior com 10 kg.* A excursão posterior a partir da posição de referência de mensuração com uma força de 10 kg.

2. *Deslocamento anterior com 7,5 kg.* A excursão anterior a partir da posição de referência de mensuração com uma tração de 7,5 kg.

3. *Deslocamento anterior com 10 kg.* A excursão anterior a partir da posição de referência de mensuração com uma tração de 10 kg.

4. *Deslocamento anterior com 15 kg.* A excursão anterior a partir da posição de referência de mensuração com uma tração de 15 kg.

5. *Deslocamento anterior máximo manual.* O deslocamento anterior com uma elevada força anterior aplicada diretamente à porção proximal da panturrilha exatamente distal à linha articular do joelho (Fig. 5-4).

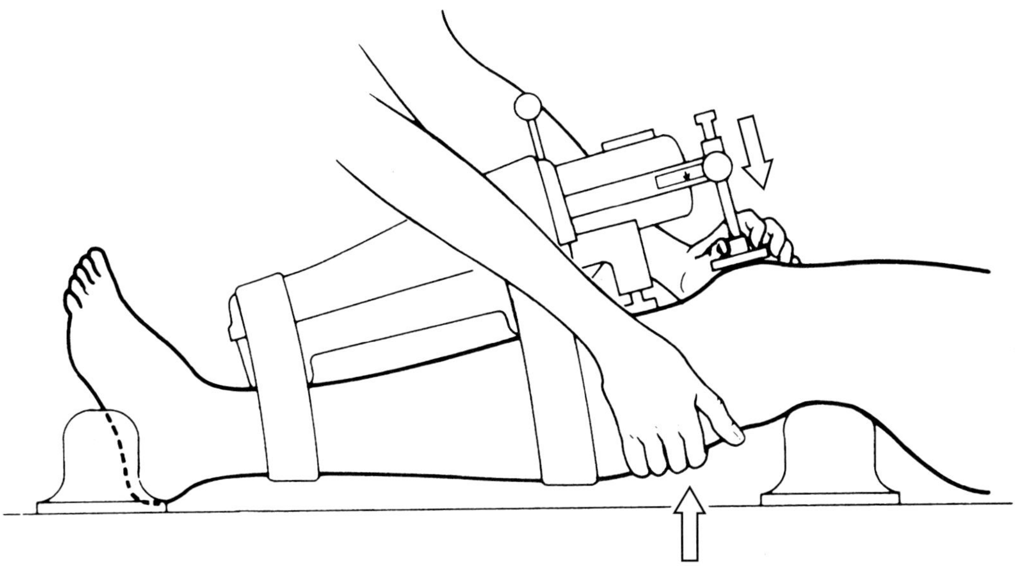

Fig. 5-4. Teste manual máximo. As pernas são posicionadas com o sistema de apoio, o artrômetro é aplicado e a posição de referência do teste é obtida da maneira habitual. Enquanto o coxim do sensor patelar é estabilizado com uma das mãos, a outra mão aplica uma forte força de deslocamento anterior diretamente na porção proximal da panturrilha, de modo a produzir o deslocamento anterior máximo. Deve-se ter cuidado para que o joelho não fique estendido. O deslocamento tibial é lido no mostrador.

A complacência articular anterior pode ser medida ao se calcular o deslocamento anterior entre dois níveis quaisquer de carga registrados no mesmo ciclo; por exemplo, a diferença de deslocamentos entre as cargas anteriores com 7,5 e 15 kg. O teste máximo manual produz um deslocamento maior em virtude de uma carga maior aplicada em um ponto mais proximal. As mensurações do deslocamento AP aumentam à medida que o ponto de aplicação da carga na tíbia é deslocado proximalmente. Isso foi comprovado através da análise de corpos livres e verificado experimentalmente por Fleming et al.[20] Em nossa clínica, as cargas manuais aplicadas são estimadas como sendo de 15 ou 20 kg.

Quando testamos o paciente anestesiado, devemos ter o cuidado adicional de estabilizar adequadamente a patela na tróclea femoral. No paciente anestesiado, os membros inferiores geralmente se situam em uma posição sob rotação externa. Uma faixa na coxa é necessária para rodar internamente os membros e posicionar a patela anteriormente (Fig. 5-3). Em muitos pacientes, o joelho deve ser flexionado em 35 a 40 graus para estabilizar a patela.[23]

É importante estabelecer a exatidão do sistema de teste antes de utilizar os resultados dos testes na tomada de decisão. O elemento crucial no processo de teste é duplicar a mesma técnica que foi usada no primeiro joelho no segundo joelho. Os pontos importantes são:

1. Relaxamento muscular.
2. Orientação similar do membro.
3. Posicionamento similar do artrômetro sobre a perna.
4. Técnica de pressão do coxim patelar compatível.
5. Estabelecimento da posição de referência do teste.
6. Velocidade semelhante de aplicação da força.

As quatro principais fontes de erros de mensuração com o artrômetro são a ausência de relaxamento muscular, o posicionamento incorreto do instrumento, a rotação do aparelho durante o exame e a incapacidade de estabilizar o coxim do sensor patelar.

RESULTADOS DOS TESTES ANTERIORES

Indivíduos Normais

No relato publicado do teste de deslocamento anterior com o KT-2000,[24] medimos 338 indivíduos normais (150 mulheres e 188 homens) entre as idades de 15 e 45 anos. Nenhuma diferença significativa foi notada entre os grupos com base na idade ou sexo. Os resultados para 50 indivíduos normais testados com o KT-1000 são apresentados no Quadro 5-1. A distribuição normal do teste máximo manual é apresentada na Fig. 5-5. Os resultados dos exames em indivíduos normais com o KT-1000 também foram reportados por Sherman et al.,[25] Daniel et al.,[12] Bach et al.[26] e Anderson et al.[27] Para todos os testes relatados por esses pesquisadores, mais de 95% dos indivíduos

Quadro 5-1. Deslocamento do Joelho (mm) em Indivíduos Normais (N = 50 Pacientes, 100 Joelhos)

	Posterior com 10 kg	*Quadríceps Ativo*	*Anterior com 10 kg*	*Anterior com 15 kg*	*Anterior com Manual Máximo*	*Anterior com 7,5–15 kg*
Média	1,6	5,1	5,3	6,4	7,7	2,2
Mínimo	0,5	0,0	2,0	3,0	3,0	1,0
Máximo	3,0	10,0	8,0	10,0	11,0	4,0
Média E–D	0,0	0,1	–0,3	–0,3	0,1	0,01
E–D < 3,0	NA	96%	100%	98%	100%	NA
E/D 3–5	NA	4%	0%	2%	0%	NA
E/D < 1,5	100%	NA	NA	NA	NA	100%

Abreviaturas: E–D, esquerda menos direita; E/D, diferença esquerda/direita; NA, indisponível.

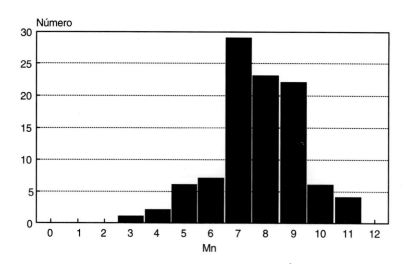

Fig. 5-5. Teste de deslocamento manual máximo para 50 indivíduos normais. Média = 7,7.

Quadro 5-2. Mensurações do Deslocamento do Joelho Normal com 6 e 12 Semanas após a Reconstrução do Ligamento Cruzado Anterior Contralateral

Teste	Nº de Pacientes	Teste com 6 Semanas	Teste com 12 Semanas	Média T1–T2	DP T1–T2	Porcentual > 2 mm T1–T2
10 kg	95	6,9	6,6	0,3	1,2	5
15 kg	83	7,9	7,5	0,4	1,3	7
Manual máximo	94	8,6	8,3	0,2	1,2	2

Abreviaturas: T1–T2, diferença entre os testes com 6 e 12 semanas; DP, desvio-padrão.

normais apresentavam uma diferença direita/esquerda inferior a 3 mm. Interpretamos uma diferença de deslocamento direita/esquerda de 3 mm ou mais no paciente com lesão unilateral em qualquer teste como movimento patológico.

Para documentar a variação do teste-reteste por um único examinador habilitado, comparamos as medidas da perna normal com 6 e 12 semanas após a reconstrução do LCA no joelho contralateral ($n = 95$). A diferença média entre as duas mensurações é apresentada no Quadro 5-2. Observe que o teste máximo manual é tão reprodutível quanto os testes com 10 e 15 kg. Wroble et al.[28] reportaram a possibilidade de repetição dos exames em seis indivíduos normais. A variação média da diferença direita/esquerda foi de 0,5 mm (10 kg) e de 0,7 mm (15 kg). Os limites de confiabilidade de 90% foram de 1,6 mm (10 kg) e 1,7 mm (15 kg). Anderson et al.[27] avaliaram 50 indivíduos normais com cinco aparelhos de teste diferentes: o artrômetro KT-1000, o Stryker Knee Laxity Tester, o Acufex Signature System (KSS), o Dyonics Dynamic Cruciate Tester (DCT) e o Genucom Knee Analysis. Todos os indivíduos apresentaram uma variação esquerda/direita inferior a 3 mm pelo KT-1000 nos testes com 10 kg e máximo manual. Os dados do estudo de Anderson são apresentados no Quadro 5-3.

Pacientes com Lesão Crônica do LCA

Inúmeros autores relataram os resultados do teste instrumentado de joelhos com lesão unilateral do LCA com os aparelhos disponíveis. Anderson et al.[27] avaliaram 50 pacientes com ruptura crônica unilateral do LCA com os cinco aparelhos acima listados (Quadro 5-3). Uma diferença entre o joelho lesado e o normal de 3 mm ou mais foi definida como patológica. Os cinco aparelhos são diferentes em relação à posição corporal do paciente durante o exame, posicionamento do membro, sítio de aplicação da força e sítio de mensuração do deslocamento. Portanto, não constitui surpresa pequenas diferenças que haveria no deslocamento medido; contudo, esperávamos uma boa correlação da diferença direita/esquerda entre os aparelhos. A correlação entre o KT-1000, Stryker, DCT e KSS foi boa, porém a correlação foi menos favorável entre esses aparelhos e o Genucom. Steiner et al.[29] também relataram um estudo comparativo dos aparelhos de teste comercialmente disponíveis. Eles estudaram 13 indivíduos com joelhos normais e 15 com rupturas unilaterais crônicas do LCA e reportaram que o KSS, o Stryker e o KT-1000 puderam identificar corretamente os pacientes normais e com lesão do LCA em 80 a 90% dos casos. O Genucom foi menos apurado. Os dados para pacientes com lesão unilateral crônica do LCA a partir de inúmeras clínicas são mostrados no Quadro 5-4.

Os dados de nossa clínica são exibidos no Quadro 5-4 e nas Figs. 5-6 e 5-7. Os dados são apresentados para duas populações. A primeira população consiste de 98 pacientes com os joelhos lesados, os quais haviam sido documentados 5 anos antes por meios artroscópicos como portadores de uma ruptura do LCA. Eles não solicitaram a

Quadro 5-3. Comparação dos Valores Falsos Positivos de Indivíduos Normais contra os Valores Positivos de Indivíduos com Lesão Unilateral do LCA

Aparelho de Teste	Teste com 10 kg, Média	Teste com 10 kg, Diferença D/E ≥ 3,0 mm (%)	Teste Manual Máximo, Diferença D/E ≥ 3,0 mm (%)
Indivíduos normais			
KT-1000	7,3	0	0
Stryker	6,0	0	4
KSS	4,2	2	3
DCT	3,6	10	5
Genucom	9,7	23	—
Indivíduos com lesão do LCA			
KT-1000	13,0	82	100
Stryker	10,4	82	96
KSS	7,9	52	82
DCT	6,9	76	86
Genucom	13,9	23	—

Abreviaturas: KSS, Acufex Signature System; DCT, Dyonics Dynamic Cruciate Tester.
Média dos joelhos normais para indivíduos normais e média do joelho com lesão do LCA para os indivíduos com lesão do LCA.
(Adaptado de Anderson et al.,[27] com permissão.)

Quadro 5-4. Ruptura Unilateral Crônica do LCA: Diferença do Deslocamento Normal Lesado, Ângulo de Flexão do Joelho de 20-35 Graus

Teste/Autor	Nº de Indivíduos	Média	% ≥ 3,0 mm
Teste: 10 kg			
Anderson et al.[27]	50	5,1	82
Bach et al.[26]	153	5,1	79
Drez W, comunicação pessoal	19	6,3	—
3M LAD	297	6,1	89
Sherman et al.[25]	19	5,1	95
Sommerlath[10]	20	6	85
KSD — Aceitação	98	2,0	41
KSD — Pré-operatório de reconstrução do LCA	77	3,8	73
Teste: 15 kg			
KSD — Aceitação	98	3,0	55
KSD — Pré-operatório de reconstrução do LCA	77	5,1	88
Teste: Manual máximo			
Anderson et al.[27]	50	8,6	100
Bach et al.[26]	153	—	72
Drez DJ, comunicação pessoal	19	7,6	—
3M LAD	297	7,8	96
KSD — Aceitação	98	4,7	79
KSD — Pré-operatório de reconstrução de ACL	77	7,4	97
Teste: Ativo do quadríceps			
3M LAD	258	4,4	76
KSD — Aceitação	98	2,8	53
KSD — Pré-operatório de reconstrução de ACL	77	3,9	68

Abreviaturas: KSD, Kaiser San Diego; 3M LAD, 3M Corporation, LAD, estudo multicêntrico.

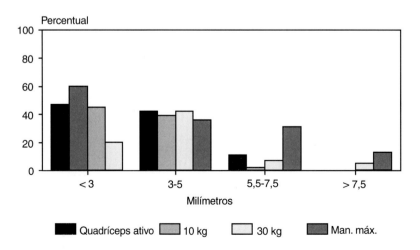

Fig. 5-6. Exame de pacientes que estão lidando com seus problemas, sem cuidados cirúrgicos, 5 anos depois da ruptura unilateral do LCA. Milímetros de deslocamento, lesado menos o normal. N = 98.

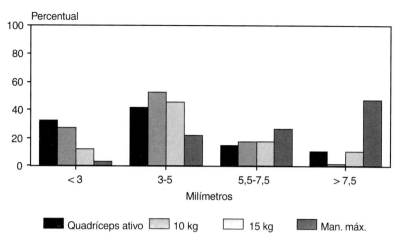

Fig. 5-7. Exame pré-operatório para pacientes com uma ruptura unilateral crônica do LCA. Milímetros de deslocamento, lesionado menos normal. N = 77.

cirurgia de reconstrução do LCA. Como suas primeiras artroscopias foram feitas dentro de 90 dias da lesão, eles não haviam sofrido cirurgia de menisco. Muitos desses pacientes permaneceram ativos nas atividades esportivas de corridas com obstáculos. A segunda população consiste de 77 pacientes com uma lesão crônica do LCA, os quais solicitaram a cirurgia reconstrutora. As mensurações do deslocamento são maiores nos pacientes que solicitam a cirurgia que naqueles que convivem com as lesões.

Ruptura Aguda do LCA

Nós realizamos, rotineiramente, as mensurações com KT-1000 nos pacientes com suspeita de ruptura do LCA. De modo a possibilitar a melhor estabilização da patela, aspiramos o joelho antes do exame, quando supomos que o paciente apresente um derrame de mais de 50 ml. Com freqüência, o examinador deve dispender um pouco de tempo ensinando o paciente a relaxar. Os pacientes que receberam uma lesão na patela podem não tolerar a pressão necessária para estabilizar o sensor patelar. O joelho normal é testado antes do exame do joelho lesado. Em um relato do The Hospital for Special Surgery, Bach et al.[26] relataram que as mensurações clínicas de 107 rupturas agudas do LCA revelaram uma diferença entre os lados de 3 mm ou mais em 69% dos pacientes no teste de 10 kg e em 87% dos pacientes no teste máximo manual. O Quadro 5-5 apresenta as mensurações de nossa clínica em 57 pacientes consecutivos testados dentro de 14 dias a partir da lesão, os quais, posteriormente, evidenciaram confirmação artroscópica de ruptura do LCA. Quando a diferença de deslocamento do joelho lesado menos o normal em qualquer um dos quatro testes rotineiramente realizados (10 kg, 15 kg, máximo manual e ativo do quadríceps) é de 3 mm ou mais, a probabilidade de uma ruptura do ligamento cruzado é superior a 95%. Em um índice de complacência para

Quadro 5-5. Deslocamento (mm) em 59 Pacientes com Lesão Aguda do LCA (Exame Dentro de 14 Dias da Lesão)

	10 kg Posterior	Ativo do Quadríceps	10 kg Anterior	15 kg Anterior	Manual Máximo Anterior	7,5–15 kg Anterior
Média	1,7	7,3	7,4	10,1	14,8	4,9
Mínimo	1,0	4,0	4,0	5,0	10,0	2,0
Máximo	3,5	12,0	15,0	18,0	25,0	8,5
L – N, média	0,0	1,6	2,2	3,7	6,6	2,5
L – N < 3,0 mm	ND	75%	64%	29%	2%	ND
L – N 3–5 mm	ND	20%	32%	56%	40%	ND
L – N 5,5–7,5 mm	ND	5%	3%	10%	29%	ND
L – N > 7,5 mm	ND	0%	0%	5%	30%	ND
L – N < 1,5 mm	100%	ND	ND	ND	ND	25%

Abreviaturas: L – N, lesado menos o normal; ND, indisponível.

Quadro 5-6. Deslocamento (mm) em 105 Pacientes com Ruptura Unilateral Aguda do LCA (Exame Dentro de 14 Dias da Lesão)

	Normal Média	Lesado Média	L – N Média	L – N ≥ 3,0 mm (%)
10 kg				
Sem anestesia	7,8	11,5	3,6	63
Com anestesia	7,3	11,7	4,4	70
Manual máximo				
Sem anestesia	9,1	15,2	6,1	94
Com anestesia	9,0	16,3	7,3	94

Abreviaturas: L – N, lesado menos o normal.

7,5 a 15 kg, uma diferença entre o lesado e o normal superior a 1 mm indica ruptura do LCA. Devemos notar que o máximo manual é o teste mais sensível de ruptura do LCA.

Tanto um joelho com lesão do LCA como um com lesão do LCP podem resultar em um deslocamento anterior aumentado, medido a partir da posição de repouso a 30 graus em decúbito dorsal.[21] Quando ambos os ligamentos estão rompidos, a lesão do LCA pode ser diagnosticada quando existe uma diferença entre o lesado menos o normal superior a 1 mm no índice de complacência nos testes com 7,5 a 15 kg. O sinal diagnóstico mais importante da ruptura do LCP é a demonstração do arqueamento posterior na flexão a 90 graus, em conjunto com deslocamento posterior aumentado, a partir da posição anatômica, com o ângulo do quadríceps neutro ou quase neutro.

Relatamos anteriormente uma comparação dos resultados com e sem anestesia,[30] como outros o fizeram.[31,32] Existe pouca diferença quando se testam pacientes com lesão crônica do LCA sob as duas condições; o deslocamento manual máximo médio sem anestesia foi de 8,6 mm, enquanto que o manual máximo médio com anestesia foi de 9,4 mm ($n = 159$). Os dados para pacientes com lesão aguda do LCA são exibidos no Quadro 5-6. O exame sob anestesia revelou maiores diferenças no deslocamento. Entretanto, o teste sob anestesia não aumentou a exatidão diagnóstica do teste de deslocamento manual máximo.

Avaliação da Cirurgia Reconstrutora do LCA

As mensurações com KT-1000 foram usadas para documentar o tensionamento satisfatório do enxerto no momento da cirurgia do LCA[33-35] e para monitorizar o deslocamento AP durante a parte inicial do programa de reabilitação.[36,37] Inúmeros autores empregaram as mensurações com KT-1000 como parte de seus sistemas de documentação de acompanhamento.[36-58] Nossa preferência é apresentar os dados de acompanhamento como no Quadro 5-7 ou na Fig. 5-7. Uma faixa de –2,5 a +2,5 é considerada como estabilidade anterior normal. Deve-

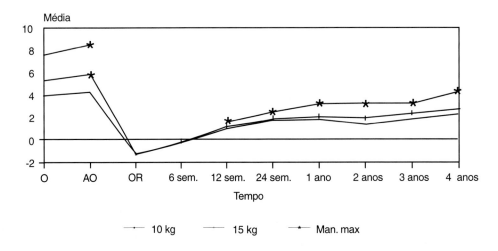

Fig. 5-8. Reconstrução unilateral do LCA – diferença de deslocamento em relação ao tempo desde a reconstrução. Milímetros de deslocamento, lesado menos o normal. O, exame pré-operatório, sem anestesia; AO, exame pré-operatório, com anestesia; OR, exame cirúrgico da reconstrução.

Quadro 5-7. Deslocamento Anterior (mm) em 140 Pacientes com Reconstrução Unilateral do LCA

	Ativo do Quadríceps	10 kg	15 kg	Manual Máximo
L – N, média	2,4	1,7	2,2	3,5
L – N, –5 a –3 mm	2%	1%	1%	0%
L – N, –2,5 a 0,5 mm	7%	9%	4%	4%
L – N, 0 a 2,5 mm	45%	60%	54%	29%
L – N, 3–5 mm	37%	29%	36%	50%
L – N, 5,5–7,5 mm	8%	1%	5%	14%
L – N, > 7,5	1%	0%	0%	3%

Abreviaturas: L – N, lesado menos o normal.

mos notar que, no teste com 10 kg, 69% dos pacientes apresentaram estabilidade anterior normal, enquanto que apenas 33% evidenciaram estabilidade anterior normal no teste manual máximo. Se expandíssemos a categoria da estabilidade normal até 3 mm, 20 pacientes adicionais seriam incluídos, para uma taxa de estabilidade normal de 86%. Essas afirmações são feitas para enfatizar como a carga do teste e as categorias de deslocamento influenciam o relato dos resultados, conforme percebido por Glasgow et al.[42] Uma falência do enxerto foi definida como diferença de deslocamento de mais de 5 mm[38,59,60] ou de mais de 5,5 mm.[61] Quando testada com 10 kg, a população apresentada no Quadro 5-7 mostrou uma incidência de falência de 1%, sendo que, com o teste manual máximo, a incidência de falência foi de 17%.

A Fig. 5-8 apresenta a diferença de deslocamento com o passar do tempo nos 140 pacientes submetidos a reconstrução do LCA. Devemos notar que a maior parte do aumento do deslocamento se desenvolveu durante as primeiras 24 semanas após a cirurgia.

TESTES ATIVOS DO QUADRÍCEPS

Os cirurgiões ortopédicos avaliam rotineiramente a integridade dos ligamentos do joelho através de estimativa ou mensuração da quantidade e da direção da movimentação entre a tíbia e o fêmur, provocada por forças externas manualmente aplicadas por métodos, como os testes da gaveta, os testes de "stress" em varo e valgo e os testes de *pivot shift*.[62] Estes são chamados de testes *passivos*, porque a força de deslocamento é aplicada pelo examinador. Outro método de avaliar a integridade dos ligamentos e da cápsula é medir as alterações na posição articular decorrentes da contração ativa dos músculos do paciente. Estes são denominados testes *ativos*, porque a contração dos músculos do paciente propicia a força de deslocamento da articulação.

Na extensão total, à medida que o tendão patelar faz trajeto do tubérculo tibial para a patela, ele se situa anterior a uma linha de referência feita perpendicular à superfície do platô tibial e que passa através do tubérculo tibial.[62-67] À medida que o joelho se flexiona, o fêmur rola posteriormente sobre a tíbia, orientado pelos ligamentos cruzados.[68] A orientação do tendão patelar muda continuamente, do plano anterior para o posterior, em relação à linha de referência, à medida que o joelho se flexiona (Fig. 5-9).[66,67,69] Dessa maneira, a força de cisalhamento produzida pela tração do tendão patelar sobre o tubérculo tibial também se modifica, do plano anterior para o posterior, com o ângulo de flexão crescente. A troca da força de cisalhamento anterior para a posterior ocorre entre 60 e 90 graus no joelho normal.[31,63,66,67,69] O ângulo de flexão em que a mudança acontece no joelho normal é denominado *ângulo neutro do quadríceps*, que é definido como o ângulo de flexão em que a tíbia não se desloca anteriormente ou

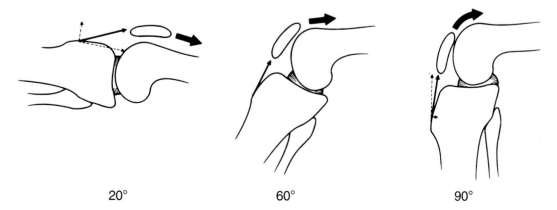

Fig. 5-9. A força do tendão patelar pode ser resumida em dois componentes: um componente normal, que é perpendicular ao platô tibial, e um componente de cisalhamento, que é paralelo ao platô tibial. Quando o tendão patelar é anterior, o componente de cisalhamento tende a deslizar a tíbia para diante sobre o fêmur; quando direcionado posteriormente, ele tende a deslizar a tíbia para trás sobre o fêmur. (De Daniel et al.[21] com permissão.)

posteriormente quando o quadríceps é contraído no joelho normal. Neste ângulo, a força no tendão patelar é paralela à linha de referência e, portanto, nenhum cisalhamento global acontece na interface tibiofemoral.

Em ângulos inferiores ao ângulo neutro do quadríceps, a contração do quadríceps produz o movimento anterior da tíbia em virtude do tendão patelar anteriormente angulado, o qual pode ser contido pelo LCA. De maneira semelhante, em ângulos superiores ao ângulo neutro do quadríceps, a contração do quadríceps resulta em movimentação da tíbia para trás, em decorrência de tendão patelar posteriormente angulado, o qual pode ser contido pelo LCP (Fig. 5-10B).

A subluxação anterior da tíbia com a contração do quadríceps no joelho deficiente do LCA pode ser documentada com o teste ativo do quadríceps a 30 graus. As pernas são sustentadas por um apoio de coxa e descanso de pé, da mesma forma que nos testes passivos a 30 graus. A posição de referência do teste é estabelecida, sendo que o mostrador do instrumento é posicionado em zero. Em seguida, o paciente é solicitado a deslocar suavemente o calcanhar para fora da mesa, sendo que o deslocamento anterior é registrado à medida que o calcanhar sai da mesa. Os dados oriundos do teste ativo do quadríceps a 30 graus são apresentados nos Quadros 5-1 e 5-4 a 5-7.

Uma ruptura do LCP é diagnosticada através do uso do teste ativo do quadríceps para demonstrar a subluxação tibial posterior. Com 90 graus de flexão, o tendão patelar no joelho normal está orientado ligeiramente posterior à linha de referência, sendo que a contração do quadríceps resulta em ausência de movi-

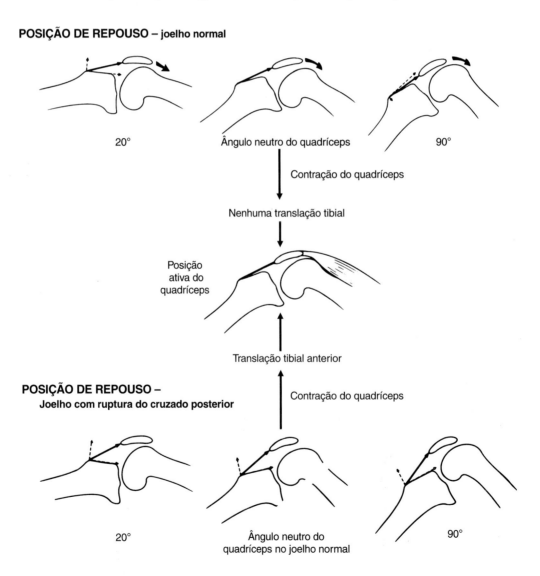

Fig. 5-10. O ângulo neutro do quadríceps é o ângulo no joelho normal em que a contração do quadríceps não produz translação tibial. A tíbia cai posteriormente quando o joelho com lesão do LCP é testado no ângulo neutro do quadríceps normal. (De Daniel et al.[21] com permissão.)

mento ou em um discreto deslocamento posterior. Quando o LCP está rompido, a tíbia entra em subluxação posterior e o tendão patelar fica, então, anteriormente direcionado (Fig. 5-10). A contração do quadríceps resulta em um deslocamento anterior médio da tíbia de 6 mm no joelho com lesão crônica do LCP e de 4,2 mm no joelho com lesão aguda do LCP.[21] O teste é qualitativo. Nenhum deslocamento ou um discreto deslocamento posterior da tíbia sob contração do quadríceps indica LCP intacto, enquanto que deslocamento anterior da tíbia a partir de sua posição de queda em subluxação posterior indica LCP rompido.

O teste ativo do quadríceps é empregado para estabelecer a posição neutra do quadríceps do joelho (a posição anatômica), a partir da qual o deslocamento tibial anterior e posterior pode ser observado ou medido. Isso é determinado, em primeiro lugar, ao se localizar e medir o *ângulo neutro do quadríceps* no joelho *normal*. Para determinar este ângulo, o paciente é colocado sobre a mesa de exame, em posição de decúbito dorsal, com o joelho não lesado flexionado em cerca de 70 graus. Para facilitar o relaxamento muscular máximo, um assistente sustenta a perna, conforme mostrado na Fig. 5-2. O quadríceps é ativamente contraído e a movimentação tibial é observada. O ângulo de flexão do joelho é ajustado até que nenhum deslocamento tibial seja percebido. Este é o ângulo neutro do quadríceps. O ângulo neutro do quadríceps varia de 60 a 90 graus, com uma média de 71 graus.[21] Uma vez determinado este ângulo no joelho normal, o joelho lesado é posicionado neste ângulo.

Os deslocamentos tibiais passivos anterior e posterior são mensurados no joelho normal e no joelho contralateral lesado, no ângulo neutro do quadríceps. O quadríceps é contraído e a quantidade de deslocamento anterior da tíbia é determinada. Essa distância é acrescida ao deslocamento tibial posterior medido no joelho lesado e subtraída do deslocamento tibial anterior medido no joelho lesado, de modo a fornecer uma referência para as mensurações para a posição ativa do quadríceps (Fig. 5-11). A Fig. 5-12 apresenta a diferença de deslocamento direita/esquerda para pacientes com ruptura do LCP.

APLICAÇÕES CLÍNICAS DAS MENSURAÇÕES INSTRUMENTADAS

Antes de usar a mensuração instrumentada na prática clínica, a equipe de tratamento deve habilitar-se para uso do equipamento de testes e documentar a exatidão de seus exames e a reprodutibilidade teste-reteste. Muitos alcançaram exatidão e reprodutibilidade suficientes para encontrar a mensuração útil[2,5,12,18,26-29,32,36,38,41,42,52,53,58,60,70-72]; contudo, alguns não as atingiram.[73,74]

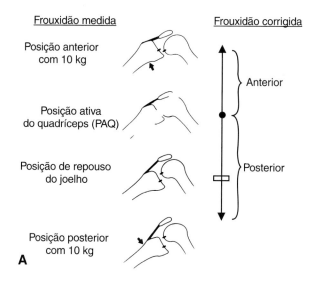

Fig. 5-11. Mensurações da frouxidão, em milímetros, de um paciente com ruptura unilateral do LCP, medida no ângulo neutro do quadríceps. **(A)** No joelho com lesão do LCP, o deslocamento tibial anterior medido é a distância a partir da posição de repouso (*retângulo*) até a seta superior (10 mm). O deslocamento posterior medido vai desde a posição de repouso até a seta inferior (3 mm). Com a contração do quadríceps, a tíbia move-se para diante (5 mm) a partir da posição de repouso para a posição ativa do quadríceps (*círculo escuro*). **(B)** Os deslocamentos são calculados a partir da posição ativa do quadríceps (deslocamento corrigido). (De Daniel et al.,[21] com permissão.)

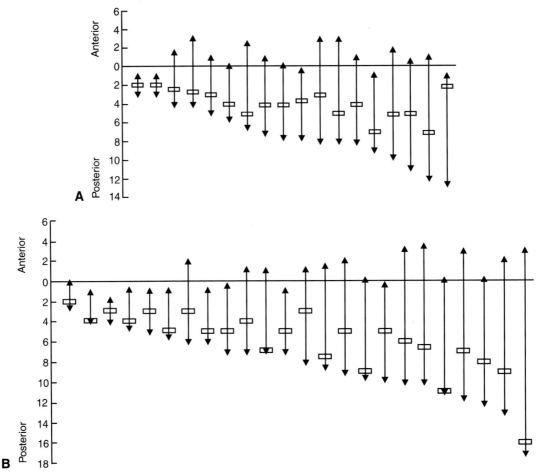

Fig. 5-12. Pacientes com ruptura unilateral do LCP, incluindo **(A)** 18 com ruptura aguda e **(B)** 24 com ruptura crônica. Cada linha vertical representa um paciente. A marca zero é a posição neutra do joelho (posição do teste ativo do quadríceps no ângulo neutro do quadríceps). O retângulo indica a posição de repouso do membro lesado, ou a posição de queda posterior. Observe que, em muitos dos pacientes, havia apenas um pequeno deslocamento posterior a partir da posição de repouso.

Diagnóstico da Ruptura dos Ligamentos Cruzados

As mensurações instrumentadas podem ser usadas para documentar a movimentação AP do joelho e para diagnosticar as rupturas dos ligamentos cruzados. A avaliação começa ao se empreender o teste ativo do quadríceps a 90 graus de flexão. O deslocamento anterior da tíbia em 2 mm ou mais indica a queda tibial posterior, secundária a ruptura do LCP. Quando o LCP é rompido, as mensurações são então realizadas no ângulo neutro do quadríceps. Quando o LCP está intacto, as mensurações são efetuadas a 30 graus de flexão para avaliar o LCA. Essas determinações são feitas com o KT-1000 sob cinco condições de carga: 7,5, 10 e 15 kg, manual máxima e contração do quadríceps para levantar o peso da perna e do aparelho de teste. Em um paciente com lesão unilateral, uma diferença direita/esquerda de menos de 3 mm é classificada como movimento normal e uma diferença direita/esquerda de 3 mm ou mais em qualquer teste é classificada como patológica. Uma ruptura de ambos os ligamentos pode ser diagnosticada através da mensuração do deslocamento no ângulo neutro do quadríceps e, em seguida, calculando-se os deslocamentos anterior e posterior corrigidos. O deslocamento anterior de 3 mm ou mais indica ruptura do LCA, enquanto que deslocamento posterior de 3 mm ou mais aponta a ruptura do LCP.

Seleção de Pacientes para a Cirurgia dos Cruzados

Em um estudo de acompanhamento por 5 anos de pacientes com lesão do LCA que não sofreram reconstrução precoce, demonstramos, através de análise discriminativa, que uma história de participação em esportes ante-

Quadro 5-8. Fator de Risco Cirúrgico[a]

KT 1000 Manual Máximo L – N	Horas de Esporte por Ano Nível I ou II		
	< 50	50–199	≥ 200
< 5	Baixo	Baixo	Moderado
5–7	Baixo	Moderado	Alto
> 7	Moderado	Alto	Alto

Abreviatura: L – N, lesado menos o normal.
[a] O risco de cirurgia de menisco ou ligamento > 90 dias após a lesão original no paciente com lesão do LCA.

rior à lesão e, também, a mensuração aguda do deslocamento por meio de artrômetro foram úteis na previsão de quais pacientes possuíam as melhores chances de lidar com seus joelhos sem a cirurgia de reconstrução do LCA. Uma tabela foi desenvolvida para usar os dois previsores para determinar o risco em que o paciente com lesão do LCA não sustentaria uma lesão tardia de menisco ou exigiria a cirurgia do LCA em virtude dos comprometimentos funcionais (Quadro 5-8). A participação em esportes é documentada pelas horas de participação em atividades de salto e corrida no ano anterior à lesão. As mensurações com artrômetro são a diferença de deslocamento do joelho lesado menos o normal com o teste manual máximo. O Quadro 5-9 documenta, por fator de risco, o percentual de pacientes que sofreram cirurgia de menisco e/ou de ligamento dentro de 5 anos a partir da lesão.

Quadro 5-9. Incidência de Cirurgia de Menisco ou Ligamento em um Paciente com Lesão do LCA com mais de 90 Dias após a Lesão

Fator de Risco Cirúrgico	Nº de Pacientes	Cirurg. de Menisco/Lig.[a]	
		Nº	%
Baixo	33	3	9
Moderado	58	15	26
Alto	67	27	40

[a] Pacientes portadores de cirurgia de menisco e/ou ligamento.

Avaliação da Cirurgia dos Ligamentos Cruzados

As mensurações do deslocamento permitem que a equipe cirúrgica documente que a estabilidade AP foi estabelecida na sala de cirurgia.[35] Elas também possibilitam a documentação da falência do enxerto[38,60,61] e permitem ao cirurgião um instrumento para avaliar a técnica cirúrgica e o programa de reabilitação.

REFERÊNCIAS

1. Sprague RB, Asprey GM: Photographic method for measuring knee stability: a preliminary report. Phys Ther 45:1055-1058, 1965
2. Franklin JL, Rosenberg D, Paulos LE et al: Radiographic assessment of instability of the knee due to rupture of the anterior cruciate ligament. A quadriceps-contraction technique. J Bone Joint Surg Am 73:365-372, 1991
3. Jacobsen K: Stress radiographical measurement of the anteroposterior, medial and lateral stability of the knee joint. Acta Orthop Scand 47:335 - 344, 1976
4. Kennedy JC, Fowler PJ: Medial and anterior instability of the knee. An anatomical and clinical study using stress machines. J Bone Joint Surg Am 53:1257-1270, 1971
5. Lerat JL, Moyen B, Jenny JY et al: A comparison of pre-operative evaluation of anterior knee laxity by dynamic X-rays and by the arthrometer KT-1000. Knee Surg Sports Traumatol Arthroscopy 1:54-59, 1993
6. Stäubli HU: Stressradiography- measurements of knee motion limits. pp. 449-459. In Daniel DM, Akeson WH, O'Connor JJ (eds): Knee Ligaments: Structure, Function, Injury, and Repair. Raven Press, New York, 1990
7. Torzilli PA, Greenberg RL, Hood RW et al: Measurement of anterior-posterior motion of the knee in injured patients using a biomechanical stress technique. J Bone Joint Surg Am 66:1438-1442, 1984
8. Torzilli PA, Greenberg RL, Insall JN: An *in vivo* biomechanical evaluation of anterior-posterior motion of the knee. Roentgenographic measurement technique, stress machine and stable population. J Bone Joint Surg Am 63:960 - 968, 1981
9. Markolf KL, Graff-Radford A, Amstutz HC: *In vivo* knee stability. A quantitative assessment using an instrumented clinical testing apparatus. J Bone Joint Surg Am 60:664 - 674, 1978
10. Shino K, Inoue M, Horibe S et al: Measurement of anterior instability of the knee. J Bone Joint Surg Br 69:608-613, 087
11. Edixhoven P, Huiskes R, deGraaf R et al: Accuracy and reproducibility of instrumented knee-drawer tests. J Orthop Res 5:378-387, 1987
12. Daniel DM, Stone ML, Sachs R et al: Instrumented measurement of anterior knee laxity in patients with acute anterior cruciate ligament disruption. Am J Sports Med 13:401-407, 1985
13. Malcom LL, Daniel DM, Stone ML et al: The measurement of anterior knee laxity after ACL reconstructive surgery. Clin Orthop 196:35-41, 1985
14. Bargar WL, Moreland JR, Markolf KL et al: The effect of tibiafoot rotatory position on the anterior drawer test. Clin Orthop 173:200-203, 1983
15. Markolf KL, Koehan A, Amstutz HC: Measurement of knee stiffness and laxity in patients with documented absence of the anterior cruciate ligament. J Bone Joint Surg Am 66:242 - 252, 1984
16. Nielsen S, Kromann-Andersen C, Rasmussen O et al: Instability of cadaver knees after transection of capsule and ligaments. Acta Orthop Scand 55:30 - 34, 1984
17. Sullivan D, Levy IM, Sheskier S et al: Medial restraints to anterior-posterior motion of the knee. J Bone Joint Surg Am 66:930-936, 1984
18. Kowalk DL, Wojtys EM, Disher J et al: Quantitative analysis of the measuring capabilities of the KT-1000 knee ligament arthrometer. Am J Sports Med 21:744-747, 1993
19. Daniel DM, Stone ML: Instrumented measurement of knee motion. pp. 421-426. In Daniel DM, Akeson WH, O'Connor JJ (eds): Knee Ligaments: Structure, Function, Injury, and Repair. Raven Press, New York, 1990

20. Fleming BC, Johnson RJ, Shapiro E et al: Clinical versus instrumented knee testing on autopsy speciment. Clin Orthop 282:196-207, 1992
21. Daniel DM, Stone ML, Barnett P et al: Use of the quadriceps active test to diagnose posterior cruciate ligament disruption and measure posterior laxity of the knee. J Bone Joint Surg Am 70:386-391, 1988
22. Daniel DM, Stone ML, Rangger C: The clinical measurement of knee instability. pp. 475-496. In Finerman CAM, Noyes FR (eds): Biology and Biomechanics of the Traumatized Synovial Joint: the Knee as a Model. American Academy of Orthopaedic Surgeons, Rosemont, IL, 1991
23. Moore HA, Larson RL: Posterior cruciate ligament injuries. Results of early surgical repair. Am J Sports Med 8:68 - 78, 1980
24. Daniel DM, Malcom LL, Losse C et al: Instrumented measurement of anterior laxity of the knee. J Bone Joint Surg Am 67:720-726,1985
25. Sherman OH, Markolf KL, Ferkel RD: Measurements of anterior laxity in normal and anterior cruciate absent knees with two instrumented test devices. Clin Orthop 215:156-161, 1987
26. Bach BR, Warren RF, Flynn WM et al: Arthrometric evaluation of knees that have a torn anterior cruciate ligament. J Bone Joint Surg Am 72:1299-1306, 1990
27. Anderson AF, Snyder RB, Federspiel CF et al: Instrumented evaluation of knee laxity: a comparison of five arthrometers. Am J Sports Med 20:135 -140, 1992
28. Wroble RR, Van Ginkel. LA, Grood ES et al: Repeatability of the KT-1000 arthrometer in a normal population. Am J Sports Med 18:396-399, 1990
29. Steiner ME, Brown C, Zarins B et al: Measurement of anteriorposterior displacement of the knee. J Bone Joint Surg Am 72:1307-1315, 1990
30. Rangger C, Daniel DM, Stone MI, et al: Diagnosis of an ACL disruption with KT-1000 arthrometer measurements. Knee Surg Sports Traumatol Arthroscopy 1:60-66, 1993
31. Dahlstedt LJ, Dalen N: Knee laxity in cruciate ligament injury. Value of examination under anesthesia. Acta Orthop Scand 60:181-184,1989
32. Highgenboten CL, Jackson AW, Jansson KA et al: KT-1000 arthrometer: conscious and unconscious test results using 15, 20, and 30 pounds of force. Am J Sports Med 20:450 - 454, 1992
33. Daniel DM, Stone ML: Case studies. pp. 31-55. In Daniel DM, Akeson WH, O'Connor JJ (eds): Knee Ligaments: Structure, Function, Injury, and Repair. Raven Press, New York, 1990
34. Daniel DM, Stone ML: KT-1000 anterior-posterior displacement measurements. pp. 427-447. In Daniel DM, Akeson WH, O'Connor JJ (eds): Knee Ligaments: Structure, Function, Injury, and Repair. Raven Press, New York, 1990
35. Daniel DM, Stone ML, Riehl B: Ligament surgery: The evaluation of results. pp. 521-534. In Daniel DM, Akeson WH, O'Connor JJ (eds): Knee Ligaments: Structure, Function, Injury, and Repair. Raven Press, New York, 1990
36. Barber-Westin SD, Noyes FR: The effect of rehabilitation and return to activity on anterior-posterior knee displacements after anterior cruciate ligament reconstruction. Am J Sports Med 21:264-270,1993
37. Noyes FR, Mangine RE, Barber S: Early knee motion after open and arthroscopic anterior cruciate ligament reconstruction. Am J Sports Med 15:149 - 160, 1987
38. Aglietti P, Buzzi R, D'Andria S et al: Reconstruction of the chronically lax anterior cruciate ligament using the middle third of the patellar tendon. A 3-9 year follow-up. Ital J Orthop Traumatol 17:479-490, 1991
39. Anderson AF, Lipscomb AB: Analysis of rehabilitation techniques after anterior cruciate reconstruction. Am J Sports Med 17:154-160, 1989
40. Daniel DM, Woodward EP, Losse GM et al: The Marshall / Macintosh anterior cruciate ligament reconstruction with the Kennedy ligament augmentation device: report of the United States clinical trials. pp. 71 - 78. In Friedman MJ, Ferkel RD (eds): Prosthetic Ligament Reconstruction of the Knee. WB Saunders, Philadelphia, 1988
41. Engebretsen L, Benum P, Fasting O et al: A prospective, randomized study of three surgical techniques for treatment of acute ruptures of the anterior cruciate ligament. Am J Sports Med 18:585-590, 1990
42. Glasgow SG, Gabriel JP, Sapega AA et al: The effect of early versus late return to vigorous activities on the outcome of anterior cruciate ligament reconstruction. Am J Sports Med 21:243-248, 1993
43. Glousman R, Shields C, Kerlan R et al: Gore-Tex prosthetic ligament in anterior cruciate deficient knees. Am J Sports Med 16:321-326, 1988
44. Harter RA, Osternig LR, Singer KM: Instrumented Lachman tests for the evaluation of anterior laxity after reconstruction of the anterior cruciate ligament. J Bone Joint Surg Am 71:975-983, 1989
45. Higgins RW, Steadman JR: Anterior cruciate ligament repairs in world class skiers. Am J Sports Med 15:439-447, 1987
46. Indelicato PA, Pascale MS, Huegel MO: Early experience with the Gore-Tex polytetrafluoroethylene anterior cruciate ligament prosthesis. Am J Sports Med 17:55 - 62, 1989
47. Lipscomb AB, Anderson AF: Tears of the anterior cruciate in adolescents. J Bone Joint Surg Am 68:19 - 28, 1986
48. McCarroll JR, Rettig AC, Shelbourne KD: Anterior cruciate ligament injuries in the young athlete with open physes. Am J Sports Med 16:44-47, 1988
49. O'Brien SJ, Warren RF, Wickiewicz TL et al: The iliotibial band lateral sling procedure and its effect on the results of anterior cruciate ligament reconstruction. Am J Sports Med 19:21-25, 1991
50. Roberts TS, Drez D, McCarthy W et al: Anterior cruciate ligament reconstruction using freeze-dried, ethylene oxide-sterilized, bone-patellar tendon-bone allografts. Am J Sports Med 19:35-41, 1991
51. Roth JH, Kennedy JC, Lockstadt H et al: Polypropylene braid augmented and nonaugmented intraarticular anterior cruciate ligament reconstruction. Am J Sports Med 13:321 -336, 1985
52. Sgaglione NA, Warren RF, Wickiewicz TL et al: Primary repair with semitendinosus tendon augmentation of acute anterior cruciate ligament injuries. Am J Sports Med 18:64 - 73, 1990
53. Shelbourne KD, Nitz P: Accelerated rehabilitation after anterior cruciate ligament reconstruction. Am J Sports Med 18:292-299, 1990
54. Shelbourne KD, Whitaker HJ, McCarroll JR, et al: Anterior cruciate ligament injury: evaluation of intraarticular reconstruction of acute tears without repair. Two to seven year follow up of 155 athletes. Am J Sports Med 18:484 -489, 1990
55. Straub T, Hunter RE: Acute anterior cruciate ligament repair. Clin Orthop 227:238 - 250, 1988
56. Tibone JE, Antich TJ: A biomechanical analysis of anterior cruciate ligament reconstruction with the patellar tendon-a twoyear follow up. Am J Sports Med 16:332-335, 1988
57. Wainer RA, Clarke TJ, Poehling CC: Arthroscopic reconstruction of the anterior cruciate ligament using allograft tendon. Arthroscopy 4:199 -205, 1988

58. Woods GA, Indelicato PA, Prevot TJ: The Gore-Tex anterior cruciate ligament prosthesis: two versus three year results. Am J Sports Med 19:48-55, 1991
59. McConville JR, Kirdis JM, Richmond JC: The effect of meniscal status on knee stability and function after anterior cruciate ligament reconstruction. Arthroscopy 9:431 - 439, 1992
60. Shelbourne KD, Wilckens JH: Intraarticular anterior cruciate ligament reconstruction in the symptomatic arthritic knee. Am J Sports Med 21:685 - 689, 1993
61. Noyes FR, Barber SD: The effect of a ligament-augmentation device on allograft reconstructions for chronic ruptures of the anterior cruciate ligament. J Bone Joint Surg Am 74:960-973, 1992
62. Hennings CE, Lynch MA, Glick KR Jr: An in vivo strain gage study of elongation of the anterior cruciate ligament. Am J Sports Med 13:22-26, 1985
63. Daniel DM, Lawler J, Malcom LL et al: The quadriceps anterior cruciate interaction. Orthop Trans 6:199-200, 1982
64. Grood ED, Suntay WJ, Noyes FR et al: Biomechanics of the kneeextension exercise. Effects of cutting the anterior cruciate ligament. J Bone Joint Surg Am 66:725-734, 1984
65. Lindahl O, Movin A: The mechanics of extension of the knee joint. Acta Orthop Scand 38:226 - 234, 1967
66. Nisell R: Mechanics of the knee. A study of joint and muscle load with clinical applications. Acta Orthop Scand, Suppl. 216:1-42, 1985
67. Smidt GL: Biomechanical analysis of knee flexion and extension. J Biomech 6:79 - 92, 1973
68. Goodfellow J, O'Connor J: The mechanics of the knee and prosthesis design. J Bone Joint Surg Br 60:358-369, 1978
69. O'Connor JJ, Goodfellow JW, Young SK et al: Mechanical interactions between the muscles and the cruciate ligaments in the knee. Trans Orthop Res Soc 9:271, 1985
70. Lipscomb AB, Anderson AF, Norwig ED et al: Isolated posterior cruciate ligament reconstruction. Long-term results. Am J Sports Med 21:490-496, 1993
71. Sommerlath K, Gillquist J: Instrumented testing of sagittal knee laxity in stable and unstable knees. A clinical comparison of simple and computerized devices. Am J Knee Surg 4:70-78, 1991
72. Staubli H-U, Jakob R: Anterior knee motion analysis. Measurement and simultaneous radiography. Am J Sports Med 19:172-177, 1991
73. Forster IW, Warren-Smith CD, Tew M: Is the KT-1000 ligament arthrometer reliable? J Bone Joint Surg Br 71:843-847, 1989
74. Graham GP, Johnson S, Dent CM et al: Comparison of clinical tests and the KT-1000 in the diagnosis of anterior cruciate ligament rupture. Br J Sports Med 25:96 - 97, 1991

6 Avaliação Radiológica

REUBEN MEZRICH
DOUGLAS SOLONICK
LYLE GESNER

O médico, diante da tarefa de avaliar os ligamentos do joelho, possui uma gama de instrumentos de imagem a escolher, sendo que a escolha depende de qual informação é necessária. Quando a questão é se existe ou não uma fratura ou luxação evidente, uma simples radiografia será suficiente. Quando a dúvida se relaciona ao efeito de uma lesão sobre a função do joelho ou sobre a capacidade do joelho de suportar e responder às cargas, as incidências cinemática e de "stress" são necessárias, além das incidências estáticas, com ou sem artrografia. Quando a questão lida com a presença ou a extensão de uma lesão ligamentar ou com a determinação de lesões adicionais, somente a ressonância nuclear magnética (RNM) suprirá diretamente as respostas necessárias.

As radiografias convencionais, com ou sem contraste, não podem mostrar diretamente os tecidos moles. É verdade que grandes derrames, grandes hematomas, níveis hidrolipídicos e avulsões ósseas podem ser observados, porém estes constituem indicadores apenas secundários da lesão ligamentar e, com freqüência, não são suficientes para o planejamento ou avaliação da terapia definitiva.

A tomografia computadorizada (TC) fornece imagens de alta resolução, da mesma maneira que a RNM, mas sem o enorme contraste dos tecidos moles ou a capacidade de imageação em qualquer plano, como o RNM permite. A TC é excelente para mostrar detalhes ósseos e pode mostrar os tecidos moles onde existem grandes diferenças de densidade entre estruturas adjacentes (p.ex., um músculo ou ligamento intacto circundado por tecido adiposo), porém é imprópria quando as diferenças de densidade tecidual são pequenas (p.ex., um ligamento lesado circundado por líquido ou sangue).

A RNM consiste, de muitas maneiras, no melhor método para avaliar ligamentos e outros tecidos moles ao redor do joelho. Os detalhes anatômicos são mostrados com alta resolução, com intenso contraste, sem radiação ionizante e sem obscurecimento pelo osso suprajacente. As lesões intra-substância ou as rupturas francas dos ligamentos são nitidamente identificadas e as relações anatômicas da lesão com outras estruturas do joelho são claramente demonstradas, facilitando o diagnóstico e o planejamento cirúrgico. A anatomia é mostrada a partir de qualquer perspectiva no formato tomográfico, porém o detalhamento é suficientemente bom e o contraste suficientemente intenso para que a anatomia possa ser visualizada em três dimensões, em princípio, ainda que não na prática.

Após uma revisão de como os princípios básicos da RNM se aplicam aos exames ortopédicos, descreveremos o aspecto normal e, em seguida, ilustraremos o uso da RNM na demonstração de algumas das lesões mais comuns observadas na prática. Nas seções subseqüentes, revisaremos os princípios e os métodos da artrografia e as aplicações das radiografias simples, bem como ilustraremos aquelas áreas em que elas podem suprir informações ímpares.

RESSONÂNCIA NUCLEAR MAGNÉTICA
Princípios Básicos

A imagem por ressonância magnética depende de quatro parâmetros teciduais: o número de átomos (principalmente, hidrogênio) no tecido, a interação desses átomos com sua vizinhança, a homogeneidade (em uma escala microscópica) do tecido e se o tecido está se movendo (usualmente sangue) ou não e em que velocidade ele o faz.[1] Todas as imagens práticas de ressonância magnética baseiam-se realmente em uma mistura desses parâmetros, mas, a fim de facilitar a interpretação, elas são comumente criadas de modo que um ou outro parâmetro domine o conteúdo e aspecto da imagem. O mecanismo que cria a imagem, de modo que ela dependa de um ou outro parâmetro, é a *seqüência de pulso*, que é um programa de computador comum que controla a aplicação e a regulação temporal dos pulsos de radiofreqüência que excitam os átomos, bem como os aparelhos de preparação e detecção do sinal que recebem os pulsos. Estes componentes estão sob o controle do operador. Alguns destes são supridos pelo fabricante do equipamento e alguns são modificados e idealizados pela equipe do local da RNM.

As imagens dependentes, principalmente, do número de átomos são denominadas imagens balanceadas ou de próton-densidade, assemelham-se mais ou menos às imagens por TC e, em geral, exibem boa resolução. As imagens que dependem de quão bem os átomos interagem entre si são denominadas imagens em T1 (ou em rede de *spin*), nomeadas após um dos parâmetros de relaxamento da RNM. Nestas imagens, o tecido adiposo, que possui uma velocidade de relaxamento em T1 rápida, aparece brilhante e o líquido (como aquele contido em cistos) mostra-se escuro. As imagens dependentes da homogeneidade tecidual microscópica (que realmente determina a homogeneidade do campo magnético local) são denominadas imagens em T2. Os líquidos, que são materiais muito homogêneos, aparecem brilhantes, enquanto que o tecido adiposo, que é heterogêneo em uma escala microscópica, aparece escuro.

Nas imagens em T1 e T2, outros tecidos moles apresentarão contraste na escala de cinza, o que depende principalmente da quantidade de líquido (intersticial, extracelular, intracelular etc.) no tecido e de quão bem ele está ligado às proteínas que constituem o tecido. Em conseqüência disto, o contraste da imagem irá variar de tecido para tecido e entre tecidos saudáveis e patológicos, o que, certamente, constitui a força básica da RNM.

Não somente o contraste irá variar com o tipo de tecido, mas o aspecto do tecido dependerá de a imagem ser em T1, T2 ou por densidade de próton. Parte do desafio e da oportunidade na RNM, em uma extensão muito maior que na TC ou que em qualquer outra modalidade de imagem, é escolher os parâmetros de imagem (p.ex., a mistura de T1 e T2) que maximizam a clareza e a visibilidade com que as estruturas e lesões são demonstradas. A imageação ótima requer que a aquisição da imagem seja moldada para a estrutura e lesão que estão sendo examinadas, em um grau maior ao que é necessário em outras modalidades. Em grande parte, a escolha baseia-se na experiência, mas, com os rápidos avanços na tecnologia da RNM, são necessárias a freqüente reavaliação e a definição da técnica de aquisição ótima.

Além das técnicas básicas de T1, T2 e de densidade de próton, estão disponíveis métodos para a supressão da contribuição de diversos componentes teciduais. A aplicação mais comum disto em ortopedia é a supressão do tecido adiposo,[2] na qual tira-se a vantagem de que a medula óssea em adultos é principalmente composta de tecido adiposo. As imagens da medula óssea normal, adquiridas com supressão do tecido adiposo, quer em T1, ou em T2, são escuras. As áreas em que a medula foi substituída por edema, líquido, sangue, tecido de granulação ou, até mesmo, tumor são brilhantes, tornando muito fácil apreciar mesmo as alterações pequenas e sutis. Como os pacientes com lesões ligamentares apresentam, com freqüência, lesões ósseas associadas, esta técnica auxilia muito na localização e avaliação da presença e extensão dessas lesões (ver Fig. 6-14).

Os agentes de contraste (principalmente quelatos de gadolínio, um elemento raro com um grande momento magnético) estão disponíveis, porém possuem aplicação limitada no joelho, principalmente porque os diversos componentes teciduais do joelho demonstram, naturalmente, elevado contraste relativo. As exceções importantes, algumas das quais são descritas adiante, incluem o exame dos pacientes após a reparação do ligamento cruzado anterior (LCA), de modo a avaliar a presença de epitelialização, e a avaliação de pacientes com infecção (p.ex., osteomielite ou artrite séptica) ou artrite inflamatória (p.ex., reumatóide).[3]

Embora os agentes de contraste exógenos raramente sejam empregados na RNM do joelho, existe um agente de contraste natural, o sangue, que é de grande importância nos pacientes com trauma. O aspecto da hemorragia nas imagens por RNM é complicado e é fortemente dependente do tempo transcorrido desde o sangramento.[4] Entretanto, existem algumas generalizações que podem orientar a interpretação das imagens nos pacientes com trauma. Basicamente, uma hemorragia aguda (i.e., dentro de horas após o sangramento), será isointensa em relação ao músculo e pode ser de difícil apreciação, principalmente no caso de uma hemorragia intramuscular. Os sangramentos subagudos a crônicos (mais de 1 dia de vida) são muito evidentes e, em geral, são hiperintensos nas imagens em T1 e T2, em parte por causa da presença da metemoglobina, que é a causa do sinal hiperintenso nas imagens em T1, e em parte por causa do plasma, que cria o sinal hiperintenso nas imagens em T2. O sangramento mais crônico (i.e., mais de várias semanas) apresenta aspecto variável. Muitos possuem um aspecto cístico (i.e., escuro em T1, brilhante em T2 e bem delimitado), alguns são hiperintensos em todas as seqüências de pulso (da mesma forma que são os sangramentos subagudos), alguns apresentam margens hipointensas (pela hemossiderina aprisionada nos macrófagos) e muitos, simplesmente, não são visíveis, provavelmente porque sofreram resolução.

Proporção Sinal/Ruído

Uma importante consideração na RNM e que afeta a capacidade de resolver detalhes e apreciar as diferenças de contraste é a proporção sinal/ruído do sinal detectado. Conforme observamos, quando o paciente é colocado no campo magnético da ressonância magnética, apenas uma pequena porcentagem dos átomos de hidrogênio (tipicamente, apenas três por milhão) está alinhada com o campo magnético. Apenas estes átomos contribuem para o sinal da ressonância magnética e é fácil perceber que o sinal será excessivamente pequeno. Inúmeros métodos foram desenvolvidos para maximizar o sinal da ressonância magnética e, ao mesmo tempo, diminuir o ruído que invariavelmente acompanha qualquer esquema de detecção eletrônica. É importante notar que a maximização do sinal e a minimização do ruído são igualmente importantes, pois é a proporção do sinal em relação ao ruído que determina a qualidade da imagem. A proporção sinal/ruído é importante em todos os sistemas eletrônicos, sendo que seu efeito é comum na vida diária, pois é a má relação sinal/ruído que causa o ruído básico em rádios e toca-discos e o "chuvisco" nos aparelhos de televisão, quando eles estão mal ajustados ou muito longe do transmissor.

Um fator importante na proporção sinal/ruído é a força do campo magnético. Afirmamos que o número de camadas de elétrons alinhadas com o campo magnético é pequeno e presumimos, para fins de discussão, que o número é três. Na realidade, o número real varia linearmente com a força do campo. Com campos magnéticos maiores, o número de camadas de elétrons alinhadas e, portanto, o sinal da ressonância magnética aumentarão.

Um segundo fator na proporção sinal/ruído é o tempo de aquisição. Existe uma ligação direta entre a proporção sinal/ruído e o tempo de aquisição dos dados de imagem (que pode ser aumentado indefinidamente através da média dos mesmos dados repetidos, melhorando a cada vez a proporção sinal/ruído). Os sistemas com grandes campos magnéticos alcançam proporções adequadas de sinal/ruído com rápidas aquisições, enquanto que os sistemas com campos magnéticos menores freqüentemente necessitam de tempos de aquisição mais prolongados para alcançar a qualidade adequada.

Um terceiro fator, e possivelmente o mais importante, é *a mola de recepção do sinal*.[5] As molas de recepção de sinal são necessárias em todas as aquisições de ressonância magnética e são apenas antenas que detectam o sinal de radiofreqüência gerado pelas camadas de elétrons, à medida que elas retornam ao equilíbrio após a excitação. O sinal é maximizado, sendo que o ruído é reduzido, ao se colocar a mola o mais próximo possível da estrutura sob pesquisa. No caso do joelho, a mola mais freqüentemente utilizada possui um formato mais ou menos cilíndrico e está intimamente ajustada ao joelho. Uma conseqüência disso é que apenas um joelho, por vez, pode ser examinado (nenhum sinal é detectado de objetos fora da mola, o que consiste no principal motivo para a redução do ruído). Nos casos em que ambos os joelhos devam ser examinados, para fins de comparação, ambos os exames devem ser empreendidos ou o médico precisa aceitar uma qualidade de imagem e uma resolução de imagem muito reduzidas. Em geral, a primeira opção é escolhida.

É impossível exagerar a necessidade da proporção sinal/ruído elevada, pois isto consiste no determinante final da qualidade, da resolução e do tempo de aquisição da imagem. Com uma relação sinal/ruído suficientemente alta, a resolução pode ser melhorada para possibilitar a visualização da estrutura submilimétrica, o tempo de aquisição pode ser reduzido para menos de 1 segundo por imagem (levando à possibilidade de estudos cinemáticos de alta qualidade) e o contraste pode ser melhorado, de modo a ajudar a reconhecer mesmo as lacerações mais sutis.

Além dos fatores que influenciam e controlam a qualidade da imagem (i.e., sua escala de cinza, luminosidade, proporção sinal/ruído e resolução), o sistema de RNM permite o controle do formato e da apresentação da imagem. Dentre os parâmetros sob controle do operador estão o campo de visualização, a espessura do corte e a orientação da imagem (i.e., axial, sagital, coronal ou, na realidade, qualquer obliqüidade que melhor demonstre a anatomia, como é comumente empreendido para a visualização ótima do LCA. Os dados de imagem podem ser adquiridos como múltiplos cortes bidimensionais, através do joelho, ou como uma única aquisição tridimensional, com o plano de demonstração escolhido mais adiante, mesmo depois que o paciente tenha saído do *scanner*. Os protocolos típicos empregados na avaliação do joelho são fornecidos no Quadro 6-1.

Considerações de Segurança

Os campos magnético e de radiofreqüência utilizados nos modernos sistemas da RNM são grandes e apresentam potencial para provocar risco, quando aplicados sem critérios. Forças e torques poderiam ser aplicados a aparelhos magnetizados ou magnetizáveis dentro dos pacientes, induzindo correntes na pele ou em órgãos mais profundos que poderiam criar calor. Embora a segurança do paciente exija vigilância e monitoriação constantes pela equipe que opera e supervisiona o sistema, algumas considerações gerais são aplicáveis. Muitas das próteses e aparelhos metálicos colocados em caráter permanente nos pacientes não são magnéticos e não gerarão risco. Os exemplos incluem a maioria das hastes intramedulares, próteses de joelho e quadril, grampos e parafusos. As exceções importantes são os grampos de aneurismas cerebrais, os marca-passos cardíacos e os implantes cocleares. Alguns destes últimos aparelhos são magnéticos, sendo que a consulta com o radiologista (e, ocasionalmente, com o fabricante) é necessária, antes que o exame seja realizado. Os aparelhos temporários (p.ex., parafusos de fixação) são, com freqüência, magnéticos, sendo que o exame pode precisar ser retardado até a remoção destes.

Foram feitos exames para muitos aparelhos implantáveis e estão disponíveis as tabulações dos aparelhos compatíveis com os exames de RNM,[6] mas, em geral, é benéfico consultar o radiologista que realiza o exame antes de prosseguir com este em qualquer paciente com um aparelho implantado que suscite dúvida. Outra importante consideração é a paciente grávida. Embora não haja nenhum perigo conhecido, a prática comum é adiar o exame, sempre que possível, a menos que outras considerações obriguem a um exame imediato.

Sumário

A mensagem implícita nesta discussão relativamente detalhada é que, diferente de outras modalidades de imagem, a RNM não somente apresenta uma imagem; em vez disto, a criação da imagem consiste em um processo interativo, permitindo e, até mesmo, exigindo o controle de todos os aspectos da qualidade da imagem. No seu lado positivo, isto permite uma enorme precisão na visualização dos detalhes anatômicos e de suas modificações com a lesão e a doença. No seu lado negativo, isto exige a compreensão minuciosa do que pode ser feito e de qual informação clínica é necessária. É muito fácil com a RNM criar imagens ruins, as quais não possuem qualidade suficiente para apreciar uma lesão ou, até mesmo, criar boas imagens que não incorporam as técnicas de aquisição necessárias para evidenciar as lesões sutis. Mais que qualquer outra modalidade, um exame de RNM adequado requer a interação íntima e o diálogo continuado entre o cirurgião que trata do paciente e o radiologista que cria e revê a imagem.

Anatomia Normal

As imagens são adquiridas através do uso de uma extremidade espiralada especial, posicionada no joelho para maximizar a proporção sinal/ruído. O paciente fica em decúbito dorsal e o joelho é posicionado em cerca de 15

Quadro 6-1. Protocolos Típicos para a Aquisição da RNM[a]

Série	Incidência	TR	TE	Espessura do Corte	Nº de Imagens
1 (T1)	Coronal	500	20	5 mm	14
2 (T2)	Sagital	2.500	20/80	3 mm	40
3 (T2)	Coronal	2.500	20/80	3 mm	40
4 (T2)	Axial	2.500	20/80	3 mm	30
5 (recuperação com inversão)	Sagital	5.000	150, 20	5 mm	14

[a]Os protocolos variarão de uma instituição para outra e são atualizados com freqüência, à medida que as capacidades do sistema são atualizadas e melhoradas. Como exemplo, as aquisições de *spin* eco rápido, que podem reduzir o tempo de aquisição para as seqüências em T2 e de recuperação com inversão, são freqüentemente substituídas pelas seqüências de *spin* eco convencional aqui listadas. Nas séries 2-4, as aquisições de multieco são empregadas, com dois tempos de TE diferentes (i.e., 20/80 ms). A recuperação com inversão utiliza um retardo do tempo de inversão de aproximadamente 150 mseg antes da seqüência de *spin* eco, indicado pela notação para TE (i.e., 150, 20, onde 150 é o tempo de inversão e 20 mseg é o tempo de TE usual).

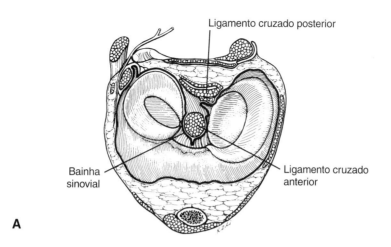

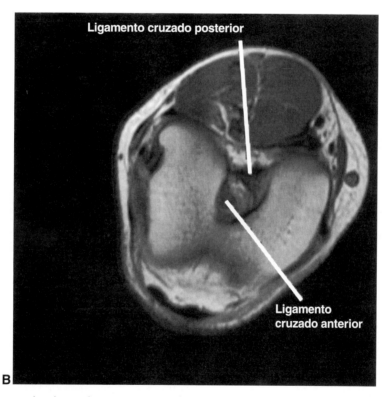

Fig. 6-1. Os ligamentos cruzados observados na projeção axial. **(A)** Diagrama. **(B)** RNM. Observe o aspecto hipointenso dos ligamentos cruzados anterior e posterior na RNM. (Fig. A de Tria e Klein,[62] com permissão.)

graus de rotação externa, de modo a trazer o LCA para o plano sagital. As imagens são tipicamente adquiridas nas projeções sagital, axial e coronal, com os ligamentos cruzados sendo mais bem visualizados nas incidências sagitais e os ligamentos colaterais nas incidências coronais. As incidências axiais ajudam a avaliar os ligamentos patelofemorais e também servem para orientar a aquisição de incidências detalhadas do LCA, quando necessário.

Os ligamentos normais aparecem em escuro em todas as seqüências de pulso. Em parte, isso ocorre por causa da relativa pobreza de líquido livre (e, desta maneira, de átomos de hidrogênio) nos ligamentos e, em parte, por causa da estrutura ordenada do colágeno do tipo I que compõe os ligamentos. A estrutura ordenada restringe o movimento dos *spins* magnéticos, aumentando dramaticamente a velocidade de relaxamento e diminuindo o sinal nas seqüências convencionais de imagens.[7]

Ligamentos Cruzados

Os ligamentos cruzados são centralizados no joelho e são parcialmente intracapsulares, porém extra-sinoviais.[8]

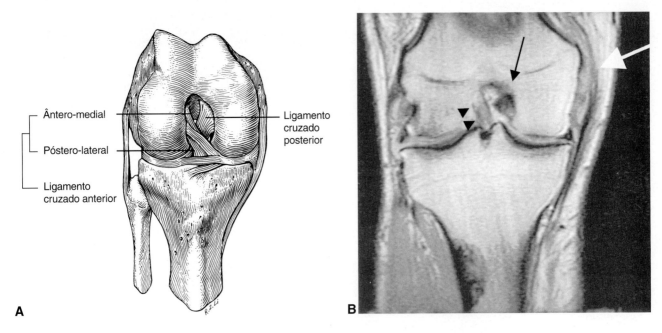

Fig. 6-2. Ligamentos cruzados observados na projeção coronal. **(A)** Diagrama. **(B)** RNM mostrando o LCP como uma estrutura arredondada (*seta escura*) e o LCA como uma faixa linear. Neste paciente com uma laceração do ligamento colateral medial (LCM) (*seta branca*), o LCA apresenta uma laceração intra-substância (ou parcial) e aparece mais brilhante que o usual. (Fig. A de Tria e Klein,[62] com permissão.)

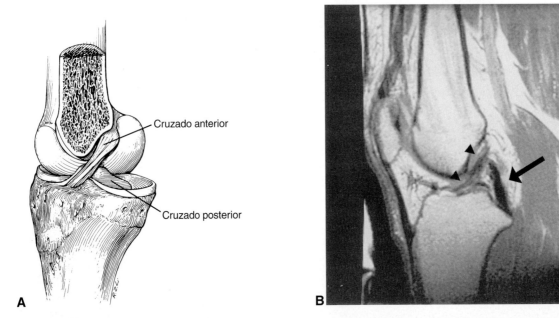

Fig. 6-3. Ligamentos cruzados observados na projeção sagital. **(A)** Diagrama. **(B)** RNM. Nesta imagem, o LCA (*ponta de seta*) e o ligamento cruzado posterior (LCP) (*seta*) estão, ambos, hipointensos. (Fig. A de Tria e Klein,[62] com permissão.)

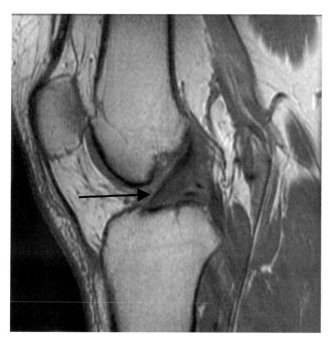

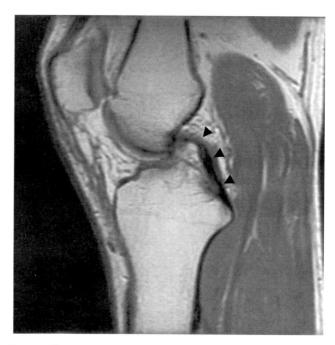

Fig. 6-4. Aspecto típico na RNM do LCA normal. O LCA (*seta*) apresenta uma espessura variável e, ocasionalmente, podem ser observadas fibras individuais. A curvatura do LCA pode mostrar discreta variação, dependendo, provavelmente, da flexão variada do joelho.

Fig. 6-5. Observe o aspecto mais espesso e mais uniforme do LCP (*pontas de seta*) em comparação com o LCA.

Ligamento Cruzado Anterior

O LCA origina-se no côndilo femoral lateral e se insere no lado medial do platô tibial anterior.[9,10] O LCA consiste de dois ou mais feixes, separados por tecido conjuntivo frouxo ou adiposo, mas este aspecto não é freqüentemente apreciado na mesa anatômica e somente é visto de maneira ocasional na RNM. O ligamento sofre torção sobre si mesmo à medida que passa da tíbia para o fêmur e espalha-se na inserção femoral. O aspecto do LCA na RNM é variável, refletindo a variabilidade da estrutura e do trajeto. As Figs. 6-1 a 6-3 mostram o típico aspecto do LCA na RNM nas projeções axial, coronal e sagital, enquanto que a Fig. 6-4 mostra outro exemplo do aspecto típico do LCA normal.

Em geral, o LCA aparece como uma faixa hipointensa com fibras separadas, comumente observadas como entidades distintas. A largura e a homogeneidade da faixa são altamente variáveis nos pacientes normais (provavelmente devidas ao tecido adiposo e ao tecido conjuntivo frouxo interpostos), sendo que se deve ter o cuidado de não confundir o aspecto variável com uma lesão. Nos casos difíceis ou quando o posicionamento do paciente é subótimo, imagens adicionais, em cortes finos, podem ser obtidas (i.e., aquisição de volume tridimensional), com a orientação planejada a partir de incidências axiais.[11,12]

Ligamento Cruzado Posterior

O ligamento cruzado posterior (LCP) origina-se no côndilo femoral medial e se insere na fossa intercondilar posterior da tíbia.[10,13] O LCP é consideravelmente mais largo e mais espesso que o LCA e é menos variável na intensidade de sinal, embora não no trajeto, que o LCA. O aspecto típico do LCP em pacientes normais pode ser apreciado na Fig. 6-5.

Ligamentos Secundários

Vários dos ligamentos secundários do joelho são comumente observados na RNM. Estes prendem-se e atuam como estabilizadores acessórios dos meniscos;[8] além de sua importância funcional, eles constituem uma fonte comum de armadilhas na avaliação dos meniscos por RNM. A apreciação de seus trajetos limitará o diagnóstico falso de laceração meniscal[14] (Fig. 6-6).

Os dois ligamentos *meniscofemorais* são os ligamentos de Humphrey e Wrisberg; o primeiro faz trajeto anteriormente e o segundo por trás do LCP. Ambos estendem-se desde o côndilo femoral medial e se inserem na margem posterior do menisco lateral, sendo que é esta inserção que pode ser uma fonte de confusão nos exames de RNM. Seguir o trajeto dos ligamentos através da articulação do joelho, conforme notado em imagens sagitais seqüenciais, irá mostrar a verdadeira causa do artefato (Figs. 6-7 e 6-8). Os ligamentos meniscofemorais são mais bem observados nas incidências sagitais do joelho,

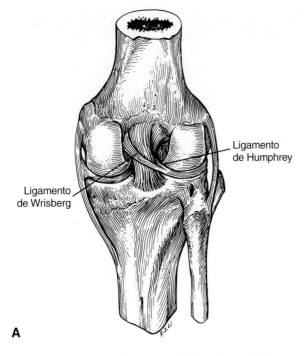
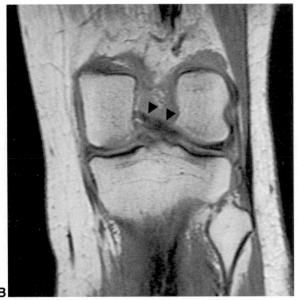
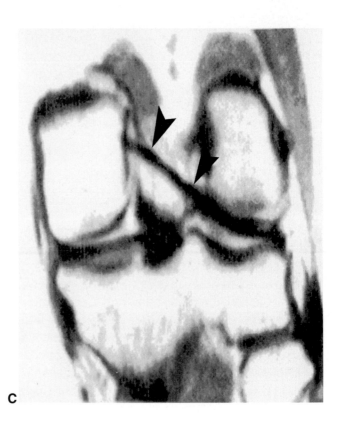

Fig. 6-6. Ligamentos meniscofemorais. Os ligamentos de Humphrey e Wrisberg apresentam aspecto e trajeto similares nas incidências coronais. **(A)** Diagrama. **(B e C)** RNM. O ligamento de Humphrey (*pontas de seta*) é visto em seu trajeto desde o corno posterior do menisco lateral até o côndilo femoral medial.

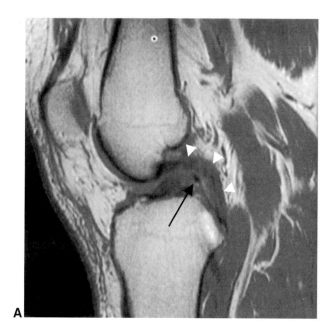
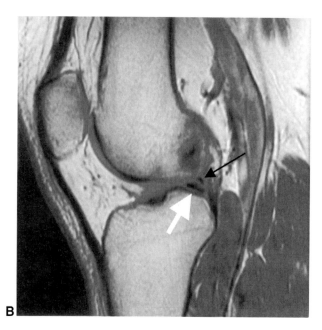

Fig. 6-7. Ligamento de Humphrey (*seta escura*) observado nas incidências sagitais. **(A)** Posição mesossagital. **(B)** Posição lateral. Observe artefato sugerindo laceração no corno posterior do menisco lateral (*seta branca*). O LCP (*pontas de seta*) neste paciente pós-trauma apresenta um aspecto arqueado e é relativamente hiperintenso, indicando, possivelmente, estiramento ou laceração intra-substância.

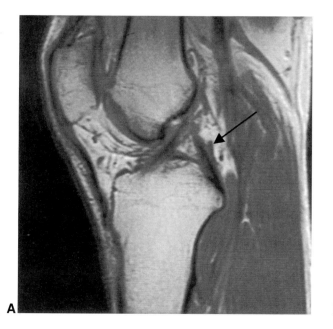
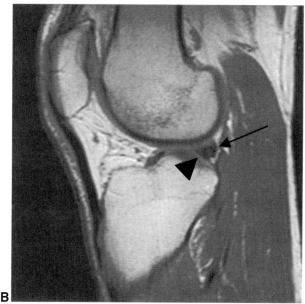

Fig. 6-8. Ligamento de Wrisberg (*seta*) observado nas incidências sagitais, fazendo trajeto através da articulação do joelho. **(A)** Posição mesossagital. **(B)** Posição lateral. Observe a sugestão por artefato de laceração no corno posterior do menisco lateral (*ponta de seta*).

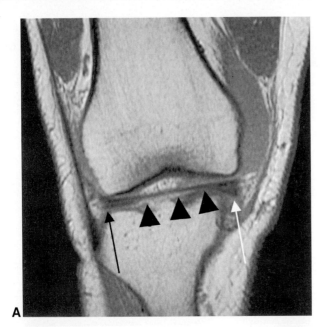
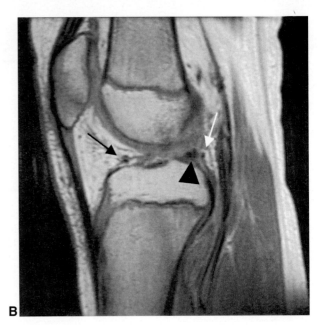
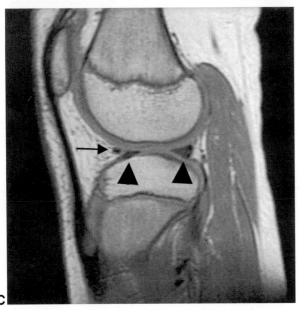

Fig. 6-9. Ligamento transverso anterior. **(A)** Incidência coronal. A seta branca aponta para o corpo anterior do menisco medial, a seta escura aponta para o corpo anterior do menisco lateral e as pontas de seta apontam para o ligamento transverso anterior. **(B)** Posição mesossagital, mostrando o ligamento transverso anterior (*seta escura*). O ligamento de Wrisberg (*seta branca*) também é observado neste paciente. **(C)** Posição lateral. A seta aponta para o ligamento transverso anterior e as pontas de seta apontam para os corpos anterior e posterior do menisco lateral. Observe as diferentes intensidades de sinal das epífises (que contêm medula amarela) e as diáfises do fêmur e da tíbia (que contêm medula vermelha nesta criança).

embora, ocasionalmente, o ligamento de Wrisberg possa ser observado nas incidências coronais (Fig. 6-6).

O ligamento *transverso anterior* é um estabilizador anterior do menisco, estendendo-se desde o corno anterior do menisco medial até o corno anterior do menisco lateral. Ele é comumente observado em todas as projeções e, como os ligamentos meniscofemorais, pode ser uma armadilha na avaliação de lacerações dos meniscos, em especial no corno anterior do menisco lateral[8,14] (Fig. 6-9).

Ligamentos Colaterais

Ligamento Colateral Medial

O ligamento colateral medial (LCM), ocasionalmente referido como *ligamento colateral tibial*, origina-se do côndilo femoral medial no tubérculo adutor (ele pode ser creditado como uma extensão do tendão do adutor magno) e se insere na metáfise tibial medial, cerca de 4 cm caudalmente ao platô tibial.[7,8,10,15] Ele consiste de duas camadas, uma camada profunda, presa à cápsula articular e ao menisco medial, e uma camada superficial. A separação entre estas camadas pode ser ocasionalmente apreciada nas imagens em T2. Anteriormente, as aponeuroses dos vastos estendem-se até a patela. Esse estabilizador medial da patela também é referido como *retináculo patelar medial*.

O LCM é mais bem apreciado nas incidências coronais, embora os retináculos patelares o sejam nas incidências axiais (Fig. 6-10).

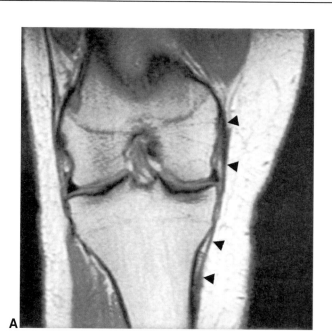 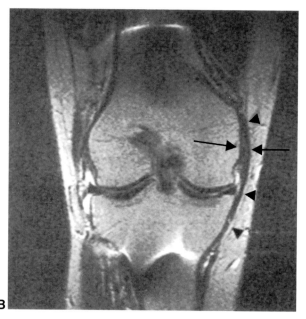

Fig. 6-10. Incidências coronais em T1 (**A**) e T2 (**B**) mostram o LCM (*pontas de seta*). A separação entre os ligamentos superficial e profundo pode ser nitidamente observada na imagem em T2 (Fig. B, *setas*).

Ligamento Colateral Lateral

O ligamento colateral lateral (ou fibular) (LCL) é uma estrutura fina e arredondada que se estende desde o côndilo femoral lateral até a face posterior da cabeça da fíbula.[7,8,10,15] O ligamento é mais bem observado nas incidências coronais, embora, ocasionalmente, ele possa ser visto nas incidências sagitais extremas (Fig. 6-11).

Rupturas Ligamentares

Como o aspecto normal dos ligamentos em todas as seqüências de pulso é o de uma estrutura com baixa intensidade de sinal, as rupturas são visualizadas com elevada nitidez, em especial as rupturas agudas que comumente mostram hemorragia e edema associados – os quais são hiperintensos nas imagens em T2.[16-18] Por causa das al-

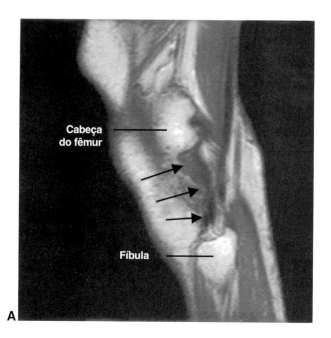 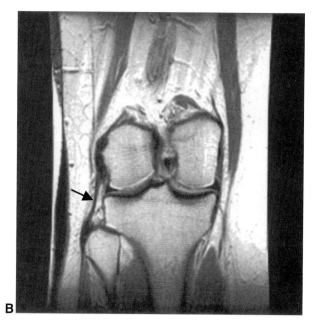

Fig. 6-11. Ligamento colateral lateral (LCL). (**A**) Incidência sagital. (**B**) Incidência coronal. As *setas* apontam para o LCL.

terações de contorno ou anormalidade no trajeto, as rupturas ligamentares podem ser suspeitadas nas imagens em T1, mas a presença de uma estrutura de alta intensidade de sinal dentro ou substituindo o ligamento identifica a presença e a localização da lesão, em particular a lesão aguda. As rupturas agudas, especialmente as rupturas completas, são comumente acompanhadas por uma grande hemartrose, a qual se desenvolve precocemente. Dentro de um dia, este sangue e o líquido e o edema que comumente acompanham serão acentuadamente hiperintensos nas imagens em T2. Mesmo rupturas intra-substância, que podem ser difíceis de identificar na cirurgia, possuem focos de sinal hiperintenso dentro delas, que anunciam a presença da lesão, mesmo sem anormalidade de contorno. As rupturas incompletas também estão associadas a hemorragia e edema, que causam um aspecto semelhante a uma massa nas imagens em T1 e um aspecto brilhante na imagem em T2, mais comumente na ou próximo a ela inserção femoral. Mesmo com esta elevada nitidez (ou talvez por causa dela), ocasionalmente é difícil diferenciar uma ruptura completa de uma incompleta, pois, mesmo com uma laceração completa, as fibras ligamentares podem ser ocasionalmente observadas em seus trajetos normais. Somente com interrupções claras das fibras ou com a avulsão na inserção óssea a diferenciação pode ser feita apenas com base na imagem.

Lesões do Ligamento Cruzado Anterior

As lacerações do LCA[12,17,18,20] podem ocorrer em qualquer ponto ao longo de sua extensão, mas a maior parte localiza-se na face média a proximal do ligamento (Figs. 6-12 e 6-13). Cerca de 70% das rupturas do LCA ocorrem em associação com outras lesões intra-articulares, em particular as lesões do corno posterior do menisco medial e do ligamento colateral medial. As lesões ósseas,

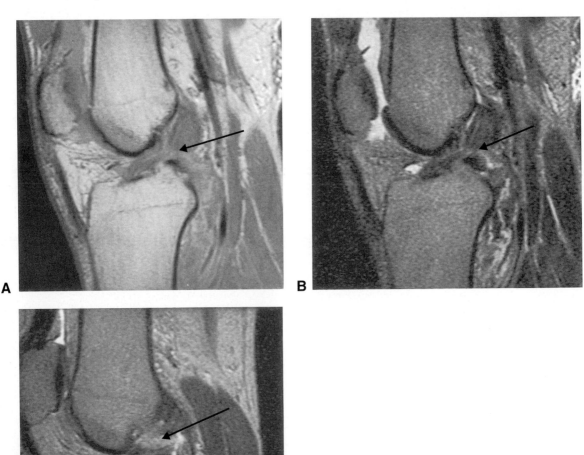

Fig. 6-12. As lacerações na substância do LCA contribuem com aproximadamente 75% de todas as lacerações do LCA. Imagens com densidade de próton **(A)** e em T2 **(B)** na laceração da substância do LCA de um paciente, observada na projeção sagital. A seta aponta para a laceração, que é relativamente brilhante em T2. **(C)** Imagem em T2 de uma laceração na porção média do LCA (*seta*) em um segundo paciente.

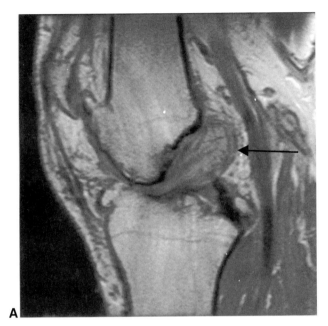 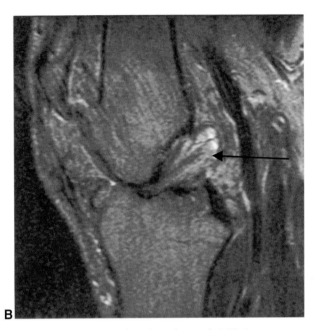

Fig. 6-13. As rupturas proximais (femorais) do LCA contribuem com aproximadamente 20% de todas as lesões do LCA. Imagens em T1 (**A**) e T2 (**B**) de uma ruptura femoral do LCA; a lesão (*seta*) é relativamente brilhante na imagem em T2.

usualmente edema medular sem fratura franca, também são comuns, sendo que sua presença deve estimular uma inspeção detalhada do LCA, a fim de apreciar rupturas por vezes sutis. O alto grau de lesão associada torna a RNM particularmente valiosa, pois a totalidade do joelho é avaliada em um único exame, facilitando o planejamento do tratamento.

Uma lesão aguda é reconhecida como uma massa de tecido mole ao longo do trajeto do LCA, substituindo comumente o ligamento.[21] Em geral, a massa é isointensa ao líquido e ao músculo circunvizinho nas imagens em T1 e acentuadamente hiperintensa e bastante nítida nas imagens em T2. As lacerações crônicas não apresentam massa, hemorragia ou edema associados, mas são reconhecidas pelo trajeto irregular do ligamento (que usualmente se situa enrolado sobre o platô tibial) e pela ruptura ligamentar[22] (Figs. 6-14 a 6-16). A frouxidão ligamentar, provavelmente uma seqüela das lesões crônicas intra-substância, pode ser freqüentemente apreciada como um abaulamento caudal proeminente da porção média do LCA (Fig. 6-17).

Alterações após a Reparação Meniscal. As alterações pós-operatórias da reconstrução do LCA são características, com o tendão cirurgicamente posicionado sendo observado fazendo trajeto entre e, por vezes, por dentro dos túneis femoral e tibial.[22-24] O tendão íntegro, independente da origem, é hipointenso e visualizado como uma faixa escura homogênea, assemelhando-se mais ao LCP que a um LCA original. As lesões recorrentes, agudas ou crônicas, apresentam o mesmo aspecto que o das lesões em tendões nativos (Fig. 6-18).

De potencial interesse é o fato de que alguns relatos, bem como nossa experiência inicial, indicaram que a reepitelialização pode ser identificada como a intensificação da imagem nas margens do ligamento cirurgicamente posicionado, após a injeção intravenosa de agentes de contraste com gadolínio. Pesquisas adicionais são necessárias para determinar se o material de intensificação representa a proliferação sinovial ou o tecido fibroso ou de granulação, assim como para avaliar o real valor prognóstico do achado (Fig. 6-19).

Lesões do Ligamento Cruzado Posterior

As lesões completas e, até mesmo, parciais do LCP[13,15,17] são raras, porém, em geral, são facilmente reconhecidas no exame de RM. O LCP íntegro é uma estrutura escura, relativamente espessa. As áreas de sinal brilhante percebidas dentro do ligamento, principalmente nas imagens em T2, indicam a presença de sangue ou edema e são anormais, mesmo quando a ruptura franca não é observada (Fig. 6-20). Um ligamento acentuadamente deslocado ou curvado pode ser freqüentemente notado em associação com lesão do LCA. Os exemplos desta curvatura são observados nas Figs. 6-7, 6-12 e 6-14. O LCP mostra-se intacto. As imagens por ressonância magnética do LCP reconstruído apresentam um aspecto semelhante ao daquelas do LCA reconstruído, embora, certamente, a localização dos túneis intra-ósseos e dos gram-

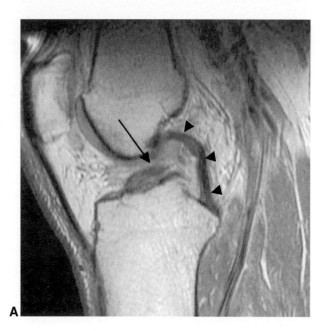 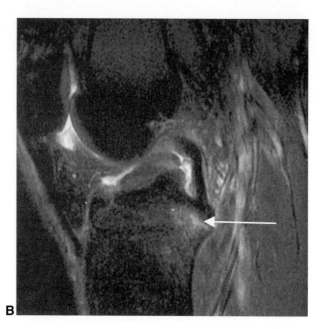

Fig. 6-14. Ruptura do LCA nas regiões média e femoral com contusão óssea associada (microfraturas trabeculares). **(A)** Imagem sagital em T1. A seta aponta para a porção distal restante do LCA rompido; as pontas de seta apontam para o LCP intacto, porém curvado. **(B)** Imagem de recuperação por inversão. O sinal da medula adiposa normal está suprimido (i.e., aparece em negro), aumentando a delineação do edema (*seta*) associado à contusão óssea.

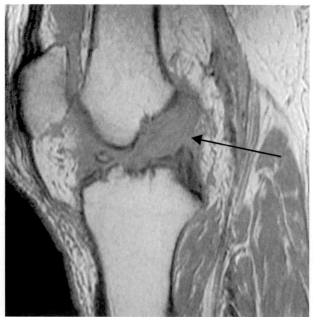

Fig. 6-15. Lesão difusa do LCA com líquido (e provavelmente hemorragia) substituindo a totalidade do ligamento (*seta*).

Fig. 6-16. Lesões crônicas do LCA. O ligamento lesado (*seta*) é visto enrolado sobre o platô tibial.

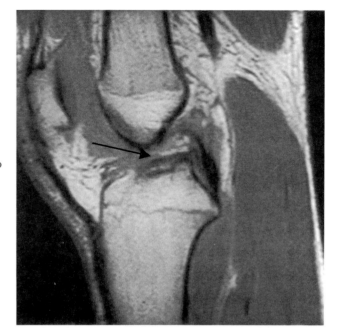

Fig. 6-17. Frouxidão ligamentar. O LCA frouxo (*seta*) exibe arqueamento caudal.

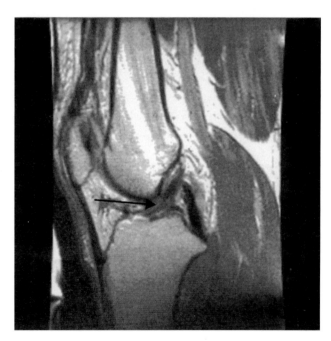

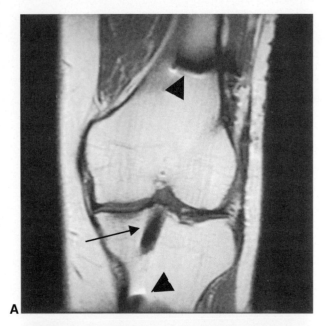
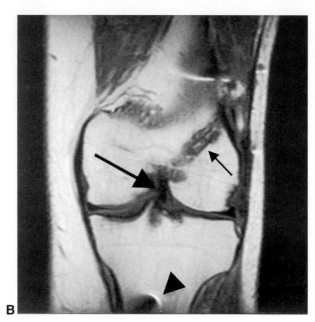
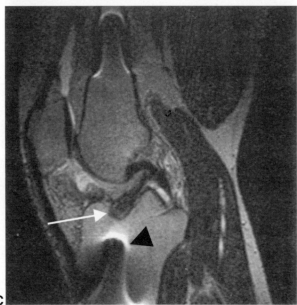

Fig. 6-18. Alterações pós-operatórias e o ligamento intacto depois da reparação do LCA. **(A e B)** Incidências coronais mostrando os túneis femoral e tibial (*setas pequenas*). A *seta grande* aponta para o LCA reparado, íntegro. As pontas de seta apontam para artefatos que se originam de grampos metálicos usados na reparação. **(C)** Imagem sagital em T2 mostrando o túnel tibial (*seta branca*) e o ligamento reparado intacto. A *ponta de seta* novamente aponta para o artefato metálico.

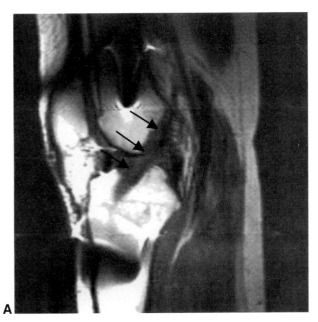 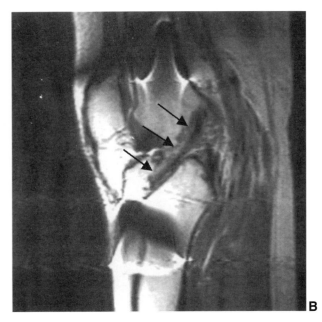

Fig. 6-19. Estimulação por contraste após a reparação do LCA. **(A)** As *setas* apontam para o LCA cirurgicamente posicionado, observado na imagem pré-contraste. **(B)** Imagem pós-contraste mostrando captação no perímetro que circunda o ligamento (*setas*).

pos sejam diferentes, conforme notado na Fig. 6-21. Neste caso, o LCA foi lacerado e reconstruído, muitos anos antes que o LCP fosse lesado.

Lesões do Ligamento Colateral Medial

Da mesma forma que com outros ligamentos, as lesões do LCM são reconhecidas por áreas de sinal hiperintenso, indicando hemorragia e edema. As lesões podem ser graduadas de I a III, com o III indicando a ruptura completa das fibras ligamentares. O grau de adelgaçamento ligamentar, a ruptura das fibras e o acúmulo de sangue e edema são proporcionais ao grau e podem ser freqüentemente apreciados na RNM. A lesão intra-articular associada, como uma laceração do LCA ou meniscal, também pode ser bservada. As lesões podem ocorrer em qualquer ponto ao longo da extensão do LCM, sendo mais bem apreciadas na incidência coronal (Figs. 6-22 e 6-23).

Lesões do Ligamento Colateral Lateral

As lesões do LCL[25] são incomuns e, como as lesões de outros ligamentos, são reconhecidas pela ruptura de fibras normalmente hipointensas e pela presença de áreas de sinal brilhante, especialmente nas seqüências em T2, indicando a presença de sangue e edema (Figs. 6-24 e 6-25).

ARTROGRAFIA E RADIOGRAFIAS SIMPLES

Nos últimos anos, a artrografia do joelho foi suplantada em grande parte pela RNM. Esta apresenta as vantagens de ser menos dependente do operador, ser equivalente ou superior em exatidão à artrografia, não ser invasiva e não utilizar radiação ionizante. Entretanto, a artrografia do joelho ainda é uma modalidade diagnóstica valiosa em determinados casos. Os pacientes com claustrofobia não tolerarão, com freqüência, os estreitos limites de uma máquina comum de RNM, um problema não encontrado com a artrografia. A RNM pode ser contra-indicada nos indivíduos com marca-passos, determinados grampos de aneurisma, corpos estranhos metálicos no olho, implantes cocleares, etc. Além disso, a artrografia do joelho pode realmente vir a ser a modalidade de imagem preferida nos pacientes que sofreram reparação meniscal em vez de meniscectomia. A RNM nestes pacientes continua a demonstrar um sinal anormal no sítio de reparação, muito tempo depois de ter ocorrido a cicatrização. Se acontecer a repetição da lesão, a presença ou ausência do agente de contraste artrograficamente injetado dentro do próprio menisco são necessárias para avaliar a integridade da reparação cirúrgica. Portanto, a contínua familiarização com aspectos artrográficos normal e anormal dos ligamentos do joelho, bem como dos meniscos, é necessária, caso o examinador deva fornecer uma informação completa e apurada para o médico solicitante.

Técnica

A técnica da artrografia de joelho com contraste único e duplo foram bem documentadas na literatura.[26-30] O

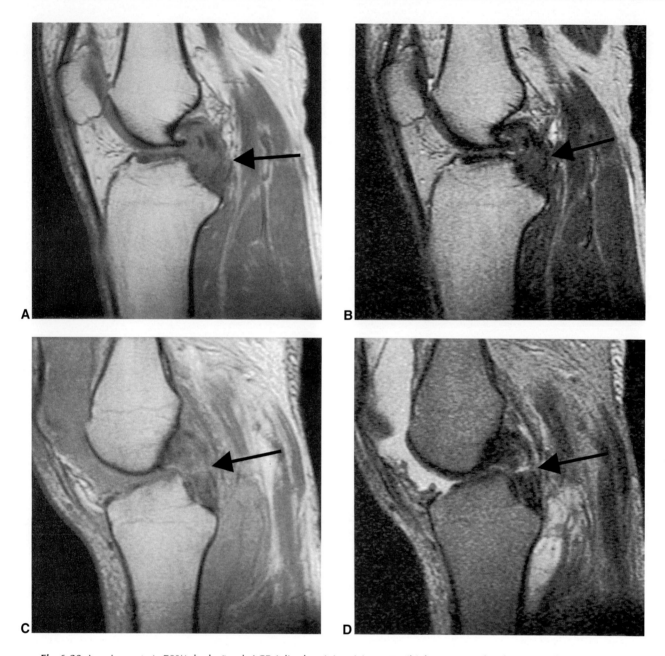

Fig. 6-20. A maior parte (~ 70%) das lesões de LCP é distal, próximo à inserção tibial; o restante distribui-se igualmente entre as lesões da zona média e a inserção femoral. As lesões completas e intra-substância demonstram o sinal hiperintenso. Incidências sagitais em T1 **(A)** e T2 **(B)**. Existe um sinal discretamente aumentado no sítio da lesão distal (*seta*). Imagens sagitais em T1 **(C)** e T2 **(D)** de uma lesão na zona média (*seta*), mostrando sinal focal aumentado na imagem em T2.

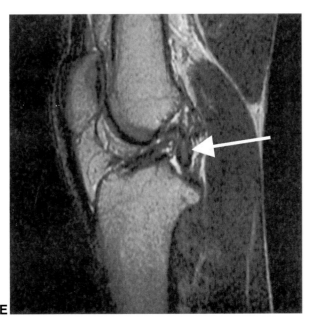

Fig. 6-20 (Continuação). (**E**) Sinal aumentado (*seta*) em uma imagem sagital em T2 de uma lesão intra-substância. Outro paciente com uma lesão intra-substância do LCP foi observado na Figura 6-7.

exame com contraste único parece ser um pouco mais exato na avaliação da integridade dos ligamentos cruzados que a artrografia com duplo contraste; entretanto, apenas a técnica de duplo contraste é resumidamente descrita adiante, já que as duas são bastante similares do ponto de vista técnico.[31-33] Da mesma forma, determinadas técnicas de imagem podem ser usadas durante o estudo de duplo contraste reproduzindo o aspecto de contraste único, o que é valioso na avaliação dos ligamentos cruzados.[34]

As radiografias preliminares do joelho são obtidas, consistindo das incidências ântero-posterior em pé, em túnel, patelar tangencial e lateral. O sítio a ser puncionado é preparado e coberto da maneira estéril padronizada. Depois que a anestesia local é feita, uma agulha de 20 com 4,0 cm de comprimento é introduzida no joelho, entre a parte inferior da patela e o côndilo femoral. Podem ser usadas abordagens medial ou lateral. A artrocentese é realizada e a maior quantidade de líquido possível é removida, já que o líquido articular residual dilui o agente de contraste, resultando no revestimento deficiente das estruturas intra-articulares. Cerca de 20 ml de ar são injetados dentro da articulação do joelho por meio da mesma agulha, de modo a confirmar se a extremidade da agulha permanece em posição intra-articular. Cinco ml de contraste iônico com sal de meglumina a 60%, contendo 0,3 ml de adrenalina a 1:1.000, são, então, injetados, seguidos por ar suficiente para fazer com que a cápsula da articulação do joelho se torne tensa, mas não dolorosa para o paciente. O joelho é passivamente flexionado e estendido, enquanto o paciente move-se através das posições de decúbito dorsal, decúbito lateral e decúbito ventral. A posição de decúbito ventral é particularmente importante para garantir o revestimento apropriado da superfície anterior do LCA pelo contraste.

A obtenção da imagem para a avaliação dos ligamentos cruzados é feita na projeção lateral, com o joelho flexionado entre 60 e 90 graus e tensionado para simular uma manobra de deslizamento anterior. Os feixes de raios X vertical e horizontal são empregados. A incidência lateral horizontal é obtida com o paciente sentado. Isso permite que o meio de contraste se agrupe sob a ação da gravidade dentro da articulação do joelho, o que resulta em um aspecto de contraste único, permitindo a visualização melhorada do ligamento cruzado. A imagem com feixe vertical é feita de maneira fluoroscópica, possibilitando o posicionamento exato do joelho, de modo que o LCP seja visualizado. Quando isso for feito, o alinhamento do joelho é apropriado para a avaliação do LCA.[29] Raramente, as lesões do LCA e do LCP impedem o uso desta técnica. A imagem meniscal habitual sucede-se à avaliação dos cruzados.

Ligamentos Cruzados

A avaliação das radiografias convencionais do joelho é essencial no paciente com suspeita de lesão dos ligamentos cruzados, pela possibilidade de fraturas associadas. Embora a maioria das lesões do LCA envolva o terço médio, alguns adultos e crianças terão fratura associada da eminência tibial[35] (Fig. 6-26).

As radiografias do joelho em AP e oblíqua podem mostrar uma avulsão capsular lateral ou uma "fratura de Segond" (Fig. 6-27). Isto é considerado, por alguns, como sendo um sinal patognomônico da lesão do LCA. Outro nome para este achado é o *sinal capsular lateral*. Ele representa uma fratura por avulsão da borda articular do platô tibial lateral pelo terço médio do ligamento meniscotibial. Em uma série de 22 pacientes com fraturas de Segond, 19 apresentavam ruptura associada do LCA.[36]

Os achados indiretos, em radiografias convencionais, da lesão do LCA, observados de 6 a 12 meses depois da lesão, incluem a elevação dos tubérculos intercondilares, a formação de esporão e hipertrofia da eminência intercondilar, osteofitose da faceta inferior da patela, estenose da incisura intercondilar, o estreitamento dos espaços cartilaginosos e a osteofitose por reforço.[35]

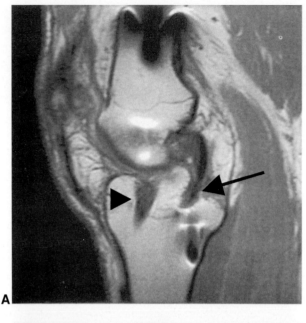
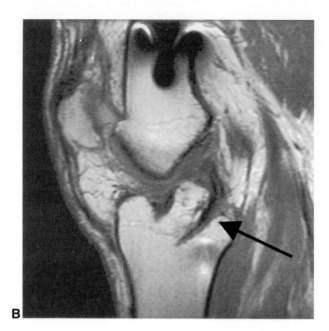
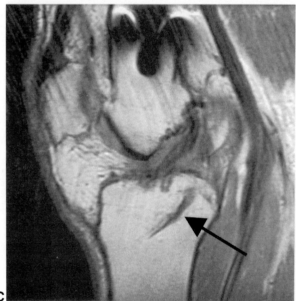

Fig. 6-21. (A-C) Incidências sagitais sucessivas da reconstrução do LCP e do LCA. As setas apontam para o túnel tibial para a reconstrução do LCP. As pontas de seta apontam para o túnel tibial para o LCA reconstruído. Artefatos de metal podem ser observados no fêmur.

Fig. 6-22. A lesão do LCM na região da inserção femoral corresponde a aproximadamente, 65% das lesões do LCM. **(A)** Diagrama da lesão femoral do LCM. **(B)** Imagens coronais em T1 e T2 **(C)** de uma lesão femoral do LCM (*seta branca*). Nota-se acidentalmente um defeito cortical benigno na tíbia proximal (*ponta de seta escura*). (Fig. A de Tria e Klein,[62] com permissão.)

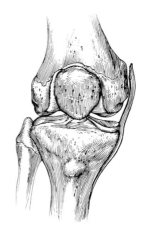

Lesão femoral (65%)

A

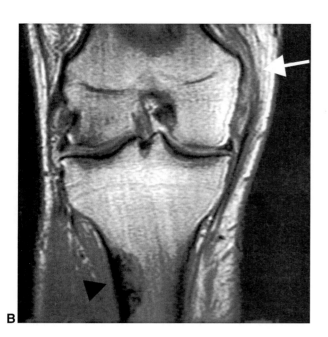

B

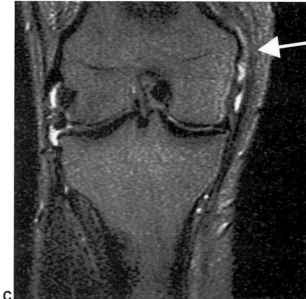

C

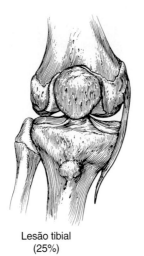

Lesão tibial
(25%)

A

Fig. 6-23. A lesão do LCM na região da inserção tibial é encontrada em aproximadamente 25% das lesões do LCM. **(A)** Diagrama. **(B)** Imagens coronais em T1 e T2 **(C)** de uma lesão envolvendo as porções média e tibial do LCM (*setas*). (Fig. A de Tria e Klein,[62] com permissão.)

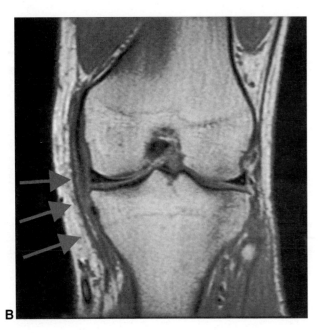

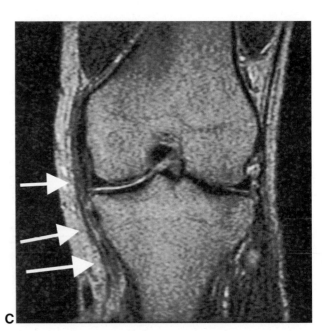

Fig. 6-24. As lesões do LCL na face distal (fibular) do ligamento são notadas em cerca de 75% dos casos. **(A)** Diagrama. **(B)** Imagens coronais em T1 e T2 **(C)** de uma lesão fibular do LCL (*seta*). Observe o sinal hiperintenso no sítio da lesão na imagem em T2. (Fig. A de Tria e Klein,[62] com permissão.)

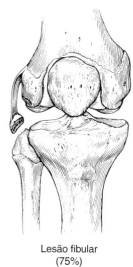

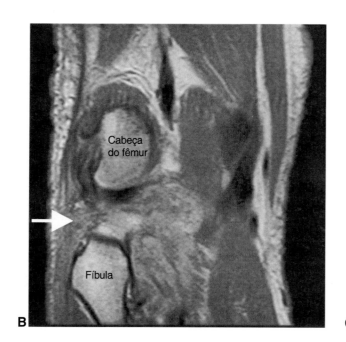

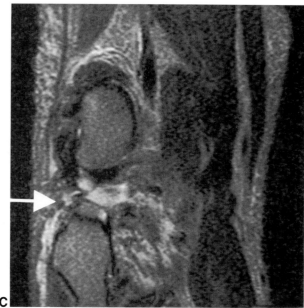

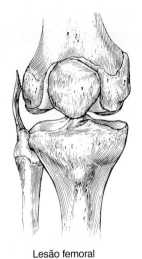

Lesão femoral
(20%)

A

Fig. 6-25. As lesões na inserção femoral do LCL contribuem com cerca de 20% dos casos de lesão do LCL. **(A)** Diagrama. **(B)** Incidências coronais em T1 e T2 **(C)** de uma lesão na inserção femoral do LCL (*seta*). O músculo bíceps femoral é percebido exatamente lateral à porção lacerada do LCL, sendo que o tendão do bíceps femoral é notado unindo-se ao LCL intacto para formar o tendão conjunto, à medida que ele se fixa na cabeça da fíbula. (Fig. A de Tria e Klein,[62] com permissão.)

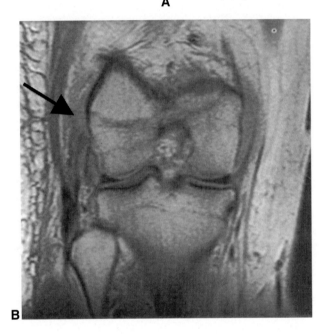

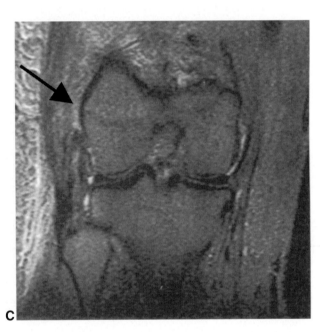

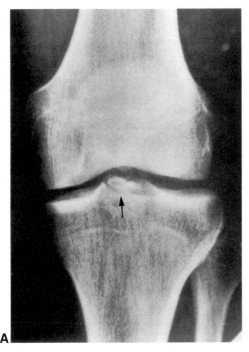 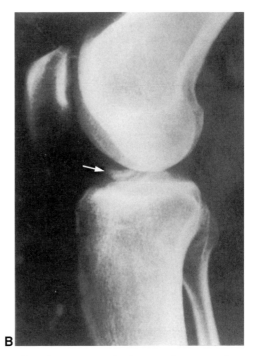

Fig. 6-26. Radiografias **(A)** frontal e **(B)** lateral indicando fratura por avulsão da eminência tibial no sítio de inserção do LCA (*seta*). (De Greenspan,[43] com permissão.)

A artrografia pode ser mais valiosa na avaliação do joelho agudamente lesado, em especial quando o exame físico é dificultado pelo edema e pela dor. O diagnóstico exato é o mais importante, pois foi relatado que as lesões do ligamento cruzado ocorrem em até 75% dos pacientes com hemartrose pós-traumática.[37] Existe alguma discordância em relação à exatidão da artrografia na avaliação das lesões do LCA.[38] Muitos pesquisadores relatam uma taxa de exatidão de 85 a 95% no estabelecimento do diagnóstico do LCA normal ou anormal.[26,27] Outros reportam uma exatidão tão reduzida quanto 50% no diagnóstico de lesões do LCA; entretanto, esses pesquisadores empregaram a técnica de duplo contraste, mas não utilizaram incidências laterais do joelho na horizontal, a qual melhora substancialmente a visualização artrográfica dos ligamentos cruzados.[39,40]

Os ligamentos cruzados são extra-sinoviais e, por conseguinte, são visualizados indiretamente durante a artrografia. As membranas sinoviais suprajacentes são as estruturas realmente revestidas pelo contraste, de modo que a superfície sinovial anterior do LCA e a superfície sinovial posterior do LCP são normalmente delineadas. Como a imagem é feita com o joelho flexionado e a gaveta anterior é aplicada, estes dois ligamentos aparecem perfeitamente retos e lisos na artrografia normal.

O "stress" insuficiente aplicado ao joelho pode resultar no aspecto arqueado do LCA, dando a falsa impressão de frouxidão do LCA. A superfície anterior do LCA normal corre obliquamente a partir da parte posterior do fêmur e faz contato com o platô tibial em uma localização 8 mm posterior à superfície anterior da tíbia. O

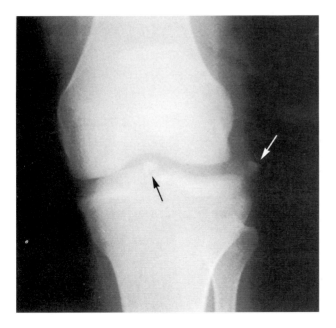

Fig. 6-27. Radiografia frontal do joelho, demonstrando o sinal capsular lateral ou fratura de Segond (*seta branca*). A fratura da eminência tibial também está presente (*seta escura*).

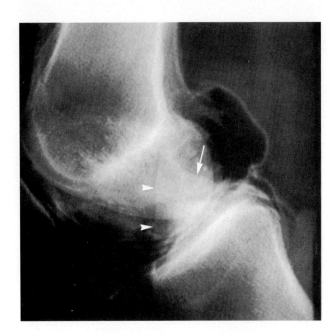

Fig. 6-28. Artrografia com duplo contraste, incidência com "stress" lateral. O LCA normal (*pontas de seta*) e o LCP (*seta*) estão perfeitamente retos.

LCP normal é visualizado como uma linha reta de contraste, estendendo-se obliquamente desde a parte anterior do fêmur até a face posterior da tíbia (Fig. 6-28).

O aspecto artrográfico típico de uma lesão completa do LCA, incluindo a ruptura da sinóvia suprajacente, é a angulação aguda ou ausência da linha de contraste anterior ou do represamento do contraste onde o LCA é normalmente visualizado (Fig. 6-29). Quando o LCA é lacerado, mas a sinóvia adjacente está intacta, a superfície é ondulada e irregular. A irregularidade focal na extremidade distal do LCA pode ser observada como uma lesão parcial ou completa, com um pequeno pedaço residual do LCA preso à tíbia (Fig. 6-30). A lesão crônica do LCA resulta na formação de espessa faixa fibrótica, possuindo aspecto muito similar àquele do LCA normal. Felizmente, essa faixa espessa se insere próxima ao ponto extremo anterior do platô tibial ou na superfície posterior do coxim adiposo infrapatelar, permitindo a diferenciação (Fig. 6-31).

Como é a sinóvia, e não os ligamentos cruzados, que se opacifica durante a artrografia, inúmeras armadilhas podem levar a diagnósticos errôneos, quando a técnica é menos minuciosa. Essas armadilhas incluem as incorreções provocadas pelo contraste insuficiente na articulação para revestir os ligamentos cruzados, a inflamação e cicatrização da sinóvia, os coágulos sanguíneos, os níveis hidroaéreos, o septo vertical persistente, os fragmentos de meniscos lacerados dentro da incisura intercondilar e do ligamento mucoso ou a prega sinovial infrapatelar (PSI) mimetizando um LCA normal.[27-35] A PSI pode ser facilmente confundida com um LCA normal e ocorre com razoável freqüência (10% das artrografias de joelho em uma série)[41] (Fig. 6-32).

Determinar o ângulo apical é valioso na diferenciação do LCA de uma PSI. O ângulo apical do LCA normal mede menos de 85 a 90 graus, enquanto que o ângulo apical da PSI é superior a 90 graus. Deve-se notar que a PSI nunca foi visualizada artrograficamente quando o LCA estava intacto. Assim, a identificação da PSI indica a ruptura do LCA[41] (Fig. 6-33).

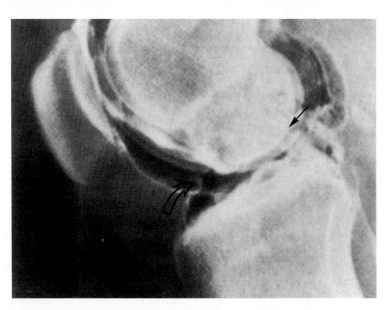

Fig. 6-29. Laceração completa do LCA. A superfície anterior do LCA não é visualizada. Apenas o coxim adiposo anterior (*seta aberta*) e o LCP (*seta sólida*) podem ser observados. (De Nicholas et al.,[40] com permissão.)

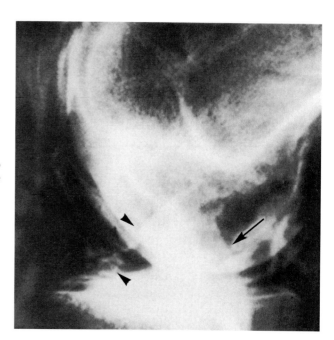

Fig. 6-30. Um resquício do LCA lacerado é delineado pelo contraste próximo à sua inserção tibial (*pontas de seta*). O LCP está bem delineado (*seta*). (De Freiberg e Kaye,[30] com permissão.)

Ligamentos Colaterais

A lesão do LCM é a lesão ligamentar do joelho mais comum. As lesões dos ligamentos colaterais podem ser diagnosticadas em radiografias convencionais, quando as incidências do joelho em AP com "stress" demonstram a abertura do compartimento articular ipsilateral (Fig. 6-34). As lesões do LCA e do menisco medial, em conjunto com uma ruptura do LCM, são referidas como a "tríade infeliz de O'Donahue".[42] Lesões antigas do LCM podem calcificar no sítio da lesão e, posteriormente, ossificar, resultando na lesão de Pelligrini-Stieda (Fig. 6-35). As calcificações desta natureza dos tecidos moles, com orientação linear ou discretamente curvilínea, que acontecem adjacentes ao côndilo femoral medial são visualmente patognomônicas de uma lesão antiga do LCM.

A artrografia do joelho, quando realizada dentro de 48 horas da lesão, é capaz de identificar a lesão do LCM, mas não do LCL. Isto se deve ao fato de que o LCM está intimamente aplicado à cápsula articular subjacente,

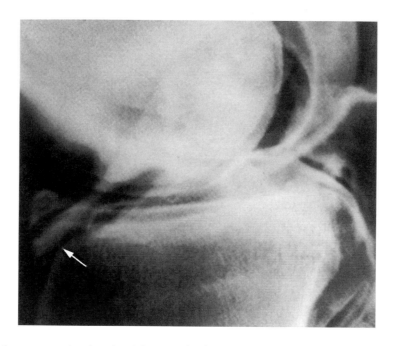

Fig. 6-31. Faixa fibrótica espessa mimetizando o LCA normal. Observe a inserção anormal desta faixa no extremo anterior do platô tibial (*seta*). (De Freiberg e Kaye,[30] com permissão.)

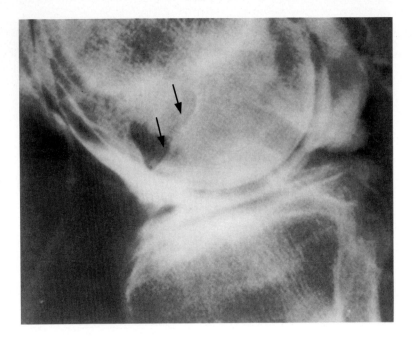

Fig. 6-32. O contraste delineia a prega sinovial infrapatelar (PSI) ou ligamento mucoso (*setas*). Observe sua inserção mais elevada que o normal. (De Brody et al.,[41] com permissão.)

enquanto que o LCL não está. Em conseqüência disto, lesões do LCM rompem a cápsula articular, mas esta ruptura não tem lugar com as lesões do LCL. As lesões isoladas das fibras profundas do LCM resultam em opacificação, pelo meio de contraste, do espaço entre a periferia do menisco medial e as fibras superficiais do LCM (Fig. 6-36). As lesões totais do LCM permitem o livre extravasamento do contraste articular para dentro dos tecidos moles adjacentes[43] (Fig. 6-7). Quando a artrografia é realizada com mais de 48 horas após a lesão do LCM, a cápsula articular pode selar-se e a artrografia não é mais tão efetiva na demonstração das lesões do ligamento colateral medial.

TOMOGRAFIA COMPUTADORIZADA

A TC pode ser utilizada para examinar a anatomia interna da articulação do joelho. No início da TC, as limitações do equipamento impediram a plena avaliação da anatomia. Os meniscos poderiam não ser visualizados, mas a anatomia dos cruzados poderia ser demonstrada. Um dos primeiros estudos relatados em 1978 por Pavlov et al.[44] demonstrou a anatomia dos cruzados em joelhos de cadáveres. As limitações do equipamento exigiram que o joelho fosse posicionado em diferentes planos dentro do pórtico, a fim de mostrar a anatomia dos cruzados nos planos ortogonais.[45] No início, isso era difícil de se aplicar no meio clínico. À medida que os avanços tecnológicos permitiram maior resolução e a reconstrução multiplanar, a avaliação mais detalhada da articulação do joelho tornou-se possível.

O LCA e o LCP estão dentro do centro da cápsula articular do joelho. Eles fixam-se à porção interna dos côndilos femorais e à tíbia proximal. O LCA faz trajeto oblíquo a partir do côndilo femoral lateral até a parte ântero-medial da espinha tibial. O LCP faz trajeto oblíquo, desde o côndilo femoral medial até a porção posterior da tíbia proximal.[46] Um corte transaxial padronizado, através do joelho, demonstra os ligamentos cruzados em corte oblíquo. O comprimento total do LCA e do LCP pode ser visto quando os ligamentos estão em paralelo com o plano da imagem.[47] Distalmente, o ponto de inserção do LCA na tíbia pode ser nitidamente delineado. A porção média do ligamento tem formato de ferradura; proximalmente, ele é mais delgado. Ele apresenta atenuação média de 50 a 70 unidades Hounsfield (UH). O LCP possui aspecto oval, com atenuação (80 a 100 UH) um pouco maior que a do LCA. Ele é triangular em sua porção média e em sua inserção no côndilo femoral. Os ligamentos acessórios de Humphrey e Wrisberg são observados anterior ou posteriormente ao LCP.[48] Na reconstrução sagital, o LCA aparece como uma faixa contínua e estreita, enquanto que o LCP mostra formato de gancho.[48] O LCA é mais bem visualizado nas reconstruções coronais e o LCP, nas reconstruções sagitais. Os cortes axiais são melhores para demonstrar as inserções e fixações dos cruzados.[49]

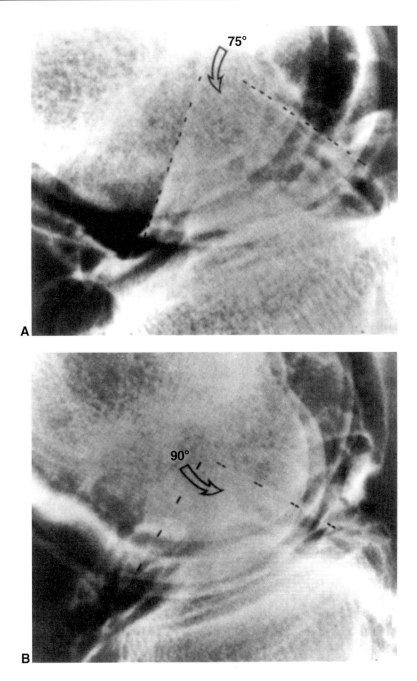

Fig. 6-33. Construção do ângulo apical. **(A)** O ângulo de 75 graus entre a face anterior do LCA normal e a face posterior do LCP. **(B)** O ângulo de 90 graus da PSI, que se insere na borda anterior da tíbia e na superfície posterior do LCP. (De Brody et al.,[41] com permissão.)

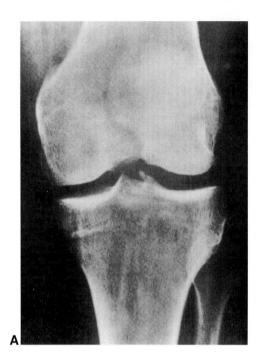
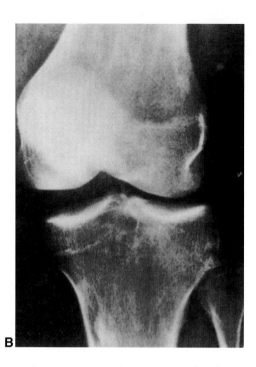

Fig. 6-34. Lesão do LCM. **(A)** A radiografia frontal do joelho parece normal; entretanto, quando o "stress" é aplicado no compartimento articular medial **(B)**, ocorre a abertura, indicando lesão do LCM. (De Greenspan,[43] com permissão.)

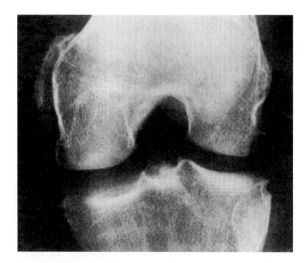

Fig. 6-35. Lesão de Pelligrini-Stieda. A calcificação curvilínea típica está aparente no sítio da antiga lesão do LCM. (De Greenspan,[43] com permissão.)

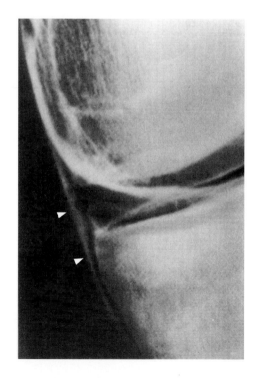

Fig. 6-36. Ocorreu lesão das fibras profundas do LCM, permitindo que o contraste fique coletado fora da cápsula articular. Observe a margem periférica lisa da coleção do contraste (*pontas de seta*), indicando que o LCM superficial está intacto. (De Greenspan,[43] com permissão.)

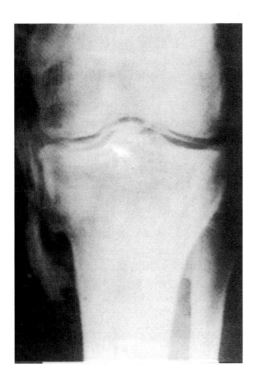

Fig. 6-37. Extravasamento do contraste para dentro dos tecidos moles da face medial do joelho. Observe o padrão plúmeo do contraste, indicando lacerações das fibras profundas e superficiais do LCM. (De Freiberg e Kaye,[30] com permissão.)

Uma lesão completa dos ligamentos cruzados é demonstrada na TC como a não-visualização em vários cortes transaxiais ou perda da característica faixa contínua retesada ou do formato de gancho para as lesões do LCA e LCP, respectivamente. Os fragmentos osteocondrais podem ser visualizados no caso de fraturas por avulsão. As lesões parciais demonstram, tipicamente, a atenuação desigual, com áreas de baixa atenuação no sítio da lesão. Em geral, o ligamento mostra-se alargado. Nas lesões crônicas, o ligamento também está alargado e a calcificação associada pode ser percebida.[48] Um LCA rompido pode ser erroneamente diagnosticado como íntegro na TC, na presença de hipertrofia sinovial acentuada, a qual pode simular um ligamento intacto. A reconstrução multiplanar deve evitar este problema ao permitir a identificação de um ligamento não rompido. Outros diagnósticos falsos negativos foram demonstrados no quadro das lesões meniscais por esmagamento.[50] Da mesma forma, um LCA rompido pode ser erroneamente diagnosticado como íntegro no caso de lesão em "alça de balde" deslocada. Neste caso, os fragmentos do menisco situados na fossa intercondilar podem simular um ligamento íntegro nos cortes transaxiais.[48] A exatidão relatada da TC para o diagnóstico das lesões dos ligamentos cruzados foi tão elevada quanto 93,3% para o LCA e 100% para o LCP e os ligamentos colaterais, quando comparada aos resultados da artroscopia.[48] A sensibilidade e a especificidade combinadas para os ligamentos cruzados são de 80 e 96%, respectivamente.[51] A sensibilidade pode ser aumentada para 94,2% na TC com artrografia.[50] Entretanto, isto se transforma, então, em um exame invasivo, sendo que a artroscopia possui exatidão diagnóstica maior que 95%.

Os ligamentos colaterais são mais bem estudados nas reconstruções coronais.[49] O LCM é consistentemente visualizado na TC como tendo uma densidade uniforme, medindo de 50 a 70 UH, e de aspecto semelhante a uma faixa. O LCL mostra aspecto semelhante a uma corda e tem densidade similar ao LCM. A lesão é identificada na TC como a falta de homogeneidade, aumento e regiões de baixa atenuação.[48] A exatidão diagnóstica, sensibilidade e especificidade são reportadas, sem exceção, como sendo de 100%.[52]

A melhor conduta na avaliação dos meniscos parece ser o exame por imagem do joelho em 8 a 10 graus de flexão. A outra perna é colocada fora do pórtico e repousa contra a parte dianteira da estrutura do pórtico. Em seguida, o pórtico é angulado em paralelo com o platô tibial. Ao nível da eminência intercondilar, cortes superpostos finos são obtidos para detalhar a anatomia meniscal. Em seguida, a reconstrução multiplanar é efetuada.[49-53] O plano sagital demonstra, de forma ótima, os cornos anterior e posterior dos meniscos, bem como suas inserções capsuloligamentares. O plano coronal é melhor para a visualização da porção média do menisco. O corno anterior do menisco medial pode ser particularmente difícil de se obter imagem e pode não ser visualizado em qualquer plano.[49]

No plano transaxial, o menisco medial normal mostra um formato de C e o menisco lateral é um círculo parcial. Ambos são bem definidos a partir dos tecidos circunvizinhos e possuem densidade uniforme, medindo de 70 a 90 UH.[54] Uma lesão é visualizada como hipodensidade linear bem definida ou irregular dentro do menisco.[52] As lesões meniscais podem ser hiperdensas quando um fragmento fica sobreposto ao menisco não lesado restante.[54] Áreas císticas delimitadas representam alterações degenerativas.[52] Lesões longitudinais do menisco medial são as de mais fácil diagnóstico. Lesões parciais envolvendo os cornos médio e posterior são difíceis de demonstrar. As áreas císticas arredondadas, envolvendo os cornos médio e posterior, são difíceis de de se obter imagem. As lesões transversas na porção média do menisco são hipodensas e alteram a configuração normal.[54] Lesões transversas muito pequenas podem passar despercebidas em consequência da média volumétrica parcial, levando a um diagnóstico falso negativo. Os diagnósticos falsos positivos podem ser feitos nos casos de cirurgia meniscal prévia, qual cria a uma irregularidade meniscal.[53] Em geral, as lesões meniscais completas estão associadas a fragmentos meniscais deslocados.[54] A presença de derrame articular não impede a visualização do menisco.[53]

As dificuldades de imageação dos meniscos podem ser multifatoriais. A hemartrose intensa, as lesões envolvendo múltiplas estruturas e as anormalidades do platô tibial resultando em falha no alinhamento correto do joelho para o exame podem impedir a demonstração bem-sucedida dos meniscos.[54] A exatidão diagnóstica na detecção da lesão meniscal é de 89,2% para o menisco medial e de 96,1% para o menisco lateral.[48] A exatidão diagnóstica total para ambos os meniscos, considerados em conjunto, é de 92,2%.[53] Com a lesão ligamentar associada, a exatidão aumenta.[48] A comparação da TC com a RM na metade dos anos 80 (usando uma mola de baixa potência magnética) mostrou que a TC era superior à RM na imageção dos meniscos em 29,4% dos joelhos, igual à RM em 54,7% e inferior em 15,6%.[53]

Com a atual tecnologia avançada da TC e da RM, os dados supracitados possuem pouco significado clínico. Além disso, não existem estudos atualizados comparando a exatidão e a sensibilidade da TC e da RM, provavelmente porque o último consiste, atualmente, na modalidade de escolha para diagnosticar os distúrbios internos do joelho. Mesmo diante da resolução superior e da capacidade de realizar reconstruções multiplanares mais rapidamente que no passado, a TC ainda não possui o soberbo contraste de tecidos moles da RM e não pode fornecer a imagem ortogonal direta. Além disso, a TC utiliza radiação ionizante, enquanto que a RM não o faz. As vantagens da TC sobre a RM incluem seu menor custo e a disponibilidade mais imediata em determinados centros. A TC pode demonstrar condições anormais dos ligamentos e meniscos, determinar a localização, o tipo e a extensão da lesão, e confirmar os achados clínicos.[48] Diferente da cirurgia ou da artroscopia, ela não é invasiva e, nos centros onde a RM não está disponível, ela pode fornecer informações clínicas úteis.

ULTRA-SONOGRAFIA

O advento dos transdutores de alta resolução tornou a ultra-sonografia das estruturas internas do joelho uma realidade. O sucesso foi conseguido na sonografia dos meniscos, cartilagens articulares, ligamentos colaterais, tendões do quadríceps e patelar e, recentemente, dos ligamentos cruzados por ultra-sonografistas alemães e japoneses.[55-58]

Através do emprego de um transdutor linear de 5 MHz com o joelho em flexão, os meniscos são observados como estruturas uniformemente ecogênicas, com configuração triangular. O ápice do triângulo aponta no sentido do centro do joelho. O corno posterior do menisco lateral é visualizado na maioria dos casos. O corno posterior do menisco medial é consistentemente demonstrado. Os cornos anterior e médio não são demonstrados de forma consistente. Dentro do aspecto médio posterior do menisco lateral, um foco hipoecóico persistente pode ser identificado, o qual representa o tendão do poplíteo.[55]

Nos estudos de Selby et al.,[59] que fizeram lesões artificiais em amostras de joelho de cadáver, as lesões concêntricas verticais apareceram como regiões lineares muito ecogênicas dentro do menisco. Lesões tão pequenas quanto 2 mm puderam ser detectadas. As rupturas verticais são extremamente difíceis de demonstrar e precisam ter um mínimo de 5 mm para serem observadas.[59] Esta discrepância relaciona-se aos princípios ultra-sonográficos básicos, principalmente ao fato de que os objetos localizados tangencialmente à sonda apresentam maior ecogenicidade e, portanto, são mais prováveis de serem observados.[55-59] Esses mesmo pesquisadores realizaram, então, experiências in vivo em indivíduos sintomáticos e foram capazes de caracterizar lesões simples como meniscos com ecogenicidade diminuída e aumento da falta de homogeneidade. Existe uma escassez de dados na literatura norte-americana em relação à exatidão, sensibilidade e especificidade da detecção ultra-sonográfica das rupturas meniscais.[55] No entanto, em um estudo de 84 pacientes sintomáticos na Alemanha,[56] no qual a ultra-sonografia foi comparada à artroscopia e à cirurgia, a sensibilidade e a especificidade para os meniscos foram de 89 e 78%, respectivamente.

A ultra-sonografia pode ser empregada para avaliar a cartilagem articular, quando o joelho está em 90 graus de flexão. Os côndilos tibial e femoral são ecogênicos com sombreamento acústico posterior. Existe uma borda hipoecóica, representando a cartilagem hialina. A espessura normal da cartilagem hialina varia de 1,2 a 1,9 mm e é maior na região intercondilar e no côndilo femoral lateral. Demonstrou-se que, na osteoartrite, existe perda da definição e adelgaçamento das superfícies articulares, que podem ser detectados por ultra-sonografia. O primeiro parece correlacionar-se melhor em nível clínico. O exame pode ser limitado, caso o paciente não possa flexionar o joelho até os 90 graus necessários. Em conseqüência disso, no quadro da artrite avançada, a avaliação por ultra-sonografia pode não ser possível. De maneira adicional, a superfície articular patelar não pode ser avaliada por meios ultra-sonográficos, já que a patela bloqueia a transmissão do som em todos os planos.[55-60]

O sucesso na avaliação dos ligamentos cruzados nos Estados Unidos foi limitado.[55-58] Um estudo foi realizado no Japão[57] sobre as características ultra-sonográficas normais do LCA e do LCP, bem como do diagnóstico ultra-sonográfico da ruptura do LCA e do LCP. Demonstrou-se que o LCA normal é uma estrutura reta hiperecóica nos planos sagital e transverso, enquanto o joelho estava a mais de 90 graus de flexão e em rotação interna máxima. Um LCA rompido não foi visualizado em ambos os planos, sendo que uma ruptura parcial demonstrou menor área transversa que no joelho não afetado.[57] Esses dados contradizem a experiência dos ultra-sonografistas alemães,[61] que indicaram três padrões a serem observados. O LCA apareceu como uma faixa de baixa ecogenicidade, uma estrutura hiperecóica confirmada ou uma faixa hiperecóica. Essas estruturas são nitidamente definidas a partir das estruturas intra-articulados circunvizinhas.[61] Confirmou-se adicionalmente que é bastante improvável que a ultra-sonografia seja útil para a detecção da ruptura do LCA, já que a hemartrose intensa impediria que o paciente flexionasse o joelho em mais de 90 graus. Além disso, também foi considerado improvável que feixes fibrosos individuais do LCA pudessem ser diferenciados, de modo a diagnosticar a ruptura parcial. Demonstrou-se que o LCP normal é hiperecóico na ultra-sonografia nos planos sagital e transverso. Um LCP rompido aparece como uma interrupção no ligamento, com perda da imagem hiperecóica normal.

Um grupo de ultra-sonografistas alemães empreendeu uma conduta diferente para o diagnóstico da ruptura do LCA. Friedl e Glaser[56] realizaram estudos dinâmicos, nos quais o grau de alongamento do LCA sob "stress" poderia ser correlacionado à integridade do ligamento. Dessa maneira, o alongamento médio sob "stress" foi de 2,3 ± 1,8 mm em um LCA intacto, 2,9 ± 2,4 mm na ruptura parcial e de 5,1 ± 2,0 mm em um LCA rompido. Essas medidas foram realizadas em 84 pacientes com lesões agudas do LCA e do LCM, sendo que a comparação foi feita com a artroscopia. A sensibilidade e a especificidade para o diagnóstico ultra-sonográfico da ruptura foram de 70 a 98%, respectivamente, para o LCA e de 87 e 96% para o LCM. A sensibilidade para a ruptura parcial foi muito menor.[56] Esses resultados são encorajadores e certamente asseguram a pesquisa adicional para estabelecer onde a ultra-sonografia se adequaria na elaboração diagnóstica do joelho agudamente lesado.

Na Europa, onde a RM é muito dispendiosa e não está tão disponível quanto nos Estados Unidos, a ultra-sonografia ganhou posição de destaque.[56] Da mesma forma que com a TC, existe ênfase reduzida sobre a ultra-sonografia do joelho nos Estados Unidos, porque a RM é considerada a modalidade de escolha. Como resultado direto disto, temos experiência e confiança limitadas na ultra-sonografia do joelho, sendo que esta modalidade é, provavelmente, muito pouco utilizada. As vantagens da ultra-sonografia são que ela pode ser empregada de modo rápido, eficiente e pouco dispendioso para diagnosticar um amplo espectro de anormalidades. Não existem efeitos danosos significativos conhecidos, sendo que a literatura européia sugere que ela é bastante sensível e específica.[56] Como a prática dos cuidados de saúde nos Estados Unidos está sendo controlada mais rigorosamente; do ponto de vista econômico, esta modalidade poderá desempenhar um papel mais significativo no diagnóstico.

SUMÁRIO

A RM é excepcionalmente adequada na avaliação da lesão ligamentar, permitindo a inspeção não invasiva, de alta resolução e multiplanar da totalidade da articulação e o exame detalhado dos ligamentos. O ligamento normal é visualizado como uma estrutura escura, nitidamente margeada, sendo que as lesões agudas são facilmente reconhecidas pela substituição da estrutura hipointensa pelo material brilhoso, representando sangue e edema. As lesões associadas, encontradas em elevada porcentagem de lesões ligamentares, são avaliadas ao mesmo tempo, o que facilita o planejamento do tratamento e o prognóstico. Os futuros desenvolvimentos estenderão essas capacidades para incluir a demonstração dinâmica e tridimensional, a fim de melhorar a resolução e somar o potencial para a avaliação funcional. A RM é e continuará sendo um importante componente na avaliação do paciente com suspeita de lesão ligamentar. Mesmo assim, existem pacientes nos quais informações adicionais são necessárias. Na elaboração inicial do diagnóstico do paciente lesado, as radiografias simples avaliam, de maneira ótima e eficiente, as estruturas ósseas e orientam o tratamento imediato. A fluoroscopia pode, por vezes, prestar informações fisiológicas não prontamente disponíveis nos estudos estáticos. A artrografia pode ser necessária nos pacientes em que a RM está contra-indicada e pode ser útil como instrumento de resolução de problemas, em especial no paciente pós-operatório.

A pletora dos instrumentos de exame por imagem diagnóstico pode fazer com que ele imponha um obstáculo para a escolha do melhor meio de avaliar o paciente, mas, ao mesmo tempo, a capacidade aumentada dos modernos aparelhos de exame por imagem proporcionam a oportunidade de visualizar a estrutura, avaliar a lesão e planejar a terapia com uma precisão nunca antes alcançada. Este desafio é mais bem enfrentado através de um diálogo contínuo entre o radiologista e o cirurgião.

REFERÊNCIAS

1. Edelman R et al: Basic principles of magnetic resonance imaging. pp. 31-39. In Edelman R, Hesselink J (eds): Clinical Magnetic Resonance Imaging. WB Saunders, Philadelphia, 1990
2. Dixon W: Simple Proton Spectroscopic Imaging. Radiology 153:189-194, 1984
3. Reiser M et al: "Gd-DTPA enhanced magnetic resonance imaging of the diagnosis of inflammatory and neoplastic musculoskeletal lesions. pp. 170-176. In Agents in Magnetic Resonance Imaging. Runge V et al (eds): Contrast Excerpta Medica, Princeton, 1986
4. Gomorri J, Grossman RI, Golding HI: Intracranial hematomas: imaging by high-field MR. Radiology 157:87-93, 1995
5. Stetter E: Instrumentation. pp. 368-369. In Edelman R, Hesselink J (eds): Clinical Magnetic Resonance Imaging, WB Saunders, Philadelphia, 1990.
6. Shellock F: MR imaging of metallic implants and materials: a compilation of the literature. AJR 151:811-814, 1988
7. Mesgarzadah M et al: Magnetic resonance imaging of the knee and correlation with normal anatomy. Radiographics 8:707, 1988
8. Firooznia H: Knee. pp. 688-691. In Golimbu CN, Firooznia H, Raffli M et al (eds): MRI and CT of the Musculoskeletal System. Mosby-Year Book, St. Louis, 1992
9. Kennedy JC, Weinberg HW, Wilson AS: The anatomy and function of the anterior cruciate ligament. J Bone Joint Surg Am 56:223, 1974
10. Strobel M: Anatomy, Proprioception and Biomechanics in Diagnostic Evaluation of the Knee. Vol. 2. Springer-Verlag, Berlin, 1990.
11. Buckwalter, KA, Pennes DR: Anterior cruciate ligament: oblique sagittal MR imaging. Radiology 175:276, 1990
12. Vellet AD et al: Accuracy of nonorthogonal magnetic resonance imaging in acute disruption of the anterior cruciate ligament. Arthroscopy 5:287, 1989
13. Grover JS, Bassett LW, Gross ML: Posterior cruciate ligament: MR imaging. Radiology 174:527, 1990
14. Vahey TN, Bennett HT, Arrington LE: MR imaging of the knee: pseudotear of the lateral meniscus caused by the meniscofemoral ligament. AJR 154:6:1237, 1990
15. Mink JH, Reicher MA, Crues JV III: A spectrum of knee joint disorders. p. 95. In Reicher MA, Mink JH, Crues JV III. Magnetic Resonance Imaging of the Knee. Raven Press, New York, 1987
16. DeHaven KE: Diagnosis of acute knee injuries with hemarthrosis. Am J Sports Med 8:9-14, 1980
17. Turner DA, Prodromos CC, Petasnick JP: Acute injury of the ligaments of the knee: magnetic resonance evaluation. Radiology 154:717, 1985
18. Rosenberg TD et al: Arthroscopic surgery of the knee. p. 1585. In Chapman W et al (eds): Operative Orthopaedics. (JB Lippincott, 1988) 1985.
19. Lee JK, Yao L, Phelps CT: Anterior cruciate ligament tears: MR imaging compared with arthroscopy and clinical tests. Radiology 166:861, 1988
20. Mink JH, Levy T, Crues JV: Tears of the anterior cruciate ligament and menisci of the knee: MR imaging evaluation. Radiology 167:769, 1988
21. Feagin JA, WW Curl: Isolated tear of the anterior cruciate ligament: 5-year follow-up study. Am J Sports Med 4:95, 1976
22. Vahey TN, Broome DR, Kayes KJ: Acute and chronic tears of the anterior cruciate ligament: differential features at MR imaging. Radiology 181:251, 1991
23. Fezoulidis I et al: MRI of the status following augmentation plasty of the anterior cruciate ligament using carbon fibers. Radiology 29:550, 1989
24. Rak KM, Maj SD, Schaefer RA: Anterior cruciate ligament reconstruction: evaluation with MR imaging. Radiology 178:553, 1991
25. Lee JK, Yao L: Tibial collateral ligament bursa: MR imaging. Radiology 178:855, 1991
26. Reider B, Clancy W Jr, Langer LO: Diagnosis of cruciate ligament injury using single contrast arthrography. Am J Sports Med 12:451-454, 1984
27. Pavlov H, Warren RF, Sherman ME et al: The accuracy of double-contrast arthrographic evaluation of the anterior cruciate ligament. J Bone Joint Surg 65:175-183, 1983
28. Freiberg RH, Pavlov H: Knee arthrography. Radiology 166:489-492, 1988
29. Pavlov H, Torg JS: Double-contrast arthrographic evaluation of the ACL. Radiology 126:661-665, 1978
30. Freiberg RH, Kaye JJ: Arthrography. Appleton & Lange, East Norwalk, CT, 1979
31. Fagerberg S: Tomographic studies on the NL and injured knee. Acta Radiol (Stockh) 195(Suppl. 138):1-93, 1956
32. Liljedahl SO, Lincivall N, Wetterfors J: Roentgen diagnosis of rupture of the ACL. Acta Radiol 4:225-239, 1966
33. Liljedahl SO, Lindvall N, Wetterfors J: Early diagnosis and treatment of acute rupture of the ACL: a clinical and arthrographic study of forty eight cases. J Bone Joint Surg Am 47:1503-1513, 1965
34. Mittler S, Freiberger RH, Harrison-Stubbs M: A method of improving cruciate ligament visualization in double-contrast arthrography. Radiology, 102:441-442, 1972
35. Marks P, Fowler PJ: Imaging modalities for assessing the ACL deficient knee. Orthopedics 16:417-424, 1993
36. Day B: The Segund FX: Pathognomonic sign of ACL injury, abstract ed. Presented at the Canadian Orthopedic Association Meeting, Toronto, June 1989
37. DeHaven KE: Diagnosis of acute knee injuries with hemarthrosis. Am J Sports Med 8:9-14, 1980
38. Wolfe RD, Diedan JD: Cruciate ligament injury: diagnostic difficulties in the presence of meniscal injury. Radiology 157:19-21, 1985
39. Selesnick PH, Noble HB, Bachman DC et al: Internal derangement of the knee: diagnosis by arthrography, arthroscopy, and arthrotomy. Clin Orthop 198:26-30, 1985
40. Nicholas JA, Freiberger NH, Killeron PJ: Double contrast arthrography of the knee. J Bone Joint Surg Am 52:203, 1970
41. Brody GA, Pavlov H, Warren RF et al: Plica synovialis infrapatellaris: arthrographic sign of ACL disruption. AJR 140:767-769, 1983

42. Gundry CR, Schils JP, Resnick D et al: Arthrography of the post traumatic knee, shoulder, and wrist current status and future trends. Radiol Clin North Am 27:957- 970, 1989
43. Greenspan A: Slide Atlas of Orthopedic Radiology. Gower Medical Publishing, New York, 1990
44. Pavlov H, Freiberger RH, Deck MF et al: Computer-assisted tomography of the knee. Invest Radiol 13:57- 62, 1978
45. Archer CA, Yeager V. Internal structures of the knee visualized by computed tomography. J Comput Assist Tomogr 2:181-183, 1978
46. Girgis FG, Marshall JL, Al Monajem ARS. The cruciate ligaments of the knee joint: anatomical functional and experimental analysis. Clin Orthop 106:216-220, 1975
47. Pavlov H, Hirsch Y, Torg JS: Computed tomography of the cruciate ligaments. Radiology 132:389-393, 1979
48. Passariello R, Trecco F, De Paulis F et al: CT demonstration of capsuloligamentous lesions of the knee joint. J Comput Assist Tomogr 10:450-456, 1986
49. Passariello R, Trecco F, De Paulis F et al: Computed tomography of the knee joint: technique of study and normal anatomy. J Comput Assist Tomogr 7:1035-1042, 198
50. Buttner-Janz K, Schellnack K, Rieder T: Noninvasive diagnosis of cruciate ligament damage with particular reference to computed tomography with arthrography. Am J Sports Med 17:501 -504, 1989
51. Johnson LL: Impact of diagnostic arthroscopy on clinical judgment of an experienced arthroscopist. Clin Orthop 167:75-83, 1982
52. Passariello R, Trecco F, De Paulis F et al: Computer tomography of the knee joint: clinical results. J Comput Assist Tomogr 7:1043-1049, 1983
53. Manco LG, Lozman J, Coleman ND et al: Noninvasive evaluation of knee meniscal tears: preliminary comparison of MR Imaging and CT. Radiology 167:727-730, 1987
54. Passariello R, Trecco F, De Paulis F et al: Meniscal lesions of the knee joint: CT diagnosis. Radiology 157:29-34, 1985
55. Richardson RL, Selby B, Montana MA, Mack LA: Ultrasonography of the knee. Radiol Clin North Am 26:63-75, 1988
56. Friedl W, Glaser F: Dynamic sonography in the diagnosis of ligament and meniscal injuries of the knee. Arch Orthop Trauma Surg 110:132-138, 1991
57. Suzuki S, Kasahara K, Futami T et al: Ultrasound diagnosis of pathology of the anterior and posterior ligaments of the knee joint. Arch Orthop Trauma Surg 110:200-203, 1991
58. Laine HR, Harjula A, Peltokallio P: Ultrasound in the evaluation of the knee and patellar region. J Ultrasound Med 6:33-36, 1987
59. Selby B, Richardson ML, Nelson BD et al: Sonography in the detection of meniscal injuries of the knee: evaluation in cadavers. AJR 149:549 - 553, 1987
60. Aisen AM, McCune WJ, MacCuire A et al: Sonographic evaluation of the cartilage of the knee. Radiology 153:781 - 784, 1984
61. Scherer MA, Kraus M, Gerngro B: Letter to the editor. Arch Orthop Trauma Surg 111:246, 1992
62. Tria AJ, Klein KS: An Illustrated Guide to the Knee. Churchill Livingstone, New York, 1992

Parte III

TRATAMENTO E RESULTADO

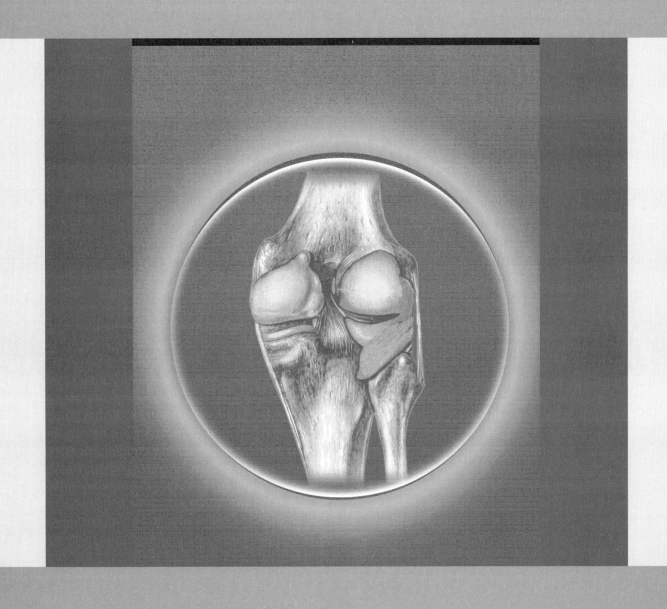

7 Ligamento Colateral Medial

JOSE A. ALICEA
ALFRED J. TRIA, Jr.

ESTUDO DE CASO CLÍNICO

Uma atleta secundarista de 17 anos de idade, começando a treinar arremesso, estava praticando na pista de corrida durante o treinamento de outono, na preparação para a temporada seguinte, que começaria em fevereiro. Ela tropeçou e caiu sobre a borda interna da pista de corrida, prendendo os pregos de seus sapatos de corrida, e torceu seu joelho no sentido valgo. Precisou de auxílio para se levantar e foi incapaz de continuar o treinamento. Ela negou ter sentido qualquer estalido durante a queda.

O exame físico do joelho revelou frouxidão no lado medial ao "stress" em valgo em 30 graus de flexão, sem um ponto terminal distinto. O joelho abriu-se ao "stress" em valgo em extensão plena, porém apresentou um ponto terminal nessa posição. Os testes de Lachman, gaveta anterior, gaveta posterior, Lachman posterior e de "stress" em varo foram todos negativos. A gaveta anterior com o pé em rotação externa[1] foi positiva; a gaveta anterior com o pé em rotação interna foi negativa.

Os exames radiográficos do joelho foram negativos. A imagem por ressonância magnética (RM) revelou lesão do ligamento colateral medial (LCM) no lado tibial e indicou uma separação periférica do menisco medial. O restante do estudo foi negativo. O ligamento cruzado anterior (LCA) permaneceu intacto.

A atleta foi observada por três diferentes grupos ortopédicos, que forneceram, cada um, diferentes soluções para a lesão. Então, ela foi levada à sala de cirurgia e sofreu exame sob anestesia com artroscopia diagnóstica, a qual revelou lesão completa do LCM exatamente ao nível da linha articular, com extensão para dentro do ligamento oblíquo posterior. Uma artrotomia do joelho foi então realizada e a reparação do LCM por sutura primária foi empreendida, com a reparação da lesão no ligamento oblíquo posterior.

Após a cirurgia, a amplitude de movimento sob uma máquina de movimentação passiva contínua foi iniciada na sala de cirurgia. Um *brace* pós-operatório foi empregado para a deambulação. A atleta recuperou a amplitude plena de movimento dentro de três semanas, reobteve a força do quadríceps e do jarrete (conforme testado pelo Cybex) dentro de três meses e foi capaz de competir na temporada de primavera com o auxílio de um *brace* protetor do tipo LCA.

ANATOMIA

O LCM origina-se no tubérculo adutor do fêmur e prossegue distalmente até a face medial da metáfise tibial (Fig. 7-1). Com sua progressão distal, o LCM abre-se e se insere sobre uma ampla área da tíbia, misturando-se ao periósteo. O ligamento consiste de uma porção profunda e uma superficial. O ligamento superficial estende-se do fêmur à tíbia e não apresenta inserções nas estruturas subjacentes, exceto nas faces proximal e distal. A porção profunda também se origina no tubérculo adutor, porém se insere na face superior do menisco medial e continua, a partir da face inferior do menisco medial, distalmente para metáfise tibial medial, juntamente com o ligamento superficial (Fig. 7-2).[2]

A cápsula póstero-medial é posterior ao LCM. O semimembranoso insere-se na face póstero-medial da tíbia, superficial à cápsula, e apresenta cinco reflexões: uma

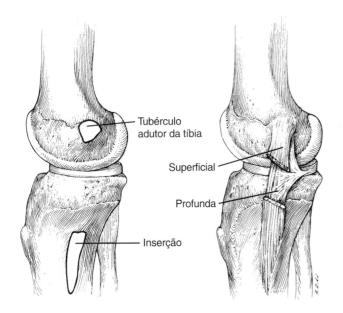

Fig. 7-1. O ligamento colateral medial consiste de uma camada superficial e de uma profunda. (De Tria e Klein,[18] com permissão.)

inserção direta na tíbia medial posterior; uma inserção abaixo do ligamento colateral medial, ao longo da tíbia; uma inserção através da cápsula posterior, ao longo da borda do menisco medial; uma inserção no ligamento oblíquo posterior e uma inserção no ligamento poplíteo oblíquo (Fig. 7-3). A cápsula póstero-medial possui uma

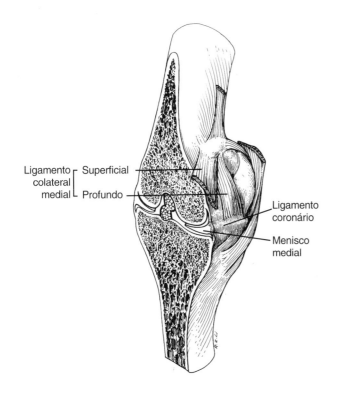

Fig. 7-2. O ligamento colateral medial profundo insere-se nas superfícies superior e inferior do menisco medial. (De Tria e Klein,[18] com permissão.)

função crucial na estabilidade medial e rotacional do joelho. A integridade do complexo capsular afeta diretamente o prognóstico das lesões do LCM, porque acrescenta um componente de rotação às lesões.[3-5]

O LCM é irrigado por uma rede difusa de vasos superficiais a partir das artérias geniculares mediais superior e inferior. O comprometimento vascular do ligamento não consiste em problema clínico significante.

BIOMECÂNICA

O estabilizador primário da face medial do joelho é o LCM superficial. Estudos anatômicos feitos por Warren et al. revelaram que as fibras anteriores do LCM permanecem retesadas durante toda a amplitude de movimento do joelho, enquanto que as fibras posteriores ficam tensas na extensão total e frouxas com a flexão.[6] As fibras profundas do LCM estabilizam o menisco medial, mas não contribuem tanto para a estabilidade em valgo. Estudos de Grood sustentaram as conclusões de Warren e quantificaram as contribuições dos estabilizadores mediais do joelho.[7,8] O LCM superficial proporciona 57% da estabilidade em valgo em cinco graus de flexão e é responsável por 78% da estabilidade em 25 graus de flexão. Grood concluiu que este aumento era provocado pela frouxidão aumentada da cápsula póstero-medial, à medida que o joelho se flexiona. Os ligamentos cruzados combinados contribuem com 14% da estabilidade durante toda a amplitude de movimentos (existe alguma variação de 5 a 25 graus, porém não é muito significante).

A cápsula medial posterior mostra-se retesada na extensão total e contribui para a estabilidade medial de 0 a 60 graus de flexão, de acordo com Hughston e Eilers.[4] Hughston e Barrett repararam o ligamento oblíquo posterior, deixando o LCM superficial sem reparação e demonstraram que o joelho permanecia estável ao "stress" em valgo em 30 graus de flexão.[9] Estes achados entram em conflito com os resultados de Grood.[7] Muller concorda com Hughston e acredita que o ligamento oblíquo posterior deve ser reparado, mesmo antes que o LCM, para restabelecer a estabilidade ao "stress" em valgo na extensão total.[10] Ele afirma: "O efeito estabilizador destas suturas iniciais é tão grande que, além de evitar o sinal da gaveta anterior, elas também abolem qualquer frouxidão em valgo no joelho estendido, muito antes que o LCM e o LCA tenham sido suturados."

A cápsula póstero-medial é uma restritora ao "stress" em valgo na extensão total e uma restritora ao "stress" anterior a noventa graus de flexão, bloqueando a rotação externa nesta última posição. Quando a cápsula póstero-medial permanecer intacta, o joelho não irá se abrir de forma significante ao "stress" em valgo em extensão

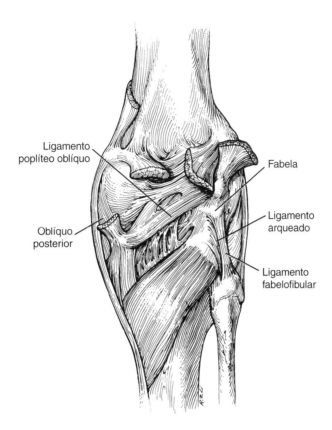

Fig. 7-3. Relação do ligamento oblíquo posterior com a inserção do semimembranoso e com o ligamento poplíteo oblíquo. (De Tria e Klein,[18] com permissão.)

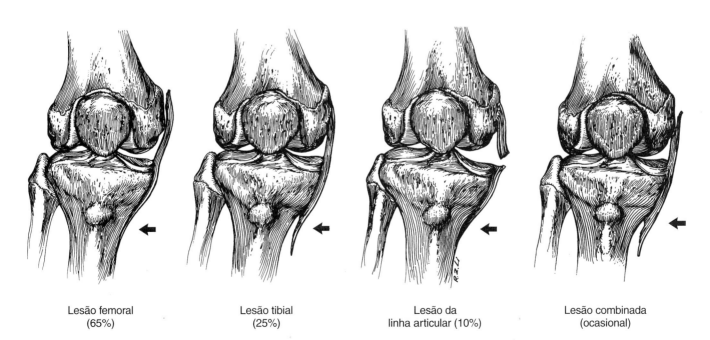

Lesão femoral (65%) Lesão tibial (25%) Lesão da linha articular (10%) Lesão combinada (ocasional)

Fig. 7-4. Localização das lesões do LCM com base na experiência clínica dos autores. (De Tria e Klein,[18] com permissão.)

total, apesar de uma lesão de grau III no LCM. O teste da gaveta anterior com o joelho rodado externamente (teste de Slocum) mostrará a excursão anterior diminuída em comparação com o deslizamento anterior na rotação neutra, em virtude da cápsula póstero-medial retesada.[1]

Quando o LCM e a cápsula póstero-medial são ambos incompetentes, o "stress" em valgo do joelho será oposto pelos ligamentos cruzados anterior e posterior remanescentes.[7,11]

As curvas de esforço ao "stress" mostram que o LCM possui muito pouca elasticidade. À medida que a força aumenta, o ligamento estira-se menos que 10% e, em seguida, se rompe com a força adicional.[12-17] A substância do ligamento é mais fraca que a origem óssea do ligamento a partir do fêmur ou que a inserção na metáfise tibial. Portanto, as fibras ligamentares tendem a se romper antes que o complexo ligamento-osso se rompa. A inserção tibial é larga e espalha-se sobre uma grande área, tendendo a romper com muito menor freqüência que a inserção femoral no tubérculo adutor. Em nossa experiência, as lesões do LCM ocorrem no lado femoral em 65% dos casos, 25% no lado tibial, 10% na linha articular e as lesões em ambos os lados somente em um caso raro (Fig. 7-4).[18]

O LCM e a cápsula póstero-medial são as primeiras estruturas a serem lesadas quando o "stress" em valgo é aplicado ao joelho. O LCA é o último dos três elementos a ser rompido.[19-21] Com o LCM e a cápsula lesados, o joelho ainda retém alguma estabilidade medial por causa do efeito do LCA. A cápsula póstero-medial atua como um limitador secundário ao "stress" em valgo na extensão quase plena do joelho; à medida que joelho se flexiona, ela atua como um limitador primário para a rotação ântero-medial.

APRESENTAÇÕES CLÍNICAS E EXAME FÍSICO

Muitas lesões isoladas do LCM constituem o resultado de uma força em valgo no joelho. Outros mecanismos podem levar a lesões do LCM, mas, em geral, incluem outras estruturas ligamentares como parte do padrão de lesão. As outras combinações serão abordadas em outros pontos deste texto.

As lesões do LCM são graduadas do grau I ao grau III.[22] Uma lesão grau I do LCM envolve alguma laceração do ligamento na origem, inserção ou na substância média. Esta laceração leva a hemorragia no sítio com edema associado. O exame físico do joelho revela edema no sítio da lesão, com dor sobre ele. A avaliação ao "stress" não revela qualquer abertura detectável em extensão ou flexão plenas com o "stress" em valgo. Em geral, o paciente queixa-se de dor com a manobra do "stress" e localiza a dor na área afetada do ligamento.

A lesão grau II do LCM envolve maior quantidade de laceração do ligamento que no grau I. Mais uma vez, existem o edema e a dor localizáveis, sendo que o exame ao "stress" demonstra uma pequena abertura do joelho na flexão, porém ausência de abertura na extensão total. A frouxidão na flexão apresenta um ponto final nítido.

A lesão grau III envolve ruptura completa do LCM. Preferimos dividir as lesões de grau III em dois subgrupos, dependendo do envolvimento da cápsula póstero-medial. A lesão grau IIIA é uma ruptura completa do LCM sem extensão para dentro da cápsula posterior. O joelho permanece estável no "stress" em valgo em extensão total e se abre ao "stress" em valgo em flexão, com um ponto terminal imperceptível. O teste da gaveta anterior com o joelho em rotação externa (Slocum) (Fig. 7-5) também é negativo (i.e., a movimentação anterior da tíbia abaixo do fêmur deve ser igual ao lado normal oposto).

A lesão grau IIIB é uma ruptura completa do LCM juntamente com a cápsula póstero-medial. O exame físico correspondente revela dor sobre o sítio de ruptura do LCM e sobre a face póstero-medial da linha articular tibiofemoral (correlacionando-se com o sítio da lesão capsular). O joelho se abre ao "stress" em valgo, tanto em extensão total quanto na flexão. Na extensão plena,

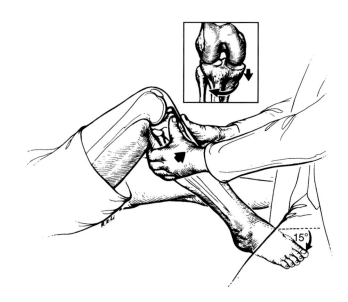

Fig. 7-5. O teste de Slocum para a integridade da cápsula póstero-medial é realizado com o joelho flexionado a 90 graus e com o pé rodado externamente. Com a aplicação da força anterior, a tíbia move-se anteriormente e roda externamente, quando a cápsula está lesada. (De Tria e Klein,[18] com permissão.)

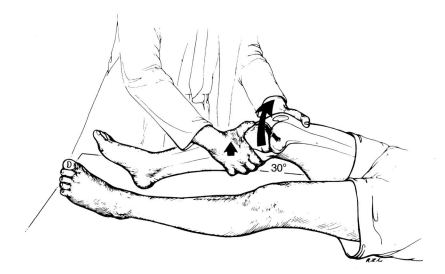

Fig. 7-6. Quando a cápsula póstero-medial estiver lacerada, o teste de Lachman revelará discreta rotação externa da tíbia com a aplicação da força anterior.

pode haver alguma sugestão de um ponto terminal, mas não haverá nenhum ponto terminal na flexão. Além disso, o teste da gaveta anterior, realizado com a perna em rotação externa (teste de Slocum), é positivo (i.e., a movimentação anterior da tíbia abaixo do fêmur deve estar aumentada em relação ao lado oposto normal). A face medial da tíbia roda externamente com a gaveta anterior. Quando o teste de Lachman é efetuado com esta lesão, o examinador também observará que a tíbia medial tende a rodar externamente com a força anterior em 30 graus de flexão (Figs. 7-6 e 7-7). Como a cápsula está lesada na lesão grau IIIB, o joelho agudamente lesado não revela, com freqüência, um derrame articular, porque se permite que a hemorragia escape para dentro dos tecidos moles em torno do joelho, através do defeito capsular. A evacuação da hemorragia a partir do joelho ocorre com menor freqüência na lesão grau IIIA, porém, quando os LCMs superficial e profundo são lesados no mesmo sítio e estão em proximidade entre si, o defeito possibilitará o extravasamento de líquido.

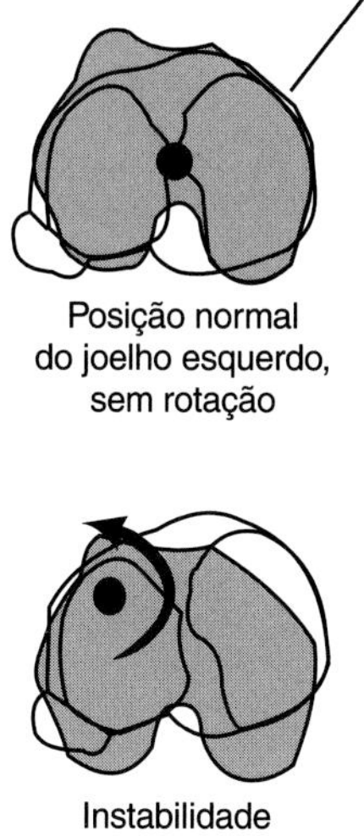

PROTOCOLOS DE TRATAMENTO

Instabilidades Agudas

Os protocolos de tratamento para as lesões do LCM apresentaram uma evolução muito significativa durante os últimos 25 anos. As excelentes dissertações de Hughston em relação às instabilidades ao redor da articulação do joelho ajudaram a esclarecer os ligamentos e estruturas capsulares lesadas.

As lesões do lado medial do joelho envolvem a instabilidade medial pura, juntamente com a possível instabilidade ântero-medial.[23,24] A instabilidade medial pura é compatível com lesão do LCM sem comprometimento capsular associada. Esta apresentação é rara por causa do elemento comum de rotação na maioria das lesões do joelho. As lesões do LCM em associação com ruptura da cápsula póstero-medial levam à instabilidade rotacional ântero-medial (um teste de Slocum positivo encontrado no exame físico).

A consciência do cirurgião foi ressaltada por essas avaliações mais exatas e pela exatidão melhorada no di-

Fig. 7-7. Vista esquemática do fêmur superposto à tíbia para mostrar a rotação ântero-medial que acontece quando a cápsula póstero-medial está rompida.

agnóstico. Os procedimentos cirúrgicos foram cogitados para a maioria das rupturas de ligamento. Durante os anos 50, 60 e 70, as lesões do LCM de grau III e, por vezes, mesmo as de grau II foram reparadas por meios cirúrgicos.[25,28] Os resultados cirúrgicos foram mistos, mas particularmente por causa da imobilização pós-operatória para permitir que a reparação cicatrizasse antes da instituição do movimento.[29] O período de imobilização provou ser deletério para o joelho. A contratura em flexão e a diminuição da amplitude total de movimento não eram raras. A estabilidade das reparações ligamentares era bastante reprodutível; no entanto, os resultados funcionais eram, com freqüência, indesejáveis, por causa da perda da amplitude de movimento.

O pêndulo começou a oscilar para fora da cirurgia à medida que muitos grupos ficaram insatisfeitos com a morbidade e procuraram soluções mais simples. Indelicato, Shelbourne e outros avaliaram o tratamento conservador das lesões do ligamento colateral medial.[30-36] Brace de apoio e mobilização precoce levaram a sucessos significativos. Com freqüência, o LCM lesado permanece em sua posição anatômica original após a lesão e pode cicatrizar, de volta para o sítio, com frouxidão clínica mínima. O grupo de Jokl, em New Haven, foi além e relatou o tratamento conservador para as lesões combinadas do LCM e LCA.[37]

Muitos relatos na literatura durante esse período forneceram um julgamento clínico do grau de frouxidão pós-tratamento sem uma medida absoluta. Alguns estudos relataram resultados da cirurgia após avaliarem as capacidades funcionais dos atletas, sem considerar os achados físicos do joelho operado.[34,37,38] Os resultados funcionais das condutas cirúrgica e conservadora foram, com freqüência, bastante semelhantes e eram facilmente comprometidos pelo entusiasmo do atleta e do relator. Os resultados a longo prazo, comparando as condutas dentro de um grupo comparável de pacientes, com exames físicos completos, estudos radiográficos e avaliações funcionais padronizadas, ainda não foram publicados.

A introdução de procedimentos cirúrgicos reconstrutivos auxiliados por artroscopia (mais especialmente para o LCA) mudou radicalmente a conduta nas lesões ligamentares do joelho.[30-43] Nos anos 70 e 80, as implicações do joelho deficiente em LCA tornaram-se mais bem definidas. Marshall popularizou as *reparações primárias* do LCA, porém ele ainda necessitou de uma abordagem por artrotomia.[44,45] Outros cirurgiões foram incapazes de reproduzir seus resultados iniciais e o conceito perdeu popularidade. Os estudos a longo prazo das reparações de Marshall também mostraram uma taxa de falha significante.[46] A artroscopia possibilitou que o cirurgião *reconstruísse* o LCA de um modo semelhante à técnica que Jones popularizou sem o emprego de uma artrotomia formal. O desenvolvimento das técnicas artroscópicas para o LCA levou a uma diminuição da ênfase do LCM e a uma quase falta de preocupação com a instabilidade rotatória. As técnicas cirúrgicas para o LCA continuaram a melhorar com as mensurações pela KT-1000, com o teste de Cybex, com a movimentação passiva contínua (CPM), com a mobilização precoce e com *braces* adaptados para proteger a reconstrução. Pela natureza de sua localização anatômica, a reparação do LCM exige uma artrotomia do joelho, com taxa de infecção mais elevada que nos procedimentos artroscópicos e uma taxa mais elevada de complicações pós-operatórias. Os resultados iniciais do tratamento conservador do LCM pareceram ser clinicamente satisfatórios e a frouxidão medial não foi mais enfatizada porque ela parecia estar resolvida com a mobilização protegida.

Nos anos 90, começaram a aparecer relatos que mostravam resultados menos satisfatórios no tratamento conservador do joelho com instabilidade rotacional.[47-49] O componente rotacional da lesão no grau IIIB do LCM persiste apesar do *brace* de proteção e leva a instabilidade e alterações artríticas. A lesão do LCM pode cicatrizar na posição apropriada; no entanto, a lesão capsular não cicatriza anatomicamente e permanece frouxa. Esta frouxidão persistente permite a movimentação rotacional.

A revisão da literatura mostra que as lesões do LCM devem ser avaliadas por completo. As lesões dos graus I, II e IIIA podem ser comumente tratadas sem intervenção cirúrgica. A lesão de grau IIIB deve ser considerada como uma entidade distinta e requer reparação anatômica. A reparação cirúrgica do LCM lesado pode ser convenientemente combinada à reconstrução do LCA, como um procedimento agudo, com bons a excelentes resultados.[50] Expandir as possibilidades do tratamento conservador para a lesão grau IIIB do LCM e para as lesões combinadas do LCM/LCA leva a resultados menos satisfatórios, quando comparados às reparações anatômicas.

Instabilidades Crônicas

A instabilidade rotacional ântero-medial crônica do joelho consiste, mais amiúde, no resultado de uma lesão totalmente não tratada, que passou despercebida no momento do trauma original ou foi ignorada pelo paciente, até que surgiram os sintomas rotacionais tardios. Ocasionalmente, a instabilidade pode ser a consequência residual de um protocolo de tratamento que ignorou o com-

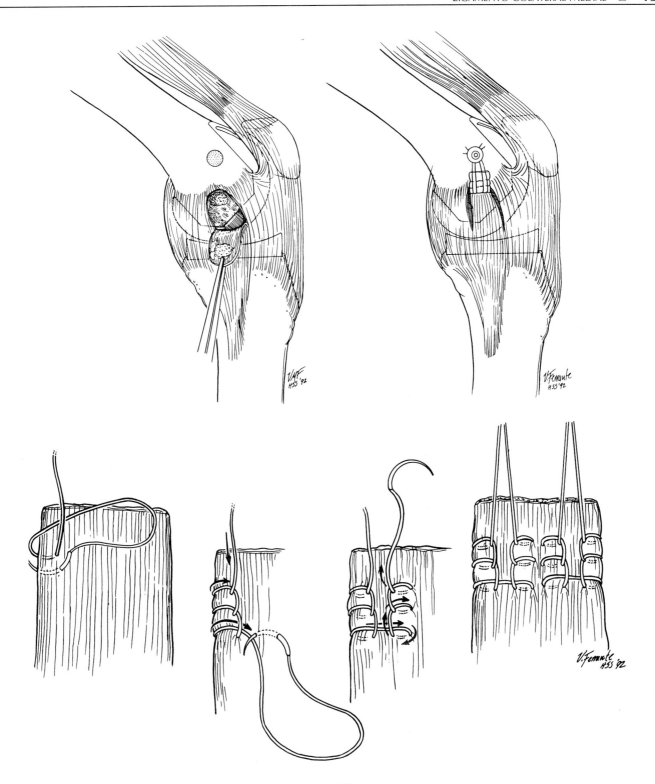

Fig. 7-8. A técnica de Krackow para o avanço do LCM. (De Insall,[62] com permissão.)

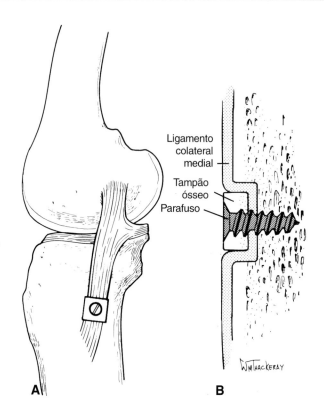

Fig. 7-9. A técnica de Vigliani do avanço do LCM modificado para aplicação ao quadro crônico. (De Insall,[53] com permissão.)

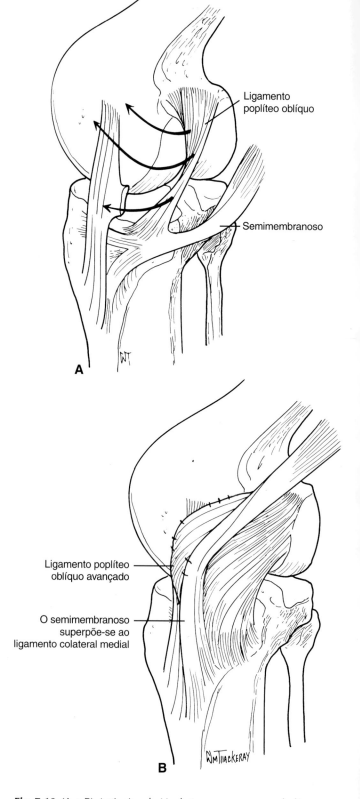

Fig. 7-10. (A e B) A técnica de Hughston para o avanço do ligamento oblíquo posterior. (De Insall,[53] com permissão.)

ponente capsular póstero-medial e resultou na frouxidão deste elemento. Infelizmente, as soluções cirúrgicas para a instabilidade ântero-medial tardia e persistente não são muito bem-sucedidas. O retesamento de um ligamento colateral frouxo não é muito confiável; entretanto, Krackow (Fig. 7-8) publicou uma técnica usada na artroplastia total do joelho e obteve algum sucesso.[51] Vigliani descreveu uma imbricação do LCM na lesão aguda, que foi modificada por outros para a instabilidade crônica (Fig. 7-9).[52,53] Mauck descreveu um avanço distal.[54] Slocum e Hughston recomendaram avanços similares do ligamento oblíquo posterior com sua inserção no ligamento poplíteo oblíquo (Fig. 7-10).[4,55]

O problema primário nas reconstruções tardias é a confirmação da posição anatômica verdadeira do LCM ou das estruturas capsulares. Bartel afirmou que a restauração da anatomia do LCM é mais simples de se realizar distalmente que proximalmente.[56] A relocação proximal do LCM deve satisfazer o equilíbrio ligamentar tanto na flexão quanto na extensão, sendo mais sensível que a reinserção distal. Quando o LCM proximal é tensionado em extensão total, a porção anterior do ligamento afrouxará com a flexão, levando a frouxidão medial. Quando o LCM é tensionado em flexão, a borda anterior irá se tornar mais tensa na extensão e limitará a extensão total. O avanço proximal é extremamente sensível no que se refere ao deslocamento anterior/posterior e a posição posterior deve ser evitada. O avanço distal do LCM, ao longo da tíbia, é menos sensível à posição anterior/posterior e deve ser o lado favorecido para a realização da correção. O avanço anterior distal do LCM é o mais desejável a fim de manter a amplitude mais normal de movimentação. Infelizmente, a lesão do LCM ocorre no lado tibial em 25% dos casos, sendo que o defeito anatômico deve ser abordado no sítio da anormalidade.[18] Mais da metade das lesões do LCM situam-se no lado proximal e exigem maior exatidão no posicionamento, a fim de preservar a amplitude normal de movimento. Existe pouca dúvida de que o tratamento primário da lesão ligamentar aguda constitui a melhor oportunidade para um resultado bem-sucedido e que os tratamentos tardios são marcados pelas dificuldades cirúrgicas e pelo sucesso comprometido.

NOSSO MÉTODO PREFERIDO DE AVALIAÇÃO E TRATAMENTO

Instabilidade Aguda

Uma história e exame físico exatos em relação ao joelho lesado são de vital importância para a avaliação completa. A história deve incluir o mecanismo de lesão da forma mais nítida que o atleta possa descrevê-lo. Uma força em valgo é muito mais provável de afetar o LCM que uma força em varo. A identificação de um estalido é freqüentemente valiosa no diagnóstico de lesão associada do LCA e se correlaciona com uma lesão deste tipo em até 80% dos casos.[57] O intervalo desde a lesão até o momento da consulta e do exame é significativo. Quando o joelho é examinado dentro de minutos após a lesão, nenhum derrame deve estar presente. À medida que o sangramento progride dentro do joelho, o derrame articular clínico deve se tornar cada vez mais evidente; entretanto, o acúmulo de derrame articular depende das estruturas capsulares. Quando a cápsula do joelho houver sofrido ruptura significante, o derrame articular será evacuado para dentro dos tecidos moles circunvizinhos, em torno da articulação do joelho. Dessa maneira, é possível que o joelho apresente uma lesão grau III do ligamento colateral sem a presença de derrame clínico. Mesmo quando as estruturas capsulares são lesadas, o defeito será selado pela sinóvia circundante e o joelho começará a acumular um derrame depois de aproximadamente 24 horas. É particularmente nesse quadro que o conhecimento do intervalo desde a lesão pode ser valioso para o examinador.

O exame físico deve incluir todos os testes padronizados, juntamente com os testes para a instabilidade rotacional. Achamos que o sítio de dor máxima sobre o LCM é freqüentemente valioso na localização do sítio da ruptura do ligamento; quando a intervenção cirúrgica se torna necessária, a localização pode, por vezes, ajudar a limitar a extensão da exposição cirúrgica.

A avaliação diagnóstica inclui quatro incidências radiográficas do joelho: uma ântero-posterior na posição em pé, uma incidência patelar de Merchant (ou outro alinhamento), uma em túnel (incidência incisural) e uma incidência lateral. As radiografias ajudam a excluir quaisquer fraturas associadas, o sinal de Segond ou a luxação patelar com fratura de faceta ou do côndilo lateral. A RM consiste em uma parte comum da avaliação, tanto para confirmar a presença da lesão do LCM, quanto para ajudar na localização de qualquer possível lesão do menisco medial. Quando o LCM precisa ser tratado sem cirurgia, achamos particularmente importante nos assegurarmos de que o menisco medial não exibe lesão significativa. Não há nada mais frustrante para o cirurgião e para o paciente que descobrir que o joelho permanece instável por causa de um fragmento meniscal medial deslocado após o término do período de movimentação conservadora e protegida e ao estar preparado para retornar à atividade plena. A RM também é valiosa na avaliação da integridade do LCA.

Existem alguns joelhos que se apresentam como um dilema na realização de um diagnóstico perfeito. A frouxidão na extensão total pode ser difícil de documentar e o joelho pode não ser capaz de flexionar até 90 graus para que se possa realizar o teste de Slocum. Após rever as radiografias e a RM, quando ainda existe dúvida significativa, o joelho deve ser examinado sob anestesia. Durante os últimos 13 anos, nos deparamos apenas com este dilema em duas ou três ocasiões (todas antes do advento da RM). É de primordial importância fazer um diagnóstico correto e exato, sendo que a anestesia pode ser uma parte ocasional desse processo. Quando um exame sob anestesia se torna necessário, ele deve ser combinado a qualquer tratamento cirúrgico necessário, a fim de evitar a administração da anestesia em uma segunda oportunidade. Não condenamos as cirurgias diagnósticas puras.

Tratamos as lesões de grau I, II e IIIA do LCM, que não estão associadas a lesões meniscais ou a outras rupturas ligamentares, com técnicas conservadoras. O tratamento conservador não deve ser confundido com negligência benigna. O joelho é colocado em um *brace*, o qual possibilita amplitude total de movimento, porém limita os "stress" em varo e valgo. A sustentação total do peso é permitida desde o início do tratamento. As lesões graus I e II são acompanhadas durante os 10 primeiros dias com exames repetidos. À medida que a sensibilidade e a dor exibem resolução gradual, o *brace* é interrompido (comumente em torno de 10 dias após a lesão inicial). Quando a amplitude plena de movimentação fica evidenciada e o teste de Cybex do grupamento do músculo quadríceps atinge até 90% do lado oposto normal, as atividades atléticas são reinstituídas. Em geral, isso é possível entre a segunda e a terceira semanas após a lesão. As lesões grau II tendem a levar um pouco mais de tempo de recuperação, principalmente por causa da lesão aumentada dos tecidos moles no lado medial do joelho em relação à lesão grau I.

A lesão grau III envolve a ruptura completa do ligamento e a tratamos num período mais prolongado de tempo. O mesmo *brace* é utilizado; entretanto, a proteção prossegue por 4 a 6 semanas. Os exercícios com resistência progressiva são iniciados logo que possível, de modo a evitar a atrofia associada do quadríceps e do isquiotibial. A sustentação total de peso é novamente utilizada desde o início do protocolo de tratamento. Os repetidos exames de "stress" do joelho são realizados com menor freqüência depois do diagnóstico inicial, a fim de reduzir o edema associado e a hemorragia recorrente que podem acompanhar os testes repetidos. Tentamos obter a amplitude total de movimentação em torno da terceira a quarta semanas, com o retorno às atividades em torno da sexta a oitava semanas.

Acreditamos que a lesão de grau IIIB do LCM é uma lesão cirúrgica. Quando o cirurgião considera a intervenção cirúrgica, o momento ideal ocorre nas duas primeiras semanas após a lesão. Durante esse período, a lesão do LCM permanece diferenciada e as margens capsulares podem ser claramente encontradas. Depois de um período de duas semanas, os tecidos são circundados pela fibrose inicial e pela reação sinovial. As suturas ou grampos empregados para as reparações ligamentares e capsulares não têm mais uma boa inserção. A reparação cirúrgica aguda "tardia" será menos satisfatória e as técnicas conservadoras podem representar uma alternativa mais viável, com o risco da reconstrução crônica tardia ser necessária.

O momento ideal para reparação do LCM exibe alguma disparidade em relação ao momento ideal para a reconstrução do LCA na lesão aguda. Muitos cirurgiões acreditam que uma reconstrução do LCA é mais bem empreendida com 4 ou mais semanas após a lesão primária, de modo a evitar complicações como as aderências e a perda da amplitude de movimento provocada pela fibrose associada ao processo inflamatório agudo. Não cremos que isso represente um problema e prosseguimos com a cirurgia ligamentar dupla dentro das duas primeiras semanas após a lesão, empregando as técnicas de LCA padronizadas auxiliadas por artroscopia e "miniartrotomias" modificadas para o LCM e para a cápsula.[50] A incisão da artrotomia é feita diretamente sobre o sítio da lesão do LCM e sobre o sítio do defeito capsular (confirmado por exame físico e pela RM). O comprimento da incisão situa-se entre 2,5 e 5 cm. Embora esta incisão certamente aumente a morbidade e a taxa de infecção, achamos que é uma boa solução entre a antiga artrotomia padronizada e o tratamento conservador de lesão de grau IIIB.

Completamos a avaliação pré-operatória e tentamos localizar o sítio da lesão do LCM e o sítio da ruptura capsular póstero-medial. O joelho é examinado sob anestesia para confirmar os exames pré-operatórios e, em seguida, realizamos uma artroscopia. A artroscopia é empreendida para confirmar a anatomia dos meniscos e para localizar o sítio da lesão capsular. A cápsula pode estar lesada acima ou abaixo do menisco medial. Ocasionalmente, a artroscopia pode ajudar a confirmar a localização da própria lesão do LCM; entretanto, a visualização do LCM nem sempre é possível. Com o conhecimento da lesão capsular e da lesão do LCM, limitamos a incisão cirúrgica aos sítios das lesões. A dissecção cirúrgica pode ser razoavelmente limitada quando as lesões são no mesmo lado da articulação. Entretanto, quando as lesões estão no lado oposto ou o LCM está lacerado em ambos os lados, a dissecção pode requerer alguma extensão. Uma incisão parapatelar mediana é a mais útil para a cirurgia, porque ela pode ser estendida sem dificuldade, quando as lacerações estiverem em ambos os lados da articulação. Quando as lesões estão no mesmo lado, a incisão pode ser feita a partir do tubérculo adutor até a linha articular para o lado femoral ou da linha articular até a inserção dos tendões da "pata de ganso", ao longo da porção média da tíbia (anterior até a posterior) para as lesões tibiais.

Em geral, as lesões femorais ocorrem no tubérculo adutor ou próximas a ele. Quando existe comprimento suficiente, preferimos grampear diretamente o ligamento no fêmur no sítio da lesão. Quando a laceração ocorre vários milímetros distais ao adutor, a fixação por grampo no fêmur tende a encurtar o ligamento e, possivelmente, aumenta as forças através da articulação medial, levando a um potencial artrítico mais precoce. Por conseguinte, nas lesões mais distais, preferimos técnica de sutura direta de uma extremidade do ligamento a outra. Tais reparações não são as mais fortes e, por vezes, exigem a proteção com órteses após a cirurgia.

As lesões tibiais tendem a provocar o deslizamento do ligamento por baixo da inserção da "pata de ganso", puxando-o proximalmente. Com freqüência, o ligamento é encontrado em uma posição anatômica razoável, porém proximal à localização anatômica normal. Menos amiúde, o ligamento pode estar enrolado sobre si mesmo e se situar na linha articular. O ligamento tibial pode ser usualmente reposicionado na posição anatômica, abaixo da "pata de ganso" e grampeado naquela posição. Ocasionalmente, a lesão ligamentar pode ser bastante atenuada. A fixação por grampo ainda pode ser possível, porém a estrutura pode estar mais proximal que o desejado e devemos ser cuidadosos, de modo a evitar a violação da superfície articular ou o encurtamento da inserção ligamentar de forma muito drástica, levando ao aumento das forças de contato mediais. Quando o ligamento tibial é fragmentado na direção longitudinal em vários feixes, a fixação por grampos ou sutura pode não ser possível. Quando esta situação extrema acontece, a cápsula póstero-medial deve ser anatomicamente reparada e o ligamento posicionado em sua localização anatômica, sem fixação interna. Depois da cirurgia, o joelho é tratado como numa lesão grau IIIA (o componente rotacional é removido pela reparação cirúrgica da cápsula).

As lesões do LCM na linha articular são as menos comuns e consistem nos piores casos para o tratamento conservador, não cirúrgico. A reparação por sutura constitui a técnica básica e, em geral, possibilita a restauração anatômica do ligamento. Comumente, estas reparações são firmes e podem ser submetidas a mobilidade precoce com *brace* de proteção contra "stress" em varo e valgo. Em geral, a proteção é necessária por cerca de três a quatro semanas após a reparação cirúrgica.

As rupturas capsulares ocorrem mais frequentemente no lado femoral que no tibial. A ruptura típica começa exatamente acima do menisco medial e prossegue posteriormente e levemente superiormente. No momento da cirurgia, a ruptura apresenta o aspecto de um V, com o ponto mais estreito posterior e um pouco atrás do côndilo femoral (Fig. 7-11). A laceração da cápsula tibial é menos bem definida e se estende desde abaixo do menisco medial, posteriormente, e quase horizontalmente ao redor do dorso da tíbia. Reparamos ambas as rupturas com suturas absorvíveis interrompidas, começando do ponto posterior para o anterior. Raramente é necessário usar mais de três suturas para completar a reparação. A qualidade da reparação pode ser julgada na sala de cirurgia. Com as suturas firmemente mantidas (i.e., sem apertá-las), o joelho pode ser colocado em 90 graus de flexão e o teste de Slocum é realizado. A movimentação anterógrada com a tíbia rodada externamente deve ser eliminada. Em seguida, as suturas podem ser liberadas e um aumento significante deve ser observado.

A cada etapa da reparação cirúrgica, os testes de esforço devem ser repetidos para documentar que a reparação está firme. Com freqüência, completamos a reparação do LCM através da fixação por grampos e testamos o joelho apenas para mostrar que ele ainda se abre, porque existe outra ruptura ligamentar no lado oposto da linha articular.

O tratamento pós-operatório de todas as reparações envolve o uso imediato da máquina de movimentação passiva contínua desde a sala de cirurgia, com um *brace* limitando a mobilidade. Todos os pacientes podem sustentar plenamente o peso desde o início. O *brace* é retirado dentro das duas primeiras semanas, logo que haja conforto em relação ao joelho. Quando a reparação é sutil, a proteção pode ser continuada por duas a quatro semanas após a cirurgia. Em geral, as reparações que são sutis envolvem as rupturas femorais distais ao adutor e as rupturas tibiais com o ligamento enrolado proximalmente, sobre si mesmo. Essas rupturas podem exigir um período mais prolongado de mobilização protegida. As reparações capsulares são, em geral, bem definidas e confiáveis.

Instabilidade Crônica

Muitos joelhos apresentam alguma frouxidão medial após o tratamento cirúrgico ou conservador. A frouxidão pode ser avaliada através do uso de um sistema de graduação e do exame físico descrito acima para as lesões agudas. O tratamento conservador da frouxidão crônica não muda o exame físico. Pode ser possível retesar a musculatura circunvizinha, para proporcionar maior grau de suporte externo para o joelho; no entanto, os achados objetivos não se alteram.

A intervenção cirúrgica raramente é necessária para a frouxidão crônica de grau I ou II. Ocasionalmente, uma lesão crônica grau III pode permanecer sintomá-

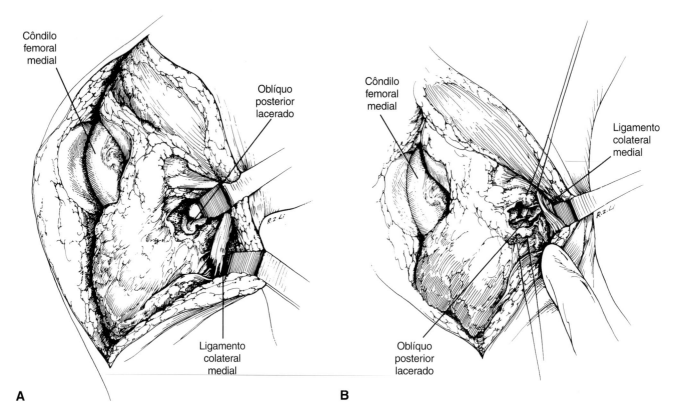

Fig. 7-11. (A) Lado medial do joelho direito através de uma artrotomia parapatelar mediana padrão, mostrando LCM lesado a partir do lado tibial, com laceração da cápsula póstero-medial exatamente acima do menisco medial. Esta abordagem foi agora modificada para uma miniartrotomia diretamente sobre o sítio da lesão. (B) Dois pontos foram feitos através do defeito capsular e a integridade da reparação será, então, testada, antes de nos voltarmos para a reparação do LCM.

tica e exigir cirurgia. Preferimos tensionar o ligamento medial no sítio da lesão original, quando esta fica evidenciada no momento da cirurgia.

O ligamento pode ser agudamente elevado com a cápsula subjacente e avançado. No lado femoral, preferimos uma elevação óssea em bloco com fixação por parafuso. O complexo é avançado proximalmente e na linha média, do plano anterior para o posterior, evitando-se o posicionamento posterior. Do lado tibial, o ligamento restante pode ser agudamente elevado e, em seguida, avançado com fixação por grampo. Conforme discutido anteriormente, o problema nas reconstruções crônicas é o reconhecimento da localização anatômica correta e a prevenção da perda da amplitude total de movimento do joelho.

O joelho que apresenta instabilidade rotacional crônica sintomática, secundária à frouxidão da cápsula póstero-medial, também requer intervenção cirúrgica. É quase impossível delinear a localização da lesão original em relação à linha articular. A abordagem cirúrgica se faz através de uma incisão parapatelar mediana curta, com a identificação do menisco medial, caso ele ainda esteja presente. A cápsula pode ser tensionada sobre si mesma, acima do menisco, em primeiro lugar, porque a exposição é um pouco mais fácil neste lado do joelho. As suturas podem ser colocadas e, então, mantidas firmemente, de modo a verificar se o teste de Slocum se torna negativo. É extremamente importante verificar se o tensionamento não bloqueia a extensão total. Não devemos trocar a instabilidade rotacional por contratura fixa em flexão. O tensionamento pode ser totalmente completado, da forma correta, e apertado até o suficiente para permitir a extensão total e, ainda, pode haver alguma frouxidão residual. Quando isto acontece, pode ser necessário tensionar a cápsula no lado tibial, para se obter maior correção. Não achamos necessário tensionar ambos os lados para corrigir a frouxidão; entretanto, sempre estamos preparados para fazer isto e fazemos a incisão de modo que ela possa ser facilmente estendida no sentido proximal ou distal.

RESULTADOS

O tratamento das lesões do LCM variou muito durante os últimos 25 anos. Muitos autores relatam os resultados clínicos funcionais e falham em documentar os achados objetivos que sustentem o método de tratamento e possibilitam que outros comparem as várias condutas. Os resultados funcionais são muito influenciados pela motivação pessoal do paciente, pela idade e pela capacidade funcional. Estas variáveis podem alterar os resultados, sem a consideração para os achados físicos objetivos. Por conseguinte, devemos rever criticamente qualquer relato para determinar os parâmetros que são empregados para avaliar os resultados, antes de aceitar quaisquer conclusões relativas às modalidades de tratamento. Também devemos rever criticamente o grupo de pacientes para observar se existem tendências significativas em relação a idade, sexo e ocupação. A lesão do LCM tratada de forma conservadora no atleta profissional certamente terá um resultado subjetivo diferente que a mesma lesão tratada de maneira semelhante em um não-atleta acima de 40 anos de idade. De modo similar, a lesão do LCM reparada por meios cirúrgicos no atleta profissional deve ter melhor resultado subjetivo que a mesma lesão tratada de forma semelhante em um paciente com 40 anos de idade que não seja particularmente atlético.

Muitos protocolos de tratamento conservador falham em abordar o envolvimento da cápsula póstero-medial na avaliação da lesão isolada do LCM. Indelicato afirma: "Desde que a lesão estrutural de ambos os ligamentos cruzados tenha sido excluída pelo exame clínico ou RM, acredito que a reparação primária do LCM não é necessária."[58] A lesão grau IIIB do LCM que envolve a cápsula póstero-medial não deve ser considera da uma lesão isolada do LCM e requer estabilização cirúrgica para, pelo menos, a ruptura capsular.

Qualquer avaliação da cirurgia ligamentar do joelho inclui um grau de variabilidade subjetiva. Existem muito poucos aparelhos disponíveis para a mensuração objetiva do resultado dos protocolos de tratamento ligamentar. Demonstrou-se que os resultados da KT-1000 podem variar em um grau significante, mesmo quando o teste é realizado pelo mesmo examinador em diferentes momentos.[59-61] Existe pouca dúvida de que o exame físico do joelho permanecerá como o melhor padrão em relação a outros aparelhos.

Acreditamos que um exame completo do joelho seja criticamente importante para o tratamento definitivo das lesões do LCM. A extensão da lesão deve ser graduada e a cápsula póstero-medial deve ser considerada, juntamente com qualquer outra patologia associada. As lesões de grau I, II e IIIA podem ser tratadas com técnicas conservadoras; no entanto, a lesão grau IIIB com a cápsula póstero-medial associada representa uma patologia diferente e deve ser reparada anatomicamente, de modo a evitar a instabilidade rotacional ântero-medial tardia do joelho.

REFERÊNCIAS

1. Slocum DB, Larson RL: Rotatory instability of the knee. Its pathogenesis and a clinical test to demonstrate its presence. J Bone Joint Surg Am 50:211-225,1968
2. Warren RF, Marshall JL: The supporting structures and layers on the medial side of the knee: an anatomical analysis. J Bone Joint Surg Am 61:56-62, 1979
3. Fischer RA, Arms SW, Johnson RJ, Pope MH: The functional relationship of the posterior oblique ligament to the medial collateral ligament of the human knee. Am J Sports Med 13:390 - 7, 1985
4. Hughston JC, Eilers AF: The role of the posterior oblique ligament in repairs of acute medial (collateral) ligament tears of the knee. J Bone Joint Surg Am 55:923 - 940, 1973
5. Kennedy JC, Fowler PJ: Medial and anterior instability of the knee. An anatomical and clinical study using stress machines. J Bone Joint Surg Am 53:1257-1260, 1971
6. Warren RF, Marshall JL, Girgis F: The prime static stabilizer of the medial side of the knee. J Bone Joint Surg Am 56:665-674, 1974
7. Grood ES, Noyes FR, Butler DL, Suntay WT: Ligamentous and capsular restraints preventing straight medial and lateral laxity in intact human cadaver knees. J Bone Joint Surg Am 63:1257-1269, 1981
8. Haimes JL, Wroble RR, Grood ES, Noyes FR: Role of the medial structures in the intact and anterior cruciate ligament-deficient knee. Limits of motion in the human knee. Am J Sports Med 22:402-9, 1994
9. Hughston JC, Barett CR: Acute anteromedial rotary instability: long-term results of surgical repair. J Bone Joint Surg Am 65:145-53,1983
10. Muller W: The Knee: Form, Function, and Ligament Reconstruction. Springer-Verlag, New York, 1983
11. Inoue M, McGurk-Burieson E, Hollis JM, Woo SL: Treatment of the medial collateral ligament injury. I: The importance of anterior cruciate ligament on the varus-valgus knee laxity. Am J Sports Med 15:15-21, 1987
12. Arms S, Boyle J, Johnson R, Pope M: Strain measurement in the medial collateral ligament of the human knee: an autopsy study. J Biomech 16:491-6,1983
13. Crowninshield RD, Pope MH: The strength and failure characteristics of rat medial collateral ligaments. J Trauma 16:99-105, 1976
14. Kennedy JC, Hawkins RJ, Willis RB, Danylchuck KD: Tension studies of human knee ligaments. Yield point, ultimate failure, and disruption of the cruciate and tibial collateral ligaments. J Bone Joint Surg Am 58:350-5, 1976
15. Shoemaker SC, Markolf KL: Effects of joint load on the stiffness and laxity of ligament-deficient knees. An in vitro study of the anterior cruciate and medial collateral ligaments. J Bone Joint Surg Am 67:136-46,1985
16. Woo SL, Newton PO, MacKenna DA, Lyon RM: A comparative evaluation of the mechanical properties of the rabbit medial collateral and anterior cruciate ligaments. J Biomech 25:377-86, 1992
17. Yasuda K, Erickson AR, Beynnon BD et al: Dynamic elongation behavior in the medial collateral and anterior cruciate ligaments during lateral impact loading. J Orthop Res 11:190 - 8, 1993
18. Tria AJ, Klein KS: An Illustrated Guide to the Knee. p. 84. Churchill Livingstone, New York, 1992
19. Shelbourne KD, Nitz PA: The O'Donoghue triad revisited. Combined knee injuries involving anterior cruciate and medial collateral ligament tears. Am J Sports Med 19:474 - 7, 1991
20. Warren RF, Marshall JL: Injuries of the anterior cruciate and medial collateral ligaments of the knee. A retrospective analysis of clinical records. Part I. Clin Orthop 136:191 - 7, 1978

21. Warren RE Marshall JL: Injuries of the anterior cruciate and medial collateral ligaments of the knee. A long~term follow-up of 86 cases. Part II. Clin Orthop 136:198-211, 1978
22. Committee on the Medical Aspects of Sports, American Medical Association: Standard Nomenclature of Athletic Injuries. pp. 99-101. American Medical Association, Chicago, 1968
23. Hughston JC, Andrews JR, Cross MJ, Moschi A: Classification of knee ligament instabilities. Part I. The medial compartment and cruciate ligaments. J Bone Joint Surg Am 58:159 - 72, 1976
24. Hughston JC, Andrews JR, Cross MJ, Moschi A: Classification of knee ligament instabilities. Part II. The lateral compartment. J Bone Joint Surg Am 58:173 - 9, 1976
25. Hughston JC. The importance of the posterior oblique ligament in repairs of acute tears of the medial ligaments in knees with and without an associated rupture of the anterior cruciate ligament. J Bone Joint Surg Am 76:1328 - 44, 1994
26. O'Donoghue DH: Surgical treatment of fresh injuries to the major ligaments of the knee. J Bone Joint Surg Am 32:721-38, 1950
27. Quigley TB: The treatment of avulsion of the collateral ligaments of the knee. Am J Sports Med 15:331-41, 1987
28. Fetto JF, Marshall JL: Medial collateral ligament injuries of the knee: a rationale for treatment. Clin Orthop 132:206-18, 1978
29. Walsh S, Frank C, Shrive N, Hart D: Knee immobilization inhibits biomechanical maturation of the rabbit medial collateral ligament. Clin Orthop 297:253-61, 1993
30. Ballmer PM, Jakob RP: The nonoperative treatment of isolated complete tears of the medial collateral ligament of the knee. A prospective study. Arch Orthop Trauma Surg 107:273 - 6, 1988
31. Holden DL, Eggert AW, Butler JE: The nonoperative treatment of grade I and II medial collateral ligament injuries to the knee. Am J Sports Med 11:340 -4, 1983
32. Indelicato PA: Nonoperative treatment of complete tears of the medial collateral ligament of the knee. J Bone Joint Surg Am 65:323-9, 1983
33. Indelicato PA, Hermansdorfer J, Huegel M: Nonoperative management of complete tears of the medial collateral ligament of the knee in intercollegiate football players. Clin Orthop 256:174 -7, 1990
34. Jones RE, Henley MB, Francis P: Nonoperative management of isolated grade III collateral ligament injury in high school football players. Clin Orthop 213:137 - 40, 1986
35. Kannus P: Long-term results of conservatively treated medial collateral ligament injuries of the knee joint. Clin Orthop 226:103-12, 1988
36. Mok DW, Good C: Nonoperative management of acute grade III medial collateral ligament injury of the knee: a prospective study. Injury 20:277-80, 1989
37. Jokl P, Kaplan N, Stovell P, Keggi K: Nonoperative treatment of severe injuries to the medial and anterior cruciate ligaments of the knee. J Bone Joint Surg Am 66:741-4, 1984
38. Ellsasser JC, Reynolds FC, Omohundro JR: The non-operative treatment of collateral ligament injuries of the knee in professional football players. An analysis of seventy-four injuries treated non-operatively and twenty-four injuries treated surgically. J Bone Joint Surg Am 56:1185 - 90, 1974
39. Jones KC: Reconstruction of the anterior cruciate ligament. A technique using the central one-third of the patellar ligament. J Bone Joint Surg Am 45:925 - 32, 1963
40. Noyes FR, Butler DL, Paulos LE, Grood ES: Intra-articular cruciate reconstruction. I. Perspectives on graft strength, vascularization, and immediate motion after replacement. Clin Orthop 172:71-7, 1983
41. Paulos LE, Butler DL, Noyes FR, Grood ES: Intra-articular cruciate reconstruction. II. Replacement with vascularized patellar tendon. Clin Orthop 172:78-84, 1983
42. Noyes FR, Barber SD, Mangine RE: Bone-patellar-ligament-bone and fascia lata allografts for reconstruction of the anterior cruciate ligament. J Bone Joint Surg Am 72:1125-36, 1990
43. Aglietti P, Buzzi R, D'Andria S, Zaccherotti G: Arthroscopic anterior cruciate ligament reconstruction with patellar tendon. Arthroscopy 8:510-6, 1992
44. Marshall JL, Warren RF, Wickiewicz TL: The anterior cruciate ligament: a technique of repair and reconstruction. Clin Orthop 143:97-106, 1979
45. Marshall JL, Warren RF, Wickiewicz TL: Primary surgical treatment of anterior cruciate ligament lesions. Am J Sports Med 10:103-7, 1982
46. Kaplan N, Wickiewicz TL, Warren RF: Primary surgical treatment of anterior cruciate ligament ruptures. A long-term followup study. Am J Sports Med 18:354-8, 1990
47. Kannus P, Jarvinen N: Conservatively treated tears of the anterior cruciate ligament. Long term results. J Bone Joint Surg Am 69:1007-12, 1987
48. Kannus P, Jarvinen M: Osteoarthrosis in a knee joint due to chronic posttraumatic insufficiency of the medial collateral ligament. Nine-year follow-up. Clin Rheumatol 7:200-7, 1988
49. Kannus P: Hamstring/ quadriceps strength ratios in knees with medial collateral ligament insufficiency. Isokinetic and isometric results and their relation to patients' long-term recovery. J Sports Med Phys Fitness 29:194-8, 1989
50. Leighton M, Hosea TM, Pinciotti D et al: Surgical treatment of acute anteromedial rotatory instability. Orthop Trans 17:149, 1993
51. Krackow KA: Deformity. In: The Technique of Total Knee Arthroplasty. p. 357. CV Mosby, St. Louis, 1990
52. Vigliani F, Martinelli B, Tagliapietra EA: The early surgical treatment of rupture of the tibial collateral ligament of the knee. Ital J Orthop Traumat 1:151, 1975
53. Insall JN: Chronic instability of the knee. In: Surgery of the Knee. p. 334. Churchill Livingstone, New York, 1984
54. Mauck HP: A new operative procedure for instability of the knee. J Bone Joint Surg 18:984, 1936
55. Slocum DB, Larson RL, James SL: Late reconstruction of ligamentous injuries of the medial compartment of the knee. Clin Orthop 100:23, 1974
56. Bartel DL, Marshall JL, Schieck RA, Wang JB: Surgical repositioning of the medial collateral ligament. An anatomical and mechanical analysis. J Bone Joint Surg Am 59:107-16, 1977
57. Palumbo RC, Tria AJ Jr, Weiss L, Xagoraris A: Ligamentous injuries to the knee: a retrospective analysis. Orthop Trans 16:321, 1992
58. Indelicato PA: Isolated medial collateral ligament injuries in the knee. J Am Acad Ortho Surg 3:9-14, 1995
59. Forster IW, Warren-Smith CD, Tew M: Is the KT-1000 ligament arthrometer reliable? J Bone Joint Surg Br 71:843 - 7, 1989
60. Highenboten CL, Jackson AW, Jansson KA, Meske NB: KT-1000 arthrometer: conscious and unconscious test results using 15,20, and 30 pounds of force. Am J Sports Med 20:450-4, 1992
61. Kowalk DL, Wojtys EM, Disher J, Loubert P: Quantitative analysis of the measuring capabilities of the KT-1000 knee ligament arthrometer. Am J Sports Med 21:744-7, 1993
62. Insall JN: Surgery of the knee. 2nd Ed. Churchill Livingstone, New York, 1993

8 Ligamento Colateral Lateral e Complexo Arqueado-Poplíteo do Joelho

G. HADLEY CALLAWAY
RUSSELL F. WARREN

ESTUDO DE CASO CLÍNICO

Lesão Aguda do Ligamento Cruzado Posterior, Ligamento Colateral Lateral, Complexo Poplíteo e Ligamento Arqueado

História

Um jogador de futebol americano com 17 anos de idade lesionou-se quando outro jogador caiu sobre sua perna de apoio. No exame, 1 hora depois, ele mostrava derrame, frouxidão no "stress" em varo, em extensão e arqueamento posterior da tíbia.

Exame do Joelho

Derrame	Moderado
Dor	Côndilo femoral lateral
Apreensão patelar	Negativa
Amplitude de movimento	–10 a 60 graus; nenhum bloqueio à hiperextensão suave
Varo/valgo	Abertura de 10 mm no "stress" em varo, sem ponto final; ligamento colateral lateral (LCL) não palpável na posição em figura de quatro
Lachman	Negativo (frouxidão posterior mínima)
Deslizamento anterior	Bom ponto final na posição neutra "normal" (comparado ao lado oposto)
Deslizamento posterior	2B (translação > 5 mm, sem ponto final) quando medido a partir da posição neutra "normal"
Marcha	Com muletas; não tentou caminhar
Neurovascular	Fraca dorsiflexão e eversão do pé, fraca dorsiflexão do primeiro pododáctilo, parestesia em placa sobre o dorso do pé; compartimentos moles; pulsos normais
Radiografias	Normais

Tratamento

O paciente foi levado à cirurgia 3 dias após a lesão. O exame sob anestesia confirmou os achados pré-operatórios. Na artroscopia observou-se que o ligamento cruzado posterior (LCP) foi rompido, mas o ligamento cruzado anterior (LCA) permaneceu intacto. O compartimento lateral abriu-se facilmente com o "stress" em varo. O poplíteo estava hemorrágico, quando observado no fundo de saco lateral e no hiato poplíteo. A reconstrução artroscópica do LCP foi realizada com um enxerto autólogo do terço médio do tendão patelar e fixação por parafuso de interferência em ambas as extremidades. A tensão do enxerto foi estabelecida a 90 graus.

(Continua)

> Depois da reconstrução do LCP, persistiu a rotação externa anormal. Uma incisão em bastão de hóquei sobre a parte lateral do joelho foi criada. O nervo fibular foi identificado no tendão do bíceps e dissecado livremente, no sentido proximal para o distal. Nenhuma lesão macroscópica no nervo foi evidenciada.
>
> O poplíteo e o LCL estavam lesados na inserção no côndilo femoral, porém apresentavam bom tecido remanescente. A junção tendão-músculo do poplíteo foi inspecionada e mostrou estar apenas discretamente lesada. O ligamento poplíteo-fibular estava intacto. Suturas trançadas não absorvíveis de Bunnell e Thompson foram posicionadas no poplíteo e no LCL. O terço médio da fáscia do bíceps femoral foi preparado, permanecendo preso à cabeça da fíbula e sendo moldado em forma de tubo com suturas trançadas não absorvíveis de Bunnell e Thompson. O enxerto do bíceps foi empregado para proteger a reparação do LCL.
>
> Os sítios de inserção do LCL e do poplíteo ficaram evidenciados porque eles foram recentemente lacerados. Uma broca de 8 mm foi usada para criar uma depressão rasa, em um ponto entre as inserções do LCL e do poplíteo. Pinos de Beath foram usados para puxar as suturas a partir do LCL, poplíteo e enxerto do tendão do bíceps através dos túneis transósseos até a face medial do joelho. Uma pequena incisão no lado medial do joelho foi usada para evitar o aprisionamento do nervo safeno embaixo das suturas. Os ligamentos e o enxerto foram puxados confortavelmente para dentro do túnel, enquanto que uma força em valgo e rotação interna era aplicada ao joelho. As suturas foram apertadas sobre um botão plástico na face medial do fêmur.
>
> A rotação externa da tíbia foi normalizada. As incisões foram irrigadas e um dreno foi colocado dentro de cada uma delas. O defeito do tendão patelar foi fechado, enquanto que o defeito do tendão do bíceps foi mantido aberto. Os tecidos subcutâneos e a pele foram fechados da maneira habitual. O paciente foi colocado em um aparelho gessado, moldado em valgo discreto.
>
> O programa de reabilitação foi modificado a partir do protocolo habitual do LCP. A sustentação de peso foi limitada ao toque com os dedos por 6 semanas. Da mesma forma, a flexão ativa do joelho e os levantamentos da perna em decúbito foram proibidos. Depois de 6 semanas, o aparelho gessado foi removido e foi iniciada a reabilitação proprioceptiva e funcional. A função do nervo fibular recuperou-se plenamente com 3 meses após a lesão. O paciente foi capaz de retornar ao futebol americano na temporada seguinte.

A face lateral do joelho tem anatomia e função complexas. Em conseqüência disso, as lesões dos ligamentos laterais do joelho são incapacitantes e, por vezes, difíceis de tratar.

HISTÓRIA

A parte lateral do joelho recebeu considerável atenção por causa de sua instabilidade anterior depois da ruptura do LCA. Hey-Groves,[2] em 1920, descreveu a subluxação ântero-lateral da tíbia depois da lesão do LCA. O teste de deslocamento de pivô, que subluxa e reduz a tíbia ântero-lateral, foi descrito por Palmer[2] em 1938 e revisto por Galway et al.[3] em 1972. Os testes de Hughston[4] e Slocum[5] para o LCA, ambos descritos em 1976, também subluxam a parte lateral da articulação do joelho. Estudos em cadáveres confirmaram esta impressão clínica ao demonstrarem que a translação anterior da tíbia ocorre com uma grande rotação interna acoplada depois da transecção do LCA.[6]

Por causa dessa instabilidade articular ântero-lateral, muitos procedimentos para compensar a insuficiência do LCA envolveram o reforço ligamentar lateral. Conforme descrito adiante, muitos procedimentos utilizaram o trato iliotibial para reforçar as estruturas ligamentares e capsulares laterais. Sua intenção fundamental era evitar a subluxação anterior do platô tibial lateral. Nos últimos anos, as técnicas melhoradas para a reconstrução do LCA eliminaram a necessidade da maioria dos procedimentos de estabilização ântero-lateral.

Mais recentemente, a função dos ligamentos laterais na estabilidade da parte posterior do joelho foi reexaminada. Demonstrou-se que a lesão isolada do LCP provoca incapacitação mínima, embora ela possa estar associada à artrite a longo prazo nos compartimentos medial e patelofemoral. Entretanto, a lesão do LCP e das estruturas ligamentares póstero-laterais mostrou causar significante incapacidade funcional. Da mesma maneira, a lesão despercebida das estruturas póstero-laterais foi implicada como uma causa de falha na reconstrução do LCA.[7]

ANATOMIA

Os estabilizadores estáticos da parte lateral do joelho incluem o LCL e a parte lateral da cápsula articular.[8-10] O LCL origina-se do côndilo femoral lateral e se insere na fíbula proximal. A parte lateral da cápsula articular desdobra-se nas lâminas profunda e superficial, entre as quais passam a artéria genicular lateral inferior e o LCL. A lâmina profunda insere-se no menisco lateral através do ligamento coronário. Em 80% dos joelhos, a borda posterior da lâmina profunda espessa-se para formar o ligamento arqueado, o qual passa sobre a junção musculotendinosa do poplíteo. Em 87% dos joelhos, a borda posterior da lâmina superficial forma o ligamento fabelofibular (lateral curto). O ligamento arqueado e o ligamento fabelofibular conectam o processo estilóide da fíbula com as inserções femorais do músculo gastrocnêmio lateral e o ligamento poplíteo oblíquo de Winslow.

Nos joelhos sem uma fabela, o ligamento fabelofibular está obviamente ausente; o ligamento arqueado torna-se, por conseguinte, mais robusto. Nos joelhos com uma grande fabela, o ligamento fabelofibular pode ser robusto e o ligamento arqueado pode estar ausente.

Os estabilizadores dinâmicos da parte lateral do joelho incluem o trato iliotibial, o poplíteo e o bíceps femoral. O trato iliotibial origina-se como o tensor da *fascia lata* a partir do ílio, cruza lateralmente o joelho e se insere no tubérculo de Gerdy na parte lateral da tíbia. O músculo poplíteo origina-se na tíbia posterior, cruza a articulação do joelho profundamente ao LCL e ao ligamento arqueado e se insere anteriormente ao LCL no côndilo femoral lateral. O músculo poplíteo auxilia na flexão do joelho, roda internamente a tíbia sobre o fêmur e ajuda a prevenir o deslizamento posterior da tíbia sob o fêmur.[11] O músculo é ativo em toda a fase de equilíbrio da marcha.[12] Em uma série, as eletromiografias dos pacientes que podiam subluxar voluntariamente no sentido póstero-lateral e reduzir a tíbia mostraram que o poplíteo gerou a força redutora.[13] A presença de uma inserção poplíteo-fibular também pode fornecer ao tendão do poplíteo uma função de estabilização estática.

As porções longa e curta do bíceps femoral originam-se na tuberosidade isquiática e na parte posterior do fêmur, respectivamente, cruzam o joelho no sentido póstero-lateral e se inserem na fíbula proximal, no ligamento e na parte lateral da tíbia. Na coxa, o tendão do bíceps apresenta inserções no trato iliotibial distal, o que estabiliza o trato posteriormente. Distalmente, o tendão do bíceps possui três camadas.[14] A camada superficial apresenta expansões anterior, média e posterior, as quais se inserem distalmente na fáscia dos compartimentos anterior, lateral e superficial da panturrilha, respectivamente. A camada média do tendão do bíceps forma uma alça fechada distal, ao redor do LCL, e se insere nas porções anterior e lateral da cabeça da fíbula; esta disposição permite que a contração do bíceps estique discretamente o LCL. A camada profunda do tendão do bíceps passa por baixo do LCL e se insere no tubérculo de Gerdy da tíbia. Nos pacientes que podem subluxar e reduzir voluntariamente a tíbia, as eletromiografias mostraram que o músculo bíceps gera a força de subluxação.[13]

O movimento entre a tíbia e a fíbula também pode afetar significativamente a tensão e a função do LCL. Durante a fase de equilíbrio da marcha, a musculatura do flexor dos dedos puxa a fíbula distalmente, cerca de 2,4 mm.[15] Isto retesa o LCL e o poplíteo (através do ligamento poplíteo-fibular), aumentando, possivelmente, sua eficácia durante a parte de sustentação de peso da marcha. A função do músculo bíceps na movimentação da fíbula é incerta.

As alterações traumáticas ou cirúrgicas na relação da tíbia e fíbula também podem afetar a função do LCL. A luxação traumática da articulação tibiofibular proximal está associada à lesão do LCL. A coleta da porção média da fíbula para uso como enxerto ósseo cria frouxidão em varo do joelho, gerando aumento de 4,5 graus na movimentação coronal (em varo) do joelho, enquanto se caminha sobre um aclive lateral ou para diante.[16] As técnicas de osteotomia tibial alta, que podem abaixar a articulação do joelho em relação à cabeça da fíbula, podem agravar a instabilidade lateral em um paciente jovem com insuficiência do LCA.

A retroalimentação sensorial não parece ser uma função importante do LCL.[17] Uma força em varo isolada (como aquela exercida quando se salta de um carro em movimento) é incomum, sendo que o bem estudado reflexo do quadríceps pode proteger o joelho a partir da combinação dos momentos de flexão e em varo. Ademais, não foi documentado um reflexo espinhal direto entre o LCL e as unidades motoras na perna, sendo que a latência das reações cerebrais (dolorosas) pode prevenir a ação protetora no tempo oportuno. A instabilidade lateral do joelho foi associada à fraqueza do quadríceps, sendo que a diferença entre as relações de força entre o quadríceps e o isquiotibial nos joelhos normal e lesado foi correlacionada às medidas da função total do joelho em 8 anos após a lesão.[18]

A lesão do nervo fibular pode acompanhar a do ligamento lateral ou complicar os procedimentos de reconstrução. Towne et al.[19] relataram 10 paralisias do nervo fibular entre 17 casos de instabilidade lateral, os quais geralmente incluíram a lesão do LCA, LCP e ligamento póstero-lateral. Baker et al.[20] reportaram duas paralisias do nervo fibular entre 17 casos de lesão do ligamento póstero-lateral, sendo que Flynn et al.[21] notaram 4 paralisias do nervo fibular entre 14 pacientes com lesões póstero-laterais e do LCA, dos quais 50% recuperaram-se plenamente. Grana e Janssen[22] observaram três paralisias completas e duas incompletas do nervo fibular entre pacientes com lesões póstero-laterais e do LCA e póstero-laterais e do LCP. A cuidadosa avaliação pré-operatória da função do nervo fibular é importante para o paciente e para o cirurgião.

Resistência às Forças em Varo-Valgo

A inter-relação entre a geometria do joelho e a dos músculos compressivos da articulação proporciona a estabilidade em varo-valgo primária para o joelho. A ampla separação medial-lateral dos côndilos femorais permite diferenças nas forças de reação medial e lateral da articulação para se contrapor a uma força em varo ou valgo na tíbia. A contração das musculaturas da coxa e da panturrilha comprime a articulação, aumentando o efeito estabilizador da geometria bicondilar da articulação. Por exemplo, uma força em varo pode ser suportada pela contração protetora da musculatura da coxa, o que aumenta as forças de reação do compartimento medial da articulação, enquanto previne a elevação lateral da articulação.

Os ligamentos laterais são estressados por uma força em varo apenas quando o compartimento lateral se abre. Na grande maioria dos pacientes, a articulação medial sustenta a maior parte do peso durante a fase de apoio da marcha.[23] O alinhamento em varo do membro e uma marcha com base estreita aumentam a probabilidade de abertura do compartimento lateral na deambulação normal e na corrida em linha reta.[24] O compartimento lateral também pode ser aberto na ausência de proteção muscular por uma força em varo inesperada ou na presença de proteção muscular por uma força em varo de grande intensidade.

As experiências com joelhos de cadáveres esclareceram a função dos ligamentos póstero-laterais e possíveis mecanismos de lesão.[25-28] Na maioria das experiências, as contribuições da função muscular e das forças de reação articular para a estabilidade não são consideradas. Muitas experiências correlacionam as forças ou momentos aplicados com os deslocamentos articulares. O corte seqüencial dos ligamentos mostra múltiplas curvas de força-deslocamento, a partir das quais a função de cada ligamento pode ser deduzida.

Gollehon et al.[26] estudaram o efeito de uma força de 10 Newton-metro (Nm) sobre a rotação em varo ou valgo da tíbia (Fig. 8-1). Aproximadamente 5 graus de rotação em varo estavam presentes nos joelhos intactos durante toda a amplitude de movimentação testada. O seccionamento isolado do LCL provocou um aumento de 1 a 4 graus na rotação em varo, em todos os ângulos de flexão do joelho. O seccionamento arqueado-poplíteo isolado gerou um aumento similar na rotação em varo apenas no ângulo de flexão de 90 graus. O seccionamento combinado do LCL e do complexo arqueado-poplíteo produziu um aumento de 8 a 10 graus na rotação em varo, o qual teve seu ponto máximo próximo a 30 graus de flexão. O seccionamento combinado do LCL, poplíteo-arqueado e LCP provocou um aumento de 15 a 25 graus na rotação em varo (em relação ao joelho intacto), com ponto máximo próximo a 60 graus de flexão. Não houve efeito do seccionamento isolado ou combinado do LCL, complexo arqueado-poplíteo ou LCP sobre a rotação em valgo do joelho.

Grood et al.[28] estudaram o efeito de uma força de 20 Nm sobre a rotação em varo e valgo da tíbia. A rotação em varo do joelho intacto foi entre 5 e 10 graus, com rotações maiores à medida que o joelho foi flexionado. O seccionamento isolado do LCL provocou um aumento de 2 a 5 graus na rotação em varo. O seccionamento isolado do LCP não aumenta a rotação em varo. O corte combinado do LCL e do complexo arqueado-poplíteo provocou um aumento de 6 a 9 graus na rotação em varo, com o aumento máximo próximo a 30 graus de flexão. O seccionamento combinado do LCL, arqueado-poplíteo e LCP gerou um aumento de 8 a 21 graus na rotação em varo (em relação ao joelho íntegro), com o aumento máximo próximo a 90 graus de flexão. O corte isolado ou combinado do LCL, arqueado-poplíteo e LCP não teve efeito sobre a rotação em valgo da tíbia.

Usando um modelo de cadáver um pouco diferente, Grood et al.[27] avaliaram que o LCL contribuía com 54 e 69% da força de limitação a um estresse em varo que provocava abertura articular lateral de 5 mm em 5 e 25 graus de flexão do joelho, respectivamente. Os ligamentos cruzados e o complexo arqueado-poplíteo for-

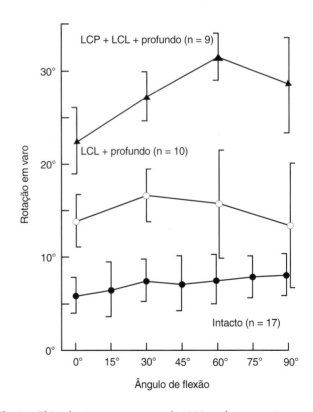

Fig. 8-1. Efeito de um torque em varo de 10 Nm sobre a rotação em varo do joelho. O seccionamento do LCL e do complexo arqueado-poplíteo permite a rotação em varo discretamente aumentada em 0 e 30 graus de flexão. Quando o LCP também é seccionado, a rotação em varo é acentuadamente aumentada em todos os ângulos de flexão, mas principalmente em 60 e 90 graus. (De Gollehon et al.,[26] com permissão.)

neceram forças de limitação acentuadamente menores. A contribuição do trato iliotibial dependeu da atividade da musculatura proximal (simulada), mas foi menor em relação àquela do ligamento.

Resistência às Forças em Rotação Interna-Externa

As forças em rotação interna-externa sobre o joelho são criadas pela interação da musculatura do quadril e do pé apoiado. Um corredor que roda subitamente para o lado externo sobre seu pé de apoio usa sua musculatura para aplicar uma força em rotação interna no solo. No joelho, isso tende a rodar externamente o fêmur sobre a tíbia. À medida que o quadril se torna rodado externamente ao máximo, o pé deve afastar-se do solo para proteger o joelho contra o momento rotacional do corpo. A falha em afastar de imediato o pé (como no caso do defensor de futebol americano) tenderá a rodar externamente a tíbia sob o fêmur. Dessa forma, um único movimento de rotação pode causar os torques rotacionais tibiais interno e externo.

O centro da rotação interna-externa da articulação do joelho situa-se próximo ou no compartimento medial. A concavidade do platô tibial medial e a firme inserção do menisco medial na cápsula e no ligamento colateral medial (LCM) tendem a evitar a movimentação ântero-posterior (AP) do compartimento medial. Em contraste, a convexidade do platô tibial lateral e a inserção frouxa do menisco lateral na cápsula possibilitam a maior movimentação AP do compartimento lateral. Esses fatores aumentam o braço da força dos ligamentos laterais no controle da rotação articular.

Em experiências com cadáveres, Gollehon et al.[26] estudaram o efeito de uma força de 4,5 Nm sobre a rotação tibial interna e externa (Fig. 8-2). Eles não encontraram efeito do corte isolado ou combinado do LCL, complexo arqueado-poplíteo ou LCP sobre a rotação interna da tíbia. A rotação externa nos joelhos intactos foi, em média, de 20 graus nos ângulos de flexão superiores a 15 graus. O seccionamento isolado do LCL ou do complexo arqueado-poplíteo provocou aumento de 2 a 6 graus na rotação externa, sendo que o corte combinado gerou um aumento de 10 a 15 graus, o qual foi máximo em ângulos de flexão próximos a 30 graus. O corte isolado do LCP não produziu aumento na rotação externa. O seccionamento combinado do LCL, complexo arqueado-poplíteo e LCP gerou um aumento de 15 a 20 graus na rotação externa, o qual persistiu em todos os ângulos de flexão entre 0 e 90 graus.

Grood et al.[28] estudaram o efeito de uma força de 5 Nm sobre as rotações tibiais interna e externa. O seccionamento do complexo arqueado-poplíteo e do LCL gerou um aumento de 13 graus na rotação externa da tíbia a 30 graus de flexão, mas somente um aumento de 5 graus com 90 graus de flexão. O corte isolado do LCP não aumentou a rotação externa em qualquer ângulo de flexão. Entretanto, o seccionamento combinado do LCP e do complexo arqueado-poplíteo gerou aproximadamente um aumento de 20 graus na rotação externa nos ângulos de flexão entre 30 e 90 graus.

Usando transdutores em alça, Ahmed et al.[20] mostraram que o LCL absorve a tensão com a rotação interna da tíbia. Este achado está em contraste com o achado de Gollehon, de que o seccionamento do LCL não aumenta a rotação tibial interna provocada por uma força aplicada, a menos que o LCA também seja seccionado.[26]

Resistência às Forças Ântero-Posteriores

A resistência à translação AP da tíbia é fornecida pela conformidade articular, pela ação de sustentação articu-

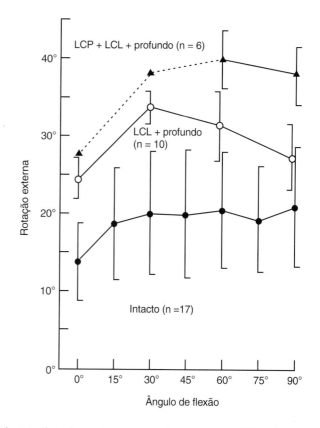

Fig. 8-2. Efeito de uma força em rotação externa de 4,5 Nm sobre a rotação externa do joelho. O seccionamento do LCL e do complexo arqueado-poplíteo permite a rotação externa aumentada a 30 graus de flexão. Quando o LCP também é seccionado, a rotação externa também é aumentada a 60 e 90 graus de flexão. (De Gollehon et al.,[26] com permissão.)

lar da musculatura da coxa, pelos ligamentos do joelho, pelos meniscos e pela cápsula articular.[30] Conforme discutido anteriormente, o LCL não tem função significante no controle da translação anterior, porém desempenha uma função secundária no controle da translação tibial posterior.

Os modelos experimentais da movimentação AP devem considerar a rotação interna e externa "acoplada" da tíbia.[6] Conforme debatido previamente, o centro da rotação interna-externa situa-se no compartimento medial. O centro instantâneo de rotação interna-externa pode mover-se discretamente por causa da geometria articular, mobilidade meniscal e tensões ligamentares. Por exemplo, a movimentação posterior do fêmur, a anisometria dos ligamentos e a lesão ligamentar (ou seccionamento) modificarão o centro de rotação. Da mesma forma, a maneira pela qual a tíbia de cadáver é posicionada ou clampeada para testagem de materiais pode mudar a localização do eixo de rotação. Em conseqüência, as forças anterior e posterior aplicadas ao centro da tíbia provocam rotação interna e externa de intensidade variável.

Fukubayashi et al.[6] e Gollehon et al.[26] estudaram o efeito de uma força de 100 N através da diáfise tibial sobre a translação tibial anterior e posterior. O seccionamento isolado ou combinado do LCL, complexo arqueado-poplíteo e LCP não teve efeito sobre a translação tibial anterior. O corte do LCL e do complexo arqueado-poplíteo provocou um aumento de 1 a 3 mm na translação posterior em toda a amplitude de flexão do joelho, sendo que o corte isolado do LCP gerou aumento de 4 a 6 mm na translação posterior a 0 e 30 graus de flexão, mas um aumento de 7 a 10 mm na translação posterior a 90 graus. O seccionamento combinado do LCL, complexo arqueado-poplíteo e LCP produziu aumento de 20 a 25 mm na translação posterior em relação aos joelhos íntegros em todos os ângulos de flexão.

Grood et al.[28] estudaram o efeito de uma força de 100 N aplicada por uma tira ao redor da tíbia, a 3 cm abaixo da linha articular, sobre a translação tibial anterior e posterior. O seccionamento combinado do LCL, complexo arqueado-poplíteo e LCP não teve efeito sobre a translação tibial anterior. O seccionamento do LCL e do complexo arqueado-poplíteo provocou um aumento de 1 a 3 mm na translação posterior com 0 a 30 graus de flexão, mas nenhum aumento significativo aconteceu em ângulos maiores de flexão. O seccionamento isolado do LCP produziu aumento de 1 a 6 mm na translação posterior com 0 a 30 graus de flexão, porém um aumento de 9 a 11 mm na translação posterior foi gerado com 60 a 90 graus de flexão. O seccionamento combinado do LCL, complexo arqueado-poplíteo e LCP levou a um aumento de 6 a 21 mm na translação posterior, com o maior aumento encontrado em ângulos de flexão mais próximos a 90 graus.

DIAGNÓSTICO

Exame Clínico

O LCL e o complexo arqueado-poplíteo podem ser lesados isoladamente, em combinação com o LCA,[7] em combinação com o LCP,[31] ou como parte de uma luxação do joelho. A instabilidade póstero-lateral passa, com freqüência, despercebida no tratamento das rupturas do LCA, porém ela pode ser causa de instabilidade recorrente.[21] A insuficiência do LCP é usualmente bem tolerada, a menos que a instabilidade póstero-lateral também esteja presente.[32] Dessa maneira, o exame físico deve identificar com exatidão as lesões isoladas e combinadas.

Os testes clínicos para a função ligamentar podem ser interpretados com base nas experiências com cadáveres acima discutidas. A abertura articular lateral a 0 e 30 graus de flexão, a translação posterior discretamente aumentada em toda a amplitude de movimento e a rotação externa aumentada a 30 graus (menos perceptível com 90) de flexão indicam lesão do LCL e da cápsula lateral (Fig. 8-3). Um grande aumento na translação posterior a 90 graus de flexão, sem aumento na rotação externa, implica lesão isolada do LCP. Um grande aumento na translação posterior em toda a amplitude de movimento, com rotação externa aumentada a 90 graus, indica lesão combinada do LCL, cápsula lateral e LCP.

O teste da gaveta póstero-lateral avalia o deslocamento posterior e a rotação externa do platô tibial lateral, com o joelho flexionado a 80 graus e a tíbia rodada externamente a 15 graus[33,34] (Fig. 8-4). O teste será positivo, se o LCL e o complexo arqueado-poplíteo forem deficientes, e acentuadamente positivo, se o LCP também estiver lesado.[31] O teste da gaveta póstero-lateral tem sido criticado por ser subjetivo e de difícil quantificação.[35]

O teste do *recurvatum*-rotação externa de Hughston envolve a elevação de ambas as pernas estendidas do paciente pelo primeiro pododáctilo[33] (Fig. 8-5). Quando o LCL, a cápsula lateral e o LCA estão rompidos, ocorrerá o posicionamento em varo *recurvatum* e rotação tibial externa. O teste do *recurvatum-rotação* externa também pode fornecer resultados falsos-negativos.[36]

O fenômeno do *pivot shift* reverso fica evidente após a ruptura do LCL e da cápsula lateral, podendo ser exagerado, caso o LCP também esteja lesado[37] (Fig. 8-6). *O joelho é movido a partir de 90 graus de flexão até a extensão plena* enquanto se aplicam discretas forças valgo e de rotação externa à tíbia. A tíbia lateral é posteriormente subluxada na flexão, mas salta anteriormente de modo a se alinhar em extensão. Conforme demonstrado por estudos em cadáveres, a flexão aumentada permite a rotação tibial externa e a translação posterior no joelho com deficiência do LCP, LCL e da cápsula lateral. A rotação tibial interna diminui o sinal do deslocamento do *pivot shift* reverso. O *pivot shift* reverso também pode ser falso positivo em cerca de 35% dos pacientes normais sob anestesia, com incidência aumentada entre os pacientes com sinais de frouxidão articular.[35] O teste do **pi***vot shift* reverso deve ser considerado no contexto clínico e comparado ao joelho oposto.

O teste do *pivot shift* convencional não avalia as condições das estruturas ligamentares laterais. Sob uma discreta força axial e em valgo, a tíbia lateral é subluxada anteriormente em extensão, mas reduzida pela flexão. A rotação externa ou interna da tíbia pode exagerar o sinal do *pivot shift*. Embora a movimentação patológica ocorra no compartimento articular lateral, o sinal do *pivot shift* foi detectado apenas depois do seccionamento do LCA em estudos com cadáveres;[37] a ruptura completa do LCL, do ligamento arqueado e da cápsula não criou as condições para um deslocamento em pivô. A ruptura do trato iliotibial entre o côndilo femoral (ao qual está preso pelas fibras de Kaplan) e o tubérculo de Gerdy diminui o deslocamento em pivô ao retirar a força de redução.

Avaliação Radiográfica e por Ressonância Magnética

As radiografias AP em pé do joelho são úteis na avaliação do alinhamento do joelho e da integridade da superfície articular. Um alinhamento em varo do joelho pode colocar os ligamentos laterais em tensão durante as atividades diárias, o que pode impedir quaisquer condutas apenas com tecidos moles para a instabilidade crônica da parte lateral do joelho.

A lesão grave do joelho pode provocar a avulsão da inserção óssea do LCL na cabeça da fíbula ou do poplíteo no fêmur.[38] Esses achados são diferentes da fratura de Segond, a qual consiste na avulsão de um fragmento ósseo a partir da parte lateral (não póstero-lateral) da tíbia pela porção meniscotibial da cápsula articular.[39,40] A fratura de Segond é sugestiva de ruptura do LCA e não implica ruptura do LCL ou do poplíteo.[41]

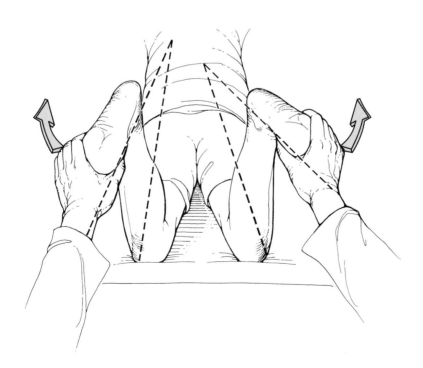

Fig. 8-3. As mensurações clínicas da rotação tibial externa podem ser feitas com o paciente em decúbito ventral (aqui mostrado) ou em decúbito dorsal. A rotação externa é medida entre a borda medial do pé e a coxa. As mensurações devem ser feitas a 30, 60 e 90 graus, de modo a diferenciar entre a instabilidade póstero-lateral isolada e instabilidade póstero-lateral e do LCP combinada. (De Veltri e Warren,[60] com permissão.)

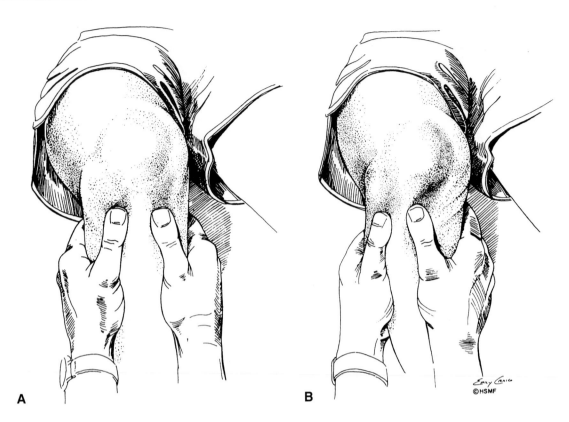

Fig. 8-4. Teste do deslizamento póstero-lateral observado a partir de uma visão anterior. **(A)** Posição inicial. **(B)** Teste positivo, com rotação posterior e externa da tíbia lateral. (De Hughston e Norwood,[33] com permissão.)

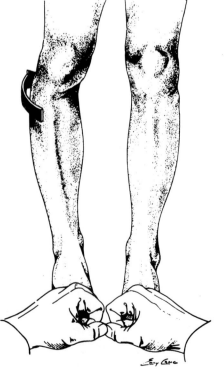

Fig. 8-5. Teste de *recurvatum*-rotação externa, demonstrando a instabilidade em varo e rotação externa do joelho direito. (De Hughston e Norwood,[33] com permissão.)

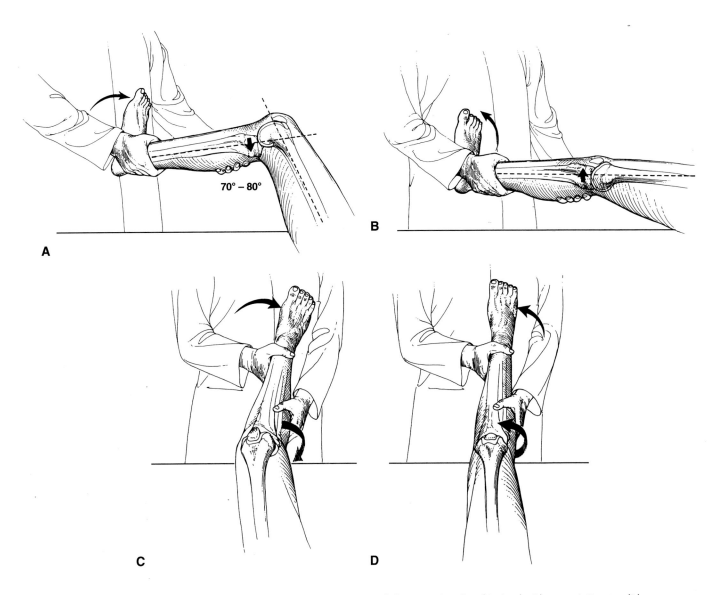

Fig. 8-6. (**A-D**) Teste do *pivot shift* reverso. Em contraste com o *pivot shift* convencional, a tíbia é reduzida na posição estendida e subluxada (posteriormente) na posição fletida. (De Jacob et al.,[37] com permissão.)

A RNM da parte lateral do joelho pode identificar a ruptura aguda ou crônica do LCL ou do poplíteo (Fig. 8-7). O LCL é facilmente localizado nos cortes coronais, onde ele se insere na cabeça da fíbula. O ligamento pode ser seguido proximalmente até sua inserção femoral. O poplíteo é mais difícil de identificar, porém sua porção carnosa pode ser notada sobre a tíbia posterior nos cortes coronais. O músculo pode ser seguido lateralmente nos cortes mais anteriores até que ele se transforme no tendão que se situa em um sulco ao longo do côndilo femoral lateral. As rupturas de ambos os tendões geralmente manifestam-se como áreas de infiltração de sinal intenso ou como descontinuidade nítida.

Avaliação Artroscópica

A avaliação artroscópica rotineira do joelho pode demonstrar lesão do LCL, LCP e poplítea. A abertura articular lateral anormal é diagnóstica de ruptura do LCL. Uma força em varo grosseiramente padronizado (em geral, o peso da perna na posição da figura de um quatro) é aplicada ao joelho. A quantidade da abertura articular pode ser comparada com pinças artroscópicas de tamanho conhecido; mais de 5 mm de abertura provavelmente indicam uma lesão do LCL. O LCL também pode ser diretamente palpado na face lateral do joelho, enquanto este se encontra na posição da figura de um quatro.

O poplíteo pode ser visualizado proximalmente no fundo do saco articular lateral e no compartimento lateral no hiato poplíteo (Fig. 8-8). Depois da lesão aguda, a hemorragia intratendinosa pode ser percebida. A palpação do tendão com o probe irá evidenciar a frouxidão anormal. A junção musculotendinosa, freqüentemente o sítio da lesão, situa-se fora da cápsula e não é visível por meios artroscópicos.

CIRURGIA

Instabilidade Ântero-Lateral

Numerosos procedimentos foram descritos para a instabilidade ântero-lateral do joelho. Conforme discutido anteriormente, o teste do *pivot shift* para a instabilidade ântero-lateral somente se torna positivo na presença de insuficiência do LCA. Em nossa experiência, a reconstrução do LCA com os tendões do semitendinoso e do grácil ou com o terço médio do tendão patelar elimina o deslocamento em pivô. Não achamos benéfica ou necessária a reconstrução lateral secundária.[42] Outros médicos empregam rotineiramente a reconstrução lateral[43] ou em combinação com a reconstrução do LCA por aloenxerto.[44] Os procedimentos para a instabilidade ântero-lateral são resumidamente descritos.

Na tenodese de MacIntosh, uma tira do trato iliotibial, presa distalmente, é passada por baixo do LCL e da inserção lateral do gastrocnêmio e trazida de volta por cima ou por baixo do LCL, antes de ser reinserida no tubérculo de Gerdy.[45] A tira do trato iliotibial precisa ter cerca de 1,5 cm de largura e 16 cm de comprimento. O enxerto é tensionado antes da reinserção com o joelho flexionado em 90 graus e a tíbia rodada externamente.

Losee et al.[46] modificaram a técnica de MacIntosh ao passar a tira do trato iliotibial posteriormente, através de um túnel na parte lateral do fêmur e, em seguida, trançando-a anteriormente, através do gastrocnêmio lateral e do ligamento arqueado. O túnel femoral é feito anterior à inserção do LCL e sai na inserção da porção lateral do gastrocnêmio. O enxerto é tensionado como descrito acima, antes da reinserção no tubérculo de Gerdy.

Ellison[47] separou uma porção do tubérculo de Gerdy com uma tira do trato iliotibial presa proximalmente, com 1,5 cm de largura. A tira foi fixada no côndilo femoral lateral, posterior ao seu centro de rotação, de modo que ela se tensionasse à medida que o joelho fosse estendido. Em seguida, a tira foi redirecionada profundamente ao LCL e o bloco ósseo refixado no tubérculo de Gerdy com um grampo. O defeito no trato iliotibial foi fechado sobre (mas não com) a tira e a liberação retinacular lateral, adicionada, quando necessário, para proteger a patela. O acompanhamento a longo prazo deste procedimento, como um tratamento para a ruptura do LCA, mostrou a deterioração gradual dos resultados, com 44% dos pacientes sofrendo subseqüente reconstrução intra-articular do LCA.[48]

Foram descritas transferências anteriores do tendão do bíceps, tanto superficial quanto profunda ao LCL. A transferência superficial falha em melhorar o torque rotacional externo do bíceps, sendo que ela pode evitar que o bíceps aplique uma força posterior nos ângulos de flexão inferiores a 30 graus.[49] A transferência profunda ao LCL ajuda a aumentar a força posterior do bíceps próximo à extensão.[50]

Zarins e Rowe[51] descreveram o posicionamento do tendão do semitendinoso e do trato iliotibial em direções opostas sobre o ápice do côndilo femoral lateral para tratar a insuficiência do LCA e a instabilidade ântero-lateral. O tendão do semitendinoso é descolado proximalmente na junção musculotendinosa, posicionado através de um orifício de broca dentro do joelho, na inserção tibial original do LCA, e puxado para fora do joelho sobre o côndilo femoral lateral. Uma tira do trato iliotibial é descolada proximalmente, puxada no sentido distal-proximal sob o LCL, levada para dentro do joelho sobre o côndilo femoral lateral e puxada para fora do joelho através de um orifício tibial. Os enxertos são retesados e suturados entre si, próximo às inserções ósseas.

Instabilidade Póstero-Lateral

Resultado da Instabilidade Póstero-Lateral não Tratada

O tratamento conservador de pacientes com lesões ligamentares laterais foi descrito por Kannus.[52] Dos 27 pacientes com 6 a 15 mm de abertura articular lateral a 30 graus de flexão, sem evidência de lesão do LCP ou de outro ligamento, 23 (85%) retornaram para avaliação em uma média de 8,3 anos após a lesão. A quantidade de abertura articular lateral persistiu ou agravou-se discretamente em todos, com exceção de três pacientes. Em 16 pacientes, a translação tibial anterior maior que 5 mm foi encontrada no acompanhamento, a qual foi gerada por lesões despercebidas do LCA ou por estiramento causado pela instabilidade lateral. No acompanhamento, foram demonstradas diferenças significantes pelo escore de Lysholm, escore de força da coxa e grau radiográfico entre aqueles pacientes que se apre-

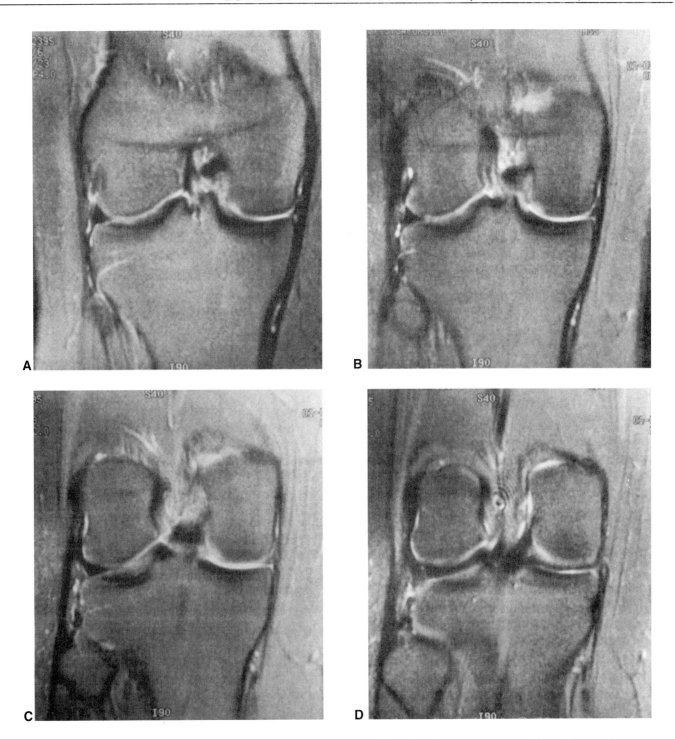

Fig. 8-7. **(A-F)** Anatomia normal na RNM das estruturas póstero-laterais do joelho. Elas são imagens com densidade de próton, coronais, de um joelho normal, começando anteriormente à fíbula (Fig. A) e prosseguindo posteriormente, em aumentos de 2 mm. **(G)** Anatomia normal na RNM das estruturas póstero-laterais num corte sagital com densidade de próton através da parte lateral da articulação do joelho. **(H)** Aspecto de um LCL rompido, usando imagem coronal com densidade de próton. **(A)** A inserção femoral do poplíteo profundamente ao LCL anterior. **(B)** O LCL a partir da inserção femoral até a inserção fibular. O poplíteo é observado entre sua inserção femoral e o menisco. **(C)** O LCL posterior e o poplíteo, quando ele começa a atravessar o menisco. **(D)** O tendão do bíceps femoral anterior e sua inserção na fíbula. Esta estrutura deve ser diferenciada do LCL, conforme observado nas imagens mais anteriores. O poplíteo está cruzando o menisco. *(Continua.)*

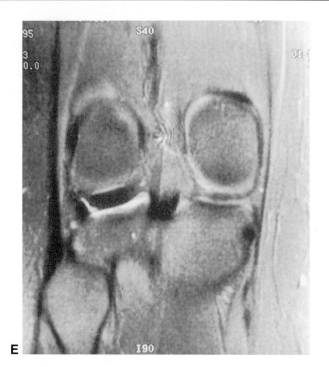
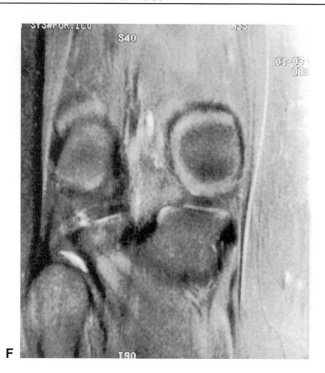
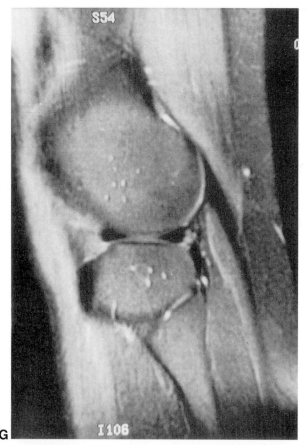
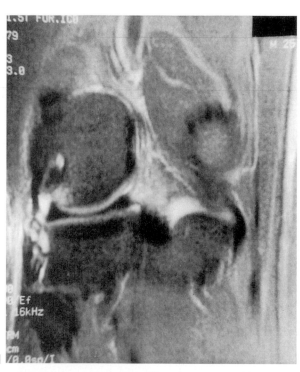

Fig. 8-7 (Continuação). **(E)** O tendão do bíceps femoral e o poplíteo quando passam o menisco. O sinal intenso entre o poplíteo e o menisco lateral representa líquido sinovial no hiato poplíteo e não indica uma lesão meniscal lateral. A inserção tibial do LCP é bem visualizada. **(F)** O tendão do bíceps femoral e a massa do músculo poplíteo cruzando a tíbia abaixo da inserção do LCP. Uma pequena quantidade de líquido na articulação tibiofibular proximal produz um sinal intenso. **(G)** Imagem sagital demonstrando o poplíteo exatamente abaixo do hiato. Mais uma vez, o sinal intenso adjacente ao menisco lateral não deve ser confundido com uma lesão meniscal. A porção lateral do gastrocnêmio pode ser notada, inserindo-se no fêmur. A convexidade do platô tibial lateral é bem conhecida. **(H)** Imagem coronal demonstrando uma ruptura do LCL na parte média da substância. O poplíteo é observado com sua inserção femoral, sendo que nenhuma lesão do poplíteo é evidenciada nesta imagem. A inserção do LCP na tíbia é bem visualizada.

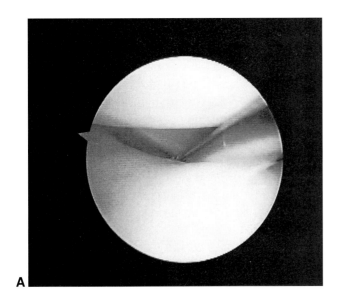
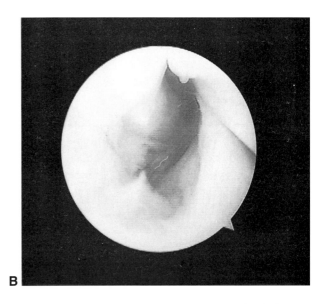

Fig. 8-8. (A) Vista do tendão poplíteo atrás do menisco lateral (joelho direito). (B) Tendão poplíteo observado a partir do fundo de saco lateral.

sentaram, a princípio, com 6 a 10 mm de abertura articular lateral e aqueles com 10 a 15 mm de abertura.

Revisão Histórica da Cirurgia para a Instabilidade Póstero-Lateral

A reconstrução da insuficiência ligamentar póstero-lateral crônica é difícil, sendo que numerosos procedimentos foram descritos. Muller[53] advogou o reforço do LCL deficiente com uma tira, distalmente inserida, do tendão da porção anterior do bíceps. O tendão é direcionado ao longo do LCL e grampeado ou suturado próximo à inserção isométrica do LCL. As suturas transósseas na fíbula fixam o enxerto à fíbula superior, de modo a aproximar-se mais intimamente da anatomia do LCL.

Muller[53] também advogou o retesamento ou substituição do tendão do poplíteo. Quando o tendão é avulsionado, ele pode ser simplesmente refixado.[38,53] Quando o tendão está intacto, porém frouxo, sua inserção deve ser movida (com um tampão ósseo) anteriormente ou para dentro do côndilo, de modo a restaurar a tensão. Quando o tendão foi lesado, a substituição deve ser tentada, quer com o trato iliotibial, quer com o tendão do bíceps. Na primeira técnica, uma tira presa distalmente do trato iliotibial anterior é passada através de um orifício para emergir a partir da parte póstero-lateral da tíbia, próximo ao trajeto do tendão do poplíteo. Na segunda técnica, uma tira do tendão da parte anterior do bíceps é ancorada na tíbia póstero-lateral através de suturas transósseas. A borda livre de ambas as estruturas é passada profundamente ao LCL e grampeada ou suturada na parte lateral do fêmur, no sítio de inserção do poplíteo. As falhas dessas técnicas foram usualmente relacionadas à fixação imprópria na parte lateral do fêmur, sendo que alguns autores melhoraram seus resultados com o uso do dispositivo de reforço do ligamento de Kennedy.[54]

Hughston e Jacobson[55] descreveram o avanço das inserções femorais do LCL, do poplíteo e do ligamento arqueado.[55,56] Estas inserções são próximas e podem ser deslocadas em bloco, com uma porção do gastrocnêmio lateral e o osso preso. O bloco ósseo é avançado para um novo sítio, mais anterior e distal, ao longo do côndilo femoral lateral, onde é fixado. Na experiência de Hughston et al., isso restaura a tensão nas estruturas pósterolaterais e elimina a rotação externa patológica da tíbia. Não recomendamos este procedimento; achamos que o LCL se torna não isométrico e compromete a flexão no pós-operatório. A sensibilidade dos ligamentos laterais às alterações nos sítios de inserção femorais foi demonstrada em joelhos de cadáveres por Krackow e Brooks.[57]

Nosso Tratamento Preferido: Instabilidade Aguda

A reparação aguda da lesão póstero-lateral produz os melhores resultados, com cerca de 85% dos pacientes sendo capazes de retornar a alguns esportes.[20,22,58,59] Durante a reparação aguda, as estruturas anatômicas podem ser identificadas, retornando a suas posições normais e reparadas com suturas trançadas não absorvíveis. O ligamento arqueado, o tendão poplíteo, o LCL e o bíceps femoral devem ser inspecionados e reparados, quando necessário. O LCL pode ser reforçado através da transferência de uma parte do tendão do bíceps femoral. O poplíteo pode ser reforçado através da transferência de uma parte do trato iliotibial.

Em geral, a instabilidade póstero-lateral torna-se clinicamente significante em conjunto com a insuficiência do LCA ou do LCP. A falha em corrigir ambas as condições fará com que a reconstrução se estire ou falhe, levando à instabilidade clínica recorrente. Os pacientes com lesões póstero-laterais e do LCA ou LCP combinadas devem sofrer cirurgia precoce para conseguir a estabilidade póstero-lateral ótima; não devemos esperar que a ampla movimentação do joelho retorne. Durante procedimentos artroscópicos após a lesão aguda, deve-se ter o cuidado de evitar o edema da perna pelo extravasamento de líquido. Nas lesões combinadas, reconstruímos o LCA ou o LCP e, em seguida, testamos a instabilidade póstero-lateral residual, a qual se manifesta como rotação externa excessiva da tíbia. Quando o teste é positivo, a reconstrução póstero-lateral prossegue através de um dos procedimentos descritos adiante. A reconstrução póstero-lateral aguda e do LCA combinada possibilitaram que 9 dentre 12 pacientes retornassem à prática de esportes pré-lesionais em uma série recentemente revista em nossa instituição.[21]

A reparação ou reconstrução do canto póstero-lateral é realizada sob controle de torniquete, através de uma incisão longitudinal lateral. O nervo fibular deve ser identificado proximalmente, marcado e seguido desde o bíceps, através da cabeça da fíbula, até dentro do compartimento inferior da perna. Antes de qualquer reparação ou tensionamento de tecidos moles, a tíbia deve ser rodada internamente até a posição reduzida.

O tendão do poplíteo e suas inserções no fêmur, fíbula e tíbia são identificados. Quando o poplíteo está lacerado a partir de sua inserção femoral, ele pode ser refixado com suturas trançadas, não absorvíveis, de Bunnell e Thompson, introduzidas através de orifícios de broca e presas no fêmur medial. Quando o poplíteo é lacerado a partir de sua inserção fibular, ele pode ser refixado com suturas passadas da parte posterior para a anterior, através da fíbula proximal. Quando o poplíteo é lacerado a partir da tíbia ou na junção musculotendinosa, as suturas transósseas ou um parafuso de 6,5 mm com uma arruela de tecidos moles podem ser empregados para fixar o tendão à tíbia póstero-lateral sob tensão normal. Quando o poplíteo é estirado em continuidade, o tampão ósseo da inserção femoral pode ser aprofundado em um orifício, sem mudar seu sítio de inserção; o tampão é fixado por suturas transósseas presas ao fêmur medial.

As avulsões do LCL podem ser reparadas com suturas trançadas, não absorvíveis, de Bunnell e Thompson, introduzidas através de túneis ósseos. Deve-se tomar extremo cuidado quando se perfura distalmente, no sentido do nervo fibular, na fíbula. Quando o poplíteo e o LCL são estirados em continuidade, a fíbula pode ser movida distalmente com uma osteotomia e com fixação por parafuso rígido, de modo a acrescentar tensão a ambos os ligamentos.

As lesões intersticiais do poplíteo ou do LCL devem ser reforçadas com tecido local. Recomendamos uma tira do trato iliotibial para aumentar a porção tíbia-fêmur do poplíteo e uma tira da fáscia a partir do bíceps femoral para reforçar o LCL ou a porção fíbula-fêmur do poplíteo. Na primeira técnica, uma tira distalmente inserida do trato iliotibial é formada em um tubo com suturas de Bunnell e Thompson, introduzida através de um orifício AP na tíbia para sair a partir da tíbia póstero-lateral, fazendo trajeto abaixo do LCL e presa ao fêmur no sítio de inserção do poplíteo.

Na segunda técnica, o terço médio do tendão do bíceps femoral é destacado 15 cm proximal ao joelho, sendo dissecado livremente do músculo subjacente. O nervo fibular é protegido durante o preparo do tendão. O enxerto é formado em um tubo com suturas de Bunnell e Thompson e introduzido abaixo do bíceps remanescente, da faixa iliotibial e do LCL. Quando o enxerto está reforçando o ligamento poplíteo-fibular, ele deve ser ancorado posterior ao processo estilóide fibular e ao sítio de inserção do poplíteo no fêmur por meio de suturas transósseas. Esta orientação oblíqua melhora o vetor do enxerto para resistir à rotação externa da tíbia. Quando o enxerto está reforçando o LCL, ele deve ser ancorado em um ponto isométrico no fêmur, com um parafuso esponjoso de 6,5 mm e uma arruela para tecidos moles. Antes do fechamento, verificamos cuidadosamente se a tensão no enxerto do bíceps, durante a amplitude de movimento, não coloca o nervo fibular sob tração.

Nosso Tratamento Preferido: Instabilidade Crônica

Acreditamos que os implantes de tendão com aloenxerto são necessários para fornecer a força tecidual para a correção da instabilidade póstero-lateral crônica. Na maioria dos casos, o LCL e o poplíteo devem ser reconstruídos. Tentamos reproduzir a anatomia de ambas as estruturas da maneira mais fiel possível. Em vez de conjecturar sobre o sítio de inserção do poplíteo no fêmur, no entanto, achamos prático prender as reconstruções do poplíteo e do LCL em um ponto isométrico sobre o fêmur.

Para determinar o ponto isométrico, um fio de Kirshner (K-) é introduzido no fêmur próximo à inserção inicial do LCL. O enxerto é puxado sobre o fio e marcado onde ele atravessa. O joelho é movido em toda a sua amplitude, sendo o movimento do enxerto observado sobre o fio, e este reposicionado até que um ponto isométrico seja identificado. O enxerto é tensionado e fixado neste ponto sobre o fêmur.

O enxerto do terço médio do tendão patelar pode ser empregado para reconstruir o LCL cronicamente frouxo (Fig. 8-9). Um bloco ósseo é colocado dentro de um túnel verticalmente orientado na fíbula, de modo que o ligamento saia superiormente, e o outro bloco ósseo é posicionado dentro de um túnel no ponto isométrico no fêmur. Os tampões são fixados por suturas transósseas, apertadas sobre botões de plástico.

Um aloenxerto do terço médio do tendão patelar também pode ser usado para a reconstrução de uma antiga lesão do poplíteo (Fig. 8-10). Um bloco ósseo é posicionado dentro de um túnel AP na tíbia, com o ligamento saindo a partir da parte póstero-lateral da tíbia, 5 a 10 mm abaixo da articulação. O ligamento é posicionado profundamente ao LCL, sendo que o outro tampão ósseo é posicionado em um túnel no ponto isométrico no fêmur. Da mesma maneira que antes, os tampões são fixados por suturas transósseas, apertadas sobre botões plásticos.

De modo alternativo, um aloenxerto de tendão de calcâneo pode ser utilizado para a reconstrução de uma antiga lesão do poplíteo. O tampão ósseo do calcâneo deve ser cortado até o diâmetro de 10 mm. O tendão é preparado e, em seguida, moldado em um tubo de diâmetro similar, com suturas de Bunnell e Thompson. O tampão ósseo é posicionado dentro de um túnel AP na tíbia, com o ligamento saindo a partir da parte póstero-lateral da tíbia, 5 a 10 mm abaixo da articulação. O ligamento é posicionado profundamente ao LCL e fixado no fêmur no ponto isométrico, com parafuso esponjoso de 6,5 mm e uma arruela trespassada de tecidos moles.

Para a reconstrução da lesão crônica do poplíteo e do LCL, recomendamos um aloenxerto de tendão patelar ou de tendão calcâneo em forma de Y (Fig. 8-11). O bloco ósseo na base do Y é fixado em um túnel femoral no ponto isométrico, por meio de suturas transósseas apertadas sobre um botão no fêmur medial. O enxerto é dividido em dois feixes. Um deles é passado profundamente ao resquício do LCL e puxado para dentro de um túnel ósseo, 5 a 10 mm abaixo da articulação no canto póstero-lateral da tíbia. O outro feixe é puxado para dentro de um túnel verticalmente orientado na fíbula proximal. Os feixes (e os blocos ósseos, no caso de um tendão patelar) são fixados nos túneis por meio de suturas transósseas.

Um difícil problema clínico é apresentado pelo paciente com alinhamento em varo do joelho e instabilidade póstero-lateral crônica. Quando a reparação inicial da lesão póstero-lateral é possível, prosseguimos, independente do alinhamento do membro. Entretanto, acreditamos que as reconstruções de tecidos moles para a instabilidade póstero-lateral crônica nos joelhos em varo tenderão a estirar por causa do impacto lateral durante a marcha. Nossa conduta para este problema tem sido a osteotomia tibial alta, seguida pela reconstrução de tecidos moles, após a cicatrização da osteotomia (Fig. 8-12). A osteotomia deve ser realizada através de incisão lateral longitudinal, a qual pode ser posteriormente usada para a reconstrução ligamentar. A articulação tibiofibular proximal deve ser preservada e a fíbula osteotomizada, em vez disso, na metade da diáfise. O tubérculo de Gerdy deve ser osteotomizado, avançado distalmente e fixado em um leito ósseo, com parafuso esponjoso de 6,5 mm distalmente direcionado, a fim de restaurar a tensão na faixa iliotibial.

Em nossa experiência, alguns pacientes obtêm alívio da instabilidade póstero-lateral quando a parte lateral da articulação começa a sustentar o peso e se torna mais adaptada. Em alguns pacientes, a osteotomia pode agravar a instabilidade por causa da migração fibular proximal e do relaxamento dos ligamentos laterais.[24] Entretanto, tentar a reconstrução simultânea dos tecidos moles diante de uma osteotomia instável e com sangramento tende a prolongar a cirurgia e a aumentar o risco de complicações.

Reabilitação Pós-Operatória

Na sala de cirurgia, *aplicamos um imobilizador de joelho regulável e um* aparelho de crioterapia. A movimentação passiva contínua é iniciada na sala de recuperação, começando com 0 a 40 graus e aumentando, conforme tolerado, até um máximo de 90 graus. A flexão ativa não é permitida, de modo a evitar o estresse sobre a reconstrução póstero-lateral. A extensão ativa pode, ou não, ser permitida, dependendo das reconstruções associadas do LCA. As contrações isométricas do quadríceps em extensão plena e as elevações da perna reta, mas não as elevações da perna em decúbito, são permitidas. A sustentação do peso é restrita aos dedos do pé, com a imobilização travada em extensão total por 8 semanas.

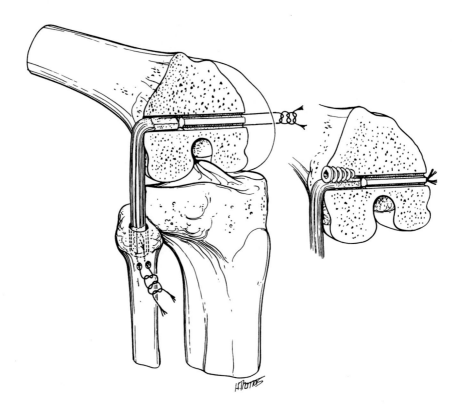

Fig. 8-9. Reconstrução do LCL usando um aloenxerto de tendão patelar. Os blocos ósseos com 10 mm de diâmetro são posicionados em um túnel no ponto isométrico (centro de rotação) do fêmur lateral e em um túnel verticalmente orientado na fíbula. Os blocos ósseos são fixados por suturas transósseas.

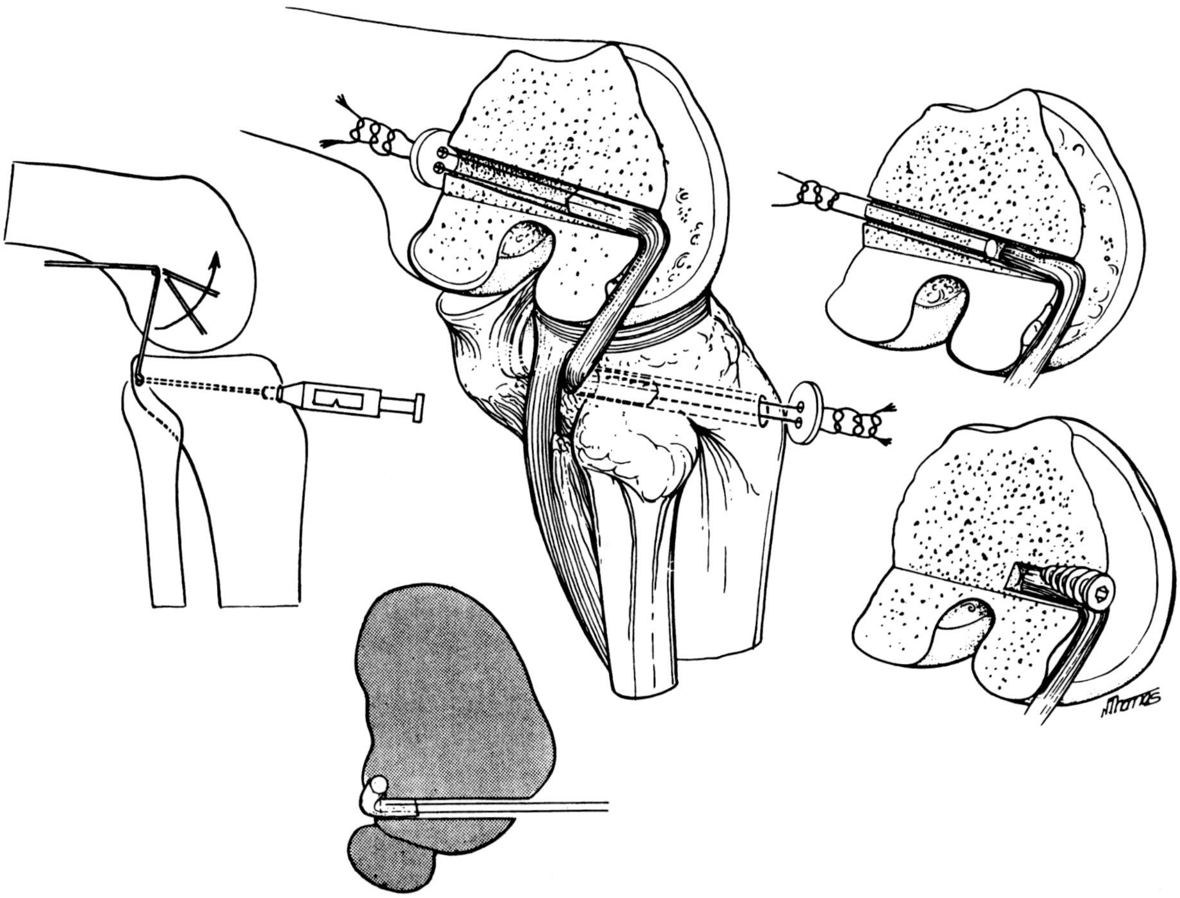

Fig. 8-10. Reconstrução do tendão poplíteo usando um aloenxerto de tendão patelar. Um bloco ósseo com 10 mm de diâmetro é posicionado em um túnel que sai da tíbia no canto póstero-lateral, cerca de 10 mm abaixo da articulação. O segundo bloco ósseo é posicionado em um túnel no ponto isométrico no fêmur lateral. O enxerto é tensionado com a tíbia em rotação interna. Os blocos são fixados com suturas transósseas.

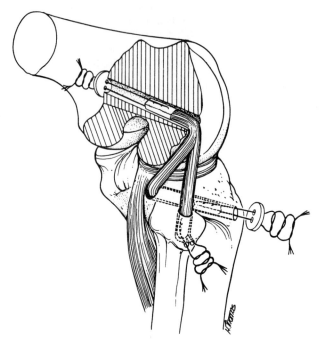

Fig. 8-11. Reconstrução do poplíteo e do LCL com aloenxerto de tendão calcâneo em forma de Y. O bloco ósseo do calcâneo é moldado até um diâmetro de 10 a 12 mm e é adaptado em um túnel no ponto isométrico na parte lateral do fêmur. Uma parte do enxerto é introduzida em um túnel que sai da tíbia no canto póstero-lateral, cerca de 10 mm abaixo da articulação. A outra parte é introduzida em um túnel verticalmente orientado na fíbula. O bloco ósseo e as partes de tecido mole são fixados nos túneis por suturas transósseas, as quais podem ser apertadas sobre botões, quando necessário.

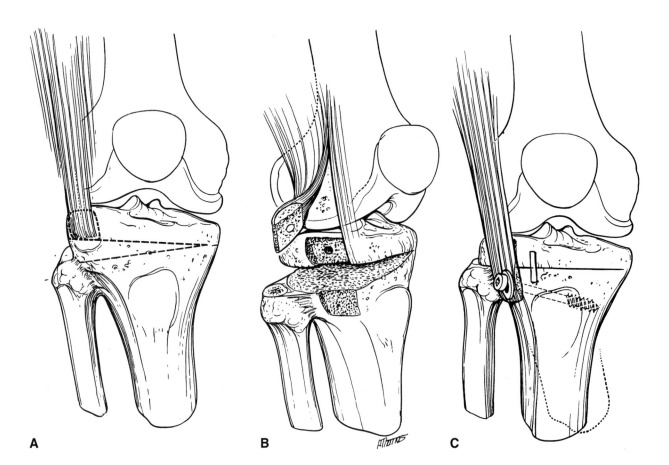

***Fig. 8-12.* (A-C)** Osteotomia de fechamento em cunha lateral com avanço do tubérculo de Gerdy para restaurar a tensão no trato iliotibial. A osteotomia fibular é realizada na metade da diáfise. Em um erro, a Fig. B mostra o corte da fíbula próximo à inserção do LCL. Preservamos a inserção do LCL na fíbula.

REFERÊNCIAS

1. Hey-Groves EW: The crucial ligaments of the knee joint: their function, rupture, and the operative treatment of the same. Br J Surg 7:505 - 515, 1920
2. Palmer I: On the injuries to the ligaments of the knee joint: a clinical study. Acta Chir Scand Supp: 53, 1938
3. Galway RD, Beaupre A, MacIntosh DL: Pivot shift: a clinical sign of symptomatic anterior cruciate insufficiency. J Bone Joint Surg Br 54:763, 1972
4. Hughston JC, Andrews JR, Cross MD, Moschi A: Classification of knee ligament injuries. Part II. The lateral compartment. J Bone Joint Surg Am 58:173 -179, 1976
5. Slocum DB, James SL, Larson RL: Clinical test for anterolateral rotatory instability of the knee. Clin Orthop, 118:63, 1976
6. Fukubayashi T, Torzilli PA, Sherman MF, Warren RF: An in-vitro biomechanical evaluation of anterior-posterior motion of the knee. Tibial displacement, rotation, and torque. J Bone Joint Surg Am 64:258-264, 1982
7. O'Brien SJ, Warren RF, Pavlov H, et al: Reconstruction of the chronically insufficient anterior cruciate ligament with the central third of the patellar ligament. J Bone Joint Surg Am 73:278-286,1991
8. Seebacher JR, Inglis AE, Marshall JL, Warren RF: The structure of the posterolateral aspect of the knee. J Bone Joint Surg Am 64:536-541 ' 1982
9. Warren RF, Arnoczky SP, Wickiewicz TL: Anatomy of the knee. pp. 657-694. In Nicholas JA, Hershman EB (eds): The Lower Extremity and Spine in Sports Medicine, CV Mosby, St Louis, 1990
10. Kaplan EB: The fabellofibular and short lateral ligaments of the knee joint. J Bone Joint Surg Am 43A:169-179, 1961
11. Mann, RA, Hagy JL: The popliteus muscle. J Bone Joint Surg Am 59:924-927, 1977
12. Basmajian JV, Lovejoy JF Jr: Functions of the popliteus muscle in man. A multifactorial electromyographic study. J Bone Joint Surg Am 53:557-562,1971
13. Shine, K, Horibe S, Ono K: The voluntarily evoked posterolateral drawer sign in the knee with posterolateral instability. Clin Orthop 215:179-186,1987
14. Marshall JL, Girgis FG, Zelko RR: The biceps femoris tendon and its functional significance. J Bone Joint Surg Am 54:1444-1450, 1972
15. Scranton PE, McMaster JH, Kelley E: Dynamic fibular function. Clin Orthop 118:76-81, 1976
16. Youdas JW, Wood MB, Cahalan TD, Chao EYS: A quantitative analysis of donor site morbidity after vascularized fibula transfer. J Orthop Res 6:621 - 629, 1988
17. Barrack RL, Skinner HB: The sensory function of knee ligaments. pp. 95-114. In Daniel DM, Akeson WH, O'Connor JJ (eds): Knee Ligaments: Structure, Function, Injury, and Repair, Raven Press, New York, 1990
18. Kannus P: Knee flexor and extensor strength ratios with deficiency of the lateral collateral ligament. Arch Phys Med Rehabil 69:928-931, 1988
19. Towne LC, Blazina ME, Marmor L, Lawrence JF: Lateral compartment syndrome of the knee. Clin Orthop 76:160 -168, 1971
20. Baker CL, Norwood LA, Hughston JC: Acute posterolateral rotatory instability of the knee. J Bone Joint Surg 65A:614-618, 1983
21. Flynn W17, Warren RF, Marchand RD, et al: Results of early reconstruction of combined injuries to the anterior cruciate ligament and posterolateral corner of the knee. (Submitted for publication, 1993).
22. Grana WA, Janssen T: Lateral ligament injury of the knee. Orthopedics 10:1039-1044, 1987
23. Johnson F, Leitl S, Waugh W: The distribution of load across the knee. A comparison of static and dynamic measurements. J Bone Joint Surg Br 62:346 - 349, 1980
24. Ogata K, Yoshii I, Kawamura H, et al: Standing radiographs cannot determine the correction in high tibial osteotomy. J Bone Joint Surg Br 73:927-931, 1991
25. Markolf KL, Mensch JS, Amstutz HC: Stiffness and laxity of the knee: the contributions of the supporting structures. J Bone Joint Surg Am 58:583-594,1976
26. Gollehon DL, Torzilli PA, Warren RF: The role of the posterolateral and cruciate ligaments in stability of the human knee. A biomechanical study. J Bone Joint Surg Am 69:233-242, 1987
27. Grood ES, Noyes FR, Butler DL, Suntay WJ: Ligamentous and capsular restraints preventing straight medial and lateral laxity in intact human cadaver knees. J Bone Joint Surg Am 63:1257-1269, 1981
28. Grood ES, Stowers SF, Noyes FR: Limits of movement in the human knee. Effect of sectioning the posterior cruciate ligament and posterolateral structures. J Bone Joint Surg Am 70:88-97, 1988
29. Ahmed AM, Hyder A, Burke DL, Chan KH: In-vitro ligament tension pattern in the flexed knee in passive loading. J Orthop Res 5:217-230, 1987
30. Hsieh HH, Walker PS: Stabilizing mechanisms of the loaded and unloaded knee joint. J Bone Joint Surg Am 58A:87-93, 1976
31. Baker CL, Norwood LA, Hughston JC: Acute combined posterior cruciate and posterolateral instability of the knee. Am J Sports Med 12:204 - 208, 1984
32. Cooper DE, Warren RF, Warner JJP: The posterior cruciate ligament and posterolateral structures of the knee: anatomy, function, and patterns of injury. In Instr Course Lect: 249-270, 1991
33. Hughston JC, Norwood LR: The posterolateral drawer test and external rotational recurvatum test for posterolateral rotatory instability of the knee. Clin Orthop 147:82 - 87, 1980
34. Warren RF: Physical diagnosis of the knee. pp. 224-256. In Post M (ed): Physical Examination of the Musculoskeletal System, Year Book Medical Publishers, Chicago, 1987
35. Cooper DE: Tests for posterolateral instability of the knee in normal subjects: results of examination under anaesthesia. J Bone Joint Surg Am 73:30-36, 1991
36. Staubli H-U, Jakob RP: Posterior instability of the knee near extension: a clinical and stress radiographic analysis of acute injuries of the posterior cruciate ligament. J Bone Joint Surg Br 72:225-230, 1990
37. Jakob RP, Hassler H, Staubli HU: Observations on rotatory instability of the lateral compartment of the knee. Experimental studies on the functional anatomy and pathomechanism of the true and the reversed pivot shift sign. Acta Orthop Scand Suppl: 191, 1981, p 1-32.
38. Garth WP, Pomphrey MM, Merrill KD: Isolated avulsion of the popliteus tendon: operative repair. J Bone Joint Surg Am 74:130-132, 1992
39. Johnson LL: Lateral capsular ligament complex. Anatomical and surgical considerations. Am J Sports Med 7:156 -160, 1979
40. Wood WC, Stanley RF, Tullos HS: Lateral capsular sign: x-ray clue to significant knee instability. Am J Sports Med 7:27-33, 1979
41. Goldman AB, Pavlov H, Rubenstein D: The Segond fracture of the proximal tibia: a small avulsion that reflects major ligamentous damage. AJR 151:1163-1167, 1988
42. O'Brien SJ, Warren RF, Wickicwicz TL: The iliotibial and band lateral sling procedure and it effects on the results of ACL reconstruction. Am J Sports Med 19:21 - 25, 1991

43. Wilson WJ, Scranton PEJ: Combined reconstruction of the anterior cruciate ligament in competitive athletes. J Bone Joint Surg Am 72:742-748,1990
44. Noyes FR, Barber SD: The effect of an extra-articular procedure on allograft reconstructions for chronic ruptures of the anterior cruciate ligament. J Bone Joint Surg Am 73:882 - 892, 1991
45. Ireland J, Trickey EL: MacIntosh tenodesis for anterolateral instability of the knee. J Bone Joint Surg Br 62:340 - 345, 1980
46. Losee RE, Johnson TR, Southwick WO: Anterior subluxation of the lateral tibial plateau. A diagnostic test and operative repair. J Bone Joint Surg Am 60:1015 -1030, 1978
47. Ellison AA: Distal iliotibial-band transfer for anterolateral rotatory instability of the knee. J Bone Joint Surg Am 61:330-337, 1979
48. Reid JS, Hanks GA, Kalenak A, et al: The Ellison iliotibial-band transfer for torn anterior cruciate ligament of the knee. J Bone Joint Surg Am 74:1392-1402, 1992
49. Brunet ME, Kester MA, Cook SD, et al: Biomechanical evaluation of superficial transfer of the biceps femoris tendon. Am J Sports Med 15:103-110,1987
50. Clancy WC Jr, Nelson DA, Reider B: Anterior cruciate ligament reconstruction using one third of the patellar ligament, augment by extra-articular tendon transfers. J Bone Joint Surg Am 64:352-359, 1982
51. Zarins B, Rowe CR: Combined anterior cruciate-ligament reconstruction using semitendinosus tendon and iliotibial tract. J Bone Joint Surg Am 68:160-177, 1986
52. Kannus P: Non-operative treatment of grade II and III sprains of the lateral ligament compartment of the knee. Am J Sports Med 17:83-88,1989
53. Muller W: The Knee: Form, Function and Ligament Reconstruction. Springer-Verlag, New York, 1983
54. Casey B: Chronic posterolateral knee instability. pp. 329-336. In Aichroth PM, Cannon WD (eds): Knee Surgery: Current Practice, Raven Press, New York, 1992
55. Hughston JC, Jacobson KE: Chronic posterolateral rotatory instability of the knee. J Bone Joint Surg Am 67:351 - 359, 1985
56. Fleming RE, Blatz DJ, McCarroll JR: Posterior problems in the knee. Posterior cruciate insufficiency and posterolateral rotatory insufficiency. Am J Sports Med 9:107-113, 1981
57. Krackow KA, Brooks RL: Optimization of knee ligament position for lateral extraarticular reconstruction. Am J Sports Med 11:293-302, 1983
58. DeLee JC, Riley MB, Rockwood CA: Acute posterolateral rotatory instability of the knee. Am J Sports Med 11:199-207, 1983
59. DeLee JC, Riley MB, Rockwood CA: Acute straight lateral instability of the knee. Am J Sports Med 11:404-411, 1983
60. Veltri DM, Warren RF: Isolated and combined posterior cruciate ligament injuries. J Am Acad Orthop Surg 1:67-75, 1993

9 Ligamento Cruzado Anterior

ARNOLD B. WILSON
W. NORMAN SCOTT

ESTUDO DE CASO CLÍNICO

Histórico

Uma jovem de 16 anos de idade, do segundo grau, estava jogando futebol na equipe de sua escola, quando sofreu entorse do joelho esquerdo. Ela disse que a lesão ocorreu enquanto seu pé estava apoiado no solo. Sentiu um estalo no joelho, que inchou imediatamente. Após a lesão, não pôde continuar a jogar futebol. Não ocorreram lesões associadas no momento do acidente.

Exame do Joelho

A paciente apresentou os seguintes achados físicos num exame realizado 5 dias após a lesão:

Chaves para o Diagnóstico	*Achados*
Derrame articular	1+
Sensibilidade	Difusa, mínima
Teste de Lachman	2+/com parada ("end point") suave
Teste da gaveta anterior	2+
Varo/valgo	Estável
Amplitude de movimento	0 a 100 graus, desconforto mínimo
Neurovasculatura	Intacta
Outros	Nenhum

Estudos Diagnósticos

Foram feitas radiografias de rotina do joelho da paciente. Não foram observadas anormalidades ósseas e suas físis estavam essencialmente fechadas. O histórico e o exame físico são altamente sugestivos de rompimento agudo do ligamento cruzado anterior (LCA).

Planejamento

A paciente foi submetida a exame de ressonância magnética (RM) para confirmação do diagnóstico (Fig. 9-1).

(Continua)

Em vista da idade da paciente, bem como do seu nível de atividade, foi recomendada a reconstrução artroscópica do LCA. A cirurgia foi marcada para 10 dias após a ocorrência da lesão. Numa paciente saudável e motivada, com boa amplitude de movimento, não hesitamos em operar, mesmo num quadro agudo.

O exame físico sob anestesia revelou o seguinte:

Chaves para o Diagnóstico	Achados
Derrame articular	1+
Teste de Lachman	2+/parada *(end point)* suave
Teste da gaveta anterior	2+
Teste do *Pivot shift* de Galway	2+
Teste de Losee	2+
Varo/valgo	Estável

A artroscopia foi realizada e confirmou o diagnóstico. Assim, a paciente foi submetida a uma reconstrução artroscópica do LCA com auto-enxerto de osso-tendão patelar-osso.

Desenvolvimento Pós-Operatório

A paciente teve um pós-operatório sem complicações (Fig. 9-2) e a recuperação progrediu sem problemas num programa acelerado de reabilitação.

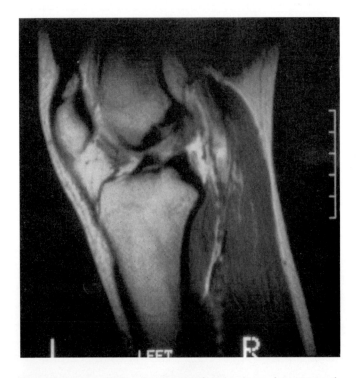

Fig. 9-1. RM da paciente em corte sagital, após entorse durante jogo de futebol.

RESUMO HISTÓRICO

Mayo Robson[1] realizou a primeira correção do ligamento cruzado em 1895, em um mineiro que havia sofrido lesão no joelho durante uma escavação várias semanas antes. A cirurgia consistiu na reparação direta, com sutura tanto do LCA como do ligamento cruzado posterior (LCP). Seis anos após a cirurgia, o paciente descreveu seu joelho como "perfeitamente forte" e afirmou estar em condições de voltar ao trabalho.

Em 1917, Hey Groves apresentou relato a respeito de métodos de reconstrução do LCA. Sua técnica consistia em passar uma tira da faixa iliotibial proximalmente inserida através de um túnel femoral e tibial, para reconstruir o LCA. Esta técnica teve sucesso no tratamento de paciente atingido por um cavalo. Em 1920,[3] Hey Groves modificou sua técnica, passando a usar uma tira da faixa iliotibial inserida distalmente para reconstrução do LCA e dos músculos grácil e semitendinoso para reconstrução do LCP. Em sua publicação, ele descreveu a anatomia, mecanismo de lesão e métodos diagnósticos das lesões do ligamento cruzado. Dos 14 pacientes operados, somente 4 não tiveram nenhum benefício. A operação de Hey Groves serviu de base para as modernas técnicas de reconstrução intra-articular do ligamento cruzado.

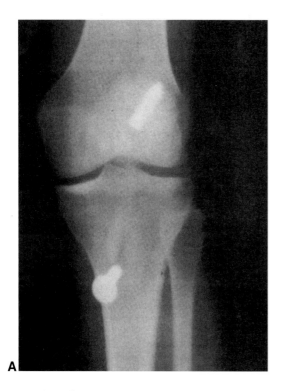
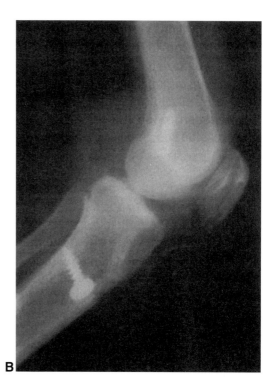

Fig. 9-2. Radiografias pós-operatórias **(A)** ântero-posterior (AP) e **(B)** lateral da paciente submetida a reconstrução com auto-enxerto osso-tendão patelar-osso fixado com um parafuso de interferência no fêmur e um parafuso de esponjosa unicortical de 6,5 mm e arruela de metal no lado tibial.

O conceito de estabilização intra-articular do LCA do joelho deficiente tornou-se popular durante os anos de 1920 e 1930. Em 1936, Campbell[4] descreveu uma operação para reconstrução do LCA com um enxerto inserido distalmente, formado pela porção medial do tendão patelar, da cápsula e do tendão do quadríceps, conduzido através de túneis femorais e tibiais. Seus relatos informam excelentes resultados na reconstrução do LCA em nove joelhos. Campbell defendeu a reconstrução do ligamento em jovens atletas nos quais o tratamento conservador não teve sucesso.

Em 1938, Palmer[5] divulgou um trabalho sobre lesões dos ligamentos do joelho, que estabeleceu os fundamentos para nosso conhecimento atual sobre cirurgia desses ligamentos. Ele discutiu a anatomia, biomecânica e fisiologia dos ligamentos do joelho e os métodos para sua reparação. Desenvolveu, também, novos instrumentos para a cirurgia reparadora dos ligamentos cruzados, incluindo um guia para perfuração. Ressaltou a importância do diagnóstico precoce e da reparação das lesões agudas do joelho.

Em 1956, Augustine[6] descreveu uma técnica para a reconstrução dinâmica do LCA. Seu procedimento requeria que o semitendinoso fosse liberado distalmente e, em seguida, através da parte posterior do joelho direcionado anteriormente por um túnel tibial. Para aplicação desta técnica, era indispensável a participação do paciente no vigoroso fortalecimento do músculo, para que se obtivessem bons resultados.

Durante os anos 50, O'Donoghue obteve grandes avanços no estudo do joelho.[7] Em 1950, ele relatou sua experiência no tratamento de joelhos lesados e descreveu a clássica "tríade infeliz", que consistia na ruptura do LCA e do ligamento colateral medial e, ainda, no rompimento do menisco medial. Enfatizou a importância do diagnóstico precoce e da imediata reparação cirúrgica das estruturas lesadas.

Em 1963, O'Donoghue descreveu um método para reconstrução do LCA usando uma banda com base distal obtida iliotibial dirigida através dos túneis femoral e tibial.

Em 1963, Jones[9] apresentou o conceito de usar o terço central do tendão patelar para reconstrução do LCA. Sua técnica consistia em deixar uma tira do tendão patelar inserida distalmente, presa a um bloco de osso da patela, que seria conduzida através do côndilo femoral lateral. O túnel femoral foi feito em posição anterior ao ponto anatômico de origem do LCA, uma vez que o enxerto era muito curto. Por essa razão, a maioria de seus pacientes não conseguiu recuperar total amplitude de movimento do joelho, porém puderam voltar a praticar esportes.

Em 1968, Lam[10] modificou o procedimento de Jones e colocou o enxerto em localização mais anatômica. Um estudo comparativo entre os dois procedimentos mostrou que a técnica de Lam permitia alcançar maior amplitude de movimento.

Em 1973, Nicholas[11] descreveu o procedimento cinco-em-um para reparação da instabilidade rotatória ântero-medial do joelho. O procedimento incluía meniscectomia total, avanço das inserções femorais do ligamento colateral medial, avanço distal e para frente da cápsula póstero-medial, avanço do vasto medial e transferência da "pata de ganso." Embora, na maioria dos pacientes de Nicholas, houvesse redução dos sintomas e aumento da estabilidade, em nenhum dos casos a estabilidade foi totalmente restaurada. Dos 52 pacientes submetidos à cirurgia, 43 puderam retornar à prática de esportes; contudo, desde os estudos de Nicholas, não houve séries adicionais que consubstanciassem seus resultados.

Cho,[12] em 1975, aumentou o interesse pela utilização do tendão do semitendinoso, inserido distalmente, como enxerto para a reconstrução do LCA. No final dos anos 1970, outros pesquisadores desenvolveram técnicas para o uso do terço central do tendão patelar baseadas no trabalho de Campbell[4] e Jones.[9] Eriksson,[13] usando uma modificação do procedimento de Jones, alcançou estabilidade em 80% dos joelhos por ele estudados.

Em 1981, Insall et al.[14] descreveram uma técnica para reconstrução do LCA por meio de uma tira da faixa iliotibial inserida proximalmente, com um bloco de osso do tubérculo tibial transferido através da incisura intercondiliana e preso à face anterior da tíbia.

Lipscomb et al.[15] introduziram a técnica que consiste na combinação dos músculos semitendinoso e grácil para reconstrução dos ligamentos cruzados, associada a procedimentos extra-articulares medial e lateral, quando necessário. A pesquisa contínua da utilização do trato iliotibial na reconstrução intra-articular do LCA levou Scott e Schosheim[16] a realizarem uma modificação no procedimento de Insall et al., que consistia em limitar a dissecção posterior e manter, desta forma, a ligação do trato iliotibial ao septo intermuscular lateral. A aplicação desta técnica em cerca de 750 pacientes (alguns com 12 anos de acompanhamento) apresentou aproximadamente 90% de resultados subjetivos bons e excelentes.

Grande parte de outro trabalho feito nos anos 80 centrou-se no desenvolvimento de ligamentos artificiais. Jenkins e McKibbin,[17] Rushton et al.[18] e outros[19,20] usaram fibra de carbono como substitutos para ligamentos e para reforçar a reconstrução. Esse material não só induziu a regeneração do colágeno, mas também mostrou uma tendência a fragmentação e sinovite. Park et al.,[21] Rodkey et al.,[22] Rubin et al.[23] e Puddu testaram o dácron; Woods et al.[24] e James[25] usaram Proplast como substituto do ligamento cruzado, obtendo sucesso limitado; e Kennedy et al.[26,27] usaram com sucesso um dispositivo de polipropileno para reforçar a reconstrução intra-articular do LCA. Bolton e Bruchman[28] desenvolveram um LCA artificial de politetrafluoretileno (Gore-Tex).

Em 1982, Clancy et al.[29] publicaram uma série de 80 reconstruções do LCA, nas quais usaram o terço medial do tendão patelar. Eles conduziram o terço medial do tendão patelar através de um túnel na tíbia anterior e colheram a porção proximal do enxerto com um bloco de osso patelar, para permitir a união óssea entre a extremidade proximal do enxerto e o túnel no côndilo femoral lateral. Clancy[30] modificou ainda mais sua técnica, destacando a extremidade distal do enxerto do tubérculo tibial. Com isso, estabeleceu-se o enxerto osso-tendão-osso, que se tornou o padrão para a reconstrução do LCA com tendão patelar. Clancy obteve resultados excelentes e bons em 47 dos 50 pacientes, 33 meses após a cirurgia.

O mais recente avanço na reconstrução do LCA é o desenvolvimento da técnica de incisão única, ou endoscópica, descrita por Rosenberg,[31] Olson et al.[32] e Paulos et al.[33] Essas técnicas endoscópicas constituem numa tentativa de reduzir ainda mais a morbidade da reconstrução do LCA ao evitar a incisão femoral lateral e sua conseqüente dissecção.

ANATOMIA DA LESÃO

O LCA está inserido na face posterior da superfície medial do côndilo femoral lateral. A inserção tibial do LCA tem 30 mm de comprimento, começando 15 mm posterior à superfície tibial anterior, numa fossa em frente e lateral à espinha tibial anterior (Fig. 9-3).

O LCA cursa anterior, medial e distalmente pela articulação, do fêmur para a tíbia, por uma distância de cerca de 38 mm. O LCA tem aproximadamente 8 a 12 mm de largura e não é um único cordão, mas sim uma coleção de fascículos que se estendem por uma área bastante ampla. Os fascículos foram divididos por Marzo e Warren[34] em dois grupos principais: a banda ântero-medial (BAM), que se origina no aspecto proximal da inserção femoral e se insere no aspecto ântero-medial da inserção tibial; e a banda póstero-lateral (BPL), que se origina no aspecto distal da inserção femoral e se insere no aspecto póstero-lateral da inserção tibial (Fig. 9-4). Quando o joelho está estendido, a BPL está tensa e a BAM está relaxada. Quando o joelho está flexionado, a BAM é tensio-

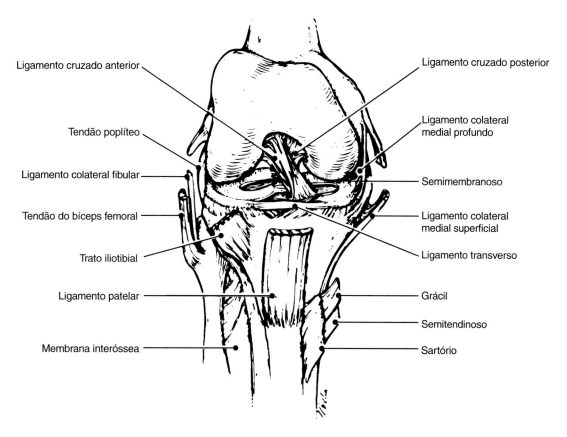

Fig. 9-3. O LCA está inserido na face posterior da superfície medial do côndilo femoral lateral e à tíbia, na fossa em frente e lateral à espinha tibial anterior. (De Scott,[126] com permissão.)

nada e a BPL relaxa, à medida que a inserção femoral assume posição mais horizontal.

O suprimento nervoso provém de um ramo do nervo tibial. O suprimento sanguíneo é fornecido pela artéria genicular medial, na forma de uma teia de vasos. Por todo o percurso do ligamento, as inserções ósseas fornecem pequeno suprimento sanguíneo.[35]

O LCA é o restritor primário do deslocamento anterior da tíbia sobre o fêmur.[36-39] O LCA tem também como função primária a prevenção da hiperextensão do joelho e sua função secundária é controlar a estabilidade em varo/valgo e rotacional do joelho. Os restritores secundários da translação tibial anterior são o trato iliotibial (TIT), o ligamento colateral medial (LCM) e o ligamento colateral lateral (LCL), assim como as cápsulas medial e lateral, com o LCA intacto. Os restritores secundários somente contribuem com 3% da resistência à translação tibial anterior. A ausência do LCA causa instabilidade multiplanar do joelho, que se torna aparente durante atividades como corrida, salto, corrida com mudança de direção e manobras de desaceleração.

Recentemente, foram realizados diversos estudos para determinar fatores de predisposição associados à lesão do LCA.[40-43] Esses estudos enfocaram principalmente a medição das dimensões da incisura intercondiliana e sua associação à lesão do LCA. Em 1987, Houseworth et al.[42] mediram, a partir de radiografias, as áreas da abertura da incisura anterior, o arco posterior e o fêmur distal. Esses autores relataram significativa diferença na relação entre a área do arco posterior e a área total do fêmur distal entre pacientes portadores de lesão do LCA e o grupo-controle sem lesão. Eles concluíram que uma incisura posterior mais estreita pode predispor uma pessoa a lesão do LCA.

Achados similares foram relatados por Harner et al.,[41] que usaram análise por tomografia computadorizada (TC) e radiografias simples para examinar as dimensões condilianas e intercondilianas. Eles encontraram evidências significativas de estenose da incisura in-

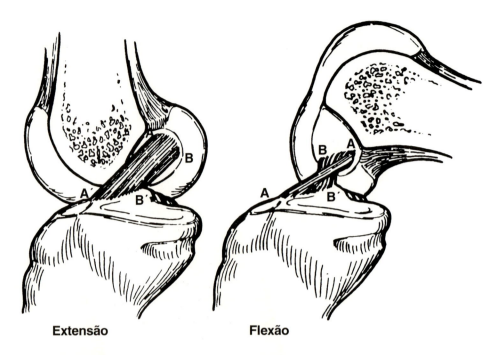

Fig. 9-4. Diagrama do LCA na extensão e flexão do joelho. A banda póstero-lateral *(B-B')* está tensa em extensão e a banda ântero-medial *(A-A')* está tensa em flexão. (De Scott,[126] com permissão.)

tercondiliana secundária a aumento da largura do côndilo lateral entre os pacientes com lesão do LCA, em comparação com o grupo-controle sem lesão.

TRATAMENTO

Indicações

O tratamento cirúrgico da ruptura completa do LCA deve levar em consideração fatores relativos ao paciente, tais como idade, sexo, estilo de vida, lesões do joelho concomitantes e expectativas para o futuro. O estilo de vida é um fator dos mais importantes. Pacientes que praticam regularmente esportes vigorosos correm sério risco de repetição da instabilidade. Isso inclui esportes que requeiram salto, corrida com mudança de direção, torção e arranque rápido. O candidato ideal para reconstrução do LCA é o jovem atleta que vai participar de uma competição entre escolas, universidades ou de nível profissional. As demandas desse nível de participação forçam o joelho e, por isso, é menos provável que o atleta possa superar a perda do LCA. Embora a idade não seja uma clara indicação ou contra-indicação para a reconstrução, os pacientes com mais de 40 anos têm menor probabilidade de participar de esportes altamente competitivos.[44]

A frouxidão ligamentar acentuada é uma indicação para reconstrução. De modo geral, os estabilizadores secundários do joelho têm melhores condições de compensar a deficiência do LCA na presença de ligamentos tensionados. Os pacientes que não apresentam resultado positivo do teste de *pivot shift* tendem a ter maior sucesso com o tratamento conservador.[45,46]

A única contra-indicação absoluta para a reconstrução do LCA é a sépsis aguda. Verifica-se contra-indicação relativa num paciente que não é capaz de cumprir um protocolo de reabilitação pós-operatório ou que tenha expectativas irreais para o sucesso do procedimento cirúrgico. O potencial de complicações varia de 2 a 6% e as falhas podem chegar a 5 ou 6%.[47,48] Essas duas taxas devem ser avaliadas pelo paciente antes da intervenção cirúrgica.

Tratamento Conservador

Se os pacientes estiverem dispostos a modificar suas atividades, o tratamento conservador associado a um rigoroso programa de reabilitação pode devolver-lhes um nível satisfatório de função. O tratamento inicial é dirigido ao controle da dor e redução da inflamação. É permitida a sustentação de peso em nível tolerável pelo paciente, e os exercícios de amplitude de movimento são iniciados com ênfase na recuperação da extensão e flexão total. Quando o paciente tiver recuperado toda a amplitude de movimento sem dor, inicia-se o fortalecimento dos tendões do isquiotibial e do quadríceps. À medida que o fortalecimento muscular avança, o paciente pode participar de atividades que não causem estresse ao LCA, tais como natação, ciclismo e corrida. O paciente deve ser prevenido para não retornar a esportes que requeiram saltos, corrida com mudança de direção, torções ou giros.

Intervenção Cirúrgica

Quando se decide por abordagem cirúrgica, o cirurgião tem quatro opções: (1) reparação primária, (2) reconstrução extra-articular, (3) reconstrução intra-articular e (4) combinação de reconstrução extra e intra-articular.[49]

Primária

Os resultados da reparação de rupturas da substância do LCA, unicamente com sutura, são inferiores aos obtidos com outros procedimentos cirúrgicos. A avulsão do ligamento com blocos ósseos inseridos responde melhor à reparação direta. Embora antigos estudos da reparação da substância do LCA tenham mostrado bons resultados iniciais, acompanhamentos recentes, de 5 anos, mostraram contínua deterioração.[50] Isso levou muitos autores a sugerirem procedimentos de reforço além da reparação primária. Diversos estudos demonstraram bons resultados do reforço com o uso de enxertos autógenos. Entretanto, a principal desvantagem é a fixação frágil resultante, que requer prolongada proteção pós-operatória e provoca morbidade adicional associada à falta de reabilitação intensa. No passado, muitos autores defendiam a realização da reparação primária em até 10 dias da ocorrência do evento.[50] A literatura atual apóia que se espere duas a três semanas para realização de intervenção cirúrgica, a fim de recuperar total amplitude de movimento e diminuir a possibilidade de artrofibrose pós-operatória.[51]

Reconstrução Extra-Articular

O objetivo dos procedimentos de reconstrução extra-articular é criar um freio para evitar a translação tibial anterior. MacIntosh, Losee, Ellison (Fig. 9-5), James e Andrews estão entre os principais procedimentos extra-articulares descritos. A maioria dos procedimentos envolve redirecionamento do TIT sob o ligamento colateral fibular, para que este aja como uma tipóia lateral,[52-54] de modo que o TIT venha a situar-se imediatamente posterior ao centro transverso de rotação do joelho. Enquanto tais procedimentos estabilizam a face lateral do joelho, as faces central e medial não são controladas. Essa forma de substituição do ligamento está sujeita a falha gradual, uma vez que o tecido do enxerto é esticado. Atualmente, são poucos os cirurgiões que utilizam os procedimentos de substituição lateral isolada-

mente. As indicações limitadas para seu uso são um fator a mais no tratamento de atletas com esqueleto imaturo e pacientes mais idosos, de vida sedentária. Alguns cirurgiões continuam a usá-los associados a reconstrução intra-articular nos casos crônicos de instabilidade combinada do joelho.[29]

Reconstrução Intra-Articular

Existem quatro categorias de reconstrução intra-articular: (1) estática, (2) autógena estática e dinâmica, (3) aloenxerto e (4) sintética. Atualmente, a maioria dos cirurgiões ortopédicos usa reconstruções com enxerto autógeno estático intra-articular, numa tentativa de reproduzir o LCA anatômico.[54] As fontes mais populares de enxertos são o ligamento patelar e os tendões do isquiotibial em várias combinações. Na escolha da fonte de enxertos autógenos, devem ser examinadas suas propriedades biomecânicas, capacidade de serem colocados em uma posição isométrica e potencial de revascularização.

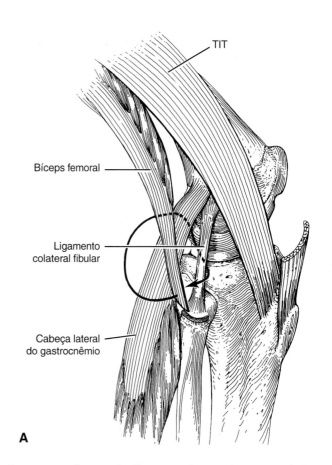

Fig. 9-5. Procedimento de Ellison complementado com transferência do tendão do bíceps. **(A)** O tendão do bíceps é completamente desligado da fíbula proximal e passado através da porção aponeurótica da cabeça lateral do gastrocnêmio e por baixo do ligamento colateral fibular. (*Continua.*)

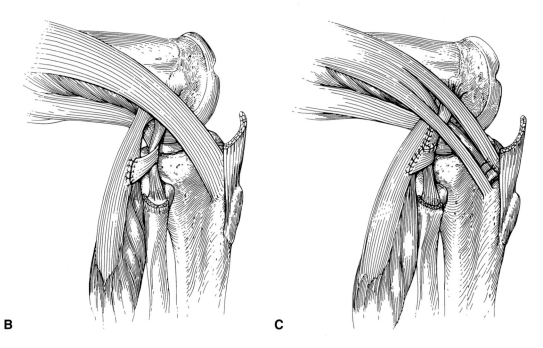

Fig. 9-5 *(Continuação).* **(B)** O tendão do bíceps é, em seguida, suturado à cápsula da articulação tibiofibular proximal, à inserção do complexo arqueado e ao ligamento colateral fibular. **(C)** O procedimento de Ellison é completado passando-se uma tira do trato iliotibial com um botão de osso sob o ligamento colateral fibular. (De Scott,[127] com permissão.)

Considerações sobre a Força do Enxerto

O substituto do ligamento cruzado deve ter a força necessária para funcionamento adequado. A força relativa dos diversos materiais foi documentada em 1984 por Noyes et al.[55,56] (Fig. 9-6). Eles informaram que a força da interface LCA-osso era de aproximadamente 1.725 N e a de um enxerto de osso-ligamento patelar-osso (OPO) era de 2.900 N (168% do necessário para que houvesse falha da interface LCA-osso) em joelhos jovens. Em 1993, Cooper et al.[57] relataram que o terço central do tendão patelar é mais forte do que se pensava anteriormente. Esses autores divulgaram a carga final média de um composto de OPO de 15 mm como sendo 2.977 N e a de um composto de 7 mm de largura como 2.238 N. Eles descobriram posteriormente que a torção do enxerto em 90 graus aumentava sua força. Noyes e associados[55,56] informaram que a medida do tendão semitendinoso era de 2.216 N (70% da interface LCA-osso) e a do tendão grácil era de 838 N (49%). O trato iliotibial distal, quando tomado com 20 mm da fáscia adjacente, media 1.868 N (108%). Woo et al.[58] em 1991, mostraram que a força de tensão normal do LCA é, na verdade, de 2.500 N. O dispositivo de reforço ligamentar de Kennedy (DRL) tem uma força de tensão de 1.500 N; seu uso foi descrito com auto-enxertos de tendão patelar, tendão do isquiotibial e vários aloenxertos.[59] Além da força de tensão final, alguns autores observaram outras propriedades biomecânicas, como a rigidez de vários substitutos do ligamento. Enquanto o tendão patelar é 30% mais rígido que o LCA normal, os tendões do isquiotibial e o TIT apresentam uma rigidez mais próxima da verificada no ligamento cruzado.

Vascularização do Enxerto

Durante as primeiras 6 a 8 semanas após a implantação, todos os enxertos autógenos e aloenxertos sofrem profunda e rápida degradação com relação à força inicial para falha e outras propriedades mecânicas.[60] Esperava-se que este problema pudesse ser evitado com o uso

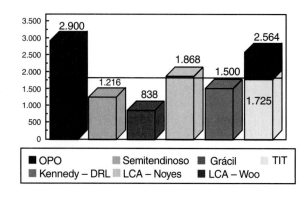

Fig. 9-6. Força do enxerto de vários materiais. A força da interface LCA-osso é de 1.725 N, conforme descoberto por Noyes (LCA-Noyes). OPO, osso-ligamento patelar-osso; TIT, trato iliotibial distal; LCA-Woo, relatório de Woo e colegas sobre a força de tensão do LCA. Kennedy-DRL, dispositivo de reforço ligamentar de Kennedy. Eixo Y-Carga para falha (N). (Cortesia de Jeffrey H. Yormak, M.D., Insall Scott Kelly Institute, Nova York.)

de enxertos de ligamento patelar vascularizado, mas Butler et al.[61,62] demonstraram em macacos *Macaca cynomolgus* que as propriedades mecânicas desses enxertos vascularizados não eram melhores que as de enxertos livres similares. Vários estudos mostraram que, um ano após a cirurgia, os enxertos de tendão patelar apresentam apenas a metade de sua força inicial e que sua força aumenta gradualmente até atingir o máximo em 2 ou 3 anos.[46,53,63] Falconiero e DiStefano[64] mostraram que a revascularização ocorre aproximadamente 12 meses após a reconstrução do LCA com auto-enxerto e 18 meses após a reconstrução com aloenxerto. Teoricamente, o joelho deve ser protegido das forças de deformação durante este período de revascularização e de reorganização do colágeno.

Considerações Isométricas

A reconstrução intra-articular não consegue reproduzir a anatomia normal do LCA. A porção principal do LCA normal é não isométrica. Os procedimentos para aplicação do enxerto tentaram substituir a banda ântero-medial do ligamento, que, segundo demonstrado por Hefzy,[65,66] era a mais próxima do isométrico. Como nenhuma das fibras do LCA anatômico era isométrica, as técnicas de reconstrução tentaram colocar o enxerto numa posição mais isométrica possível, de modo que o estiramento resultante fosse o menor possível. A colocação do enxerto próximo aos centros de inserção tibial e femoral da banda ântero-medial resultou no menor estiramento.

Os tensiômetros foram desenvolvidos para auxiliar na identificação dos centros de inserção femoral e tibial. Para usar um isômetro, uma sutura é passada por uma âncora colocada na incisura intercondiliana após a perfuração do túnel tibial. A extremidade livre da sutura é presa a uma sensor para medida de carga escala e o operador move o joelho através da amplitude total de movimento. A excursão da sutura pelo túnel tibial é quantificada. Uma excursão excessiva (> 2 a 3 mm) é inaceitável e pode levar a falha precoce do enxerto.[52] Se a excursão medir 2 mm ou menos, a posição é aceitável. Se ocorrer alongamento de mais de 2 mm quando o joelho for colocado em extensão, o ponto tibial ou femoral escolhido é muito posterior e deve ser ajustado. Se ocorrer encurtamento de mais de 2 mm na flexão, o ponto femoral é muito anterior.

É preciso cuidado para interpretar os resultados obtidos com o isômetro, já que a medida está sendo feita num joelho com LCA deficiente. A cinemática em um joelho deficiente é anormal e mostrou estar precariamente correlacionada com as medições de carga feitas após a fixação do novo ligamento nos túneis.[41,49] Assim, o posicionamento adequado dos pontos de inserção do ligamento reconstruído não deve ser baseado somente nos resultados do isômetro, mas deve levar em conta também a avaliação clínica. Pessoalmente, preferimos não usar um isômetro.

Embora não seja considerada tão crítica como a inserção femoral, a inserção tibial deve ser posicionada dentro do aspecto posterior da inserção anatômica, de modo que o enxerto não seja comprimido pela incisura do fêmur, quando em extensão total.

A tensão do enxerto é importante para a restauração da função normal do joelho.[67,68] A tensão excessiva restringirá o joelho, diminuirá a mobilidade ântero-posterior (AP) normal e aumentará a carga no enxerto, levando a deterioração precoce.[52] A frouxidão pode permitir excessiva translação e levar a instabilidade e possível lesão meniscal.[69] Burks e Leland[70] mediram a tensão inicial do enxerto necessária para restaurar a frouxidão anterior normal da articulação quando fossem usados enxertos de OPO, TIT e semitendinoso autógeno. Descobriram que o grau de tensão necessário era específico do tecido.

Lewis et al.[63,71] mediram as tensões em LCAs de cadáveres e compararam com as de LCAs reconstruídos. Com a aplicação de uma carga anterior na tíbia, as tensões dos enxertos foram muito mais altas nos joelhos reconstruídos em todas as posições testadas (0, 30, 60 e 90 graus). A tensão é muito mais importante em reconstruções estáticas, como a do OPO, do que em reconstruções estáticas e dinâmicas, como transferência de TIT. Nesta última, a tensão do enxerto não é tão fundamental, desde que sejam observados todos os detalhes do procedimento cirúrgico.[16,54,72]

Auto-Enxertos

A reconstrução intra-articular do LCA pode ser realizada com diversos tipos de tecidos autógenos, dentre os quais menisco, *fascia lata* livre, tendões do isquiotibial, TIT proximal e o terço central do OPO. No entanto, atualmente, a maioria dos cirurgiões (inclusive nós) prefere o terço central do ligamento patelar.

Os tendões semitendinoso e grácil foram usados de diferentes formas como substitutos intra-articulares.[73] Dentre essas formas, está o seu uso como enxerto livre e parcialmente preso (tanto na extremidade proximal como na distal). Recentes avanços nas técnicas artroscópicas permitiram passar os tendões do isquiotibial através de túneis femorais e tibiais, evitando dessa forma a posição *over-the-top*. Ao se usar o semitendinoso e o grácil juntos, em vez do tendão patelar, tem-se a vantagem de evitar dano ao mecanismo extensor (diminuindo assim a freqüência de dor patelofemoral pós-operatória e fraqueza do quadríceps) e complicações tais como fratura patelar ou avulsão do tendão patelar.[74] Além disso, a obtenção dos tendões do isquiotibial é tecnicamente menos complexa do que a do OPO.[75] Embora a maioria dos cirurgiões considere que os enxertos de tendão do isquiotibial estão menos freqüentemente associados a dor parapatelar pós-operatória do que os enxertos de OPO, Sgaglione et al.[59] mostraram que este problema pode estar associado a qualquer procedimento reconstrutivo do LCA. Estão entre as contra-indicações o dano aos próprios tendões ou ruptura das estruturas capsuloligamentosas mediais.[48,53] As desvantagens da reconstrução com tendão do isquiotibial são a falta de fixação osso a osso, aumento do tempo de cicatrização dentro dos túneis ósseos, fraqueza pós-operatória do isquiotibial e maior probabilidade de que os tendões se estirem em razão de sua maior elasticidade.[15,53,55]

As principais vantagens dos enxertos de OPO são a sua grande força, fixação imediata através de parafusos de interferência e rápida cicatrização osso a osso. A maioria dos cirurgiões prefere colher o terço central do tendão patelar com blocos ósseos acoplados, retirados da patela e da tuberosidade tibial. Os túneis tibial e femoral são, então, criados através de técnica aberta ou artroscópica. Os blocos ósseos são fixados com parafusos de interferência ou presos na tíbia proximal quando o comprimento do enxerto excede o comprimento do túnel. Como os pontos de fixação do enxerto são os elos iniciais mais fracos, é importante obter fixação firme. À medida que a recuperação progride, a força nos pontos de fixação excede a força do enxerto.

A artroscopia oferece a vantagem de reduzir a morbidade cirúrgica e permite melhor visualização das estruturas intra-articulares, bem como o posicionamento dos túneis ósseos. O posterior desenvolvimento desta técnica endoscópica eliminou a morbidade associada à segunda incisão lateral. Clancy et al.[29,30] e outros[46,56,76] relataram taxas de sucesso clínico de 80 a 90%, apesar das freqüentes modificações técnicas do procedimento desde sua descrição, em 1983. Os detalhes técnicos da técnica endoscópica são apresentados na seção que descreve nossos métodos preferidos de tratamento.

A transferência intra-articular da unidade músculo-tendão do TIT, conforme descrita por Insall et al.[14] e Scott et al.[54], constitui a reconstrução estática e dinâmica mais comumente usada nos joelhos com LCA lesado.[14,111] Este procedimento intra-articular proximal foi descrito de forma independente por Nicholas e Minkoff,[39] embora com diferenças técnicas, que levaram Scott et al.[54] a enfrentarem significativos problemas patelares e resultados gerais precários. Com a técnica atual, inicialmente descrita por Insall e posteriormente modificada por Scott et al.,[54,72] são usadas a porção anterior do TIT e sua ligação contínua com o vasto lateral, além de sua ligação intersticial com o septo intermuscular lateral (Fig. 9-7). Esta estrutura é tubular a fim de aumentar sua força e sua área transversal, e o bloco de osso colhido do tubérculo de Gerdy é colocado num canal central criado na área interespinhosa do platô tibial.[54,72]

As vantagens desta técnica são a fixação primária osso a osso, que permite a realização de exercícios de amplitude de movimento passivo e sustentação de peso imediata, sem violação direta do mecanismo extensor. Foi relatado sucesso em 85% dos pacientes e em jogadores de basquete profissionais.[54,72] Entretanto, o procedimento é limitado, uma vez que não pode ser realizado através de uma miniincisão com técnicas artroscópicas, e requer artrotomia parapatelar com deslocamento da patela, o que pode aumentar a morbidade pós-operatória.

Aloenxertos

O uso de materiais de aloenxerto para reconstrução intra-articular tem um enorme apelo, mas a eficácia deste método ainda está sendo investigada.[53,77] Os aloenxertos, como os auto-enxertos, se revascularizam, sofrem reorganização colágena e têm o potencial para responder à lesão.[78] Há algumas evidências de que a revascularização e a substituição por maior número de células e fibras colágenas levam mais tempo nos aloenxertos do que nos enxertos autógenos, o que sugere a necessidade de proteção prolongada do joelho após a realização do procedimento com a aplicação de aloenxerto.[56,70,79] Descobriu-se, em estudos com animais, que os aloenxertos são tão fortes quanto os enxertos autógenos, porém há poucas evidências de que eles se tornem mais fortes.[38,80,81] Os aloenxertos mais comumente usados são OPO e tendão calcâneo, com ou sem bloco ósseo do calcâneo acoplado. Os aloenxertos são preparados com Mrad 1,5 a 3,0 ou radiação gama. O uso de mais de 3 Mrad provoca a deterioração do aloenxerto.[82] As técnicas de reconstrução são similares às usadas com os tecidos autógenos. As vantagens são a ausência de morbidade nos locais doadores, maior versatilidade na seleção

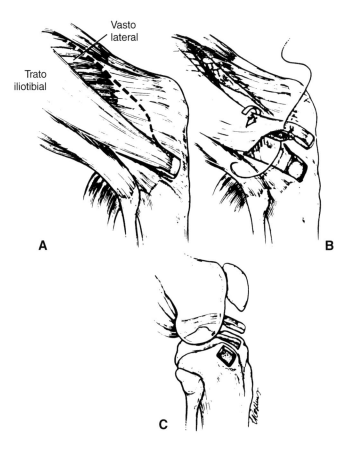

Fig. 9-7. (A-C) Representação esquemática da transferência do TIT intra-articular. (De Scott,[126] com permissão.)

da força e do tamanho do tecido do aloenxerto, redução do tempo de cirurgia e melhor aparência estética, pois dispensa as incisões necessárias para a obtenção dos auto-enxertos.[77,83]

Um estudo recente, realizado por Linn et al.,[84] mostrou que 85% dos pacientes tratados com aloenxerto congelado a fresco do tendão calcâneo intra-articular e tenodese do trato tibial extra-articular apresentaram resultados clínicos satisfatórios em acompanhamento de 2 a 4 anos. Contudo, os resultados radiológicos nesses pacientes eram preocupantes, pois muitos deles mostraram um significativo aumento dos túneis ósseos tibial e femoral. A desvantagem dos aloenxertos de tendão humano são o seu potencial de transmissão de organismos infecciosos, imunogenicidade inerente, possível alteração da força com técnicas de esterilização e disponibilidade limitada. Sua força final provavelmente equivale à dos auto-enxertos, mas precisa de mais tempo para ser alcançada (> 1 ano). O risco de um aloenxerto transmitir um organismo infeccioso, como o vírus da imunodeficiência humana (HIV), é de 1:1.667.600 com o uso de todos os sistemas de identificação disponíveis, e pode ser ainda mais reduzido com técnicas de esterilização secundárias, dentre as quais irradiação gama e tratamento com óxido de etileno.[85] No entanto, as técnicas de esterilização não deixam de apresentar problemas. Roberts et al.[86] mostraram que pacientes submetidos a reconstrução com aloenxertos de OPO, esterilizados com óxido de etileno, corriam risco de ruptura do enxerto e tiveram alguns episódios de sinovite recorrente.

Sintéticos

Da mesma forma que os aloenxertos, o uso de materiais sintéticos para substituir o LCA tem grande atrativo. Os materiais sintéticos evitam a morbidade causada pela obtenção do tendão ou fáscia autógena, podem ser firmemente fixados ao osso de modo que o enxerto possa suportar imediatamente as cargas funcionais, permitem o inicio imediato de vigorosa reabilitação e eliminam o risco de transmissão de doenças infecciosas.

Existem quatro categorias gerais de ligamentos sintéticos: permanente, *stent*, reforço e *suporte*. O Gore-Tex (politetrafluoretileno) continua a ser o protótipo de sintético permanente, sendo implantado pela primeira vez em seres humanos em 1982.[87] A experiência inicial foi promissora, mas se deteriorou em 2 a 5 anos de acompanhamento.[88-91] O tipo *stent* de implante é concebido de forma a dar estabilidade durante a reparação do ligamento e a cicatrização do tendão autógeno. O Proplast, um exemplo de *stent*, foi aprovado pelo Food and Drug Administration dos EUA em 1973 para uso em substituições do LCA. James et al.[25] relataram resultados precários com o uso de Proplast e tiveram somente 52% de resultados satisfatórios num período de 33 meses de acompanhamento. O dispositivo de reforço ligamentar de Kennedy (DRL) é o único tipo sintético de reforço aprovado disponível atualmente. Seu objetivo é dar força de tensão imediata ao enxerto composto, protegendo-o da frouxidão excessiva durante a revascularização. Uma recente avaliação prospectiva do DRL em combinação com aloenxerto OPO para tratamento de rupturas crônicas do LCA mostrou que a aplicação do DRL não aumentou a eficácia da reconstrução após 3 anos de acompanhamento.[92] Além disso, o uso do DRL foi associado a relatos de derrames articulares estéreis crônicos em até 7% dos pacientes.[93]

O Leeds-Keio é um exemplo de sintético do tipo suporte. Descrito como um tipo híbrido de implante, foi inicialmente concebido para suportar toda a carga de tensão. À medida que a invasão dos tecidos ao redor ocorre, ele torna-se capaz de compartilhar a carga e, finalmente, torna-se completamente biológico.[54] Sua força inicial é maior do que a do LCA em mais de 2.000 N e sua rigidez e outras propriedades biomecânicas são similares.[90] O tamanho compacto do ligamento permite inserção artroscópica e a opção de combinar procedimentos intra e extra-articulares no momento da reconstrução. Os primeiros pesquisadores relataram resultados estimulantes a curto prazo, mas faltam ainda estudos a longo prazo.[94] Um fator de preocupação é a qualidade do tecido mole que cresce no ligamento. A evidência de crescimento de tecido baseia-se em estudos com animais, e há somente alguns relatos na literatura de resultados após a implantação do ligamento em seres humanos.

O uso de ligamentos sintéticos foi muito maior na Europa, Japão e África do Sul do que nos Estados Unidos. A resposta clínica desses implantes é bastante estimulante e esses procedimentos devem ser considerados em fase de pesquisa.[53] Não há disponibilidade de séries a longo prazo, para comparação com as técnicas autógenas atuais. Maior avaliação e desenvolvimento deverão expandir as atuais indicações clínicas, que são as falhas na reconstrução intra-articular e o joelho artrítico, instável, sintomático, que requer total amplitude de movimento imediatamente, para evitar maior deterioração da articulação.

Nossos Métodos de Tratamento Preferidos

Exame Físico/Artroscopia Diagnóstica

Com o paciente anestesiado, realiza-se um exame físico para avaliar corretamente a extensão da instabilidade. A anatomia topográfica é identificada e são determinados os pontos de punção. Insere-se um trocarte no ponto de punção lateral, além da camada de gordura. Depois de obter o acesso à articulação do joelho, realiza-se a artroscopia diagnóstica. São palpadas as estruturas intra-articulares através de um portal medial, e a ruptura do LCA é confirmada.

Obtenção do Enxerto

A incisão na pele é feita verticalmente a partir do pólo inferior da patela até o ponto 1 cm medial a tuberosidade tibial (Fig. 9-8). A pele é afastada pele para permitir a total visualização do tendão e avaliação de suas dimensões. O paratendão é aberto e preservado para o fechamento ao final da obtenção do enxerto. Uma lâmina de 9 mm é usada para fazer a incisão no centro do tendão, da patela para a tuberosidade tibial. Os blocos ósseos são medidos de modo a apresentarem aproximadamente 25

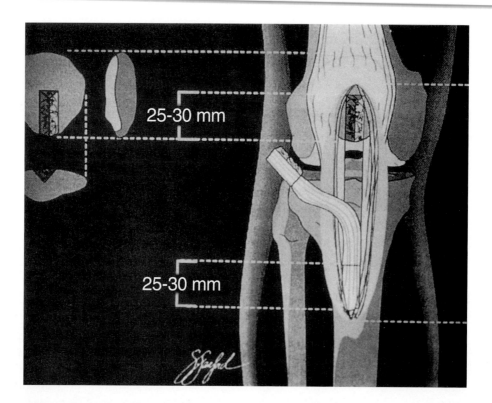

Fig. 9-8. Obtenção e preparação do enxerto. A localização da incisão e a obtenção do enxerto são mostradas esquematicamente. Observe-se a localização do bloco ósseo, que corresponde a não mais que um terço de toda a espessura da patela. (De Scott,[127] com permissão.)

mm na patela e 27 mm na tíbia. Uma serra oscilante é usada para cortar os blocos ósseos, que são então removidos com osteótomo.

Preparação do Enxerto

O tecido mole em excesso é removido do enxerto e o diâmetro dos blocos ósseos é preparado para 9 mm. Esta medida é verificada através de um modelo cilíndrico. As extremidades do tampão da tíbia proximal são arredondadas para permitirem passagem livre através dos túneis. O bloco da tuberosidade tibial é preparado para ser colocado no túnel femoral, onde sua anatomia provê o máximo de preenchimento ósseo.

Se o comprimento total do enxerto for inferior a 95 mm, utiliza-se um parafuso de interferência para fixação tanto na tíbia quanto no fêmur. Os enxertos de comprimento superior a 95 mm, em geral, requerem fixação com parafuso de esponjosa e arruelas (chamados de *post*) na tíbia proximal. São feitos furos no enxerto para a passagem de suturas nº 5, que mais tarde serão usadas para passagem e tensionamento do enxerto.

Alargamento do Intercôndilo

Insere-se a cânula de entrada na região suprapatelar para melhorar a visualização. O remanescente do LCA é removido usando-se uma pinça intra-articular e o *shaver*. É preciso cuidado para remover o máximo de LCA que estiver aderido ao LCP sem danificar este último.

O alargamento do intercôndilo é iniciado usando-se "uma broca" para remover aproximadamente 5 mm da borda anterior da parede lateral da incisura (Fig. 9-9). O alargamento prossegue posteriormente neste plano sem deixar que a broca se aprofunde excessivamente no osso esponjoso. Deve ser feito um esforço para identificar e remover "a borda do residente" de modo a penetrar em todo o caminho posterior, até que o osso cortical possa ser visto. Isso garantirá a localização precisa da posição *over-the-top* e a subseqüente identificação do aspecto posterior do côndilo femoral lateral. Deve ser feito o máximo esforço para alcançar um alargamento completo, especialmente nos planos superior e lateral. Não foram relatadas complicações devidas a alargamento muito extenso.

Perfuração do Túnel Tibial

O guia é colocado em 55 graus de modo a se obter um túnel mais posterior. A ponta é inserida através do portal medial; a posição correta é confirmada através do uso da borda posterior do corno anterior do menisco lateral, o LCP e a área interespinhosa do platô tibial como pontos

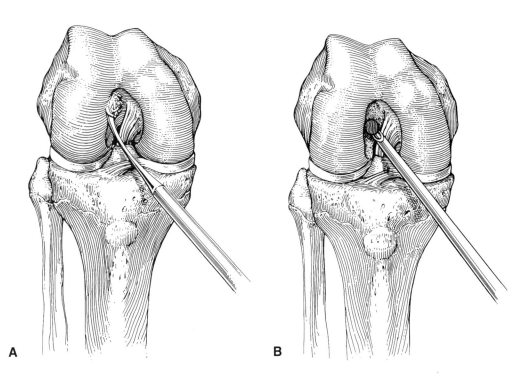

Fig. 9-9. (A e B) O alargamento do intercôndilo é realizado com o uso de uma broca artroscópica para remover a parede lateral e o teto da incisura intercondiliana.

de referência (Fig. 9-10). O túnel é posicionado de modo que sua porção posterior fique paralela aos 50% anteriores do LCP e sua porção anterior seja fronteiriça ao corno anterior do menisco lateral.

O pino-guia é inserido e o túnel é perfurado com o diâmetro do enxerto. As extremidades intra-articulares do túnel são suavizadas com uma raspagem para evitar esfolamento do enxerto.

Perfuração do Túnel Femoral

O pino-guia, que representa o centro do túnel, é posicionado em 1:30 para o joelho esquerdo (10:30 para o joelho direito) e cerca de 7 mm anterior à posição *over-the-top*. Isto deixará 2,5 mm de parede posterior, depois que um orifício de 9 mm for aberto. O pino-guia é inserido a uma profundidade de 35 mm, para garantir espaço para o túnel sem violação do córtex posterior (Fig. 9-11).

O perfurador é passado manualmente sobre o pino guia através do túnel tibial e além do LCP, com cuidado para não lesar o LCP. Com o perfurador próximo ao fêmur, é feita uma indentação no osso. Isso confirma a posição correta com relação ao córtex posterior e garante que este esteja intacto.

O túnel é, então, perfurado no comprimento correspondente do bloco ósseo tibial (27 mm é o tamanho médio do nosso bloco tibial). Depois de completada a perfuração, o túnel femoral deve ser diretamente visualizado a fim de confirmar a integridade do córtex posterior.

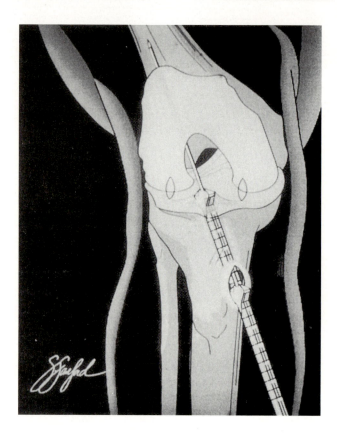

Fig. 9-11. São usadas brocas canuladas e calibradas para perfurar o túnel tibial e, em seguida, o túnel femoral é perfurado com o joelho em 90 graus de flexão. (De Scott,[127] com permissão.)

Passagem do Enxerto

Com o joelho flexionado em 90 graus, a agulha de Beath é introduzida pelo túnel femoral e passada através da pele (Fig. 9-12). As suturas no bloco ósseo femoral (que corresponde à extremidade tibial do enxerto colhido) são passadas na extremidade da agulha de Beath e a agulha é avançada, fazendo com que as suturas saiam através da pele. Isto permite posicionar cuidadosamente o *plug* ósseo femoral dentro do túnel. O enxerto é inserido de modo que o osso cortical do *plug* ósseo femoral fique em posição póstero-lateral no túnel femoral.

Fixação Femoral

Um parafuso de interferência é colocado no lado esponjoso do bloco ósseo para prender o enxerto e completar a fixação femoral (Fig. 9-13). Usamos um parafuso 3 mm mais largo que o espaço; assim, se houver um espaço de 4 mm entre o bloco ósseo e o túnel, usaremos um parafuso de 7 mm. Deve haver o máximo esforço para limitar a divergência entre o bloco ósseo e o parafuso de interferência. A melhor forma de se conseguir isto é inserir o

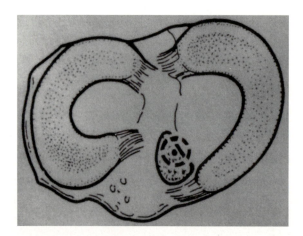

Fig. 9-10. O túnel tibial é posicionado de modo que a sua porção posterior fique paralela aos 50% anteriores do LCP e a sua porção anterior esteja na mesma linha do corno anterior do menisco lateral. A posição ideal para o túnel tibial é ligeiramente posterior ao centro da área de inserção anatômica. (De Insall et al.,[128] com permissão.)

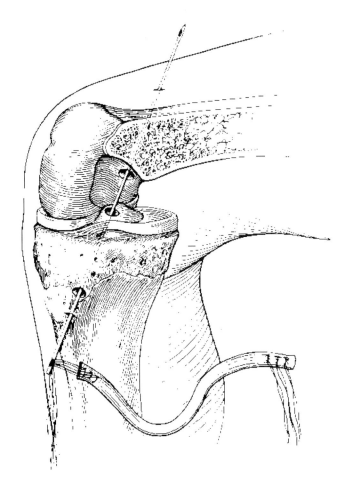

Fig. 9-12. Com o joelho flexionado a 90 graus, é introduzida uma agulha de Beath no túnel femoral e conduzida pelo tecido mole e pele.

parafuso de interferência no defeito do tendão patelar. Durante o posicionamento do parafuso de interferência, é preciso cuidado para proteger o enxerto com um instrumento, como, por exemplo, elevador de periósteo.

Fixação Tibial

Conforme mencionado anteriormente, se o comprimento total do enxerto for inferior a 95 mm, pode ser usado um parafuso de interferência para fixação tibial, caso o bloco tibial seja suficientemente longo para ficar na parte inferior do túnel. O artroscópio é usado para visualizar o túnel tibial e garantir que o parafuso de interferência seja colocado no lado esponjoso do bloco ósseo, em orientação medial ou lateral.

Se o comprimento total do enxerto for superior a 95 mm, o enxerto pode requerer outros meios de fixação, tais como um *post* (um parafuso de esponjosa unicortical de 6,5 mm e arruela, colocado 2 cm distal ao túnel tibial no aspecto ântero-medial da tíbia proximal).

Controle e Fechamento

Com o probe artroscópico, a tensão do enxerto é visualizada e testada através da amplitude de movimento. O alargamento do intercôndilo é examinado para assegurar que não há compressão do enxerto em extensão total. A patela recebe enxerto ósseo, e o paratendão e a pele são fechados em camadas sucessivas.

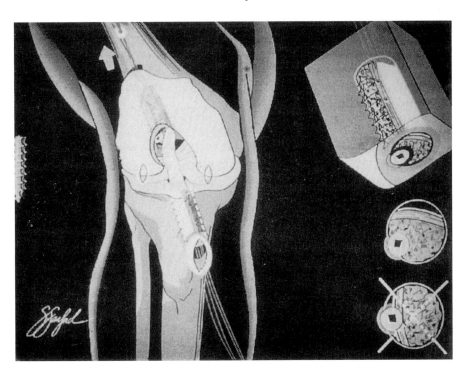

Fig. 9-13. Fixação do enxerto. Um parafuso de interferência é colocado no lado esponjoso do bloco ósseo para prender o enxerto e completar a fixação femoral. Observe o posicionamento correto do parafuso. (De Scott,[127] com permissão.)

Programa Pós-Operatório

Após a cirurgia, o joelho recebe um curativo compressivo de Jones e um *cryocuff* (terapia de compressão fria) e inicia-se o movimento passivo contínuo (MPC) de 0 a 45 graus. É usada analgesia controlada pelo paciente. No dia seguinte, o curativo de Jones é trocado por uma órtese de Bledsoe, bloqueada de zero a 60 graus. O paciente sai da cama com muletas e é encorajado à sustentação de peso, na medida do tolerado. O paciente é, então, liberado do hospital. Os pacientes aprendem a remover a órtese várias vezes durante o dia e realizam a movimentação do joelho. O MPC é aumentado em 5 a 10 graus a cada dia, até atingir 110 graus.

Durante a primeira semana após a cirurgia, o paciente é orientado para realizar flexão ativa/extensão passiva, sentado e elevando a perna reta, com a órtese fixada em zero grau. Na segunda e terceira semanas, a amplitude de movimento é progressivamente aumentada para 130 graus e o paciente começa os exercícios com bicicleta ergométrica, sem resistência e com o assento em posição baixa. Ao final da terceira semana, a maioria dos pacientes está andando sem muletas, o MPC é interrompido e a órtese é retirada. O paciente pode realizar a maioria das atividades diárias.

Depois de removida a órtese pós-operatória não é usado outra. Iniciam-se os exercícios de cadeia cinética fechada para o quadríceps, que enfatizam a carga axial, tais como agachamentos parciais, *leg-presses* ou rampas de subida logo que o paciente estiver apto, o que costuma acontecer 4 semanas após a cirurgia. A sustentação de peso imediata diminui a probabilidade de atrofia do quadríceps e melhora o moral do paciente. O *jogging* é permitido 3 meses após a cirurgia e durante este período o joelho é testado em máquinas de avaliação de força Cybex e KT-2000. Como há estudos de laboratório que mostram a redução da força do enxerto nos primeiros 9 meses após a reconstrução, os atletas devem ser orientados para evitar esportes que envolvam salto durante os primeiros 9 meses após a cirurgia, embora alguns não tenham cumprido essa orientação sem qualquer efeito negativo.

O regime mencionado anteriormente segue de perto o protocolo de reabilitação acelerada de Shelbourne et al.[95] Eles mostraram que uma reabilitação acelerada é eficiente na redução das limitações de movimento (particularmente extensão do joelho) e perda de força, mantendo, ao mesmo tempo, a estabilidade e impedindo a dor anterior no joelho. Barber-Westin e Noyes[96] descobriram que um programa de reabilitação com movimentação imediata do joelho e sustentação de peso não resultava em maior incidência de deslocamentos AP anormais do joelho nas fases iniciais de reabilitação. Trabalho recente realizado por Glasgow et al.[97] sugeriu que o retorno a atividades físicas que envolvam mudanças bruscas de trajetória, cinco meses após a reconstrução do LCA, não predispõe os pacientes a reincidência da lesão ou a resultados a longo prazo menos satisfatórios.

RESULTADOS

Apesar do amplo uso do enxerto OPO para reconstrução do LCA, a literatura não dispõe de publicações sobre os resultados a longo prazo. Além disso, com a recente introdução das técnicas endoscópicas, serão necessários muitos anos para se reunirem dados que permitam a publicação de resultados significativos.

Shelbourne et al.[98] estudaram retrospectivamente os joelhos de 155 atletas tratados com cirurgia, com idades de 15 a 42 anos, que sofreram rupturas agudas do LCA. Todos foram tratados com excisão do ligamento e reconstrução intra-articular aberta com OPO, seguidas de movimento imediato, com ênfase na extensão total. Após acompanhamento médio de 4 anos, os resultados do teste KT-1000 mostraram uma diferença de 1,3 mm, em comparação com o joelho oposto. Dos 140 pacientes que puderam ser acompanhados, 137 apresentaram resultado consistente no teste de Lachman e o teste de Cybex mostrou uma média de força do isquiotibial de 98% e do quadríceps de 90%. Dos 69 atletas universitários que estavam em condições de jogar, 60 retornaram às competições nos níveis anteriores à lesão, na temporada seguinte. Somente 6 pacientes apresentaram um leve *pivot shift*, 3 tiveram reincidência da lesão e 21 precisaram submeter-se a lise artroscópica de aderências.

Aglietti et al.[99,100] revisaram os resultados dos seus 69 pacientes que foram tratados com uma técnica artroscópica auxiliar para a reconstrução do LCA. Destes, 16 pacientes apresentaram tenodese lateral associada e 3 tiveram retensionamento do ligamento colateral medial. Após acompanhamento médio de 4 anos, 87% dos seus pacientes não apresentaram *pivot shift* e 88% sofreram deslocamento tibial anterior inferior a 5 mm. Quando avaliados no artrômetro KT-1000, 5 pacientes apresentaram dificuldades quanto à amplitude de movimentos no pós-operatório; dentre estes, dois precisaram de debridamento artroscópico e 4,5% apresentaram dor e inchaço ao realizarem atividades recreativas. Dois pacientes apresentaram falseios eventuais. De um modo geral, 81% dos pacientes desta série tiveram resultados satisfatórios, de acordo com o sistema de classificação usado, que definiu como satisfatórios a ausência ou presença mínima de sintomas durante a realização de atividades intensas, deslocamento tibial anterior manual não superior a 5 mm de diferença de um lado para o outro, perda de flexão não superior a 10 graus e perda de extensão não superior a 5 graus.

Buss et al.,[76] em 1993, revisaram os resultados de 70 reconstruções de LCA com auxílio de artroscopia, em que foram usados enxertos autógenos de OPO, no Hospital para Cirurgias Especiais. Após acompanhamento médio de 32 meses, a pontuação média do ligamento, de acordo com o sistema de classificação do hospital, foi de 93 em uma pontuação máxima de 100: 59 de 68 joelhos foram classificados como excelentes ou bons; 18 joelhos apresentaram sintomas relacionados à articulação patelofemoral; 63 dos 68 joelhos recuperaram total amplitude de movimento; e dois joelhos precisaram ser submetidos a manipulação por perda de flexão. As medições artrométricas KT-1000 mostraram que 93% dos pacientes tiveram aumento igual ou inferior a 4 mm no deslocamento AP da tíbia no joelho reconstruído, em comparação com o lado normal.

As descobertas desses estudos indicam que as reconstruções do LCA artroscopicamente assistidas, em combinação com exercícios de amplitude de movimento logo no período pós-operatório, são eficientes na restauração da estabilidade do joelho com LCA deficiente. Acreditamos que nossas atuais técnicas endoscópicas aumentarão ainda mais a amplitude de movimento e diminuirão a necessidade de manipulação pós-operatória, pelo posicionamento mais preciso dos túneis ósseos.

COMPLICAÇÕES

As complicações das cirurgias do LCA podem ser divididas em gerais, que são comuns a outros procedimentos cirúrgicos do joelho, e específicas, diretamente relacionadas ao procedimento em si.[101]

Complicações Gerais

Mortalidade Devida à Anestesia

A mortalidade devida à anestesia raramente é relatada neste grupo de pacientes jovens e saudáveis. Atualmente, preferimos a anestesia geral para a maioria das nossas reconstruções do LCA.

Lesões Vasculares

As lesões vasculares após a reconstrução do LCA são relativamente raras. Foram relatados na literatura dois casos de lesão da artéria poplítea,[102,103] ambos ocorridos durante uma reconstrução *over-the-top* que envolvia dissecção das estruturas poplíteas. A artéria poplítea pode ficar em situação de risco durante o alargamento do intercôndilo quando se realiza o debridamento da incisura póstero-lateral. Por essa razão, a parte superior de todos os instrumentos motorizados dentro da incisura deve ser mantida sob constante vigilância para evitar penetração extra-articular inadvertida. Diante disto, é preciso realizar um completo exame neurovascular depois de cada reconstrução do LCA.

Lesões de Nervos

A lesão de nervo mais comum durante a reconstrução do LCA é a lesão do ramo infrapatelar do nervo safeno, que ocorre quando são usadas incisões ântero-mediais na pele. Esta incisão é usada para colher o terço central do tendão patelar e para perfurar o túnel tibial. O dano ao ramo infrapatelar do nervo safeno pode provocar uma área de parestesia lateral à incisão da pele ou o desenvolvimento de um verdadeiro neuroma. O diagnóstico de neuroma pode ser feito pela presença de dor ou pela palpação, após o alívio da dor com aplicação de anestésico local.

Lesões de nervos e musculares podem também estar associadas ao uso do torniquete. Estes efeitos podem ser causados pela pressão direta sobre o músculo ou nervo, bem como por isquemia. Experiências mostraram que a aplicação de torniquete pode comprometer os nervos e que este comprometimento está relacionado à pressão do torniquete e à duração da aplicação.[104,105] Observamos parestesia, que pode persistir por vários dias, em alguns dos nossos pacientes que permaneceram com torniquete por mais de uma hora e meia.

Extravasamento de Fluido e Síndrome Compartimental

O extravasamento de fluido e a síndrome compartimental foram descritos como complicações da cirurgia artroscópica.[106-108] Noyes e Spievack[106] relataram que pode ocorrer dissecção do fluido através da bursa semimembranosa em direção aos músculos da panturrilha, mantendo-se a cápsula intacta. Teoricamente, a síndrome compartimental poderia ser uma complicação da reconstrução do LCA, embora não haja relatos deste caso na literatura. No entanto, diante da possibilidade, é importante estar atento ao avaliar o paciente após a cirurgia. Se forem detectados os sinais e sintomas clínicos da síndrome compartimental, as pressões intracompartimentais devem ser monitorizadas. Se o diagnóstico for confirmado, deve ser realizada a fasciotomia.

Hematoma

Algumas vezes, pode ocorrer hematoma anteriormente, na extensão distal da lesão, no tecido subcutâneo, que pode ser causado por falha da coagulação do corte das veias durante a obtenção do enxerto OPO ou durante a perfuração do túnel tibial. Descobrimos que os hematomas podem ser evitados relaxando-se o torniquete e realizando-se coagulação meticulosa antes do fechamento.

Problemas de Cicatrização da Incisão

A retração excessiva das extremidades da lesão pode, às vezes, levar à necrose da pele. Isso pode ser causado pelas tentativas de minimizar o tamanho da incisão. Se houver suspeita de necrose da pele, não se deve hesitar em aumentar a incisão.

Hemartrose

A hemartrose é uma complicação freqüente da reconstrução do LCA. Verificamos que a permanência do dreno por 12 a 24 horas pode ajudar na redução da incidência de derrames articulares tensos. Caso se desenvolva um grande derrame, este deve ser drenado com agulha de grosso calibre. A maioria das hemartroses pós-operatórias ocorridas em nossos pacientes não demandou nada mais do que observação cuidadosa.

Infecção

A infecção é uma complicação rara na reconstrução do LCA, especialmente depois de procedimentos artroscopicamente assistidos. Durante o procedimento artroscópico, a articulação é continuamente irrigada com grandes quantidades de solução salina. Além disso, são usados antibióticos profiláticos para diminuir ainda mais a incidência de infecção. Em nossa instituição, administramos no paciente 1 g de cefazolina antes de aplicar o torniquete e seguimos com 1 g a cada 8 horas durante as primeiras 24 horas. Quando um paciente desenvolve infecção aguda (< 6 semanas após a cirurgia), recomenda-se o imediato debridamento, seguido de 10 dias de antibiótico intravenoso. A infecção que vier ocorrer mais de 6 semanas após a reconstrução é considerada crônica e deve ser tratada de forma agressiva, com debridamento artroscópico, remoção do enxerto e remoção do implante.

Trombose das Veias Profundas

A trombose das veias profundas (TVP) e a embolia pulmonar são complicações raras na reconstrução do LCA. Buss et al.[76] relataram um caso de TVP dentre as 69 reconstruções do LCA artroscopicamente assistidas por eles realizadas. Em uma série relatada em 1994 por Cullison et al.,[109] a incidência de TVP foi ligeiramente superior a 1%.

A idade média baixa nas reconstruções do LCA e a imediata mobilização dos pacientes podem contribuir para a baixa incidência. Em vista da raridade da TVP nesta população, não usamos rotineiramente qualquer profilaxia. Nos pacientes com histórico anterior ou com significativos fatores de risco de TVP, empregamos profilaxia com warfarin sódico, iniciada no dia da cirurgia e mantida até que o paciente retorne ambulatório.

Distrofia Simpático-Reflexa

A distrofia simpático-reflexa raramente ocorre após a cirurgia de reconstrução do LCA. No entanto, quando ocorre, pode ser difícil de diagnosticar e seu tratamento constitui um desafio. No joelho, ela costuma apresentar dor intensa e difusa, hipersensibilidade, movimento restrito, membro frio e coxa atrófica. As radiografias feitas nos estágios avançados da doença mostram tipicamente osteoporose difusa. O tratamento envolve a administração contínua de anestesia peridural para interromper o ciclo de dor e desbloquear o movimento.[110]

Complicações Específicas

Complicações Cirúrgicas

A reconstrução artroscópica do LCA é procedimento extremamente minucioso e que demanda grande conhecimento técnico. Sua correta realização requer cuidadoso plano pré-operatório, de modo a garantir que todo o equipamento necessário e os assistentes adequadamente treinados estejam disponíveis. Para evitar complicações intra-operatórias, deve-se dispensar a máxima atenção aos detalhes.

A grande proximidade do LCP coloca-o em risco diversas vezes durante o procedimento. O LCP pode ser lesado durante a ressecção da porção remanescente do LCA, durante a fase final do alargamento do intercôndilo com uma broca motorizada ou ao avançar-se o perfurador na tíbia ou fêmur. Para protegê-lo, é preciso ter conhecimento de sua proximidade e respeitá-lo. Para proteger o LCP durante a passagem do perfurador, preferimos usar um pequeno elevador de periósteo colocado livremente através do portal ínfero-medial.

O enxerto OPO pode ser danificado ou rompido ao passar pelo joelho, quando entra no túnel tibial ou quando é fixado no fêmur. O enxerto deve ser preparado de modo a passar livremente através dos túneis e não com dificuldade, pois seu tamanho é muito próximo ao da broca de perfuração. Para evitar dano do parafuso de interferência ao enxerto, deve ser usado novamente o elevador de periósteo, para proteger a porção tendinosa. O parafuso de interferência deve ser totalmente visualizado à medida que avança. Uma ruptura acidental do enxerto constitui um problema de difícil tratamento. Ocasionalmente, ocorre a ruptura com um fragmento ósseo, que pode ser reparada com material de sutura não-absorvível forte. Esse reparo permanecerá num túnel ósseo e tenderá a recuperar-se. A maioria das rupturas ocorre sem qualquer inserção óssea e deve ser tratada através de um procedimento alternativo, como o uso dos tendões do semitendinoso e grácil ou de um aloenxerto.

Deixar cair o enxerto de OPO no chão da sala de cirurgia é outra complicação grave. Este problema pode ser resolvido com a aplicação de um procedimento alternativo. Conforme descrito anteriormente, as opções são o uso dos tendões do semitendinoso e grácil ou de um aloenxerto, dentre outros métodos. Muitos tentaram mergulhar o enxerto em solução antibiótica (bacitracina e polimixina) por 15 a 30 minutos. Não temos experiência pessoal com essa técnica.

A fresagem posterior na cortical femoral limita o potencial de fixação do parafuso. Esta complicação pode ser evitada através de alongamento do sulco intercondilar e palpação, através de probe, da cortical posterior. Total visibilização do canto póstero-lateral (intercondilo) permite posicionamento adequado do fio-guia e evita perfuração posterior. Ocorrendo quebra de cortical posterior, deve-se construir um túnel retrógrado (de fora para dentro).

Complicações no Local Doador do Enxerto

As fraturas patelares e as rupturas dos tendões patelar e do quadríceps após a coleta do terço central do tendão patelar já foram descritas.

As fraturas patelares podem ocorrer tanto intra-operatoriamente como durante o período perioperatório. As fraturas intra-operatórias podem ser evitadas usando-se serra oscilante com uma lâmina de 5 mm em vez de osteótomo. Durante a coleta do osso da patela, é preciso cuidado para retirar a quantidade mínima necessária de osso e para evitar lesão da superfície articular. Isso pode ser conseguido inclinando-se a lâmina num ângulo aproximado de 45 graus e evitando penetração excessiva (acima de 9 mm). Caso ocorra uma fratura intra-operatória, deve ser realizada imediatamente uma fixação interna rígida que permita a pronta mobilização.

As fraturas patelares podem também ocorrer durante o período pós-operatório. McCarroll[111] descreveu uma fratura transversa da patela durante uma partida de golfe 6 meses após a reconstrução do LCA. Tivemos dois casos de fraturas patelares, ambos ocorridos durante o período pós-operatório imediato, devidas a quedas acidentais diretamente sobre a patela 6 a 8 semanas após a reconstrução do LCA. O tratamento consistiu em fixação interna rígida. Esses pacientes ficaram bem desde então, sem novas complicações pós-operatórias (Fig. 9-14).

Limitação de Movimento — Perda de Extensão

A perda de movimento do joelho foi identificada como a causa mais freqüente de morbidade pós-operatória após a reconstrução do LCA.[21,47] A perda de mais de 10 graus de extensão representa claro impedimento para a deambulação normal e pode impedir a participação nas atividades diárias e em esportes. Estudos mostraram que pacientes que não recuperaram a extensão total do joelho após a reconstrução do LCA sofrem de dor anterior, crepitação na extensão máxima, rigidez, força limitada, padrões de marcha alterados, progresso lento na reabilitação, redução da função e dificuldade de retorno aos seus níveis de atividade.[47]

Os avanços na técnica cirúrgica, juntamente com os protocolos de reabilitação acelerados, diminuíram a incidência de contraturas em flexão após a reconstrução do LCA de 23 a 25% para aproximadamente 4 a 15%.[112]

Noyes et al.[113] identificaram três causas para o bloqueio da extensão. A primeira causa é o espasmo do isquiotibial, que pode ser superado com alongamento intensivo imediato da musculatura. A segunda causa é a cicatriz capsular posterior, que tende a ocorrer vários meses após a reconstrução do LCA. A terceira e mais freqüente causa é o crescimento de tecido dentro da incisura, que costuma ser chamado de *artrofibrose*, um termo que descreve um processo de proliferação de tecido fibroso intra e periarticular no joelho. Em 1990, Jackson e Schaefer[79] identificaram proliferação de tecido fibroso na forma de um nódulo localizado na base da inserção tibial do fragmento reconstruído e denominaram-no *síndrome do ciclope*.

Diversos fatores podem contribuir para a proliferação de tecido fibroso. Dentre estes, a remoção incompleta do LCA, posicionamento anterior do túnel tibial,

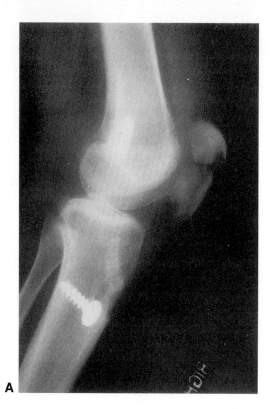 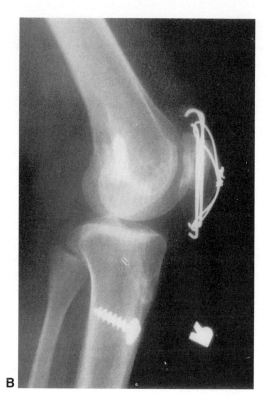

Fig. 9-14. (A) Radiografia lateral de uma paciente 6 semanas após reconstrução do LCA. Ela sofreu uma queda de pequena altura, caindo diretamente sobre o joelho. (B) A paciente foi tratada com redução aberta e fixação interna, não apresentou complicações posteriores e, 1 ano depois, continuava estável, sem dor e com total amplitude de movimento.

alongamento do enxerto e alargamento do intercôndilo incompleto. Deve ser dispensada grande atenção à máxima remoção do remanescente do LCA da tíbia proximal. Howell e Clark[114] mostraram que o posicionamento do centro do túnel tibial a 12–23 mm da extremidade anterior da tíbia resultou na compressão do enxerto e contratura em flexão. Mostraram ainda que a extensão do joelho foi significativamente melhor quando o centro do túnel tibial era 2 a 3 mm posterior ao centro da inserção normal do LCA. O alongamento do enxerto pode causar artrofibrose se a localização do túnel femoral for tal que a extensão do joelho cause excessiva tensão do enxerto. Isso pode ocorrer se o túnel femoral estiver demasiado posterior e/ou o enxerto estiver tensionado e fixo em flexão. Finalmente, o alargamento do intercôndilo deve ser suficiente para que não ocorra compressão óssea no enxerto em extensão total ou no canto póstero-lateral da incisura femoral.

O tratamento da perda de extensão deve ser principalmente de prevenção. No entanto, se houver, de fato, perda de extensão após a cirurgia, o tratamento inicial deve consistir em intenso programa de reabilitação. Se não for recuperada a extensão total em 8 semanas, o tecido fibroso crescerá na incisura e o enxerto irá hipertrofiar. Nesse ponto, é improvável que o paciente responda ao tratamento conservador e será necessário debridamento artroscópico para desobstruir a incisura. Fisher e Shelbourne[115] mostraram que pode ser obtida melhoria considerável da extensão e dos sintomas correlatos através da excisão do tecido que está obstruindo a extensão do joelho e do reinício de um programa de reabilitação acelerado, bem supervisionado.

Se persistir uma contratura em flexão por mais de 6 meses, é provável que seja necessária uma liberação da capsular posterior.

Perda de Flexão

A perda de flexão é perceptível quando for superior a 10 graus, em comparação com o lado contralateral. Várias séries publicadas relataram incidência entre 8 e 50%.[29,116-119]

A perda de flexão pode ser causada por uma série de fatores, dentre os quais aderência da patela ao fêmur, aderências nos fundos de saco medial e lateral, fibrose do vasto intermédio no fêmur e retração do reto.

A etiologia da perda de flexão foi estudada exaustivamente e é múltipla. Vários estudos retrospectivos identificaram a reconstrução aguda como uma das causas tanto da perda de extensão como de flexão.[41,101] Mohtadi et al.[120] examinaram 37 pacientes com flexão inferior a 120 graus três meses após a reconstrução do LCA e identificaram como causa da rigidez a realização da reconstrução menos de duas semanas após a lesão. Shelbourne et al.[51] descobriram que o adiamento por 3 semanas da cirurgia nos joelhos com lesão aguda reduz o desenvolvimento de problemas de movimentos pós-operatórios de 17% para zero. O adiamento de 8 a 21 dias ainda resultou em incidência de 11% de problemas de movimentos pós-operatórios. Mohtadi et al.[120] identificaram como causa da perda de flexão a amplitude de movimento pré-operatório limitada. Nos pacientes que puderam recuperar total amplitude de movimento antes da cirurgia e iniciaram imediatamente a mobilização pós-operatória, as complicações relacionadas à perda de movimento diminuíram drasticamente.[51,98]

A posição inadequada do túnel pode também contribuir para perda de flexão. O posicionamento anterior e distal do túnel femoral provoca o alongamento do enxerto do LCA na flexão. Se o enxerto é tensionado e fixado em extensão, pode ocorrer significativa perda de flexão. Finalmente, a imobilização pós-operatória pode, também, levar a perdas de flexão, uma vez que pode provocar o desenvolvimento de aderências.

O tratamento da perda de flexão deve ser direcionado para a causa. Se houver fatores específicos, tais como posicionamento impróprio do túnel, deve ser dada ênfase a um programa intenso de reabilitação. Se após 5 semanas o paciente não mostrar progresso na reabilitação e apresentar perda significativa de flexão, é indicada a manipulação, sob anestesia geral ou peridural. Não é indicada a manipulação após 8 semanas, por ser extremamente difícil neste ponto e haver além disso, risco crescente de *miosite ossificante*. Depois de 8 semanas, é necessária uma lise artroscópica das aderências, e, em seguida, o paciente deve ser colocado numa máquina de movimento passivo contínuo, podendo necessitar de anestesia peridural contínua ou de analgesia controlada por ele mesmo. Perda de flexão mais grave e duradoura pode requerer procedimentos abertos mais extensos para restauração do movimento.

Falha do Ligamento/Estiramento do Ligamento

A falha do enxerto pode ser causada por vários fatores, dentre os quais o uso de enxerto fraco, o posicionamento não isométrico do enxerto, tensionamento insuficiente no momento da cirurgia, perda da fixação do enxerto e estiramento gradual do enxerto. O diagnóstico de falha começa com cuidadoso histórico, na busca por sinais de instabilidade recorrente ou sensação de estalo súbito. O exame deve incluir testes de estabilidade, tais como o exame de Lachman, gaveta anterior e *pivot shift*. Uma avaliação objetiva deve incluir a medição do deslocamento tibial AP com um artrômetro, por exemplo, o KT-2000. Um trabalho de Daniel et al.[121] mostrou que a estabilidade normal é restaurada na presença de uma diferença, de um lado para o outro, na translação tibial anterior de até 3 mm no teste máximo manual em 25 graus de flexão do joelho. Valores entre 3 e 5 mm, em geral, não estão associados a instabilidade, enquanto que valores acima de 5 mm estão associados a falha do enxerto. As chaves para um bom exame artrométrico são a realização do teste por um único e experiente examinador, cuidado no posicionamento do paciente e relaxamento dos músculos.

Recentes estudos biomecânicos realizados por Cooper et al.[110] confirmaram a força do terço central do tendão patelar. Mesmo um composto OPO de 7 mm apresenta carga média de 2.238 N. Assim, é improvável que a obtenção do terço central do tendão patelar resulte em enxerto fraco. Outros enxertos, como os do tendão grácil e semitendinoso, são mais fracos.

O posicionamento não isométrico do enxerto, como discutido anteriormente, pode ter vários efeitos nocivos, dentre os quais a diminuição da amplitude de movimento, dano à cartilagem articular devido a compressão e estiramento ou falha do ligamento. O erro mais freqüente é o posicionamento femoral anterior, seguido do posicionamento tibial anterior.

O posicionamento femoral anterior causa aumento do comprimento do enxerto na flexão. Isso poderá resultar em limitação da flexão, estiramento gradual do enxerto ou falha súbita. A localização do túnel femoral pode ser medida ao longo da linha do teto intercondiliano (linha de Blumensaat) na visão lateral. Aglietti et al.[100] observaram, em 1992, que nenhum dos joelhos cujo orifício articular estivesse posicionado nos 40% posteriores da largura condiliana, ao longo da linha de Blumensaat, apresentava deslocamento tibial anterior superior a 5 mm. No entanto, 29% dos joelhos com saída articular nos 60% anteriores do côndilo apresentaram deslocamento tibial anterior superior a 5 mm.

O posicionamento anterior do túnel tibial causa, na extensão, invasão do teto da incisura, que pode provocar a degeneração do enxerto e, finalmente, falha. Conforme informado anteriormente, Howell e Clark[114] mostraram que o posicionamento do centro do túnel tibial a 12-23 mm da extremidade anterior da tíbia produziu compressão do enxerto e contratura em flexão. A estabilidade e a extensão do joelho foram significativamente melhores quando o centro do túnel tibial estava posicionado 2 a 3 mm posterior ao centro da inserção normal do LCA. O posicionamento lateral do túnel tibial pode causar abrasão do enxerto contra a parede lateral da incisura, que, por sua vez, pode provocar o estiramento do enxerto e falha.

A perda de fixação constitui importante causa de falha do enxerto. Holden et al.[122] usaram um modelo de enxerto para demonstrar que a falha da fixação do enxerto do LCA foi a principal causa de falha no período pós-operatório imediato, antes da incorporação biológica do enxerto. Na melhor das circunstâncias, um parafuso de interferência de 9 mm canulado proporciona uma força de 600 N, em comparação com os 1.700 N do LCA normal.[123] Brown et al.[124] mostraram que os parafusos de interferência endoscópicos de 7 mm, quando inseridos apropriadamente, proporcionam uma força equivalente à dos parafusos de interferência de 9 mm convencionais. Os pacientes devem ser monitorizados quanto ao gradual estiramento do enxerto, com avaliações periódicas pela KT-2000. Os critérios de avaliação são similares aos anteriormente discutidos.

Sintomas Patelofemorais e Patela Baixa

Os sintomas patelofemorais constituem uma complicação significativa da cirurgia do LCA. Um relatório de 1993 de Buss et al.[76] mostrou incidência de 26% de sintomas relacionados com a articulação patelofemoral. Em um terço dos pacientes com sintomas patelofemorais, estes eram graves o suficiente para limitar sua participação em esportes. Numa tentativa de correlacionar os sintomas com alteração na altura patelar, esses autores mediram o ligamento patelar pelo método de Insall Salvati e a patela antes da cirurgia e na avaliação de acompanhamento.[125] Verificaram que a alteração do índice era inferior a 5% em 50% dos joelhos. Em 15% dos joelhos, o índice aumentou em mais de 5%, indicando alongamento do ligamento patelar após a reconstrução, mas para os 35% remanescentes o índice diminuiu mais de 5%, revelando encurtamento do ligamento. Não se verificou nenhuma relação significativa entre a alteração do índice e a dor na articulação patelofemoral. Esses resultados são similares aos obtidos por O'Brien et al.[46] que relataram incidência de 37% de dor anterior no joelho após a reconstrução com tendão patelar em virtude de instabilidade crônica do LCA, com encurtamento do tendão patelar em 55% dos joelhos e alongamento em 20%. Embora a correlação entre a dor patelar e o índice descrito por Insall e Salvati não seja significativa, quanto maior o encurtamento ou alongamento do ligamento patelar, maior a incidência de dor patelar.

Para reduzir a incidência de sintomas patelofemorais posteriores à cirurgia do LCA, deve ser implementada imediatamente a mobilização. Após a cirurgia, a reabilitação deve enfatizar o aumento gradual das cargas sobre a articulação patelofemoral, evitando-se os exercícios de extensão com pesos elevados, em favor dos exercícios de cadeia fechada.

A cirurgia do LCA é, com freqüência, um fator desencadeador da síndrome da patela baixa, que consiste em (1) patela baixa temporária, devida a contraturas peripatelares e da camada de tecido gorduroso e fraqueza do quadríceps; (2) rigidez da articulação e amplitude de movimento limitada devidas a artrofibrose associada; (3) encurtamento permanente do ligamento patelar quando o problema não é devidamente tratado; e (4) eventual estabelecimento de artrose patelofemoral, devido ao "stress" de contato alterado.[113] Essa situação se desenvolve pela contratura dos tecidos peripatelares e dos tecidos gordurosos, bem como fraqueza do quadríceps. Noyes et al.[113] relataram cinco casos de desenvolvimento da síndrome da patela baixa e destacaram a importância de diagnóstico e tratamento imediato com liberação artroscópica. Se não for imediatamente diagnosticada, o tendão patelar sofre encurtamento, desenvolvem-se alterações de desuso da cartilagem e pode ocorrer artrose. Se não for tratada, o resultado é precário.

Após uma reconstrução do LCA, se houver redução da amplitude de movimento, dor intensa e mobilidade reduzida da patela, deve-se suspeitar de síndrome da patela baixa e devem ser feitas radiografias laterais seqüenciais, a fim de monitorizar o paciente. Uma redução seqüencial no índice de Insall-Salvati de 11 para 15%, em comparação com o outro joelho, indica síndrome da patela baixa.[113] Caso se desenvolva a patela baixa, deve ser feita imediatamente uma liberação artroscópica.

Fraqueza Muscular

A fraqueza muscular, especialmente do quadríceps, ocorre com freqüência após a reconstrução do LCA. Numa série de Sachs et al.[74] a fraqueza do quadríceps foi a complicação mais freqüente. Esses autores verificaram que, em um ano de acompanhamento, 62% de seus pacientes apresentavam ponto máximo de torque de extensão a 60 graus inferior a 80% do joelho contralateral normal.

A melhor forma de evitar a fraqueza muscular é através de educação pré-operatória adequada. O paciente deve ser orientado no sentido de realizar uma contração isométrica do quadríceps e ser informado de como sentir a contração do músculo.

Após a cirurgia, o paciente deve começar imediatamente a realizar contrações voluntárias do quadríceps, com monitorização do terapeuta ou do médico. Um paciente que, ao final da primeira semana após a cirurgia, não pode realizar uma contração voluntária do quadríceps deve receber estimulação elétrica nesse músculo.

Derrame Articular

Os derrames articulares são freqüentemente observados nas reconstruções do LCA. Costumam ocorrer no pós-operatório imediato e persistem durante as primeiras 4 a 8 semanas, embora alguns derrames possam persistir de 6 meses a 1 ano. O derrame provavelmente representa uma reação sinovial ao trauma da cirurgia.

A maioria dos derrames pode ser tratada de forma eficiente com gelo, elevação e compressão. Verificamos que o dispositivo de *cryocuff* (Aircast) é muito útil para a aplicação de terapia a frio e compressão, sendo é bem tolerado pelos pacientes.

Artrite Degenerativa

A artrite degenerativa pode ser causada pelo trauma da lesão inicial, com episódios de falseio antes da cirurgia ou com a alteração nas forças causada pela reconstrução. Muitas lesões do LCA acontecem juntamente com lesões condrais ou do menisco e isso pode contribuir para o desenvolvimento de alterações degenerativas. Da mesma forma, o paciente que não trata o LCA pode sofrer repetidos episódios de falseio, que podem causar lesões condrais e meniscais. A reconstrução cirúrgica pode provocar alterações degenerativas por modificar a simetria natural do joelho, causando compressão da cartilagem articular e alterações na biomecânica patelofemoral. Após a reconstrução do LCA, os pacientes devem realizar radiografias periódicas e devem ser monitorizados para detecção de alterações degenerativas.

REFERÊNCIAS

1. Mayo Robson AW: Ruptured crucial ligaments and their repair by operation. Ann Surg 37:716-718, 1903
2. Hey Groves EW: Operation for the repair of crucial ligaments. Lancet 2:674 -675, 1917
3. Hey Groves EW: The crucial ligaments of the knee joint: their function, rupture, and operative treatment of the same. Br J Surg 7:505 -515, 1920
4. Campbell WC: Repair of the ligaments of the knee. Surg Gynecol Obstet 62:964, 1936
5. Palmer 1: On the injuries of the ligaments of the knee joint. Acta Chir Scand, suppl. 81:53, 1938
6. Augustine RW: The unstable knee. Am J Surg 92:380-388, 1956
7. O'Donoghue DH: Surgical treatment of fresh injuries to the major ligaments of the knee. J Bone Joint Surg Am 32:721 - 738, 1950
8. O'Donoghue DH: A method for replacement of the anterior cruciate ligament of the knee. J Bone Joint Surg Am 49:905-924, 1963
9. Jones KG: Reconstruction of the anterior cruciate ligament: a technique using the central one-third of the patellar ligament. J Bone Joint Surg Am 45:925 - 932, 1963
10. Lam SJS: Reconstruction of the anterior cruciate ligament using the Jones procedure and its Guy's Hospital modification. J Bone Joint Surg Am 50:1213-1224, 1968
11. Nicholas JA: The five-one reconstruction for anteromedial instability of the knee. J Bone Joint Surg Am 55:899 - 922, 1973
12. Cho KO: Reconstruction of the anterior cruciate ligament by semitendinosus. J Bone Joint Surg Am 57:608 - 612, 1975
13. Eriksson E: Reconstruction of the anterior cruciate ligament. Orthop Clin North Am 7:167-179, 1976
14. Insall J, Joseph DM, Aglietti P, Campbell RD: Bone-block iliotibial-band transfer for anterior cruciate insufficiency. J Bone Joint Surg Am 63:560-569,1981
15. Lipscomb AB, Johnston RK, Synder RB: The technique of cruciate ligament reconstruction. Am J Sports Med 9:77-81, 1981
16. Scott WN, Schosheim PM: Intra-articular transfer of the iliotibial band muscle-tendon unit. Clin Orthop 172:97-101, 1983
17. Jenkins DHR, McKibbin B: The role of flexible carbon-fibre implants as tendon and ligament substitutes in clinical practice. J Bone Joint Surg Br 62:497-499, 1980
18. Rushton N, Dandy DJ, Naylor CPE: The clinical, arthroscopic and histological findings after replacement of the anterior cruciate ligament with carbon-fibre. J Bone Joint Surg Br 65:308-309, 1983
19. Lemaire M: Reinforcement of tendons and ligaments with carbon fibers. Clin Orthop 196:169-174, 1985
20. Strum GM, Larson RL: Clinical experience and early results of carbon fiber augmentation of anterior cruciate reconstruction of the knee. Clin Orthop 196:124 - 138, 1985
21. Park JP, Grana WA, Chitwood JS: A high strength dácron augmentation for cruciate ligament reconstruction. Clin Orthop 196:175-185, 1985
22. Rodkey WG, Cabaud HE, Feagin JA et al: A partially biodegradable device for repair and reconstruction of injured tendons. Am J Sports Med 13:242-247, 1987
23. Rubin RM, Marshall JL, Wang J: Prevention of knee instability: experimental model for prosthetic anterior cruciate ligament. Clin Orthop 113:212-236, 1975
24. Woods GW, Homsy CA, Prewitt JM et al: Proplast leader for use in cruciate ligament reconstruction. Am J Sports Med 7:314-320, 1979
25. James SL, Kellam JF, Slocum DB, Larsen RL: The Proplast prosthetic ligament stent as a replacement for the cruciate ligaments of the knee. Probl Chir Orthop 26:116 - 120, 1983
26. Kennedy JC: Application of prosthetics to anterior cruciate ligament reconstruction and repair. Clin Orthop 172:125-128, 1983
27. Kennedy JC, Roth JH, Mendenhall HV et al: Intra-articular replacement in the anterior cruciate ligament deficient knee. Am J Sports Med 8:1-14, 1980
28. Bolton CW, Bruchman WC: The Gore-Tex expanded polytetrafluoroethylene prosthetic ligament. Clin Orthop 196:202-213, 1988

29. Clancy WC Jr, Nelson DA, Reider B, Narechania R: Anterior cruciate ligament reconstruction using one-third patellar ligament, augmented by extra-articular tendon transfers. J Bone Joint Surg Am 64:352-359, 1982
30. Clancy WG: Arthroscopic anterior cruciate ligament reconstruction with patella tendon. Tech Orthop 2:4, 1988
31. Rosenberg TD: Technique for Endoscopic Method of ACL Reconstruction. Technical Bulletin, Acufex Microsurgical Inc., Mansfield, MA 1989
32. Olson EJ, DiGioia AM, Harner CD et al: Total quadriceps sparing arthroscopic anterior cruciate ligament reconstruction. Pitts Orthop J 1:16 - 19, 1990
33. Paulos LE, Cherf J, Rosenberg TD et al: Anterior cruciate ligament reconstruction with autografts. Clin Sports Med 10:469-485, 1991
34. Marzo JM, Warren RF: Acute anterior cruciate and medial collateral ligament injuries. pp. 403 - 423. In Insall JN, Windsor RE, Scott WN, et al. (eds): Surgery of the Knee. 2nd Ed. Vol. 1. Churchill Livingstone, New York, 1993
35. Wilson SA, Vigorita VJ, Scott WN: Anatomy. pp. 15-54. In Scott WN (ed): The Knee. Vol. 1. Mosby-Year Book, St. Louis, 1994
36. Girgis FG, Marshall JL, Al Monajem ARS: The cruciate ligaments of the knee joint: anatomical functional and experimental analysis. Clin Orthop 106:216-231, 1975
37. Marshall JL, Fetto JF, Botero PM: Knee ligament injuries. Clin Orthop 123:115, 1977
38. Newton PO, Horibe S, Woo SL-Y: Experimental studies on anterior cruciate ligament autograft and allografts. pp. 389-399. In Daniel D, Akeson WH, O'Connor JJ (eds): Knee Ligaments: Structure, Function, Injuries and Repair. Raven Press, New York, 1990
39. Nicholas JA, Minkoff J: Iliotibial band transfer through the intercondylar notch for combined anterior instability (ITPT procedure). Am J Sports Med 6:341-353, 1978
40. Anderson AF, Lipscomb AB, Lindahl KJ, Addlestone RB: Analysis of the intercondylar notch by computed tomography. Am J Sports Med 15:547-552, 1987
41. Harner CD, Paulos LE, Greenwald AE et al: Detailed analysis of patients with bilateral anterior cruciate ligament injuries. Am J Sports Med 22:37-43, 1994
42. Houseworth SW, Mauro VJ, Mellon BA, Kieffer DA: The intercondylar notch in acute tears of the anterior cruciate ligament: a computer graphics study. Am J Sports Med 15:221 - 224, 1987
43. Souryal TO, Moore HA, Evans JP: Bilaterality in anterior cruciate ligament injuries: associated intercondylar notch stenosis. Am J Sports Med 16:449, 1988
44. Tegner Y, Lysholm J: Rating systems in the evaluation of knee ligament injuries. Clin Orthop 198:43-49, 1985
45. Clancy WC; Jr, Ray JM, Zoltan DJ: Acute tears of the anterior cruciate ligament. Surgical versus conservative treatment. J Bone Joint Surg Am 70:1483 -1488, 1988
46. O'Brien SJ, Warren RF, Pavlov H et al: Reconstruction of the chronically insufficient anterior cruciate ligament with the central third of the patellar ligament. J Bone Joint Surg Am 73:278-286, 1991
47. Hughston JC: Complications of anterior cruciate ligament surgery. Orthop Clin North Am 16:237-240, 1985
48. Roberts TS, Drez D, Banta CJ: Complications of anterior cruciate ligament reconstruction. p. 169. In Sprague NF (ed): Complications in Arthroscopy. Raven Press, New York, 1989
49. Glashow J, Scott WN: Indications and a surgical philosophy for managing anterior cruciate ligament disruption. pp. 747-755. In Scott WN (ed): The Knee. Vol. 2. Mosby-Year Book, St. Louis, 1994
50. Sherman MF, Bonamo JR: Primary repair of the anterior cruciate ligament. Clin Sports Med 7:739-750, 1988
51. Shelbourne KD, Wilckens JH, Mollabashy A, DeCarlo M: Arthrofibrosis in acute anterior cruciate ligament reconstruction. The effect of timing of reconstruction and rehabilitation. Am J Sports Med 19:332 - 336, 1991
52. DeLee JC, Curtis R: Anterior cruciate ligament insufficiency in children. Clin Orthop 172:112-118, 1983
53. Johnson RJ, Beynnon BD, Nichols CE, Renstrom. AF: Current concepts review: the treatment of injuries of the anterior cruciate ligament. J Bone Joint Surg Am 74:140 -151, 1992
54. Scott WN, Insall J: Injuries of the knee. pp. 1799 - 1914. In Roowood CA, Green OP, Bucholz RW (eds): Rockwood and Green's Fractures. 3rd Ed. Vol. 2. JB Lippincott, Philadelphia,1991
55. Noyes FR, Butler DL, Grood, ES et al: Biomechanical analysis of human ligament grafts used in knee-ligament repairs and reconstructions. J Bone Joint Surg Am 66:344 - 352, 1984
56. Noyes FR, Barber SD, Mangine RE: Bone-patellar ligamentbone and fascia lata allografts for reconstruction of the anterior cruciate ligament. J Bone Joint Surg Am 72:1125 - 1136, 1990
57. Cooper DE, Deng XH, Burstein AL, Warren RF: The strength of the central third patellar tendon graft. A biomechanical study. Am J Sports Med 21:818-823, 1993
58. Woo SL, Hollis JM, Adams DJ et al: Tensile properties of the human femur-anterior cruciate ligament-tibia complex. The effects of specimen age and orientation. Am J Sports Med 19:217-225, 1991
59. Sgaglione WA, Del Pizzo W, Fox JM: Arthroscopic-assisted anterior cruciate ligament reconstruction with the semitendinosus tendon: comparison of results with and without braided polypropylene augmentation. Arthroscopy 8:65 - 77, 1992
60. Arnoczky SP, Tarvin GB, Marshall JL: Anterior cruciate ligament replacement using patellar tendon. An evaluation of graft revascularization in the dog. J Bone Joint Surg Am 64:217-224, 1982
61. Butler DL: Anterior cruciate ligament: its normal response and replacement. J Orthop Res 7:910-921, 1989
62. Butler DL, Grood ES, Noyes FR et al: Mechanical properties of primate vascularized vs. nonvascularized patellar tendon grafts; changes over time. J Orthop Res 7:68 - 79, 1989
63. Lewis JL, Lew WD, Engebretsen L et al: Factors affecting graft force in surgical reconstruction of the anterior cruciate ligament. J Orthop Res 8:514-521, 1990
64. Falconiero RP, DiStefano VJ: Comparison of revascularization and ligamentization of autograft and allograft tissue for anterior cruciate ligament reconstruction in humans. Presented at the American Academy of Orthopaedic Surgeons Annual Meeting, New Orleans, Feb. 28,1994
65. Hefzy MS, Grood ES: Sensitivity of insertion locations on length patterns of anterior cruciate ligament fibers. J Biomed Eng 108:73 - 82, 1986
66. Hefzy MS, Grood ES, Noyes FR: Factors affecting the region of most isometric femoral attachments. Part II: The anterior cruciate ligament. Am J Sports Med 17:208 - 216, 1989
67. Hunter RE, Lew WD, Lewis JL, et al: Graft force-setting technique in reconstruction of the anterior cruciate ligament. Am J Sports Med 18:12-19, 1990
68. Rosenberg A, Mikosz RP: Knee biomechanics. In Scott WN (ed). Ligament and Extensor Mechanism Injuries of the Knee: Diagnosis and Treatment. Mosby-Year Book, St. Louis, 1991
69. Warren RF, Levy IM: Meniscal lesions associated with anterior cruciate ligament injury. Clin Orthop 172:32-37, 1983
70. Burks RT, Leland R: Determination of graft tension before fixation in anterior cruciate ligament reconstruction. Arthroscopy 4:260-266, 1988

71. Lewis JL, Lew WD, Hill JA: Knee joint motion and ligament forces before and after ACL reconstruction. J Biomech Eng 111:97-106, 1989
72. Scott WN, Ferriter P, Marino M: Intra-articular transfer of the iliotibial tract. J Bone Joint Surg Am 67:532 - 538, 1985
73. Puddu G: Method for reconstruction of the anterior cruciate ligament using the semitendinosus tendon. Am J Sports Med 8:402-404, 1980
74. Sachs RA, Daniel DM, Stone ML, Garfein RF: Patellofemoral problems after anterior cruciate ligament reconstruction. Am J Sports Med 17:760 - 765, 1989
75. Noyes FR, Sonstegard DA: Biomechanical functions of the pes anserinus at the knee and the effect of its transplantation. J Bone Joint Surg Am 55:1225-1241, 1973
76. Buss DD, Warren RF, Wickiewicz TL et al: Arthroscopically assisted reconstruction of the anterior cruciate ligament with use of autogenous patellar-ligament grafts. J Bone Joint Surg Am 75:1346-1355, 1993
77. Jackson DW, Kurzwell PR: Allografts in knee ligament surgery. pp. 349 - 360. In Scott WN (ed): Ligament and Extensor Mechanism of the Knee: Diagnosis and Treatment. Mosby-Year Book, St. Louis, 1991
78. Sabiston P, Frank C, Lam T, Shrive N: Allograft ligament transplantation: a morphological and biochemical evaluation of a medial collateral ligament complex in a rabbit model. Am J Sports Med 18:160-168, 1990
79. Jackson DW, Schaefer RK: Cyclops syndrome: loss of extension following intraarticular anterior cruciate ligament reconstruction. Arthroscopy 6:171, 1990
80. Nikolaou PK, Seaber AV, Glisson RR et al: Anterior cruciate ligament allograft transplantation. Long-term function, histology, revascularization, and operative technique. Am J Sports Med 14:348-360, 1986
81. Vasseur PB, Rodrigo JJ, Stevenson S et al: Replacement of the anterior cruciate ligament with a bone-ligament-bone anterior cruciate ligament allograft in dogs. Clin Orthop 219:268-277, 1987
82. Haut RC, Powlison AC: Effect of irradiation and lyophilization on the strength of patellar tendon allografts. Trans Orthop Res Soc 14:154, 1989
83. Zoltan D, Reinecke C, Indelicato P: Synthetic and allograft anterior cruciate ligament reconstructions. Clin Sports Med 7:773-784, 1988
84. Linn RM, Fischer DA, Smith JP et al: Achilles tendon allograft reconstruction of the anterior cruciate ligament-deficient knee. Am J Sports Med 21:825 - 831, 1993
85. Buck BE, Malinin TI, Brown MD: Bone transplantation and human immunodeficiency virus: an estimate of risk of acquired immunodeficiency syndrome (AIDS). Clin Orthop 240:129-136, 1989
86. Roberts TS, Drez D Jr, McCarthy W, Paine R: Anterior cruciate ligament reconstruction using freeze-dried, ethylene oxidesterilized, bone-patellar tendon-bone allografts: two year results in thirty-six patients. Am J Sports Med 19:35-41, 1991
87. Bruchman WC, Bain JR, Bolton CW: Prosthetic replacement of the cruciate ligaments with expanded polytetrafluoroethylene. pp. 507-515. In Feagin JA Jr (ed): The Crucial Ligaments: Diagnosis and Treatment of Ligamentous Injuries about the Knee. Churchill Livingstone, New York 1988
88. Caulus LE, Roseberg TD, Grewe SR: The Core-Tex anterior cruciate ligament prosthesis: a long-term follow-up. Am J Sports Med 20:246-252, 1992
89. Ferkel RD, Fox IM, Wood D et al: Arthroscopic "second look" at the GORE-TEX ligament. Am J Sports Med 17:147-153, 1989
90. Larson RL: Gore-Tex anterior cruciate ligament reconstruction. pp. 319-329. In Scott WN (ed): Ligament and Extensor Mechanism Injuries of the Knee: Diagnosis and Treatment. Mosby Year Book, St. Louis, 1991
91. Woods GA, Indelicato PA, Prevot TJ: The GORE-TEX anterior cruciate ligament prosthesis: two vs. three year results. Am J Sports Med 19:48-55, 1991
92. Noyes FR, Barber SD: The effect of a ligament-augmentation device on allograft reconstructions for chronic ruptures of the anterior cruciate ligament. J Bone Joint Surg Am 74A:960-973, 1992
93. Yamamoto N et al: Effusion after anterior cruciate ligament reconstruction using ligament augmentation device. Arthroscopy 8:303-310,1992
94. Fujikawa & Clinical study on ACL reconstruction with the Leeds-Keio artificial ligament. Sixth International Symposium on Advances in Cruciate Ligament Reconstruction. Los Angeles, Mar. 3-5, 1989
95. Shelbourne KD, Nitz P: Accelerated rehabilitation after anterior cruciate ligament reconstruction. Am J Sports Med 18:292-299, 1990
96. Barber-Westin SD, Noyes FR: The effect of rehabilitation and return to activity of anterior-posterior knee displacements after anterior cruciate ligament reconstruction. Am J Sports Med 21:264-270, 1993
97. Glasgow SG, Gabriel JP, Sapega AA et al: The effect of early versus late return to vigorous activities on the outcome of anterior cruciate ligament reconstruction. Am J Sports Med 21:243-248, 1993
98. Shelbourne KD, Whitaker HJ, McCarroll JR et al: Anterior cruciate ligament injury: evaluation of intraarticular reconstruction of acute tears without repair. Two to seven year follow-up of 155 athletes. Am J Sports Med 18:484-489, 1990
99. Aglietti P, Buzzi R, D'Andria S, Zaccherotti G: Arthroscopic anterior cruciate ligament reconstruction with patella tendon. Arthroscopy 8:510, 1992
100. Aglietti P, Buzzi R, D'Andria S, Zaccherotti G: Long term study of anterior cruciate ligament reconstruction for chronic instability using the central-third patella tendon and a lateral extraarticular tenodesis. Am J Sports Med 20:38, 1992
101. Aglietti P, Buzzi R: Chronic anterior cruciate ligament injuries. pp. 425-504. In Insall JN, Windsor RE, Scott WN et al. (eds): Surgery of the Knee. 2nd Ed. Vol. 1. Churchill Livingstone, New York, 1993
102. Roth JH, Bray RC: Popliteal artery injury during anterior cruciate ligament reconstruction: brief report. J Bone Joint Surg Br 70:840, 1988
103. Scott GA, Jolly BL, Henning CE: Combined posterior incision and arthroscopic intra-articular repair of the meniscus: an examination of factors affecting healing. J Bone Joint Surg Am 68:847-861, 1986
104. Fowler TJ, Danta G, Gilliatt RW: Recovery of nerve conduction after a pneumatic tourniquet: observations on the hind limbs of the baboon. J Neurol Neurosurg Psychiatry 35:638, 1972
105. Rorabeck CH, Kennedy JC: Tourniquet-induced nerve ischemia complicating knee ligament surgery. Am J Sports Med 8:90, 1980
106. Noyes FR, Spievack ES: Extraarticular fluid dissection in tissues during arthroscopy. A report of clinical cases and a study of intraarticular and thigh pressure in cadavers. Am J Sports Med 10:346-351, 1982
107. Fruensgaard S, Holm A: Compartment syndrome complicating arthroscopic surgery: brief report. J Bone Joint Surg Br 70:146-147, 1988
108. Peek RD, Haynes DW: Compartment syndrome as a complication of arthroscopy. A case report and a study of interstitial pressures. Am J Sports Med 12:464 - 468, 1984
109. Cullison TR, Muldoon MP, Gorman T, Goff W: Incidence of deep venous thrombosis in anterior cruciate ligament reconstruction. Presented at the American Academy of Orthopaedic Surgeons Annual Meeting, New Orleans, Feb. 25, 1994

110. Cooper DE, DeLee JC, Ramamurthy S: Reflex sympathetic dystrophy of the knee. Treatment using continuous epidural anesthesia. J Bone Joint Surg Am 71:365 - 369, 1989
111. McCarroll JR: Fracture of the patella during a golf swing following reconstruction of the anterior cruciate ligament. A case report. Am J Sports Med 11:26-27, 1983
112. Graf B, Uhr F: Complications of intra-articular anterior cruciate ligament reconstruction. Clin Sports Med 17:835 - 848, 1988
113. Noyes FR, Wojtys EM, Marshall. MT: The early diagnosis and treatment of developmental patella infera syndrome. Clin Orthop 265:241 -252, 1991
114. Howell. SM, Clark JA: Tibial tunnel placement in anterior cruciate ligament reconstructions and graft impingement. Clin Orthop 283:187-195, 1992
115. Fisher SE, Shelbourne KD: Arthroscopic treatment of symptomatic extension block complicating anterior cruciate ligament reconstruction. Am J Sports Med 21:558-564, 1993
116. Arendt EA, Hunter RE, Schneider WT: Vascularized patella tendon anterior cruciate ligament reconstruction. Clin Orthop 244:222-232, 1989
117. Harner CD, Irrgang JJ, Paul J et al: Loss of motion after anterior cruciate ligament reconstruction. Am J Sports Med 20:499 - 506, 1992
118. Nicholas GH, Mohtadi MD, Webster-Bogaert S, Fowler PJ: Limitation of motion following anterior cruciate ligament reconstruction: a case-control study. Am J Sports Med 19:620-624, 1991
119. Paterson FWN, Trickey EL: Anterior cruciate ligament reconstruction using part of the patellar tendon as a free graft. J Bone Joint Surg Br 6813:453-457, 1986
120. Mohtadi NG, Webster-Bogaert S, Fowler PJ: Limitation of motion following anterior cruciate ligament reconstruction. A case-control study. Am J Sports Med 19:620 - 624, 1991
121. Daniel DM, Malcom LL, Losse G et al: Instrumented measurement of anterior laxity of the knee. J Bone Joint Surg Am 67:720-726, 1985
122. Holden JP, Grood ES, Butler DL et al: Biomechanics of fascia lata ligament replacements: early postoperative changes in the goat. J Orthop Res 6:639 - 647, 1988
123. Kurosawa M, Yoshiya S, Andrish JT: A biomechanical comparison of different surgical techniques of graft fixation in anterior cruciate ligament reconstruction. Am J Sports Med 15:225-229, 1987
124. Brown CH Jr, Hecker AT, Hipp JA et al: The biomechanics of interference screw fixation of patellar tendon anterior cruciate ligament grafts. Am J Sports Med 21:880 - 886, 1993
125. Insall J, Salvati E: Patella position in the normal knee joint. Radiology 101:101-104, 1971
126. Scott WN: Ligament and Extensor Mechanism Injuries of the Knee. Mosby-Year Book, St. Louis, 1991
127. Scott WN: The Knee. Mosby-Year Book, St. Louis, 1994
128. Insall JN, Windsor RE, Scott WN et al (eds): Surgery of the Knee. 2nd Ed. Vol. 1. Churchill Livingstone, New York, 1994

10 Ligamento Cruzado Posterior

ANSWORTH A. ALLEN
CHRISTOPHER D. HARNER

ESTUDO DE CASO CLÍNICO

Histórico

J.M. é um operário de 22 anos de idade que se envolveu num acidente de automóvel, durante o qual seu joelho direito chocou-se contra o painel. O paciente foi tratado inicialmente com fisioterapia, mas queixou-se de dor anterior persistente no joelho. Foi submetido a exame artroscópico por outro médico. "A camada de gordura hipertrofiada e a prega sinovial medial foram debridadas." No momento do exame, sob anestesia, foi obtido um resultado positivo do teste da gaveta posterior. Ele foi novamente submetido a um programa de fisioterapia, sendo encaminhado 14 meses após a lesão em razão de dor persistente e uma "sensação de instabilidade" do joelho.

Exame Físico

O exame físico mostrou hábito corporal normal, com eixo de carga em 4 graus de valgo. Os pés, o agachamento e a marcha estavam normais. Observou-se uma atrofia de 20% do quadríceps direito, em comparação com o joelho esquerdo. A amplitude de movimento era completa, com ligeira efusão. Não foi verificada sensibilidade nas facetas medial e lateral da patela; observou-se crepitação patelofemoral moderada. Não foi notada sensibilidade na linha articular, com um resultado negativo do teste de flexão de McMurray. O exame dos ligamentos revelou resultado de 3+ no teste da gaveta posterior (superior a 10 mm) e de 2+ no teste de Lachman. Não foram encontradas evidências de instabilidade rotacional póstero-lateral ou póstero-medial.

Radiologia

Radiografias simples, inclusive projeções com sustentação de peso em flexão, não revelaram evidências de artrite ou de estreitamento do espaço articular (Fig. 10-1).

Diagnóstico e Tratamento

A lesão crônica isolada do ligamento cruzado posterior direito/grau 3+ não respondeu à fisioterapia. O paciente não pôde retornar ao seu trabalho de operário. Foi realizada cintilografia óssea, que mostrou aumento da captação nos compartimentos medial e patelofemoral. As opções de tratamento — continuação da fisioterapia ou realização de cirurgia — foram discutidas com o paciente. Ele optou pela reconstrução do LCP com enxerto de tendão patelar (Fig. 10-2).

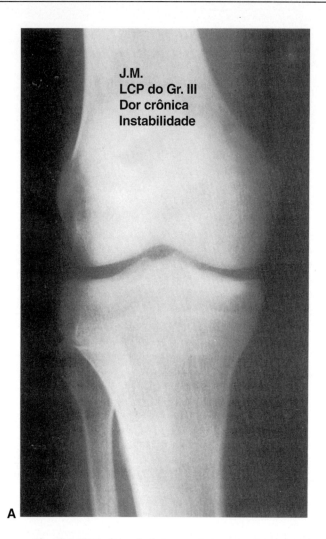
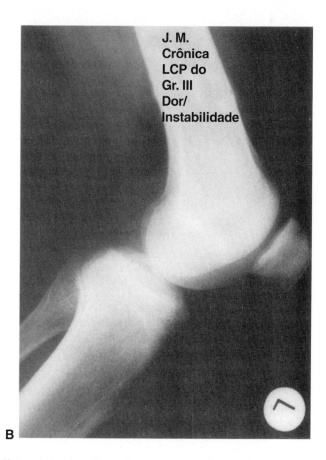

Fig. 10-1. (A) Radiografia ântero-posterior de paciente portador de lesão crônica do LCP. Não há estreitamento do espaço articular. (B) Radiografia lateral de paciente com lesão crônica do LCP. Não há evidência radiográfica de artrite patelofemoral.

HISTÓRICO

Historicamente, têm sido relatados resultados bons a excelentes nas reparações primárias de lesões por avulsão do LCP, enquanto que os resultados da reparação intersticial primária do LCP têm sido insatisfatórios. O primeiro relatório documentado de reparação primária do LCP foi feito em 1903 por A.W. Mayo Robson,[1] que realizou a reparação primária do LCP e do ligamento cruzado anterior (LCA) num paciente com joelho luxado. Em 1913, Goetjes,[2] numa revisão da literatura, documentou 30 casos de lesões do LCP, 12 das quais foram tratadas cirurgicamente. Em 1937, Lee[3] descreveu sua técnica de redução aberta com fixação por meio de sutura em 2 casos de lesões por avulsão tibial do LCP. Foi relatado que esses pacientes obtiveram articulação sem dor, estável, com total amplitude de movimentos.

Trickey,[4] em 1968, e Torisu,[5] em 1977, relataram casos de 10 e 9 pacientes, respectivamente, que foram submetidos a redução aberta e fixação interna de lesões por avulsão tibial do LCP. Todos estes pacientes tiveram resultados satisfatórios. Torisu[6] enfatizou que os resultados satisfatórios poderiam ser obtidos através de redução aberta e fixação interna de lesões tibiais por avulsão crônica. Em 1975, Myers[7] também relatou a reparação bem-sucedida de lesões por avulsão tibial crônicas e agudas do LCP.

Em 1980, Hughston e seus colaboradores[8] relataram seus resultados na reparação primária de lesões combinadas agudas do LCP em 29 casos acompanhados por um período mínimo de 5 anos. Todas as lesões ligamentares associadas também foram reparadas primariamente. Em vários casos, foi realizado aumento do menisco medial da reparação primária. Mais de um terço destes pacientes apresentaram resultados apenas razoáveis ou precários. Em 1981, Loos et al.[9] apresentaram relato sobre uma série de 22 dos 59 pacientes submetidos a reparação primária do LCP. Oito dos 22 paci-

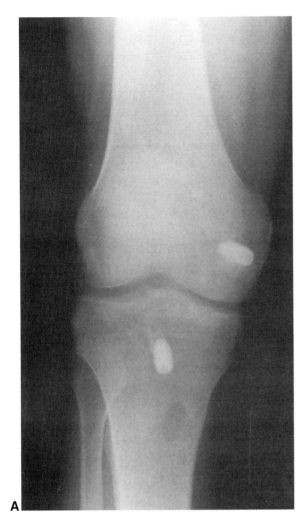
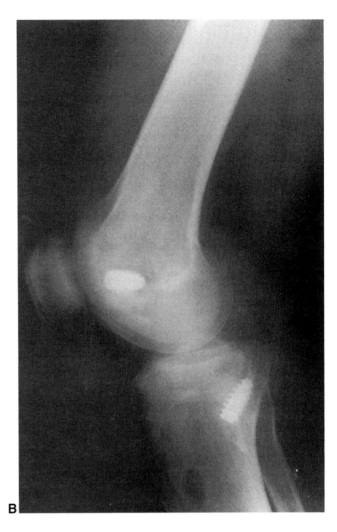

Fig. 10-2. **(A)** Radiografia ântero-posterior do LCP reconstruído com enxerto de tendão patelar. **(B)** Radiografia lateral de LCP reconstruído com enxerto de tendão patelar.

entes (36%) precisaram sofrer nova cirurgia e os piores resultados foram observados nos pacientes nos quais haviam sido realizadas suturas de rupturas intersticiais sem *aumento* da reparação. Mais recentemente, foram relatados bons resultados subjetivos, mas precários resultados objetivos na reparação primária do LCP.[10,11] Pournaras e Symeonides[11] relataram suas experiências na reparação primária do LCP. Eles concluíram que a sutura das rupturas intersticiais era inadequada para suportar as forças fisiológicas às quais o joelho está exposto.

RECONSTRUÇÃO DO LIGAMENTO CRUZADO POSTERIOR

O método cirúrgico de reconstrução do LCP pode ser dividido em não anatômico e anatômico. No método não-anatômico, as alterações são feitas nas estruturas ao redor, numa tentativa de estabilizar posteriormente o joelho. No método anatômico, tenta-se reproduzir a origem, ponto de inserção e, conseqüentemente, a função do LCP. O uso de tecido de enxerto (livre ou preso) com túneis na tíbia e no fêmur é a base para a maioria das técnicas, quando se realizam reconstruções anatômicas do LCP.

Hey Groves[12,13] tem o crédito da primeira reconstrução documentada do LCP. Em 1917, e posteriormente em 1919, ele apresentou relato sobre uma reconstrução anatômica com o uso de enxerto semitendinoso livre. A porção proximal do enxerto foi passada através de um orifício perfurado no côndilo femoral medial, enquanto que a porção distal foi passada através da cápsula articular posterior, próximo à inserção do corno posterior do menisco medial.

Gallie e LeMesurier[14] modificaram posteriormente este método, em 1927, deixando a inserção distal do semitendinoso intacta e passando a porção proximal do enxerto através de um túnel ósseo da face ântero-medial da tíbia até a fossa tibial posterior e através de um túnel ósseo no côndilo femoral medial, o "centro do arco de movimento". Dois dos primeiros relatos de reconstrução extra-articular do LCP foram apresentados em 1936 e 1937, por Bosworth[15] e Cubbins,[16] respectivamente. Bosworth[15] usou um enxerto de *fascia lata*, enquanto Cubbins[16] usou uma tira da banda ilio-tibial que foi deixada presa à tíbia e passada através da cápsula posterior para dentro do joelho, circundando a cabeça da fíbula, profundamente no corpo do músculo gastrocnêmio. O enxerto foi, então, passado através de um túnel ósseo no côndilo femoral medial.

Entre 1938 e 1981, foram descritas várias técnicas de reconstrução do LCP que constituíram, essencialmente, modificações das técnicas originalmente descritas por Gallie e LeMesurier[14] em 1927. Em 1938, Palmer[17] usou a porção central do tendão semimembranoso como enxerto, inserido na tíbia distalmente e passado através de um orifício perfurado no côndilo femoral medial. Lindenman,[18] em 1950, e posteriormente Du Toit,[19] em 1967, relataram bons resultados com o uso de enxerto semitendinoso, que foi desligado da tíbia distalmente e passado através de um orifício perfurado no côndilo femoral medial para dentro do espaço intercondilar e através de um túnel ósseo na superfície ântero-medial da tíbia, onde foi fixado. Barfod,[20] em 1971, e McCornick,[21] em 1976, relataram suas experiências com o uso de tendão poplíteo como enxerto para correção da insuficiência do LCP.

Em 1981, Lipscomb et al.[22] relataram sua experiência em 15 casos agudos de reconstrução do LCP com os tendões do semitendinoso e grácil. Os tendões foram deixados presos a suas inserções distais e passados através de um orifício perfurado no aspecto ântero-medial da tíbia até um túnel no côndilo femoral medial.

Em 1982, foram apresentados três relatos sobre o uso da cabeça medial do tendão do gastrocnêmio para tratar instabilidade crônica combinada do joelho. Kennedy e Galpin[23] apresentaram uma série de 21 pacientes, na qual a cabeça medial do músculo gastrocnêmio foi usada com um ligamento sintético, *o dispositivo de aumento do ligamento (DAL)*, para reconstrução do LCP. Degenhardt e Hughston[24] apresentaram uma série de 29 pacientes, enquanto Insall e Hood[25] relataram uma série de 8 pacientes, dos quais foi tirado um bloco ósseo juntamente com a porção proximal do músculo gastrocnêmio e fixado ao côndilo femoral medial com um parafuso. Todas as três séries relataram melhora subjetiva em seus pacientes, mas todos tiveram resultados objetivos precários.

A era moderna da reconstrução do LCP foi inaugurada em 1983 com o relatório de Clancy et al.[26] O terço central do tendão patelar foi usado como enxerto livre e, por meio de uma técnica aberta, foi feita uma tentativa de colocação do enxerto no centro anatômico do LCP, nos seus pontos de inserção femoral e tibial. Oito pacientes tiveram lesão isolada aguda do LCP, enquanto 7 pacientes apresentaram lesões isoladas crônicas. Todas as lesões isoladas agudas apresentaram bons ou excelentes resultados, enquanto 6 dos 7 pacientes com lesões isoladas crônicas tiveram bons ou excelentes resultados. Estes foram os melhores resultados na reconstrução do LCP relatados até o momento e constituem o padrão para as modernas técnicas de reconstrução.

Durante a última década, desenvolveram-se técnicas de reconstrução artroscópicas.[27-30] Maior atenção foi concentrada na escolha do material para enxerto, posicionamento correto e fixação adequada do enxerto e reabilitação pós-operatória. Deu-se, também, maior ênfase às intervenções cirúrgicas com relação ao tratamento conservador de lesões isoladas

Anatomia da Lesão

A anatomia e a biomecânica do LCP foram descritas nos capítulos anteriores. O LCP tem origem no aspecto lateral do côndilo femoral medial e se insere na face posterior da tíbia. O ligamento é quase completamente coberto pela sinóvia nas suas faces anterior, medial e lateral, tornando-o intra-sinovial, mas extra-articular no verdadeiro sentido anatômico. Está localizado em posição imediatamente medial ao centro da articulação do joelho e faz um ângulo de 30 a 45 graus no plano sagital. De acordo com Girgis,[31] o seu comprimento médio é de 38 mm e sua largura média é de 13 mm. O LCP é tradicionalmente descrito como um ligamento formado por dois componentes funcionais. O componente ântero-lateral compreende a parte principal do ligamento e é maior e mais forte do que o componente póstero-medial (Fig. 10-3). Na realidade, o ligamento é formado por fibras contínuas, que podem ser separadas com base na sua função. O LCP desempenha papel integral na cinemática do joelho normal. Uma série de estudos clínicos e biomecânicos sugerem que a principal função do LCP é evitar a subluxação posterior da tíbia.[32-34] As mais recentes evidências experimentais e clínicas sugerem que a falta do LCP pode levar a significativas alterações degenerativas da articulação, envolvendo primariamente os compartimentos patelofemoral e medial do joelho.[35-37]

A incidência relatada de lesões do LCP varia de 3,4 a 23% das lesões ligamentares do joelho.[38,39] As lesões isoladas e combinadas do LCP são, em geral, associadas a lesões de contato devidas a forças intensas impostas à articulação do joelho, tipicamente em traumas provocados por acidentes automobilísticos ou relacionados à prática esportiva. As lesões de baixa velocidade podem ocorrer em virtude de queda ou tropeço, enquanto os acidentes de trabalho costumam resultar em lesões ligamentares múltiplas severas.

O mecanismo proposto de lesão do LCP inclui trauma direto na face anterior da tíbia proximal, com o joelho flexionado. Nesta posição, o componente ântero-lateral do ligamento está retesado e o deslocamento posterior da tíbia resulta em ruptura do ligamento. Isso pode ocorrer durante uma queda sobre o joelho flexionado, durante a prática de esportes. Se o pé estiver em dorsiflexão, o contato ocorre na articulação patelofemoral, causando transmissão da força ao longo do eixo do fêmur e poupando o LCP da lesão. Se o pé estiver em flexão plantar, o contato ocorre ao nível do tubérculo tibial, causando uma força direcionada posteriormente, o que pode resultar em lesão do LCP.[40,41] Condição similar ocorre na lesão do tipo painel, na qual a tíbia flexionada do ocupante do veículo que não está usando cinto de segurança é atirada contra o painel durante acidente automobilístico (Fig. 10-4).

Outro mecanismo de lesão proposto é o de uma força direcionada de cima para baixo sobre o fêmur, com o joelho hiperflexionado.[42] Isso pode ocorrer no pouso após um salto. Um terceiro mecanismo de lesão proposto inclui a hiperextensão com ou sem uma força em varo ou valgo associada.[43] Em geral, isso resultará numa lesão ligamentar combinada. Foi demonstrado que a simples hiperextensão pode resultar em ruptura do LCP; no entanto, o ligamento cruzado anterior irá se romper em primeiro lugar, resultando em deslocamento associado do joelho (Fig. 10-5).

As lesões isoladas do LCP ocorrem com pouca freqüência. Em geral, ocorre a lesão associada do canto póstero-lateral do joelho.[45-47] O paciente típico com uma lesão aguda apresenta efusão moderada do joelho, equimose ou endurecimento do aspecto póstero-lateral do joelho, além de contusão ou laceração no aspecto anterior da tíbia proximal. Deve ser considerado o diagnóstico diferencial de hemartrose aguda, como a lesão do LCA, deslocamento patelar, lesões meniscais e fraturas osteocondrais. Se houver laceração em torno da articulação do joelho, deve-se suspeitar de comunicação com a articulação. O diagnóstico é determinado quando se verifica a presença de ar na articulação através das radiografias de rotina.[44]

Em virtude das forças significativas exercidas sobre a articulação do joelho associadas às lesões do LCP, deve sempre ser considerada a possibilidade da redução espontânea de uma luxação do joelho. É preciso extremo cuidado com o paciente com história de trauma grave no joelho que não apresente derrame articular e com edema na panturrilha. Pode ter ocorrido deslocamento do joelho com ruptura da cápsula articular e dis-

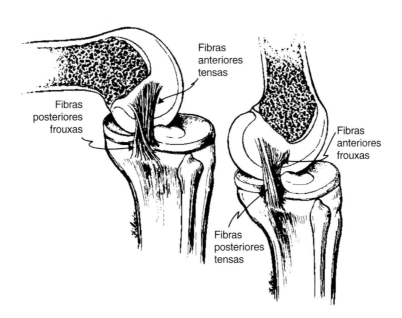

Fig. 10-3. Ilustração da relação recíproca dos dois componentes do LCP. O componente ântero-lateral está tenso em flexão, enquanto o póstero-medial está tenso em extensão. (De Allen et al.[76], com permissão.)

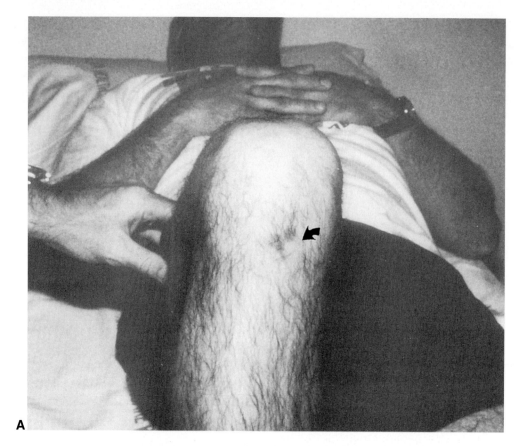

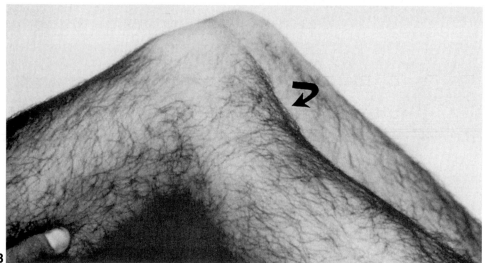

Fig. 10-4. Fotografia clínica de paciente após uma lesão do tipo painel. Observe-se **(A)** a contusão na face anterior da tíbia *(seta)* e **(B)** o desnivelamento posterior da tíbia *(seta)*.

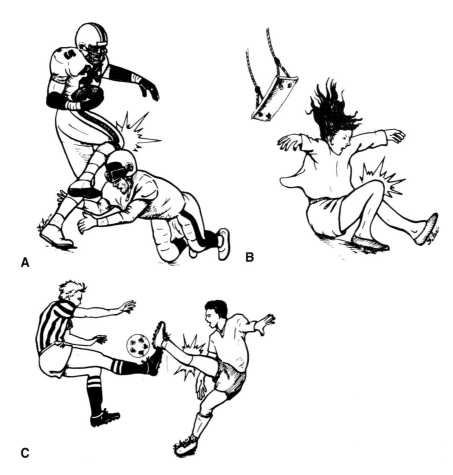

Fig. 10-5. Ilustração dos mecanismos propostos de lesão do LCP. **(A)** Trauma direto no aspecto anterior do joelho flexionado. **(B)** Hiperflexão. **(C)** Hiperextensão. (De Miller et al.[77] com permissão.)

seminação espontânea da hemartrose pelo tecido mole extra-articular. Nesta situação, a condição neurovascular da extremidade deve ser avaliada de forma ainda mais cuidadosa.

Os pacientes portadores de insuficiência *crônica* isolada do LCP não costumam apresentar déficit funcional. Eles podem ter dificuldade para descer escadas e a sensação de que o joelho não essá totalmente estável.[48,49] Nos casos crônicos mais avançados, podem apresentar dor artrítica no joelho, envolvendo os compartimentos patelofemoral e medial do joelho. Em sua maioria, as lesões crônicas do LCP em atletas passam despercebidas na fase aguda e são descobertas nos exames de rotina realizados antes de se iniciar a temporada ou durante a avaliação de outro problema.

Tratamento

Existe um amplo espectro de apresentação das lesões do LCP, que vai desde os déficits assintomáticos ou sem reflexos funcionais[40,49,50] até a incapacitação grave devida a dor e instabilidade do joelho.[35-37] Diversas variáveis devem ser consideradas ao se determinar o tratamento ideal para as lesões do LCP. Estas variáveis incluem a natureza da lesão, os sintomas apresentados pelo paciente, o nível de atividade do paciente, suas metas e expectativas e o tempo de lesão. De forma ideal, o objetivo final do tratamento é restaurar a estabilidade e a cinemática normal do joelho e permitir que o paciente retorne ao nível de atividade anterior à lesão. Ainda está em discussão a possibilidade de se atingir esta meta com as técnicas cirúrgicas atualmente disponíveis.

As lesões do LCP podem ser classificadas em três grupos, como diretrizes para o tratamento. São elas as lesões por avulsão, lesões intersticiais isoladas e lesões ligamentares combinadas.

LESÕES POR AVULSÃO

Embora tenha sido relatada avulsão da inserção femoral,[51] o ligamento costuma sofrer avulsão da tíbia. Uma avulsão óssea é, em geral, reconhecida nas radiografias simples ou pode ser detectada por meio de ressonância magnética (RNM) ou, ainda, pela artroscopia. Parece haver consenso quanto ao fato de que a reparação primária de lesões por avulsão óssea apresenta excelentes resultados funcionais e objetivos. Costumamos recomendar a reparação primária aguda de lesões por avulsão ligamentar pura e também de lesões por avulsão óssea desviadas, se o paciente apresentar sintomas e um resultado superior a 10 mm no teste da gaveta posterior. Nos pacientes sintomáticos portadores de lesão por avulsão crônica puramente ligamentar, cujo tratamento conservador não teve sucesso, a reconstrução do ligamento é a melhor opção. Em razão do resultado previsível da reparação primária das lesões por avulsão óssea, deve-se considerar a conveniência da reparação primária da lesão por avulsão óssea desviada.

LESÕES INTERSTICIAIS ISOLADAS DO LIGAMENTO CRUZADO POSTERIOR

Apesar dos resultados em geral favoráveis do tratamento conservador de lesões intersticiais isoladas do LCP,[50,52,53] uma avaliação crítica dos pacientes das séries relatadas mostrou que eles apresentavam déficits funcionais significativos, dentre os quais dor e dificuldade de subir escadas e ainda em superfícies irregulares. Relatos mais recentes sugerem que, a longo prazo, os pacientes portadores de lesões isoladas do LCP podem apresentar incapacidade funcional significativa, inclusive dor e doença articular degenerativa.[35-37] Foi observado dano significativo às superfícies articulares, envolvendo os compartimentos medial e patelofemoral, quando da realização de artroscopia em pacientes com insuficiência do LCP.[26]

O papel da intervenção cirúrgica em pacientes portadores de lesões isoladas do LCP ainda não está claramente definido, mas deve ser considerada sua realização em pacientes sintomáticos. Não há evidências de que a intervenção cirúrgica restaure a cinemática normal do joelho ou retarde o processo degenerativo. Atualmente, recomendamos o tratamento conservador das lesões intersticiais agudas ou crônicas isoladas do LCP. A reconstrução do ligamento é recomendada nos pacientes sintomáticos com instabilidade funcional e/ou dor, cujo resultado do teste da gaveta posterior seja superior a 10 mm.

Nos pacientes com insuficiência *crônica* do LCP e dor no joelho, pode ser usada cintilografia óssea com tecnécio para detectar degenerações artríticas na articulação patelofemoral e no compartimento medial do joelho, que podem não estar aparentes nas radiografias simples[29,44] (Fig. 10-6). Não se recomenda cirurgia em pacientes portadores de osteoartrite grave ou moderada.

LESÕES LIGAMENTARES COMBINADAS

Há consenso na literatura de que a reparação ou reconstrução cirúrgica é a melhor opção nos casos de lesões ligamentares combinadas que envolvam o LCP. A reparação ou reconstrução cirúrgica de todos os ligamentos lesados que contribuam para o padrão de instabilidade é, em geral, recomendada.

TRATAMENTO CONSERVADOR

Tratamento Conservador das Lesões do Ligamento Cruzado Posterior

O tratamento das lesões isoladas do LCP por meio do método conservador baseia-se na sólida compreensão da biomecânica do LCP e no conhecimento profundo das técnicas de reabilitação. O problema principal no joelho com LCP deficiente é a subluxação posterior da tíbia que provoca alteração na cinemática normal do joelho.[32,33,54] São crescentes as pressões de contato nos compartimentos medial e patelofemoral do joelho.[55] Isso pode causar, a curto prazo, dor patelofemoral intensa e, a longo prazo, artrose degenerativa.[35,37]

Foram relatados resultados bons a excelentes com o tratamento conservador das lesões isoladas do LCP.[50,52,53] Embora este sucesso pareça ser diretamente proporcional à capacidade do quadríceps em estabilizar o joelho,[53] alguns autores sugerem que a preservação da força do quadríceps não está necessariamente correlacionada a um bom resultado funcional de longo prazo.[37]

A ênfase de nossas técnicas de reabilitação recorrentes é o fortalecimento do quadríceps, a fim de diminuir a translação posterior dinâmica da tíbia relativa ao fêmur. A reabilitação funcional é recomendada nas lesões do LCP com um teste da gaveta posterior inferior a 10 mm e para os pacientes portadores de lesões ligamentares combinadas que não quiserem submeter-se a cirurgia. As técnicas de reabilitação enfatizam o fortalecimento do quadríceps através de exercícios de cadeia cinética aberta e fechada.

Exercícios de Cadeia Cinética Aberta *Versus* Fechada

Os exercícios da cadeia cinética aberta treinam isoladamente o músculo quadríceps de forma mais eficiente, enquanto os exercícios de cadeia fechada dão treinamento funcional específico.

Durante os exercícios da cadeia cinética aberta, a porção distal da extremidade fica livre para mover-se, resultando em flexão e extensão isoladas do joelho. O

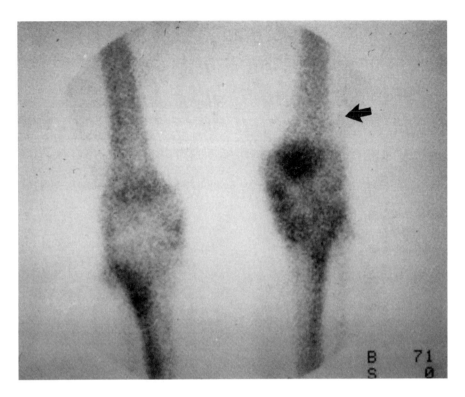

Fig. 10-6. Cintilografia óssea com tecnécio demonstrando a absorção crescente na articulação patelofemoral e no compartimento medial de um paciente portador de lesão crônica do LCP (*seta*).

segmento distal fica fixo durante os exercícios da cadeia cinética fechada, resultando em movimentos previsíveis e simultâneos de todas as articulações no sistema de cadeia cinética fechada. Os exercícios de cadeia cinética fechada aplicados ao joelho resultam em co-contratura do quadríceps e dos isquiotibiais, com movimento simultâneo das articulações acima e abaixo do joelho. Isso resulta, geralmente, em menos "stress" de contato patelofemoral, em comparação com o sistema da cadeia cinética aberta. O "stress" de contato patelofemoral constitui um aspecto importante a ser considerado no joelho com LCP deficiente, que pode já ter sido submetido a maior "stress" de contato patelofemoral devido à subluxação posterior da tíbia.

A posição do membro durante a reabilitação é determinada pelos efeitos dos exercícios de cadeia cinética aberta e fechada sobre a tensão/distensão dos ligamentos e a translação tibial. Os exercícios da cadeia cinética aberta são mais indicados para o tratamento isolado do quadríceps nas fases iniciais de reabilitação.[56] Estes exercícios devem ser realizados entre 0 e 75 graus de flexão do joelho. Esta posição é inferior ao *ângulo neutro do quadríceps* (isto é, onde a contração do quadríceps não produz translação tibial anterior ou posterior) e minimiza a translação tibial posterior, com os exercícios de cadeia cinética abertos.[57,58]

Os exercícios da cadeia cinética fechada parecem ser mais funcionais e são, em geral, recomendados nas fases mais avançadas da reabilitação do quadríceps. Durante os exercícios da cadeia cinética fechada há co-contração do quadríceps e dos isquiotibiais, resultando em contratura concêntrica do joelho e contratura excêntrica do quadril. Isso resulta em contração "pseudo-isométrica" e minimiza a translação tibial.[59,50]

Nossa lógica para a reabilitação de lesões isoladas do LCP é baseada nos efeitos biomecânicos dos exercícios da cadeia cinética aberta e fechada e nos princípios de reabilitação.

Princípios de Reabilitação

Tanto os exercícios da cadeia cinética aberta como os da fechada são usados para reabilitar o joelho com deficiência isolada do LCP.[56] O tratamento inicial da lesão *aguda* é centrado na diminuição da dor e do edema e na recuperação da amplitude de movimento e do controle motor do joelho. O joelho é colocado num aparelho em extensão e o paciente utiliza muletas. São usados curativos de compressão, gelo e antiinflamatórios não esteróides para diminuir a dor e o edema. Também se aplicam os exercícios de amplitude de movimento passivos passando a ativos, supervisionados, na medida do tolerado pelo paciente, a fim de recuperar o movimento do joelho. Logo que o nível de dor for suportável, são usados exercícios isométricos de fortalecimento do quadríceps, inclusive *Quad Sets* e elevações da perna esticada, para iniciar a reabilitação do quadríceps e minimizar a atrofia do músculo. O paciente aumenta progressivamente a sustentação de peso, na medida do tolerado, com uma muleta ou bengala para auxiliar na deambulação. Esses auxílios à deambulação deixam de ser usados quando o paciente recupera total extensão e apresenta marcha normal, sem falha do quadríceps.

Um tema recorrente durante o processo de reabilitação é a minimização da subluxação tibial posterior, que representa um estresse adicional à recuperação do ligamento. No período inicial de reabilitação, os pacientes são estimulados a colocar um travesseiro sob o aspecto posterior da perna, quando sentados, e a evitar exercícios que mobilizem os isquiotibiais.

Depois de restaurada total amplitude de movimento e solucionada a inflamação aguda, pode ser iniciado um processo mais intenso de reabilitação. Neste ponto, a ênfase da reabilitação recai sobre o aumento da força e da resistência do músculo quadríceps. Isso é feito através de exercícios de extensão do joelho, da cadeia cinética aberta, entre 0 e 75 graus de flexão do joelho, usando leve resistência e enfatizando-se a repetição. Estes exercícios incluem movimentos para o quadríceps e extensão terminal do joelho com almofada posicionada distalmente.[61] Deve ser dada atenção especial à articulação patelofemoral para garantir que não ocorra irritação, dor ou crepitação nessa área. Se houver irritação patelofemoral, o programa de exercícios deve ser modificado de modo a continuar o fortalecimento do quadríceps, mas minimizando os sintomas patelofemorais.

O início dos exercícios de cadeia cinética fechada corresponde à fase funcional da reabilitação, que costuma ocorrer aproximadamente 6 a 8 semanas após o início da reabilitação. Esses exercícios são usados para melhorar a força e a resistência funcional. O programa inicial consiste em miniagachamentos bilaterais e deslizamentos de paredes, que passam gradualmente para degraus unilaterais e *leg presses*. A bicicleta ergométrica constitui uma boa atividade aeróbica de baixo impacto, que pode ser usada para desenvolver a força e a resistência do músculo quadríceps, ao mesmo tempo em que diminui o estresse sobre as articulações patelofemorais. A atividade do isquiotibial é minimizada enquanto o paciente está pedalando, evitando-se o uso de prendedores para os dedos e a colocação do pé para frente no pedal. Também usamos com freqüência outras atividades tais como natação, bicicleta e esteiras para aumentar a resistência e a força da extremidade inferior. Botas e sapatos de cano alto são recomendados, uma vez que aumentam a atividade do quadríceps durante a fase de apoio da marcha.[44] O paciente deve ser capaz de realizar bem a maioria das atividades em 14 a 16 semanas.

Embora a reabilitação da deficiência isolada do LCP seja centrada na reabilitação do quadríceps, o condicionamento e o fortalecimento dos músculos do isquiotibial não podem ser negligenciados. Aproximadamente 8 semanas após o início da reabilitação, começam os exercícios para o isquiotibial. São usados exercícios de extensão da cadeia aberta do quadril, com o joelho próximo da extensão máxima, para minimizar a translação póstero-tibial do joelho.

A próxima fase da reabilitação é o treinamento proprioceptivo do joelho, enfatizando-se a estimulação da atividade dinâmica do quadríceps. São enfatizados também o desenvolvimento do equilíbrio dinâmico e o controle dos músculos ao redor do joelho. O treinamento vai de caminhada a *jogging*, corrida, *sprinting*, aceleração e desaceleração, saltos, "corrida com mudança de direção" e atividades que envolvam giro, na medida do tolerado. Embora a maioria dos pacientes sinta-se capaz de retornar à completa atividade aproximadamente 4 a 6 semanas após as lesões isoladas do LCP, a reabilitação completa requer, em geral, 12 a 15 semanas. Após completada a fase formal de reabilitação, a manutenção da força e resistência do quadríceps deve fazer parte, regularmente, do programa de exercícios e condicionamento do paciente.

Em geral, não é necessário o uso de aparelho ortopédico (órtese) em pacientes portadores de deficiência isolada do LCP, uma vez que a instabilidade não constitui queixa importante. Ocasionalmente, um paciente pode precisar de órtese funcional e deve ser usado um aparelho concebido especialmente para o joelho com deficiência do LCP. Usamos eventualmente uma órtese sob medida de instabilidade combinada (Don Joy, Carlsbad, CA); no entanto, deve-se enfatizar que este aparelho é raramente prescrito e seu valor é questionável nesses pacientes. As queixas de sintomas patelofemorais são também muito comuns e alguns pacientes são beneficiados com o uso de uma órtese patelar de neoprene.

A educação do paciente é, também, de grande importância. Os pacientes devem ser orientados no sentido de diminuir as atividades de alto impacto, que podem irritar a articulação patelofemoral. Atividades repetitivas que envolvem muita carga sobre a articulação patelofemoral, tais como *jogging*, exercícios aeróbicos de alto impacto e subir escadas, podem acelerar o processo degenerativo e devem ser evitadas. Em geral, recomendamos exercícios aeróbicos de baixo impacto como ciclismo e natação.

TRATAMENTO CIRÚRGICO

Nossa Técnica Preferida

Reparação Primária Aguda

Geralmente, a reparação primária aguda é recomendada para as lesões por avulsão óssea deslocadas e lesões ligamentares por avulsão com um teste da gaveta posterior maior do que 10 mm.[4-7,44,62,63]

O método cirúrgico apropriado para as lesões tibiais por avulsão depende da presença e do tamanho dos fragmentos ósseos e da existência de lesões ligamentares associadas. Se o fragmento ósseo for grande o suficiente para acomodar um parafuso esponjoso de 3,5 mm, o método recomendado por Burke e Schaffer[64] será útil. O paciente é colocado em posição de pronação. Por meio de uma incisão posterior, a cabeça medial do músculo gastrocnêmio é deslocada e retraída lateralmente com as estruturas neurovasculares. Isto permite o acesso à cápsula articular posterior e ao ligamento cruzado posterior (Fig. 10-7). Uma almofada colocada sob o fêmur distal eliminará o desnível posterior da tíbia e restaurará a relação tibiofemoral normal. O fragmento ósseo preso ao ligamento pode, então, ser reduzido e reintroduzido no seu leito ósseo, com um parafuso de esponjosa.

O método ântero-medial descrito por Levy[65] é o mais apropriado quando há unicamente uma avulsão ligamentar ou se o fragmento ósseo é demasiado pequeno para permitir a fixação com parafuso ou, ainda, se houver uma lesão capsuloligamentar associada que precise ser tratada. O paciente é colocado em posição supina na mesa de cirurgia e é realizada uma artroscopia diagnóstica de rotina. Aplica-se, então, uma incisão ântero-medial em artrotomia póstero-medial. São feitas no ligamento suturas de Mason-Allen ou Krakow para fixação ao osso. Um guia é colocado através do portal artroscópico ântero-medial no leito tibial do ligamento,

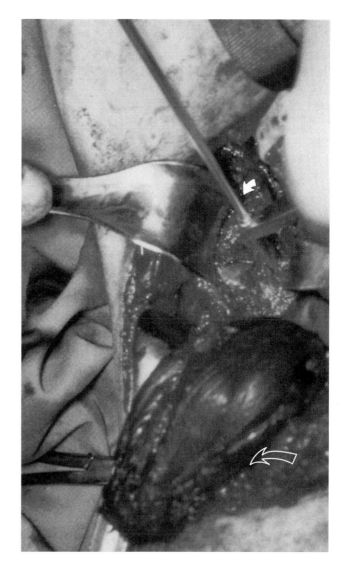

Fig. 10-7. Fotografia intra-operatória mostrando a cabeça medial do músculo gastrocnêmio retraída *(seta vazada)*, o que permite acesso ao aspecto posterior da tíbia, para a fixação do fragmento *(seta compacta)*.

sob visualização direta. É feita uma incisão ântero-medial na tíbia, aproximadamente 5 a 10 cm abaixo da linha articular. Dois orifícios paralelos são perfurados com uma broca de 3,5 mm. Esses dois orifícios devem ser separados por uma ponte óssea no aspecto ântero-medial da tíbia. As suturas são, então, passadas do aspecto posterior da tíbia para a incisão ântero-medial, onde elas são fixadas sobre a ponte óssea ou um botão ligamento-sutura (comunicação pessoal, Richards, Memphis, TN). As suturas são presas, aplicando-se uma força anteriormente sobre a tíbia proximal, de modo a reproduzir o *step-off* (uma polpa digital anterior ântero-medial. O paciente é, então, colocado numa órtese de reabilitação, que é ajustada em extensão total. A reabilitação pós-operatória é descrita na seção sobre reabilitação após a cirurgia do LCP.

Reconstrução do Ligamento

Historicamente, foi usada uma série de diferentes técnicas cirúrgicas para reconstrução do LCP[12,13,18-23,26,29] (ver a seção sobre história da reconstrução dos ligamentos). As atuais técnicas cirúrgicas enfatizam o esforço das reparações primárias agudas de rupturas intersticiais parciais, usando os tendões do semitendinoso e grácil. Rupturas totalmente irreparáveis são tratadas com colocação anatômica de substitutos enxertos através de técnicas abertas ou artroscópicas. Seja qual for o tipo de reconstrução feita, há certos princípios gerais que precisam ser seguidos e estão relacionados a seguir:

1. Diagnóstico e avaliação de lesões dos restritores secundários.
2. Reconstrução anatômica e/ou isométrica do ligamento.
3. Escolha do material apropriado para enxerto (aloenxerto *vs.* auto-enxerto, tendão patelar *vs.* tendão calcâneo *vs.* tendões do isquiotibial).
4. Fixação firme do enxerto.
5. Reabilitação pós-operatória apropriada.

O LCP tem dois componentes distintos: o componente ântero-lateral, maior e mais forte, que é tensionado em flexão e fica relativamente relaxado em extensão, e o componente póstero-medial, menor, que tem um padrão recíproco de tensão.[30,66-68] Infelizmente, nossos substitutos atuais – tendão patelar, tendão calcâneo e tendões do isquiotibial – não podem reproduzir este complexo comportamento do ligamento. Preferimos reproduzir o componente ântero-lateral do LCP por ser mais forte e mais funcional com o joelho flexionado. Para reproduzir este componente, é preciso avaliar a biomecânica e a anatomia do LCP e visualizar com precisão os pontos de inserção do ligamento. Em nossa opinião, tanto a avaliação como a visualização são obtidas mais facilmente através da artroscopia.

Seleção do Enxerto

Os pacientes portadores de insuficiência do LCP desenvolvem, com freqüência, sintomas patelofemorais, pela crescente pressão patelofemoral. Numa situação ideal, preferiríamos usar o tecido do próprio paciente para a cirurgia reconstrutiva. O uso de enxerto do tendão patelar autógeno pode predispor o paciente portador de deficiência do LCP a problemas patelofemorais mais graves e comprometer o mecanismo extensor, cuja função adequada é essencial nesses pacientes.[69]

Os tendões do isquiotibial (semitendinoso e grácil) são excelente opção de enxerto para o reforço de lesões parciais do LCP ou para reparação primária deste ligamento. Embora tenha sido sugerido que a combinação do tendão grácil e do semitendinoso resulte numa força de tensão final próxima à do LCA, esta não foi a nossa primeira opção para as reconstruções do LCP.[70] Quando o enxerto é duplicado ou triplicado, pode não haver comprimento adequado para a fixação do enxerto. A fixação pode também ser inferior à necessária para suportar os altos níveis de estresse no joelho com LCP deficiente.

Embora nossas técnicas possam ser modificadas para ser usado o enxerto do tendão patelar e dos tendões do isquiotibial, preferimos um aloenxerto do tendão calcâneo, uma vez que este é tecnicamente mais fácil de ser conduzido através dos túneis ósseos e proporciona o comprimento necessário para a fixação na tíbia. Sua força de tensão é maior do que a dos tendões do isquiotibial e permite melhor fixação inicial.[71] Outras vantagens do aloenxerto do tendão calcâneo são a sua disponibilidade e a ausência de morbidade no ponto doador. O aloenxerto é selecionado de acordo com os padrões estabelecidos pela Associação Americana dos Bancos de Tecidos.[72] Existe, teoricamente, um risco de transmissão de doenças com o tecido de aloenxerto. Buck et al. estimaram que o risco de transmissão do vírus da imunodeficiência humana através dos aloenxertos de tecido mole é de 1/1.667.600.[73] Pequenas doses de radiação podem reduzir ainda mais este risco, mas podem enfraquecer o enxerto e afetar a revascularização.

Técnica Cirúrgica

Deve ser realizado um exame cuidadoso, sob anestesia, para determinar os padrões de frouxidão. O teste da gaveta posterior, com o joelho flexionado entre 70 e 90 graus, é o teste mais sensível e específico para a detecção de lesões do LCP.[32,33] São observados o grau de deslocamento e a qualidade do ponto final *end point*. a integridade dos restritores secundários é também cuidadosamente examinada. Cabe ao cirurgião descartar lesões ligamentares associadas no pré-operatório e confirmar suspeitas clínicas através do exame, sob anestesia, antes de iniciar a cirurgia. A reconstrução isolada do LCP, num quadro de lesão ligamentar combinada do joelho, leva a resultados clínicos precários.[9]

O paciente é posicionado em supinação sobre a mesa de cirurgia. Embora possa ser usada uma barra lateral, preferimos usar um *leg holder* (Fig. 10-8). O "suporte de perna" permite que a extremidade lesada seja mantida livremente e permite total acesso circunferen-

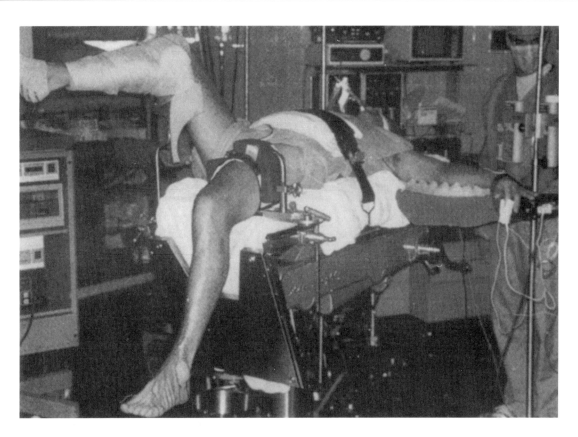

Fig. 10-8. Paciente posicionando em um artroscópio "suporte de perna".

cial ao joelho e à coxa distal. A extremidade é preparada de uma forma estéril padronizada. Fica a critério do cirurgião aplicar ou não um torniquete.

Nossa técnica de reconstrução artroscópica do LCP [27,30,71] é composta das sete etapas a seguir:

1. Artroscopia diagnóstica.
2. Alargamento do intercôndilo e preparação dos pontos de inserção do ligamento.
3. Preparação do túnel tibial.
4. Preparação do túnel femoral.
5. Preparação do enxerto.
6. Passagem do enxerto
7. Tensionamento e fixação do enxerto.

Artroscopia Diagnóstica

São feitos os portais artroscópicos ântero-lateral e ântero-medial e a infusão medial superior padrão. Um artroscópio de 30 graus é colocado no portal ântero-lateral e realiza-se avaliação sistemática de rotina do joelho, que inclui o exame do LCP, avaliação das patologias meniscais ou condrais e avaliação do trajeto da patela. Os graus de condrose, especialmente nos compartimentos medial e patelofemoral, são registrados e traçados no quadro que usamos rotineiramente para todos os procedimentos cirúrgicos. As lesões meniscais não são muito comuns em associação com lesões isoladas do LCP; porém qualquer patologia meniscal identificada deve ser tratada antes de se iniciar a reconstrução. Se houver ruptura do menisco considerada passível de reparação, as suturas são colocadas mas não apertadas até que a reconstrução do LCP tenha sido feita.

Em razão do desnível posterior da tíbia no joelho com LCP deficiente, o LCA pode parecer um tanto frouxo. Esta "pseudofrouxidão" desaparecerá quando uma força com direcionamento anterior for aplicada à tíbia proximal, para restabelecer o *step-off* (uma polpa digital anterior) tibial ântero-medial normal. O LCP é cuidadosamente examinado. Por estar coberto pela sinóvia e localizado atrás do LCA, o LCP pode parecer intacto ou com continuidade. Ele deve ser palpado e tensionado para se ter certeza de que não há deformação plástica do ligamento, condição na qual as fibras podem parecer estar em continuidade, mas não são funcionais (isto é, não podem suportar tensão).

Notchplasty e Preparação dos Pontos de Inserção do Ligamento

O remanescente do LCP é ressectado; no entanto, as "pegadas femorais e tibiais dos ligamentos são mantidas para servirem de orientação ao posicionamento preciso do fio-guia. Nos casos em que houver um *tight notch* ou osteófitos sobrepostos, realiza-se uma *notchplasty* do côndilo femoral medial. A *notchplasty* no aspecto posterior do côndilo femoral medial ajudará na visualização da "pegada" do ligamento.

Preparação do Túnel Tibial

Embora a maioria das evidências experimentais sugira que o posicionamento isométrico do enxerto do LCP[74] seja determinado pela inserção femoral, a colocação tibial precisa também é importante. O LCP se insere aproximadamente 1 cm abaixo da superfície articular do platô tibial. Como estamos buscando reproduzir o componente ântero-lateral do ligamento, é feita uma tentativa de permanecer ligeiramente lateral no ponto de inserção (Fig. 10-9).

Apesar de poder ser usado um artroscópio de 30 graus a partir do portal ântero-lateral, um artroscópio de 70 graus, em geral, permite maior visualização do ponto de inserção. Cria-se um portal póstero-medial, com a iluminação do canto póstero-medial do joelho e a colocação de uma agulha espinhal de calibre 18 anterior à veia safena. Um elevador de periósteo é usado para elevar suavemente a cápsula posterior, afastando-a do LCP e para expor sua inserção distal. Nesse ponto, pode ser completado o debridamento da ponta do ligamento, colocando-se o *shaver* através do portal póstero-medial, com visualização pelo portal ântero-lateral. O artroscópio de 30 graus pode, então, ser colocado no portal póstero-medial para confirmar a preparação do ponto de inserção tibial.

Insere-se um guia de perfuração artroscópica disponível no mercado através do portal ântero-medial no ponto de inserção tibial do ligamento, ligeiramente lateral e aproximadamente 1 cm distal à superfície articular do platô tibial medial. O guia é angulado de modo que o pino guia fique a aproximadamente 45 a 55 graus do eixo longo da diáfise tibial. Em nossa experiência, esta posição se aproxima de uma linha correspondente à inclinação da articulação tibiofibular proximal (Fig. 10-10). É feita uma incisão sobre a face ântero-medial da tíbia, aproximadamente 5 a 10 cm abaixo da linha da articulação. O periósteo tibial é dividido em linha com a incisão da pele e são elevados *flaps* mediais e laterais para reparação posterior. Um fio-guia é introduzido até o córtex posterior da tíbia, sob visualização artroscópica direta através do portal póstero-medial, usando-se um artroscópio de 30 graus (Figs. 10-11 e 10-12). É preciso extremo cuidado para garantir que o fio-guia não perfure a cápsula posterior e comprometa as estruturas neurovasculares. O uso de imagem biplanar e a conclusão da perfuração *manualmente* são dois caminhos para minimizar o risco de perfuração da cápsula posterior.

É feita uma radiografia lateral para confirmar a posição do fio-guia. Este deve estar no terço distal da fossa posterior aproximadamente 1 cm distal à superfície articular do platô tibial medial. O artroscópio é, então,

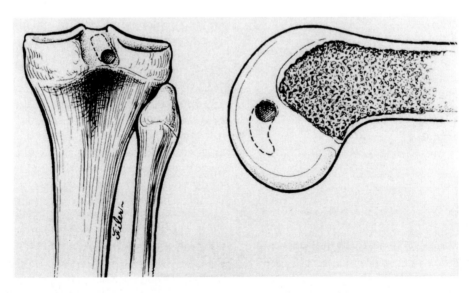

Fig. 10-9. Ilustração dos pontos de inserção tibial e femoral do LCP e os pontos mais adequados para os túneis femoral e tibial (*área sombreada*) para reproduzir o componente ântero-lateral do LCP (De Swenson et al.,[27] com permissão.)

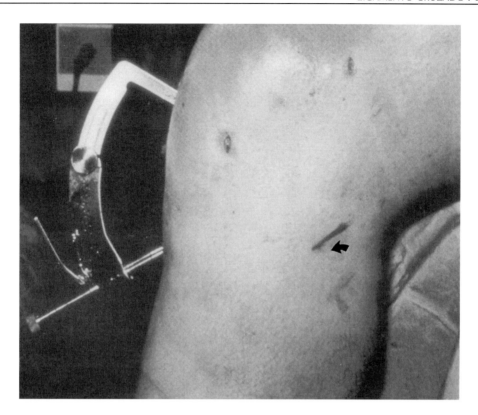

Fig. 10-10. Colocação do guia tibial. Observa-se que o ângulo do guia se aproxima da inclinação da articulação tibiofibular *(seta)*.

deslocado para o portal ântero-lateral e é colocada uma cureta sobre o fio-guia, através do portal póstero-medial. Um perfurador de diâmetro apropriado (em geral, 10 a 12 mm, dependendo do tamanho do enxerto) é usado para perfurar o túnel tibial através do córtex posterior da tíbia. Podem ser usados também, para criar o túnel tibial, brocas especiais, que reduzem o risco de perfuração da cápsula articular posterior. O excesso de tecido mole é removido com o *shaver* e as extremidades do túnel são lixadas para criar uma superfície lisa. Com isso, minimiza-se o risco de abrasão do enxerto e permite-se uma passagem mais fácil do mesmo.

Preparação do Túnel Femoral

Foi comprovado que o fator mais importante para a colocação anatômica e isométrica do enxerto é o posicionamento do túnel femoral.[74] Na reconstrução do componente ântero-lateral do LCP, o túnel deve ser posicionado na face superior e anterior do ponto de inserção femoral, aproximadamente 8 a 10 mm da extremidade posterior da cartilagem articular do côndilo femoral medial, quando visualizada a partir do interior do joelho. Isso corresponde aproximadamente às posições de duas horas e dez horas na incisura intercondiciana nos côndilos femorais mediais direito e esquerdo, respectivamente (Fig. 10-9).

O debridamento do ponto de inserção femoral desde o côndilo médio-femoral é completado com o *shaver*. É feita uma incisão longitudinal de 2 a 3 cm entre o epicôndilo medial e a borda medial da patela. É feita uma incisão no vasto medial, na junção musculotendinosa, e a margem articular do côndilo femoral medial é exposta. Com o artroscópio no portal ântero-lateral, o guia de perfuração do artroscópio, ajustado em aproximada-

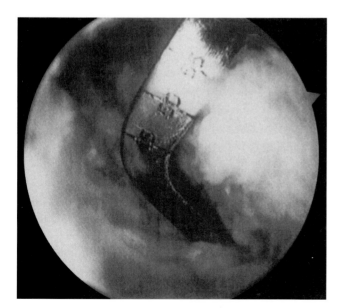

Fig. 10-11. Fotografia artroscópica demonstrando a colocação do guia tibial na face póstero-inferior da tíbia.

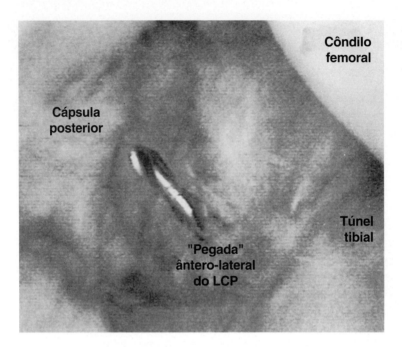

Fig. 10-12. Visão artroscópica através do portal póstero-medial com um artroscópio de 30 graus, demonstrando a colocação do guia na "pegada" ântero-lateral do LCP antes da perfuração do túnel tibial. (De Swenson et al.,[27] com permissão.)

mente 30 graus, é inserido através do portal ântero-medial e colocado no côndilo médio-femoral (Fig. 10-13). A porção extra-articular do guia é colocada aproximadamente 8 a 10 mm atrás da cartilagem articular do côndilo médio-femoral. O guia é angulado póstero-inferiormente, a fim de minimizar a divergência entre os túneis femoral e tibial. Um fio-guia é colocado e o túnel femoral é perfurado sob visualização artroscópica direta (Fig. 10-14). As extremidades do túnel são regularizadas para evitar abrasão do enxerto e o excesso de tecido mole é removido para permitir sua passagem fácil.

Preparação do Enxerto

Embora prefiramos o aloenxerto do tendão calcâneo pelas razões mencionadas anteriormente, há outras opções como o tendão patelar, auto-enxerto e aloenxerto e os tendões do grácil e do semitendinoso.

Se for escolhido um aloenxerto, este deve ser descongelado a uma temperatura inferior a 40 graus para evitar desnaturação do colágeno.[30] Preferimos usar aloenxertos do tendão calcâneo de 11 ou 12 mm ou enxerto do tendão patelar de 10 ou 11 mm (Fig. 10-15). Os tampões ósseos são contornados para adquirirem uma forma tubular e evitar uma curva em forma de banana, que é difícil de passar através dos túneis. À porção de tecido mole do aloenxerto de tendão calcâneo é, também, dada uma forma tubular para permitir a passagem suave, sem atrito, através dos túneis ósseos.

Passagem do Enxerto

O enxerto é conduzido de modo que o tampão ósseo seja introduzido ao longo do córtex posterior do túnel tibial. Com isto, são reduzidos os ângulos de curvatura do enxerto e minimizada a abrasão do enxerto contra as extremidades do túnel. Quando é usado um enxerto de tendão calcâneo, o tampão ósseo é introduzido no túnel tibial e a porção de tecido mole do enxerto sai do túnel femoral. Um fio maleável de calibre 18 com uma "volta" na ponta é passado retrogradamente através do túnel femoral e guiado para dentro do túnel tibial. Suturas presas à porção de tecido mole do enxerto são usadas para puxar o enxerto para dentro do túnel tibial e guiá-lo dentro do túnel femoral. Quando for usado um enxerto osso-tendão patelar-osso ou caso se decida passar a porção óssea do aloenxerto em primeiro lugar, pode ser colocada uma sonda ou um trocarte artroscópico no portal póstero-medial e usado como uma polia para puxar o tampão ósseo para fora do túnel tibial.

Tensionamento e Fixação do Enxerto

O enxerto é tensionado com o joelho em aproximadamente 70 graus de flexão, aplicando-se, ao mesmo tempo, uma força direcionada anteriormente de 5 a 10 libras, para reproduzir o *step-off* (polpa digital anterior) tibial ântero-medial normal. A fixação do enxerto com o joelho em flexão reproduz o componente ântero-lateral normalmente retesado do LCP e minimiza as possibilidades de tensionamento excessivo do enxerto.[75] Quando for usado

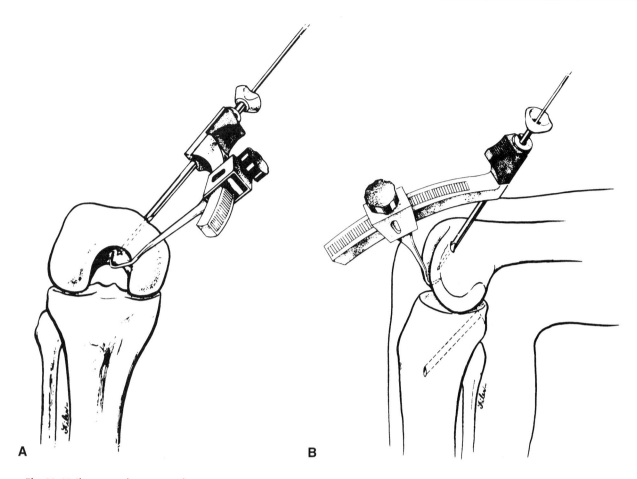

Fig. 10-13. Ilustração demonstrando o posicionamento apropriado do guia de perfuração do túnel femoral. Ver texto. (De Swenson et al.,[27] com permissão.)

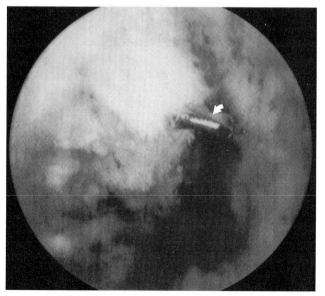

Fig. 10-14. Visão artroscópica de um fio-guia colocado na face superior e anterior dos restos femorais do LCP *(seta)*.

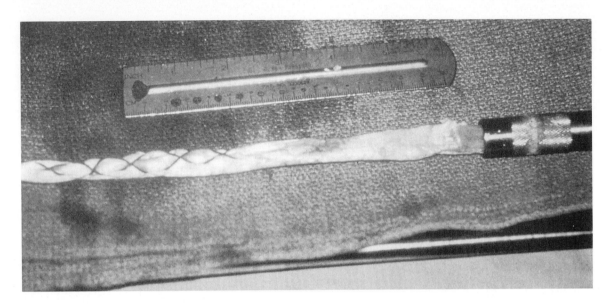

Fig. 10-15. Aloenxerto do tendão calcâneo de forma tubular.

aloenxerto do tendão calcâneo, o tampão ósseo do aloenxerto é fixado no túnel tibial com um parafuso de interferência de 9 mm colocado contra a parte cortical do tampão ósseo. Isso aumenta a impactação do osso no túnel tibial e maximiza as possibilidades de cicatrização do tampão ósseo no túnel tibial. O artroscópio é usualmente colocado no túnel tibial, permitindo visualização direta durante a colocação do parafuso de interferência. O enxerto é, então, pré-tensionado estendendo-se o joelho aproximadamente 20 ou 30 vezes com um assistente impondo uma força direcionada anteriormente, de cerca de 5 a 10 libras, para impedir o desnivelamento posterior da tíbia. A porção de tecido mole do aloenxerto é, então, fixada à face lateral do côndilo femoral medial. Há várias opções para fixação dos aloenxertos, dentre as quais grampos, parafusos e *post* ou botão de ligamento. Em geral, preferimos o parafuso com arruela para partes moles. A fixação com parafuso de interferência pode ser usada para os tampões ósseos tibial e femoral, quando for usado enxerto de tendão patelar (Figs. 10-16 e 10-17).

Quando for aplicado o teste da gaveta posterior, deve haver tensão no ligamento reconstruído. Quando o ligamento é visualizado artroscopicamente, o enxerto deve ser retesado e não deve haver pseudofrouxidão aparente do LCA.

As incisões são fechadas reparando-se o vasto medial e fechando-se o periósteo sobre o túnel tibial. É preciso cuidado para assegurar o mínimo de estresse sobre o enxerto, mantendo-se uma força direcionada anteriormente sobre a tíbia proximal durante o fechamento da incisão. Um *brace* articulado trancado em extensão é, então, aplicado.

Lesões Ligamentares Combinadas

O tratamento das lesões ligamentares combinadas é descrito no Capítulo 11. Nossa filosofia básica para o tratamento dessas lesões é reparar todos os ligamentos rompidos. É usado tecido de aloenxerto para reconstruir o pivô central (LCA/LCP) e os ligamentos colaterais são submetidos a reparação primária ou reconstrução, na medida do necessário. O ligamento colateral medial pode ser reparado primariamente se houver frouxidão clinicamente significativa e o ligamento colateral lateral pode ser reconstruído com aloenxerto do tendão calcâneo. O tampão ósseo do enxerto é preso a um túnel na fíbula proximal com um parafuso de interferência e fixado ao fêmur isometricamente.

Reabilitação Pós-Operatória

A reabilitação posterior à reconstrução do LCP enfatiza a restauração da função, protegendo-se a recuperação do ligamento. Um tema recorrente do processo de reabilitação é a redução da subluxação tibial posterior, que provoca estresse no ligamento reconstruído. Costumamos dividir a reabilitação pós-operatória em quatro fases.[54]

Fase Um

A fase um corresponde ao período logo após a cirurgia e compreende as 4 primeiras semanas do pós-operatório. Nessa fase, é dada ênfase à amplitude de movimento e ao fortalecimento do quadríceps através de exercícios de cadeia cinética aberta. É permitida a deambulação com muletas e sustentação de peso, na medida do tolerado, e é feita uma tentativa de recuperação do controle do quadríceps, com ênfase nos exercícios e elevações da perna esti-

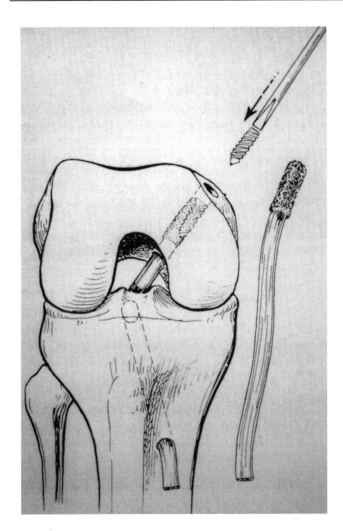

Fig. 10-16. Ilustração do LCP reconstruído usando aloenxerto do tendão de Aquiles. O bloco ósseo é fixado no túnel femoral com um parafuso de interferência.

cada. São realizados exercícios de extensão terminal do joelho na posição sentada, caso haja bom controle do quadríceps e se estes exercícios não irritarem a articulação patelofemoral. Recomendam-se, também, os exercícios de alongamento do isquiotibial e da panturrilha.

Fase Dois

A fase dois começa, em geral, na quinta ou sexta semana após a cirurgia. É suspenso o uso do aparelho ortopédico (órtese), mas as muletas continuam a ser usadas até que o paciente demonstre um padrão de marcha relativamente normal sem o aparelho, com bom controle do quadríceps e extensão total do joelho. São enfatizados os exercícios de cadeia cinética fechada, dentre os quais miniagachamentos entre 0 e 45 graus de flexão do joelho, extensão do quadril com o joelho em extensão total e extensão terminal do joelho em posição de cadeia fechada. Uma bicicleta ergométrica pode, também, ser usada para fortalecer o quadríceps e aumentar a resistência. O pé é colocado para frente no pedal e evitam-se os prendedores dos dedos para minimizar a atividade do isquiotibial.

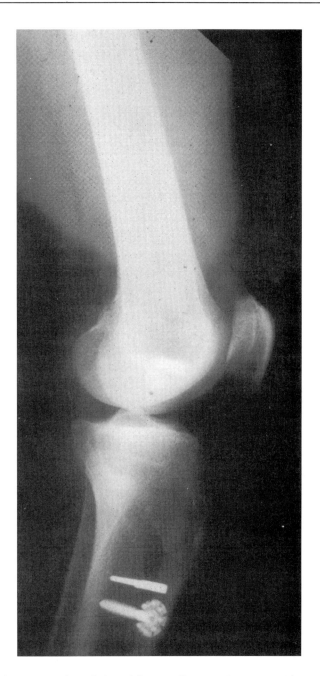

Fig. 10-17. Radiografia lateral de um joelho com LCP reconstruído com aloenxerto do tendão calcâneo. A porção de tecido mole do enxerto é fixada à tíbia com um parafuso e arruela de tecido mole e um grampo.

Fase Três

A fase três ocorre de 8 a 12 semanas após a cirurgia. Nesse ponto, o paciente deve ser liberado de todos os dispositivos auxiliares. A flexão do joelho deve estar entre 90 e 120 graus e a atenção é dirigida para a reabilitação da função e o treinamento proprioceptivo. São privilegiados, também, os exercícios aeróbicos com treinamento de resistência muscular e cardiovascular.

Fase Quatro

A fase quatro corresponde à fase final da reabilitação. Neste ponto, a ênfase recai sobre o treinamento funcional esporte-específico. Sua duração vai da 12ª a 16ª semana, aproximadamente. O processo final de reabilitação costuma estar concluído cerca de 6 meses após a cirurgia. No entanto, os pacientes são estimulados a continuar o trabalho de fortalecimento e resistência do quadríceps, a fim de manter a estabilidade funcional do joelho.

Complicações

A complicação mais comum após a cirurgia do LCP é a frouxidão posterior residual do ligamento reconstruído, com o passar do tempo. Entretanto, a causa mais comum de maior frouxidão com o tempo é o fato de não terem sido diagnosticados e tratados danos aos restritores secundários, seja no pré-operatório ou na cirurgia. A reconstrução isolada do LCP, quando há lesão ligamentar combinada, costuma resultar em falha.

Uma outra causa comum da frouxidão é a aplicação de uma técnica cirúrgica inadequada. A colocação dos enxertos através de túneis divergentes imprime maior estresse e tensão ao enxerto ao passar por esses túneis. Este problema pode ser minimizado diminuindo-se a divergência entre os túneis e obtendo-se uma reprodução mais precisa da anatomia do ponto de inserção. Há uma série de problemas potenciais relativos à preparação do túnel tibial. Se o túnel for posicionado muito superiormente, há risco de dano articular ou ao menisco. Se for posicionado muito inferiormente ou muito verticalmente, o córtex posterior da tíbia pode ser violado com possível comprometimento das estruturas neurovasculares. O posicionamento horizontal do túnel resulta em maior divergência e maior estresse sobre o enxerto.

Temos conhecimento de pelo menos dois casos de necrose avascular do côndilo medial do fêmur após reconstruções do LCP. Se o túnel femoral estiver localizado no côndilo médio-femoral, bastante próximo ao osso subcondral e à cartilagem articular, não há maior risco de dano ao suprimento sanguíneo. Outros fatores potencialmente problemáticos são as lesões associadas no lado medial do joelho. São complicações mais genéricas a neuropraxia resultante do uso de torniquete, trombose de veias profundas e infecção. Pode ocorrer lesão da veia poplítea na perfuração do túnel tibial. É essencial evitar movimentos súbitos durante a perfuração; recomendamos que esta seja terminada manualmente, por ser mais seguro e de mais fácil controle.

Resultados

Realizamos mais de 162 reconstruções artroscópicas do LCP durante os últimos seis anos. Isso representa uma população heterogênea com lesões ligamentares associadas, cujas intervenções cirúrgicas foram realizadas em tempos diversos. Infelizmente, nossos resultados objetivos da reconstrução do LCP (frouxidão, amplitude de movimento e força) não foram tão bons quanto os obtidos nas reconstruções do LCA. Fizemos uma cuidadosa análise retrospectiva de 29 pacientes, numa média de 34 meses após a cirurgia. Dezessete pacientes apresentaram lesões isoladas do LCP e os 12 restantes, lesões ligamentares combinadas. A avaliação desses pacientes consistiu num detalhado questionário, completado com exame, teste funcional e estudos radiográficos. Nos 17 pacientes submetidos a reconstrução isolada do LCP, 14 (82%) retornaram a suas atividades ou esportes nos níveis anteriores à cirurgia. Embora todos os pacientes tenham apresentado resultado 3+ de frouxidão no teste da gaveta posterior antes da cirurgia, após a cirurgia 9 (53%) tiveram uma redução para 1+ de frouxidão e os demais para 2+. Quatorze pacientes (82%) ficaram satisfeitos com seus resultados; 13 pacientes (76%) teriam optado novamente pela cirurgia.

Os resultados das lesões ligamentares combinadas não foram favoráveis. O teste da gaveta posterior demonstrou mais frouxidão residual após a cirurgia do que a encontrada nas reconstruções isoladas do LCP; contudo, todos os pacientes melhoraram subjetivamente. Nossos dados sugerem que os pacientes portadores de lesões ligamentares combinadas, quando tratados na fase aguda, tiveram melhor resultado do que aqueles submetidos a reconstrução tardia e que os pacientes com lesão ligamentar isolada, que precisaram de cirurgia, tiveram mais benefícios do que aqueles com lesões ligamentares combinadas.

RESUMO

Embora o tratamento das lesões isoladas do LCP seja ainda controverso, o tratamento cirúrgico é recomendado para pacientes portadores de lesões ligamentares combinadas. O tratamento conservador de lesões isoladas do LCP enfatiza o fortalecimento do quadríceps. O tratamento cirúrgico é baseado em reconstrução anatômica do ligamento usando-se o tendão patelar ou do isquiotibial autógenos (grácil e semitendinoso) ou aloenxerto do tendões patelar ou calcâneo.

REFERÊNCIAS

1. Robson AWM: Ruptured crucial ligaments and their repair by operation. Arm Surg 37:716-718, 1903
2. Goetjes H: Uber Verletzungen der Ligamenta cruciata des Kniegelenks. Deutsche Ztschr Chir 23:221, 1913
3. Lee HG: Avulsion fracture of the tibial attachments of the crucial ligaments. Treatment by Operative Reduction.
4. Trickey EL: Rupture of the posterior cruciate ligament of the knee. J Bone Joint Surg Br 50:334, 1968
5. Torisu T: Isolated avulsion fracture of the tibial attachment of the posterior cruciate ligament. J Bone Joint Surg Am 59:68, 1977
6. Torisu T: Avulsion fracture of the tibial attachment of the posterior cruciate ligament. Clin Orthop 143:107, 1979
7. Meyers MH: Isolated avulsion of the tibial attachment of the posterior cruciate ligament of the knee. J Bone Joint Surg Am 57:669, 1975
8. Hughston JC, Bowden JA, Andrews JR, Norwood LA: Acute tears of the posterior cruciate ligament. J Bone Joint Surg Am 62:438, 1980
9. Loos WC, Fox JM, Blazina ME et al: Acute posterior ligament injuries. Am J Sports Med 9:86, 1981
10. Satku K, Chew CW, Seow H: Posterior cruciate ligament injuries. Acta Orthop Scand 55:26, 1984
11. Pournaras J, Symeonides PP, Karkavelas G: The significance of the posterior cruciate ligament in the stability of the knee. J Bone Joint Surg Br 65:204, 1983
12. Hey Groves EW: Operation for the repair of the crucial ligaments. Lancet 2:674, 1917
13. Hey Groves EW: The crucial ligaments of the knee joint: Their function, rupture, and the operative treatment of the same. Br J Surg 7:505-515, 1919-1920
14. Gallic WE, LeMesurier AB: The repair of injuries to the posterior crucial ligament of the knee-joint. Ann Surg 85:592-8, 1927
15. Bosworth DM, Bosworth BM: Use of fascia lata to stabilize the knee in cases of ruptured crucial ligaments. J Bone Joint Surg Am 18:179-180, 1936
16. Cubbins WIZ, Callahan JJ, Scuderi CS: Cruciate ligament injuries caused by complete and incomplete dislocations. Early and late pathology, symptoms, and a method of repair. Surg Gyn Obstet 64:218-225, 1937
17. Palmer I: On the injuries to the ligaments of the knee joint. A clinical study. Acta Chir Scand 81 (suppl 53):1-252, 1938
18. Lindemann K: Uber den plastischen Ersatz der Kreuzbander durch gestielte Selmenverpflanzung. Zeitschr Orthopad Grertzgeb 79:316-334, 1950
19. Dutoit GT: Knee joint cruciate ligament substitution. The Lindenmann (Heidelberg) operation. So Afr J Surg 5:25-30, 1967
20. Barford B: Posterior cruciate ligament: reconstruction by transposition of the popliteal tendon. Acta Orthop Scand 42:438-9, 1971
21. McCormick WC, Bagg RJ, Kennedy CW, Leukens CA: Reconstruction of the posterior cruciate ligament. Clin Orthop 118:30, 1976
22. Lipscomb AB, Johnston RK, Snyder RB: The technique of cruciate ligament reconstruction. Am J Sports Med 9:77, 1981
23. Kennedy JC, Gaplin RD: The use of the medial head of the gastrocnemius muscle in the posterior cruciate-deficient knee. Am J Sports Med 10:63, 1982
24. Hughston JC, Degenhardt TC: Reconstruction of the posterior cruciate ligament. Clin Orthop 164:56, 1982
25. Insall JN, Hood RW: Bone-block transfer of the medial head of the gastrocnemius for posterior cruciate insufficiency. J Bone Joint Surg Am 64A:691, 1982
26. Clancy WC, Shelbourne KD, Zoellner GB et al: Treatment of knee joint instability secondary to rupture of the posterior cruciate ligament. J Bone Joint Surg Am 65:310, 1983
27. Swenson TM, Harner CD, Fu FH: Arthroscopic posterior cruciate ligament reconstruction with allograft. Sports Med Arthros Rev 2:120-8
28. Clancy WG, Jr, Timmerman LA: Arthroscopically assisted posterior cruciate ligament reconstruction using autologous patellar tendon graft. Operative Tech Sports Med 1:129-35, 1993
29. Bowen M, Warren RF, Cooper DE: Posterior cruciate ligament and related injuries. pp. 505-54. In Insall J (ed): Surgery of the Knee. 2nd Ed. Churchill Livingstone, NY, 1993
30. Koshiwaguchi S, Maday MG, Silbey MB et al.: Arthroscopic posterior cruciate ligament reconstruction with fresh froze allograft achilles tendon allograft. Pitts Orthop J 3:69 - 72, 1992
31. Girgis FG, Marshall JL, MonaJem ARSAL: The cruciate ligaments of the knee joints. Clin Orthop 106:216, 1975
32. Gollehon DL, Torzilli PA, Warren RF: The role of the posterolateral and cruciate ligaments in the instability of the human knee. J Bone Joint Surg Am 69:233, 1987
33. Butler DL, Noyes FR, Grood ES: Ligamentous restraints to anterior-posterior drawer in the human knee. J Bone Joint Surg Am 62:259, 1980
34. Nielsen S, Ovensen J, Rasmussen O: The posterior cruciate ligament and rotatory knee instability. An experimental study. Arch Orthop Trauma Surg 104:53-6, 1985
35. Dejour H, Walch G, Peyrot J, Eberhard P: The natural history of rupture of the posterior cruciate ligament. Orthop Trans 11:146, 1987
36. Dejour H, Walch G, Peyrot J, Eberhard P: Histoire naturelle de la rupture du ligament croise' posterieur. Rev Chir Orthop 74:35-43, 1988
37. Keller PM, Shelbourne KD, McCarroll JR, Rettig AC: Nonoperatively treated isolated posterior cruciate ligament injuries. Am J Sports Med 21:132-6, 1993
38. Clendenin MB, Delee JC, Heckman JD: Interstitial tears of the posterior cruciate ligament of the knee. Orthopaedics 3:764, 1980
39. Bianchi M: Acute tears of the posterior cruciate ligament: clinical study and results of operative treatments in 27 cases. Am J Sports Med 11:308, 1983
40. Fowler PJ, Messieh SC: Isolated posterior cruciate ligament injuries in athletes. Am J Sports Med 15:553, 1987
41. Kennedy JC, Grainger RW: The posterior cruciate ligament. J Trauma 7:367, 1967
42. Kennedy JC, Rota JH, Walker DM: Posterior cruciate ligament injuries. Orthop Digest 19:1-6, 1979
43. Wascher DC, Markolf KL, Shapiro MS: Direct in vitro measurements of forces in the cruciate ligaments. Part 1. The effect of multi-plane loading in the intact knee. J Bone Joint Surg Am 75:37-77, 1993
44. Cooper DE, Warren RF, Warner JJP: The posterior cruciate ligament and posterolateral structures of the knee: anatomy, function, and patterns of injury. Instr Course Lect 40:249, 1991
45. Baker CL, Jr, Norwood LA, Hughston JC: Acute posterolateral rotary instability of the knee. J Bone Joint Surg Am 65:614, 1983
46. Baker CL, Jr, Norwood LA, Hughston JC: Acute combined posterior cruciate and posterolateral instability of the knee. Am J Sports Med 12:204, 1984
47. Naver L, Aalberg JR: Avulsion of the popliteus tendon. Am J Sports Med 13:423, 1985
48. Cain TE, Schwab CH: Performance of an athlete with straight posterior knee instability. Am J Sports Med 9:203, 1981

49. Cross MJ, Fracs MB, Powell JF: Long-term followed of posterior cruciate ligament rupture: a study of 116 cases. Am J Sports Med 12:292, 1984
50. Dandy DJ, Pusey RJ: The long-term results of unrepaired tears of the posterior cruciate ligament. J Bone Joint Surg Br 64:92, 1982
51. Mayer PJ, Micheli LJ: Avulsion of the femoral attachment of the posterior cruciate ligament in eleven-year-old body. J Bone Joint Surg Am 61:431, 1979
52. Torg JS, Barton TM, Pavlov H, Stine R: Natural history of the posterior cruciate ligament-deficient knee. Clin Orthop 246:208, 1989
53. Parolie JM, Bergfield JA: Long-term results of nonoperative treatment of isolated posterior cruciate ligament injuries in the athlete. Am J Sports Med 14:35, 1986
54. Tibone JE, Antich TJ, Perry J, Moynes D: Functional analysis of untreated and reconstructed posterior cruciate ligament injuries. Am J Sports Med 16:217, 1988
55. Skyhar MJ, Warren RF, Ortiz GJ, Schwartz E and Otis JC: The effects of sectioning the posterior cruciate ligament and the posterolateral complex on the articular pressure within the knee. J Bone Joint Surg Am 75:694-9, 1993
56. Schutz EA, Irrgang JJ: Rehabilitation following posterior cruciate ligament repair or reconstruction. Sports Med Arthroscopy Rev 2:165-73, 1994
57. Sawhney R, Dearwater S, Irrgang JJ, Fu FH: Quadriceps exercise following anterior cruciate ligament reconstruction without anterior tibial displacement. Presented at the Annual Conference of the American Physical Therapy Association, Anaheim California, June 1990
58. Daniel DM, Stone ML, Barnett P, Sachs R: Use of the quadriceps active test to diagnose posterior cruciate ligament disruption and measure posterior laxity of the knee. J Bone Joint Surg Am 70:386, 1988
59. Palmitier RA, An K, Scott S, Chao E: Kinetic chain exercise in knee rehabilitation. Sports Med 11:402-13, 1991
60. Lutz GE, Palmitier RA, An K, Scott S: Comparison of tibiofemoral joint forces during open-kinetic-chain and closed-kinetic exercises. J Bone Joint Surg Am 75:732-9, 1993
61. Jurist KA, Otis JC: Anteroposterior tibiofemoral displacements during isometric extension efforts. Am J Sports Med 13:254, 1985
62. Ross AC, Chesterman PJ: Isolated avulsion of the tibial attachment of the posterior cruciate ligament in childhood. J Bone Joint Surg Br 68:747, 1986
63. Trickey EL: Injuries to the posterior cruciate ligament. Clin Orthop 147:76, 1980
64. Burks RT, Schaffer JJ: A simplified approach to the tibial attachment of the posterior cruciate ligament. Clin Orthop 254:216, 1990
65. Levy M, Riederman R, Warren RF: An antero-medial approach to the posterior cruciate ligament. Clin Orthop 190:174, 1984
66. Brantigan OC, Voshell AF: The mechanics of the ligaments and menisci of the knee joint. J Bone Joint Surg Am 23:44, 1941. 107.
67. Warren RF, Arnoczky SP, Wickiewicz TL: Anatomy of the knee. p. 657. In Nicholas JA, Hershman EB (eds): The Lower Extremity and Spine in Sports Medicine. CV Mosby, St. Louis, 1986
68. Van Dommelen BA, Fowler PJ: Anatomy of the Posterior Cruciate Ligament. Am J Sports Med 17:24, 1989
69. Bach BR, Jr: Graft selection for posterior cruciate ligament surgery. Oper Tech Sports Med 2:104-9, 1993
70. Noyes FR, Butler DL, Grood ES et al: Biornechanical analysis of human ligament grafts used in knee ligament repairs and reconstructions. J Bone Joint Surg Am 66:344-52, 1984
71. Maday MG, Harner CD, Miller MD et al: Posterior cruciate ligament reconstruction using fresh-frozen achilles tendon allograft: indications, techniques, results and controversies. Presented at the 60th Annual Meeting of the American Academy of Orthopaedic Surgery, San Francisco, 1993
72. American Association of Tissue Banks: Standards for tissue banking. American Association of Tissue Banks, Arlington, VA, 1987
73. Buck RE, Mailinin T, Brown MD: Bone transplantation and human immunodeficiency virus: an estimate of risk of acquired immunodeficiency syndrome (AIDS). Clin Orthop 240:129, 1989
74. Grood ES, Hefzy MS, Lindinfield TN: Factors affecting the region of most isometric femoral attachments. Am J Sports Med 17:197, 1989
75. Butler DL: Evaluation of fixation methods in cruciate ligament replacement. Instructional Course Lectures 36:173-8, 1987
76. Allen AA, Harner CD, Fu FH: Anatomy and biomechanics of the posterior cruciate ligament. Sports Med Arthro Rev 2:81-7, 1994
77. Miller MD, Harner CD, Koshiwaguchi S: Acute posterior ligament injuries. pp. 749-67. In Fu FH, Harner CD, Vince KC (eds): Knee Surgery. Williams & Wilkins, Baltimore, 1994

11 Lesões Ligamentares Combinadas do Joelho

PAOLO AGLIETTI
GIOVANNI ZACCHEROTTI
PIETRO DE BIASE

CLASSIFICAÇÃO

Não podemos começar este capítulo sobre lesões combinadas dos ligamentos do joelho sem expressarmos nosso reconhecimento ao Prof. J.C. Hughston por seu trabalho neste campo. Em 1976, ele e seus colegas apresentaram sua classificação das instabilidades ligamentares[1,2] e seguiram classificando estas lesões de 1975 até 1985, reunindo, durante esse período, mais de 554 casos agudos.[3] Sua classificação das instabilidades dos ligamentos do joelho oferece um sistema para diagnóstico clínico que se originou da correlação documentada dos sinais clínicos com a anatomia patológica, demonstrada na cirurgia, particularmente nos joelhos com lesão aguda. Hughston[3] fez distinção entre as instabilidades rotacionais, nas quais há movimento rotacional do joelho em torno do eixo central do ligamento cruzado posterior intacto (LCP), e instabilidades num único plano ou puras, nas quais a subluxação do joelho não envolve rotação em torno do eixo central, uma vez que o joelho se abre como uma porta ou um livro e o LCP fica sem função.

A *instabilidade rotacional ântero-medial* (IRAM) é caracterizada por subluxação ântero-medial do platô tibial medial em relação ao côndilo femoral medial. A patologia inclui ruptura dos ligamentos do compartimento medial, sendo que, em cerca de 50% desses casos, há também ruptura do ligamento cruzado anterior (LCA). O teste do estresse em abdução a 30 graus de flexão será positivo se houver rotação externa da tíbia durante o teste. Em princípio, o LCA não afeta a IRAM ou a subluxação, uma vez que fica relativamente mais curto quando a tíbia sofre rotação externa. O teste da gaveta anterior realizado em flexão apresenta-se altamente positivo, com a tíbia em rotação externa, quando o ligamento menisco-tibial medial está rompido, mas é apenas moderadamente positivo quando há ruptura do ligamento menisco-femoral. O teste de Lachman será positivo quando houver ruptura associada do LCA. O teste de *pivot shift*, de acordo com Hughston,[4,5] é positivo (leve ou moderado) somente em pequeno número de casos que não envolvem necessariamente ruptura do LCA; em alguns pacientes, o joelho contralateral normal mostrou resultado fisiologicamente positivo no teste de *pivot shift*. Na experiência de Hughston com a IRAM,[4,5] somente em pequeno número de casos foi necessária a cirurgia do LCA, sem deterioração progressiva dos resultados ou desenvolvimento de uma subluxação rotacional ântero-lateral.[5]

A *instabilidade rotacional ântero-lateral* (IRAL) consiste na subluxação do platô tibial lateral em relação ao côndilo femoral lateral.[6] Clinicamente, o resultado do teste de Lachman é positivo a 25 graus de flexão; o teste da gaveta anterior é ligeiramente positivo em flexão, com a tíbia em posição neutra, demonstrando subluxação ântero-lateral da tíbia; o teste do *pivot shift* é positivo; e o teste da adução a 30 graus é semelhante ao do lado oposto. A anatomia patológica mostra o LCA rompido e, com freqüência, também ruptura do terço médio do ligamento capsular lateral, que pode ser vista como uma fratura por avulsão (Segond) da inserção tibial. É fácil reconhecer uma ruptura do LCA, enquanto que uma ruptura das estruturas laterais, que pode incluir o trato iliotibial (TIT) nas suas fibras profundas (Kaplan) ou superficiais e o menisco lateral, pode ser mais difícil de se identificar.

A *instabilidade rotacional ântero-medial e ântero-lateral combinada* (IRAL-AM) consiste na subluxação anterior simultânea de ambos os platôs. Os sinais clínicos são os testes de *pivot shift* ou *jerk* positivos, particularmente sob anestesia; o teste da gaveta anterior leve ou moderadamente positivo em flexão, com a tíbia em posição neutra, e o teste de Lachman positivo. O estresse em abdução a 30 graus de flexão é significativamente positivo mesmo sem anestesia. Medialmente, há ruptura do terço médio do ligamento capsular e do ligamento colateral tibial, e lateralmente, ruptura do terço médio do ligamento capsular lateral; algumas vezes, verifica-se uma ruptura do TIT e, na incisura, há ruptura do LCA.

A *instabilidade rotacional póstero-lateral* (IRPL) envolve a subluxação rotacional externa e posterior do platô tibial lateral em relação ao côndilo femoral lateral. O diagnóstico é feito através do teste do *recurvatum* em rotação externa positivo, do teste da gaveta póstero-lateral positivo ou ambos. O teste da gaveta posterior em flexão, com a tíbia em posição neutra, é negativo se o LCP estiver intacto. O teste do estresse em adução a 30 graus de flexão é positivo e pode ser de suave a grave, dependendo da gravidade da lesão do ligamento colateral lateral (LCL), do TIT e das estruturas póstero-laterais (EPL). O TIT desliza posteriormente à medida que o joelho é flexionado e, quando não está lesado, pode manter relativa estabilidade lateral no teste de adução a 30 graus. A 0 grau de flexão, o teste de adução pode ser aparentemente positivo uma vez que a tíbia proximal entra em rotação externa e mostra uma aparente tíbia em varo. Os testes da gaveta anterior, de Lachman e *pivot shift* são negativos, a não ser que haja uma lesão associada do LCA. O teste da gaveta póstero-lateral somente pode ser feito a 30 graus de flexão, posição em que, segundo Hughston, é comparável com o teste do *pivot shift* de Jakob.

Os pacientes portadores de lesão crônica podem queixar-se de dor na linha articular medial com a sustentação de peso, em virtude de compressão excessiva do compartimento ou estresse dos ligamentos capsulares mediais, secundário à subluxação póstero-lateral. O primeiro procedimento cirúrgico pode ter sido uma meniscectomia medial. Como resultado do *recurvatum* em rotação externa ao caminhar uma certa distância, o paciente pode apresentar tíbia em varo, que desaparece se ele andar com o joelho ligeiramente flexionado. Se houver dor nas EPL, por descoaptação e estiramento, o paciente pode andar em ligeira flexão e sem apresentar tíbia em varo. Hughston e Jakobson[7] não encontraram lesões do LCP nos casos de IRPL e acreditam que um pouco da confusão existente entre a IRPL e a instabilidade do LCP deriva-se da aplicação indevida do teste da gaveta posterior. Quando se permite que a tíbia sofra rotação externa no teste da gaveta posterior com um ligamento arqueado rompido, o tubérculo tibial sofre rotação lateral e perde sua proeminência anterior, dando a impressão de um teste da gaveta posterior positivo. Se a tíbia for mantida em rotação neutra durante o teste da gaveta posterior, não haverá deslocamento posterior, a menos que o LCP esteja rompido.

A *instabilidade rotacional póstero-lateral combinada* é uma IRPL em associação com outras instabilidades rotacionais, em particular IRAM ou IRAL. Quando a IRPL está associada a IRAL, há ruptura do LCA, bem como do ligamento capsular lateral e do TIT, e maior incidência de rompimento do menisco lateral. Pode haver certa confusão clínica; a redução de uma subluxação póstero-lateral da tíbia pode ser interpretada como uma IRAL. O exame pode começar com a tíbia em posição neutra ou com a articulação tibiofemoral reduzida e não com a tíbia subluxada póstero-lateralmente. Mais freqüentemente, a IRPL pode ser combinada com uma IRAM, permanecendo intacto o LCP.

A *instabilidade rotacional póstero-medial,* de acordo com Hughston,[3] não existe. Quando a tíbia está em rotação interna sobre o fêmur, o LCP intacto (pela definição das instabilidades rotacionais) impede a subluxação póstero-medial. Se o examinador perceber uma subluxação póstero-medial, deve haver uma ruptura do LCP, a menos que se prove o contrário.

Hughston[3] discutiu as instabilidades puras, em particular a instabilidade medial pura (IMP), a instabilidade lateral pura (ILP), a instabilidade posterior pura (IPP) e o joelho deslocado (combinação de IMP e ILP). A instabilidade anterior pura não existe, uma vez que qualquer deslocamento anterior grande o suficiente para romper o LCP provocaria também o rompimento dos ligamentos medial e lateral. A combinação de IRAL-AM já foi discutida.

A IMP consiste na abertura da linha articular medial no teste de abdução, a 30 graus de flexão, sem rotação tibial associada em torno de um eixo central e sem rotação tibial simultânea ou subluxação anterior do platô medial. O teste de abdução costuma ser positivo a 30 graus de flexão, mas em geral também está presente a 0 grau. O teste de Lachman será positivo se o LCA estiver rompido. O teste da gaveta anterior em flexão é positivo em todas as três posições rotacionais, mas não costuma ser superior a 1+ em rotação interna. O teste da gaveta posterior em flexão, com a tíbia em posição neutra, será positivo quando o LCP estiver rompido (por definição, o LCP é rompido em todos os casos). O dano aos ligamentos colateral tibial, terço médio capsular e oblíquo posterior é considerável. O LCA rompe-se com freqüência e o LCP, sempre. Há controvérsia quanto ao teste da gaveta posterior negativo na ruptura do LCP. De acordo com Hughston,[8] o edema presente nos casos agudos não permite a avaliação crítica. Além disso, quando os ligamentos laterais não estão lesados, podem impedir um resultado positivo do teste da gaveta posterior. Nos casos crônicos, quando as estruturas laterais e póstero-laterais (ligamento arqueado) estão estiradas, é sempre observado um teste da gaveta posterior na IMP.

A ILP consiste na abertura do espaço articular lateral durante o teste de estresse por adução, sem rotação do platô tibial sob o côndilo femoral lateral. O teste da gaveta posterior em rotação neutra é positivo. São freqüentes as complicações neurovasculares neste tipo de instabilidade. O nervo fibular ou a artéria poplítea podem estar envolvidos. O teste de estresse por adução em 30 e 0 graus é positivo, mas nem sempre fortemente positivo. Com a tíbia em rotação externa, o teste da gaveta posterior torna-se ainda mais positivo. O teste de Lachman é positivo somente quando o LCA também está rompido. A incidência de casos de ILP é baixa. As estruturas laterais, ligamento arqueado, LCL, poplíteo, TIT e bíceps são rompidos com freqüência e o LCP, sempre. Quando há um teste da gaveta posterior fortemente positivo, apesar de o teste de abdução ser normal, Hughston[1] sugere que se explore o compartimento medial, pois é provável que se encontre uma lesão póstero-medial.

A IPP isolada é a subluxação posterior com um mínimo de instabilidade medial, lateral ou anterior. Geralmente, a instabilidade não é reconhecida e o paciente é capaz de continuar sua função. A lesão típica é a do LCP, e, clinicamente, há uma gaveta posterior de 1 a 2+.

Muitos dos conceitos originais de Hughston resistiram ao tempo, mas outros foram alterados nos anos 80 e 90. Os conceitos de IRAM e de IRAL, por exemplo, foram revisados. A questão da integridade do LCA é crucial. Os casos que envolvem rupturas dos ligamentos do compartimento medial, com integridade do LCA, devem ser separados daqueles em que há uma combinação de lesões do LCA e do compartimento medial. As lesões do ligamento colateral medial (LCM) tendem a se recuperar mesmo sem cirurgia e com mobilização imediata, desde que o LCA esteja normal.[9,10] Se o LCA estiver rompido, a cirurgia pode ser dirigida unicamente para o tratamento do pivô central,[11] deixando-se o LCM sem cirurgia (a não ser nos casos graves, nos quais o compartimento medial esteja completamente rompido, inclusive o ligamento oblíquo posterior [LOP]). Cerca de 50% dos pacientes de Hughston portadores de IRAM apresentaram evidências de ruptura do LCA.[5]

Também o conceito de IRAL foi alterado. Basicamente, este tipo de instabilidade ocorre em joelhos com ruptura do LCA e compartimentos lateral e medial intactos. As IRAL podem ser consideradas clinicamente como lesões que, em geral, ocorrem isoladamente, embora, às vezes, possam estar associadas a uma ruptura do terço médio capsular lateral ou a do TIT, que são difíceis de serem detectadas. A combinação de IRAL-AM ocorre em casos de lesões combinadas do compartimento medial e do LCA, associadas ou não a uma ruptura do terço médio capsular lateral. O fundamental parece ser a reconstrução do LCA.

Quanto às IRPL, um conhecimento cada vez maior das lesões associadas do LCP desafiou o conceito do LCP como pivô central do joelho. A ILP, instabilidade grave resultante do rompimento de todos os ligamentos e do LCP, com ou sem ruptura do LCA, constitui outra área de controvérsia. Apesar da classificação de Hughston da natureza compartimental complexa das instabilidades ligamentares do joelho, existe uma considerável confusão a respeito da mecânica e anatomia patológica associadas.[12,13] Durante a cirurgia para correção da instabilidade do ligamento lateral, observa-se a presença de grande variedade de lesões. A maioria dessas lesões laterais ocorre em combinação com lesões do LCA ou do LCP, ou ambas. O padrão de instabilidade resultante do dano experimental às EPL é variável e precariamente compreendido.

Uma lesão em varo do joelho que resulte em ILP é rara e tão grave quanto um deslocamento do joelho. A maioria dessas lesões é causada por acidentes automobilísticos ou do trabalho em indústrias. Mais recentemente, foram relatados casos resultantes de esportes de contato. Ocorrem em razão de um golpe na face medial do joelho estendido, e algumas dessas lesões podem representar deslocamentos ocultos do joelho, que sofrem redução espontânea. Diversas publicações relatam sua ocorrência.[7,14-17] Outros trabalhos publicados falam a respeito de lesões do LCP associadas a lesões do ligamento lateral.[18,19] Nesses casos, costuma haver lesão do nervo fibular associada (56% na série de Towne et al.[12] e 30% na de De Lee et al).[15,16] O prognóstico não é favorável em termos de retorno aos esportes.[15-17] Kannus[20] examinou retrospectivamente 11 pacientes com lesões de grau II e 12 com lesões de grau III do lado lateral 8 anos após a ocorrência da lesão; 52 dessas lesões ocorreram na prática de esportes. As lesões de grau II incluíram lesões do terço médio do ligamento capsular lateral e do complexo arqueado. As lesões de grau III foram entorses com estresse em varo 3+ a 30 graus e 1 a 2+ a 0 grau. Além disso, houve lesão parcial do LCP. Foi excluída a possibilidade de ILP grave e não se observaram componentes rotacionais. Na avaliação final, 82% dos pacientes com grau II alcançaram o nível de participação nos esportes anterior à lesão, da mesma forma que 75% dos pacientes com grau III. Os casos com grau III mostraram instabilidades complexas, dentre as quais IRAL, IRPL, combinação de IRAL e IRPL e combinação de IRAL e IRAM; 50% desses pacientes mostraram evidência radiográfica de osteoartrite. Muitas das lesões de grau III estavam, provavelmente, associadas a lesões do LCA e/ou do LCP que não foram reconhecidas.

A definição de IRPL[1-3,7,14,15] compreende uma lesão do complexo arqueado (ligamento arqueado, LCL, tendão e músculo poplíteo, cabeça lateral do gastrocnêmio). Este conceito, que coloca o LCP intacto nestes casos no centro de rotação do joelho, foi mais recentemente posto à prova. Muitos estudos clínicos observaram a freqüente combinação das lesões do LCP com lesões laterais ou póstero-laterais.[21,22] Experiências em cadáveres[23,24] demonstraram relação estreita entre as estruturas laterais e os ligamentos cruzados. Müller et al. (1988)[25] e Jakob et al.[21] enfatizaram que, para haver uma IRPL significativa, provavelmente será necessário haver uma combinação de lesões do LCP e do complexo arqueado. A classificação de Hughston pode ser considerada uma simplificação da realidade clínica.

A IRPL é muito menos comum do que a IRAL. Este padrão de instabilidade pode ser negligenciado nas situações agudas e apresenta uma forma crônica em combinação com outros padrões de instabilidade. Hughston e Jakobson[7] observaram que muitos pacientes com IRPL sofreram repetidas cirurgias. Os sinais clínicos são sutis e enganadores. Fatores constitucionais, tais como o morfotipo em varo, podem contribuir para a IRPL. Uma lesão aguda do LCA pode levar à distensão secundária das estruturas do lado lateral, resultando num padrão de IRAL e IRPL combinadas. A maioria dos casos de IRPL resulta de trauma, com freqüência relacionado a esportes.[14,15] O mecanismo de lesão foi descrito como um golpe direto na face medial do joelho ou da tíbia, com o joelho em extensão quase completa. Outras lesões podem envolver trauma indireto provocado por rotação externa. Na fase aguda, o paciente pode apresentar apenas sinais e sintomas menores. Nos casos crônicos, os pacientes queixam-se de falseios do joelho em extensão, dificuldades com escadas ou pressão com o joelho em extensão. A maioria dos casos de IRPL ocorre em combinação com outras instabilidades. Hughston e Jakobson[7] observaram combinação de IRAL, IRPL e IRAM e de IRAL e IRPL. De 140 pacientes[7] submetidos a reconstrução devida a IRPL crônica, houve 30 casos de IRAL e IRPL crônicas combinadas, 11 de IRAM e IRPL combinadas, 36 de IRAM, IRPL e IRAL combinadas e 18 de IRPL isolada. Na série aguda de Baker et al.,[14] a associação mais comum foi com IRAL. De Lee et al.[15] observaram associação de IRPL e IRAL.

Começamos este capítulo agradecendo o trabalho de Hughston e sua classificação das lesões ligamentares do joelho. Comentamos diversos pontos que hoje são passíveis de discussão ou que ainda não foram completamente entendidos. A classificação de Hughston baseia-se no princípio de que o LCP age como o eixo de rotação interna e externa do joelho e que a presença de alterações neste eixo indica lesão do LCP. No entanto, Gollehon et al.[23] e Grood et al.[24] demonstraram em estudos biomecânicos em cadáveres que não há um eixo único de rotação do joelho. Alterações significativas no eixo de rotação foram associadas a lesões de outros ligamentos e estruturas capsulares, mesmo quando o LCP estava intacto. O eixo de rotação depende das forças aplicadas ao joelho, bem como do seu ângulo de flexão. O LCA e o LCP se enrolam um ao redor do outro em flexão e se desenrolam em extensão. A tensão no LCP aumenta com a rotação interna.

Finalizando esta seção introdutória, gostaríamos de apresentar nossa classificação anatômica simples das instabilidades combinadas (ou multidirecionais) dos ligamentos do joelho:

1. Instabilidade anterior e medial.
2. Instabilidade anterior e lateral.
3. Instabilidade anterior, medial e lateral.
4. Instabilidade posterior e medial.
5. Instabilidade posterior e lateral.
6. Instabilidade posterior, medial e lateral.
7. Instabilidade anterior e posterior.
8. Instabilidade anterior, posterior e lateral.
9. Instabilidade anterior, posterior e medial.

As combinações mais freqüentes são a anterior e medial aguda e crônica, anterior e lateral aguda e crônica, e posterior e lateral aguda e crônica. Esses três tipos de instabilidade combinada ou multidirecional serão discutidos com maior profundidade neste capítulo.

INSTABILIDADE ANTERIOR E MEDIAL

Epidemiologia

As lesões combinadas do LCA e LCM são as mais comuns e podem ocorrer com trauma resultante da prática de esportes ou de outras atividades. Miyasaka et al.[26] analisaram os diagnósticos iniciais de 2.547 pacientes atendidos numa clínica de lesões do joelho em San Diego entre 1985 e 1988. Desses casos, 500 envolveram lesões agudas dos ligamentos do joelho com movimento patológico. Dentre as lesões combinadas, as mais freqüentes foram as do LCA e LCM (12%). Estas foram também as únicas lesões que corresponderam a mais de 2% dos casos. A maioria dessas lesões ocorreu durante atividades esportivas, predominantemente em homens. O esporte que causou com mais freqüência tais lesões foi o esqui na montanha (19%), seguido do futebol (14%), futebol americano (9%) e basquete (5%). Em 14% dos casos, a lesão ocorreu durante um acidente de automóvel.

Marzo e Warren[27] observaram que 90% de suas lesões combinadas do LCA e LCM estavam relacionadas a atividades esportivas. A idade média de sua população atlética era de 25,5 anos, 10 anos inferior à dos pacientes não atléticos.

Mecanismo de Lesão

É importante dispor de um histórico preciso do mecanismo de trauma, a fim de se chegar a um diagnóstico correto tanto das lesões de contato como das que não são de contato.

As lesões que não são de contato são freqüentes. É comum um mecanismo de rotação tibial externa e em valgo em esquiadores, quando a ponta do esqui fica presa na neve. O esqui do membro de sustentação de peso age como um braço longo de alavanca, que provoca rotação externa da tíbia e leva a um momento em valgo no joelho (Fig. 11-1). O momento resultante é suficiente para romper tanto o LCA como o LCM.

Lesões que não são de contato, similares, ocorrem nos jogadores de futebol e basquete. O atleta fixa o pé no chão e corta na direção oposta, fazendo um pivô so-

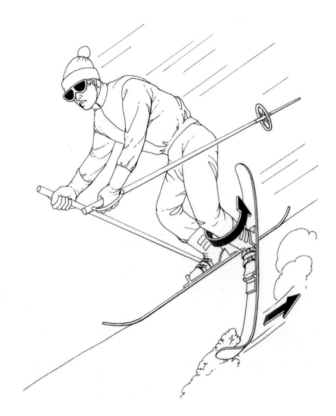

Fig. 11-1. Mecanismo da lesão ântero-medial.

bre o pé de sustentação do peso. Se houver falta de equilíbrio ou de sinergia dos músculos para manter a estabilidade da articulação do joelho, os ligamentos se rompem, pelas intensas forças aplicadas.[4] O motociclista também corre risco de sofrer uma lesão combinada do LCA e LCM. Durante um giro para a direita, o motociclista coloca o pé direito no chão e usa-o como um fulcro para girar rapidamente a motocicleta. Se o pé permanecer plantado no solo, é aplicado um momento de rotação externa e em valgo no joelho. O mesmo mecanismo pode ocorrer com um jogador de basquete ou vôlei ao pousarem no chão sem equilíbrio após um salto. Em todas as lesões que não são de contato, o mecanismo traumático consiste numa força em valgo intensa, com uma rotação tibial externa associada, e o pé fixado no solo.

Nas lesões de contato, o mecanismo consiste em golpe sobre a face lateral do membro de sustentação do peso, cujo pé está fixado no solo. A força causa um momento em valgo no joelho, com possível rotação tibial externa associada. Essas lesões são observadas com mais freqüência durante os jogos de futebol e futebol americano.

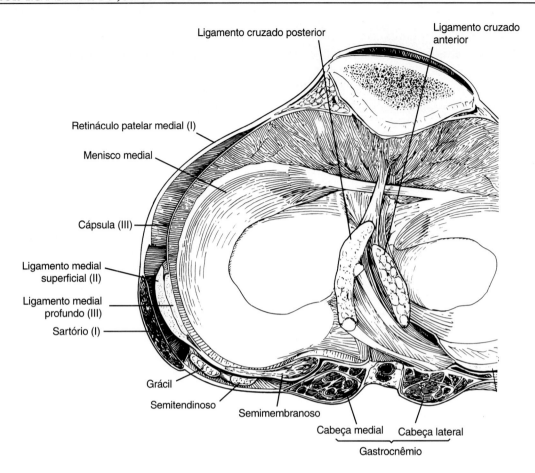

Fig. 11-2. Anatomia do compartimento medial. (De Marzo e Warren,[27] com permissão.)

Anatomia

A anatomia do LCA será descrita em outro ponto deste texto. Revisaremos rapidamente a anatomia do compartimento medial no que se refere aos aspectos pertinentes ao tratamento cirúrgico das lesões combinadas do LCA e LCM.

A anatomia do compartimento medial do joelho foi cuidadosamente investigada. Vários autores enfatizaram as contribuições de diferentes porções do complexo capsuloligamentar para a estabilidade deste compartimento.

O compartimento medial foi dividido em três camadas[28] (Fig. 11-2). A camada mais superficial (camada 1) consiste na fáscia crural profunda, que envolve o músculo sartório. Esta fáscia se mescla anteriormente com a fáscia do músculo vasto medial e posteriormente se sobrepõe aos tendões do grácil e semitendinoso e às duas cabeças do músculo gastrocnêmio.

A camada média ou intermediária (camada 2) consiste no LCM superficial. Este ligamento é uma estrutura triangular achatada que se estende do epicôndilo medial até a tíbia ântero-medial. A área de inserção tibial é localizada 5 a 6 cm distal à linha articular, posterior e profundamente à "pata de ganso". Sua extremidade anterior é composta de fibras paralelas. As fibras posteriores seguem um curso oblíquo até o canto póstero-medial. As fibras anteriores são retesadas em flexão e relaxadas em extensão, e o inverso ocorre com as fibras posteriores. Anteriormente ao LCM superficial, as camadas 1 e 2 se fundem, e posteriormente, são separadas pelos tendões do semitendinoso e grácil. O tendão do semimembranoso, com seus cinco braços de inserção, também se localiza nesta camada intermediária.

A camada profunda (camada 3) é composta da cápsula e do LCM profundo. É dividida em duas porções, uma superior (menisco-femoral) e outra inferior (menisco-tibial). O ligamento menisco-tibial é mais curto e mais forte e permite apenas movimento limitado do menisco em relação à tíbia. A camada 3 funde-se com o LCM em sua borda posterior para formar a cápsula póstero-medial. A porção da cápsula foi descrita como o LOP.[29]

Biomecânica

A estabilidade da articulação depende de vários componentes: restrição ligamentar, geometria da articulação e suporte musculotendinoso.[30] Uma ruptura de um ou mais ligamentos do joelho modificará o limite de mobilidade da articulação de uma forma previsível. Portanto, a demonstração do movimento patológico do joelho é a base para o diagnóstico clínico. Cada ligamento do joelho é um estabilizador primário no que tange à limitação do movimento da articulação numa direção e, além disso, pode ser um estabilizador secundário na limitação do movimento em outras direções.

O LCA é o restritor primário da translação tibial anterior. Limita o deslocamento tibial anterior em todos os graus de flexão do joelho; contudo, sua função principal é exercida entre 20 e 45 graus de flexão do joelho, posição esta em que os restritores secundários não estão retesados.[31-35] O LCA não oferece restrição ao deslocamento tibial posterior.[36,37] O LCA é também um restritor secundário para outros movimentos do joelho. Ele age de modo a restringir a rotação tibial. Markolf et al.[33] mostraram que, em extensão total, ruptura do LCA aumenta a rotação tibial em 38%. Em estudo semelhante, Lipke et al.[38] descobriram que o corte do LCA produz aumentos significativos na rotação tibial interna, enquanto a rotação externa da tíbia era apenas minimamente aumentada.

Grood e Noyes[39] desenvolveram um "modelo" de articulação do joelho para explicar o papel dos ligamentos na restrição à rotação tibial. Descobriram que o LCA era da maior importância para impedir a rotação tibial interna em até 30 graus de flexão do joelho. Sua participação diminuía em maiores graus de flexão. O LCA pode, portanto, ser considerado um importante restritor secundário à rotação tibial interna com o joelho em grau baixo de flexão e um restritor secundário menor para a rotação externa.[40]

O LCA é também um freio secundário para a rotação tibial em varo-valgo. Markolf et al.[33] mostraram que, entre 30 e 90 graus de flexão, não se desenvolve frouxidão em varo-valgo significativa após o seccionamento do LCA. Grood et al.,[30] num teste em cadáveres, entre 5 e 25 graus de flexão, mostraram que o LCA atua como restritor secundário somente após o seccionamento dos ligamentos colaterais. Esses ligamentos foram capazes de impedir frouxidão significativa após o corte das estruturas periféricas.

Muitos autores concordam que as estruturas mediais constituem restritores primários à rotação tibial em valgo. As estruturas mediais são o LCM superficial e a cápsula profunda, que pode ser dividida nos terços anterior, médio e posterior. O terço médio é o LCM "profundo". Grood et al.[30] (1981) confirmaram a importância do LCM superficial para evitar a frouxidão em valgo de 5 a 25 graus de flexão, fazendo cortes experimentais em cadáveres. O LCM profundo mostrou ser de importância limitada. O terço posterior da cápsula foi importante restritor secundário da angulação em valgo, com o joelho em extensão quase total, mas sua importância diminuía com o aumento da flexão.

As estruturas mediais também agem como um restritor primário da rotação tibial interna.[40] O seccionamento do LCM superficial e profundo aumentou a rotação tibial com o joelho em extensão e flexão. Não é possível uma conclusão definitiva sobre a participação relativa de estruturas individuais na limitação do movimento, particularmente a rotação, em razão de diferenças na ordem de seccionamento e posição de flexão testadas. No entanto, o LCM superficial constitui o freio primário à rotação tibial interna desde a extensão total até 90 graus de flexão. O LCM profundo também é um freio primário, mas somente da extensão total até 30 graus de flexão.[40]

Acredita-se também que as estruturas mediais e o menisco medial proporcionem importante restrição à rotação tibial externa, embora isto não tenha sido provado experimentalmente.[39] Estudos biomecânicos não foram capazes de comprovar uma participação importante das estruturas mediais na limitação do deslocamento tibial anterior no joelho normal.[41] Entretanto, quando o LCA foi seccionado, foi observado aumento adicional do deslocamento tibial anterior quando tanto o LCM profundo como o superficial foram também seccionados.

Nas lesões combinadas do LCA e LCM, o movimento patológico resultante inclui grande aumento da translação tibial anterior em todos os graus de flexão e aumento significativo da rotação em valgo tanto em extensão como em 30 graus de flexão. Na presença de lesão extensa das estruturas mediais, ocorre maior translação anterior do platô tibial medial e também maior rotação tibial externa. A rotação interna é também aumentada, porém em níveis menos dramáticos do que outros movimentos.

Avaliação Clínica

Na maioria dos casos, o histórico do trauma e um cuidadoso exame físico são essenciais para o diagnóstico correto. Nas lesões agudas, a avaliação física pode ser difícil em virtude de dor, edema e espasmo muscular. As radiografias-padrão são importantes para excluir a presença de fraturas. A ressonância magnética (RM) é útil na avaliação da existência de lesões ligamentares agudas. No entanto, nas lesões combinadas, a demonstração de movimento patológico do joelho, em geral, não é difícil e constitui a base do diagnóstico.

Em geral, desenvolve-se edema nas primeiras horas após a lesão. Se tiver ocorrido ruptura capsular significativa, que permita o extravasamento de fluido da articulação, a efusão intra-articular pode não ser evidente. Se o joelho estiver inchado, o paciente tenderá a flexioná-lo ligeiramente, para alcançar uma posição mais confortável. Não é aconselhável a aspiração, a menos que a presença de grande derrame articular interfira no exame ou cause desconforto.

A perda da extensão pode ser causada pela interposição dos restos do LCA ou por uma lesão associada do menisco. Pode também ser causada pelo espasmo do isquiotibial na presença de ruptura do LCM. Hughston[4] propôs a diferenciação entre ruptura do LCM e ruptura em "alça de balde" por meio da injeção de 2 a 3 ml de anestésico local na área da dor, sobre o epicôndilo medial. Com isto, suprime-se a estimulação nervosa aferente que produz o espasmo do isquiotibial e é possível recuperar a extensão total. A flexão costuma ser limitada pelo edema e pelo reflexo antálgico. Entretanto, pode também ser reduzida por um fragmento meniscal numa lesão do LCM. A palpação pode revelar sensibilidade importante da face medial da articulação. O ponto da lesão do LCM pode, às vezes, ser indicado pela sensibilidade, distal ou proximal.

Preferimos começar o exame da estabilidade com o teste de Lachman. Observamos o grau de deslocamento e o ponto terminal, *end point*. O movimento anormal é classificado em três graus com relação ao joelho contralateral normal: grau I, até 5 mm de aumento da translação da tíbia; grau II, de 6 a 10 mm e grau III, mais de 10 mm. O ponto terminal pode ser firme (normal), marginal ou suave. Algumas vezes, o deslocamento tibial anterior é claramente aumentado, porém observa-se um ponto terminal firme. Há três explicações possíveis para isso: ruptura parcial do LCA, frouxidão do LCP ou lesão póstero-lateral.[27] Nas lesões agudas, com freqüência, há problemas para a realização do teste de Lachman, pelo espasmo do isquiotibial, especialmente em pacientes atletas, com coxas grossas. Nesses casos, usamos um suporte para a coxa, que facilita o relaxamento do isquiotibial. Se isso não for suficiente, deve ser realizada avaliação sob anestesia. Uma interposição do menisco pode restringir a translação tibial anterior e causar teste de Lachman falso negativo. Na presença de frouxidão do LCP ou canto póstero-lateral, o teste de Lachman falso positivo se deve à localização da tíbia numa posição subluxada posteriormente. Na presença de ruptura extensa das estruturas mediais, pode ser observado deslocamento anterior excessivo do platô tibial medial durante a realização do teste de Lachman. De fato, a tíbia sofre rotação externa ao se deslocar anteriormente.

Os testes de adução e abdução são realizados em 30 graus de flexão do joelho e em total extensão. Os resultados do teste são divididos em três graus com relação ao joelho contralateral. O grau I indica uma abertura articular de até 2 mm maior do que o joelho normal; o grau II, uma abertura de até 5 mm maior; e o grau III, uma abertura superior a 5 mm.[42] Para realizar os testes de adução e abdução, é aconselhável o uso de um aparelho como o artrômetro KT-1000. As coxas repousam sobre o suporte com aproximadamente 25 graus de flexão do joelho e uma das mãos do examinador segura a perna enquanto a outra estabiliza o joelho e palpa a linha da articulação. No entanto, o suporte precisa ser removido para realização do teste em extensão. O examinador deve avaliar a abertura articular tanto em flexão como em extensão. Se essa abertura for evidente, deve-se suspeitar de lesão grave, com extensão posterior da lesão do compartimento medial e provável envolvimento do LCA e/ou do LCP.

Em nossa experiência, as lesões do LCM (grau III) costumam estar associadas a lesão do LCA. Num estudo radiográfico, Tria et al.[43] demonstraram correspondência estrita entre a abertura da linha medial da articulação e a gravidade das lesões do LCA ou do LCM. Eles calcularam a relação entre a abertura medial e a largura do platô tibial numa radiografia ântero-posterior (AP). Quando a relação situava-se entre 0,25 e 0,50, havia ruptura do LCM do grau III. Uma relação superior a 0,50 indicava lesão combinada do LCA e LCM. Os autores recomendaram o uso da relação com radiografias de estresse e relataram 91% de eficiência na previsão da anatomia da lesão.

A próxima etapa do exame envolve a flexão do joelho em 70 a 90 graus. Nessa posição, a integridade do LCP pode ser avaliada. Observa-se o *step-off* (uma polpa digital anterior) dos côndilos e realiza-se o teste da gaveta anterior, com a tíbia em posição neutra, rotação externa e interna. Hughston[3] acredita que o teste da gaveta anterior com a tíbia em rotação externa é específico para a avaliação da integridade das estruturas mediais. Seu resultado é extremamente positivo quando o ligamento menisco-tibial está rompido e o platô tibial medial está subluxado anteriormente. Quando o ligamento menisco-femoral está rompido, mas o menisco está firmemente estabilizado em relação à tíbia, o teste da gaveta anterior é apenas ligeiramente positivo. Em nossa experiência, em lesão combinada do LCA e LCM, o teste da gaveta anterior é positivo tanto na posição neutra, como em rotação externa e se torna menos positivo com a rotação interna.

O teste do *pivot shift* pode ser difícil ou impossível de ser realizado em quadros agudos. Um teste negativo pode ser causado por uma lesão significativa do LCM ou por um deslocamento do menisco medial. Se o LCM estiver rompido, não haverá força de reação suficiente medialmente para realizar o teste. Uma lesão em "alça de balde" do menisco medial limita o movimento da articulação. Tentativas forçadas de realização do teste do *pivot shift* num quadro agudo podem aumentar o dano às estruturas mediais e, por isso, devem ser evitadas.

A rotação externa da tíbia pode ser aumentada em comparação ao lado oposto, em 30 e 90 graus de flexão do joelho, pelo maior deslocamento anterior do platô tibial medial. Nas lesões combinadas graves do LCA e do LCM, pode ser observada sensação de rotação tibial externa durante a realização do teste de Lachman. Em tais casos, o centro de rotação da tíbia é deslocado lateralmente e a tíbia sofre subluxação anteriormente, fazendo rotação em torno do compartimento lateral intacto.

Em nossa opinião, o exame de uma lesão aguda do joelho deve ser realizado delicadamente, começando-se pelos testes menos dolorosos. O teste de Lachman é, provavelmente, o menos desconfortável para o paciente. Numa revisão das lesões agudas do LCA e do LCM,[44] o teste de Lachman apresentou resultado positivo em 99% dos casos. O teste da gaveta anterior foi positivo em 70% e o *pivot shift*, em apenas 35% dos joelhos. Quando os mesmos testes foram repetidos sob anestesia, os resultados foram positivos em 100% para o do Lachman, 98% para o *pivot shift* e 91% para a da gaveta anterior. Há que se destacar o aumento dramático do número de testes do *pivot shift* positivos.

As lesões crônicas são mais facilmente avaliadas. Na maioria dos casos, não há espasmo muscular, edema e derrame articular e é incomum a presença de dor. Os pacientes relatam lesão prévia do joelho. Após um período de tratamento conservador e reabilitação, não conseguem reassumir suas atividades esportivas nos mesmos níveis anteriores à lesão e sofrem, eventualmente, nova lesão ou falseios, que eles descrevem como movimento anormal entre a tíbia e o fêmur. Os sintomas podem ser sentidos inicialmente durante atividades que envolvam rápida mudança de direção, mas, posteriormente, podem ocorrer durante atividades da vida diária. Estes episódios podem ser de menor importância e sem maiores conseqüências (falseios parciais) ou podem ser acompanhados de dor intensa e derrame articular (falseios completos). Repetidos episódios de lesão podem resultar em ruptura do menisco e degeneração da cartilagem.

O exame físico é feito por meio dos mesmos testes descritos para as lesões agudas do joelho. Os testes dinâmicos devem ser realizados com segurança. Se houver frouxidão significativa do LCM, pode não ser suficiente restringir-se a força medialmente para realização de um teste válido.[27] Nos casos crônicos, deve ser dada maior atenção à avaliação dos sintomas do menisco.

Tratamento Cirúrgico

A anatomia patológica das lesões combinadas do LCA e LCM varia de acordo com o grau e local da lesão.

A falha do LCM e das estruturas mediais pode ocorrer ao nível do terço proximal, médio ou distal (tibial). Tria et al.[45] relataram a ruptura da inserção femoral como a ocorrência mais freqüente (65%), seguida da ruptura da inserção tibial (25%) e ruptura no terço médio (10%). O estresse gerado pelo trauma após a ruptura do LCM continua ao redor da face posterior do joelho, estendendo-se pelo canto póstero-medial. O próximo ligamento a ser lesado é o LCA, que se distende e avança contra a face intercondiliana do côndilo femoral lateral. Na maioria dos casos, o LCA se rompe no terço médio (75%). A inserção femoral é rompida em 20%, enquanto a inserção tibial raramente sofre ruptura (cerca de 5% somente).

A situação do menisco também é importante. Uma ruptura aguda do LCA e do LCM associada a lesão do menisco medial (MM) foi descrita em 1936 por Campbell.[46] O'Donoghue,[47,48] durante os anos 1950, relatou novamente a associação de lesões do LCA, LCM e MM na prática de esportes. A lesão foi chamada de "tríade infeliz", um conceito que foi recentemente revisado por Shelbourne e Nitz.[11] Numa série de 60 pacientes consecutivos, portadores de lesões combinadas agudas do LCA e LCM, a incidência de ruptura do MM foi de 11%. O menisco lateral (ML) estava rompido em 71% dos joelhos com lesão do LCM do grau II e em 32% daqueles com ruptura do LCM do grau III. Em 60% dos casos, as lesões do grau III do LCM não estavam associadas a lesão do menisco. Esses dados sugerem um efeito de proteção (para os meniscos) nas rupturas graves do LCM (grau III) quando combinadas com rompimentos do LCA. Uma possível explicação para a baixa freqüência de lesões intra-articulares é que as lesões do LCM do grau III podem ser resultantes de um tipo de lesão compressiva e não distrativa. A conclusão do estudo foi de que o terceiro componente da "tríade infeliz" deve ser o ML e não o MM. Barber,[49] numa revisão de joelhos examinados artroscopicamente, confirmou as observações de Shelbourne e Nitz, encontrando maior número de rupturas do ML que do MM em associação com lesões combinadas do LCA e LCM.

Revisamos 31 pacientes portadores de lesões totais agudas (grau III) tanto do LCA como do LCM.[50] As lesões do LCA foram encontradas mais freqüentemente no terço proximal (55%) ou no terço médio (42%). O LCM superficial estava rompido em seu terço distal em 48% dos casos, no seu terço superior em 23% dos casos e no terço médio em 29%. O MM estava lesado em 22% dos casos, enquanto o ML em apenas 6%. As lesões do MM ficaram restritas ao corno posterior e eram periféricas e passíveis de sutura. As rupturas do ML foram, na maioria das vezes, rupturas radiais da substância média e demandaram meniscectomia parcial. Parece, portanto, que, durante uma lesão por rotação externa e valgo, o ML é rompido por mecanismo compressivo, enquanto que o menisco medial é, com freqüência, deslocado em sua periferia como parte da lesão ligamentar medial.

Nos casos crônicos, a aparência patológica é muito diferente. A capacidade de recuperação dos ligamentos depende do seu suprimento sanguíneo, da proximidade dos cotos, do estresse aplicado ao ligamento e do tempo de estresses. Lyon et al.,[51] estudando as diferenças ultra-estruturais entre células do LCA e do LCM, descobriram que o LCA não se recupera após uma ruptura intersticial. Por outro lado, uma ruptura intersticial do LCM recupera-se rapidamente. Isto se explica também pela complexa anatomia do LCA, pelas forças que agem sobre o ligamento, pela vascularização insuficiente e pelo ambiente intra-articular "hostil".[52]

Woo et al.[53] estudaram a recuperação do LCM em modelo canino. A reação inflamatória inicial (fase I) é caracterizada pela vasodilatação, permeabilidade capilar aumentada e migração de células em resposta aos mediadores químicos inflamatórios. A ruptura é preenchida na primeira semana por um coágulo, permeado de botões capilares. O aspecto clínico durante essa fase é caracterizado por edema, hiperemia, calor e dor. Em 10 dias aparecem fibroblastos e em torno da terceira semana estas são as células dominantes, quando se inicia a reparação e a regeneração (fase II). Entre a 14ª e a 40ª semana, observam-se o remodelamento e a maturação da fibrose (fase III), porém com poucas alterações ultra-estruturais. A fibrose do ligamento amadurece gradualmente nos meses seguintes. A duração desta fase de recuperação varia bastante e, provavelmente, requer 1 ano ou mais para ser concluída.[54] A capacidade natural de recuperação dos ligamentos rompidos pode ser modificada por fatores externos, tais como aposição cirúrgica das extremidades rompidas,[55] imobilização[56] ou realização imediata de exercícios de amplitude de movimento com proteção.

A cirurgia é essencial para a restauração da função do LCA,[57,58] mas o mesmo não acontece com o LCM. Estudos experimentais sobre a recuperação dos ligamentos colaterais mostraram que podem ser obtidos melhores resultados com a reparação cirúrgica das extremidades rompidas. Isso se deve ao fato de que, sem uma reparação cirúrgica, as extremidades rompidas do ligamento podem criar um espaço preenchido por tecido fibroso e não por material de ligamento. Clayton et al.,[55] num estudo sobre LCMs caninos, demonstraram que ligamentos suturados eram mais fortes do que os nãosuturados, no período pós-operatório de até 9 semanas. Entretanto, um estudo experimental feito em 1987 por Woo et al.[59] apresentou resultados diferentes. Esses autores estudaram o processo de recuperação do LCM canino, que foi examinado histologica e biomecanicamente 6, 12 e 48 semanas após a cirurgia. Os LCMs foram cortados transversalmente e receberam tratamento conservador ou reparação cirúrgica seguidos de 6 semanas de imobilização. Foram encontradas diferenças histológicas entre os dois grupos em 6 e 12 semanas, mas estas diferenças desapareceram depois de passadas 48 semanas da cirurgia. Em contraste com os estudos anteriores, as propriedades biomecânicas eram melhores no grupo não submetido à reparação. A rotação varo-valgo, em 6 semanas, era similar nos dois grupos e maior do que no grupo-controle. Em 12 semanas, o grupo não submetido a reparação cirúrgica havia recuperado os valores normais, enquanto o grupo operado, não. O grupo operado mostrou maior rotação em valgo do que o grupo-controle, mesmo 48 semanas após a cirurgia. Nesse ponto, os joelhos não submetidos a cirurgia apresentavam rotação em valgo similar à dos joelhos normais.

A imobilização é outro fator que pode influenciar a recuperação do ligamento. Os ligamentos rompidos têm sido tradicionalmente imobilizados, a fim de proteger o tecido em recuperação do estresse e do movimento. Estudos mais recentes sobre este assunto mostraram que os ligamentos imobilizados apresentam propriedades mecânicas precárias, pela perda de orientação das fibras colágenas e decréscimo da força da junção ligamento-osso.[53,60] Por isso, os efeitos da imobilização sobre a amplitude de movimento foram comparados em estudos com animais.[61] A carga final, antes da falha do LCM, de um coelho tratado com movimento passivo intermitente foi quatro vezes superior à do ligamento imobilizado. Da mesma forma, a organização da matriz celular e a concentração de colágeno aumentaram. A conclusão desses estudos fundamenta o tratamento de uma lesão isolada do LCM com movimento protegido, em vez de imobilização.

A associação com lesão do LCA pode alterar o curso da recuperação do LCM e apresentar resultados menos favoráveis.[62] Woo et al.[53] relataram os resultados das lesões do LCM em joelhos de cães associadas a rupturas parciais e totais do LCA. A frouxidão do LCA resultou em propriedades mecânicas precárias do LCM recuperado, mesmo 14 semanas depois. Estes resultados estão de acordo com aqueles obtidos por Hart e Dahners,[63] que descobriram que o movimento ativo tinha efeito danoso sobre as propriedades do LCM na ausência de restritores secundários.

De acordo com o estudo anterior, raramente se observa frouxidão crônica do LCM com significado clínico, em virtude do potencial de recuperação deste ligamento. No entanto, na presença de uma lesão do LCA, o LCM pode se recuperar com alongamento permanente. As lesões do LCA e do LCM, se tratadas por métodos conservadores, resultarão, com freqüência, em instabilidade combinada, que provoca maior incapacitação do que uma frouxidão isolada do LCA.

Os ligamentos não são as únicas estruturas envolvidas em instabilidades crônicas do joelho. Em quase todos os casos de instabilidade combinada crônica,[64] pode haver ruptura do menisco. Freqüentemente, desenvolve-se lesão do MM,[65] secundária a episódios repetidos de instabilidade. Por sua atuação como restritor do deslocamento tibial anterior, o MM corre o risco de lesão nos casos de instabilidade crônica.[66] Tanto o tratamento conservador como o cirúrgico de lesões combinadas do LCA e LCM foram propostos na literatura.

Jokl et al.[67] relataram resultados satisfatórios com a aplicação do tratamento conservador em 28 pacientes portadores de lesões agudas sérias do LCA e do LCM. Todos estes pacientes tinham (1) história de lesão por rotação em valgo do joelho; (2) derrame articular imediato; (3) testes de Lachman e da gaveta anterior positivos; e (4) radiografia de estresse em valgo mostrando abertura medial da articulação igual ou superior a 1,5 cm ou aumento de 30 graus na rotação em valgo, observado em 20 graus de flexão, em comparação com o joelho contralateral. Os joelhos foram imobilizados por 1 semana e foi permitida a sustentação de peso imediata. O tempo médio de acompanhamento foi de 3 anos. Em 20 pacientes, foi obtido resultado bom ou excelente; 73% dos pacientes que praticavam esportes de contato e 66% daqueles envolvidos em outros esportes retornaram ao nível de atividade anterior à lesão. Os piores resultados foram obtidos com os pacientes mais idosos e que não praticavam esportes. Os tipos de esportes, no entanto, não são claramente informados nesse artigo, e também não há menção aos sintomas causados pela prática desses esportes. Com base nesses resultados, os autores recomendaram que as reconstruções do LCA fossem reservadas para os casos de falha do tratamento conservador.

Kannus[20] estudou retrospectivamente 98 pacientes portadores de lesões combinadas do LCA e do LCM, examinados quando ocorreu a lesão e tratados por método conservador. Houve 54 lesões completas e 44 parciais do LCA. Em 62% dos casos, havia ruptura associada do LCM. Os pacientes foram revisados 8 anos depois. Os resultados das lesões completas do LCA foram precários na maioria dos casos: em 35% dos pacientes foi necessária a reconstrução; a atividade esportiva diminuiu em 80%, por sintomas no joelho; 28% ficaram total ou parcialmente incapacitados; e 40% sofreram pelo menos três novas lesões durante o período de acompanhamento.

Embora estudos mais antigos relatem resultado favorável com a aplicação do tratamento conservador às lesões combinadas do LCA e LCM, a reparação cirúrgica é, atualmente, a forma preferida de tratamento. No início dos anos 1980, as atenções foram concentradas principalmente no compartimento medial, enquanto que a lesão do LCA, em geral, não era tratada. Hughston[4] foi um conhecido defensor desta filosofia. Ele relatou os resultados de 93 casos agudos de instabilidade ântero-medial, que foram examinados de 2 a 21 anos após a cirurgia. A cirurgia consistiu na reparação do ligamento colateral tibial (85%), do LOP (86%) e do terço médio do ligamento capsular (92%). Foram encontradas rupturas do MM em 58% dos joelhos. O LCA estava rompido e tinha sido deixado sem reparo em 60% dos joelhos. Os resultados funcionais nos joelhos em que o LCA estava intacto não diferiram significativamente daqueles obtidos em joelhos com lesão do LCA. Hughston sugeriu que nos joelhos com ruptura do LCA não haveria progressão da instabilidade sintomática, se a integridade das estruturas mediais fosse restaurada cirurgicamente. Desses pacientes, 71% voltaram a altos níveis de participação nos esportes; quanto aos demais, sua incapacitação para a prática de esportes nos mesmos níveis não se deveu à instabilidade do joelho. A meniscectomia foi considerada a principal causa da redução do *score* do joelho, sugerindo que a reparação do menisco rompido é preferível à meniscectomia, sempre que possível. Desta forma, Hughston sugeriu que é possível obter-se bom resultado com a restauração da unidade menisco-LOP-tendão semimembranoso.

Atualmente, a maioria dos autores acredita que o essencial do tratamento não é a reparação das estruturas mediais, mas sim a reconstrução do LCA.[62,68-71] Anderson e Gillquist[72] compararam dois grupos de pacientes com ruptura isolada do LCA ou rupturas combinadas do LCA e LCM. A lesão do LCA foi tratada por meio de método conservador ou de reparação do LCA e reforço. As lesões do LCM foram tratadas cirurgicamente em todos os joelhos. Assim, os pacientes foram divididos em quatro grupos: grupo A, lesão isolada do LCA, reparada; grupo B, lesão isolada do LCA tratada de forma conservadora; grupo C, lesões combinadas do LCA e do LCM, com reparação somente do LCM; e grupo D, lesões combinadas do LCA e LCM, com reparação de ambos os ligamentos. Os pacientes que receberam tratamento conservador para as lesões do LCA retornaram aos esportes competitivos apenas em 27% dos casos. Por outro lado, 53% dos pacientes submetidos a reparação cirúrgica do LCA voltaram a praticar esportes competitivos. Não se observou diferença entre os pacientes com LCM intacto e aqueles submetidos a reparação. A maior influência sobre os resultados foi o tratamento da lesão do LCA (isto é, quer tenha sido reparado ou não). Em virtude da presença de frouxidão do LCA, a reparação cirúrgica das estruturas mediais não foi suficiente para permitir a obtenção de um bom resultado.

Vários autores reconheceram que o LCM tem um bom potencial de recuperação e foram demonstrados clinicamente bons resultados com o tratamento conservador de lesões isoladas do LCM. Em 1946, Richman e Barnes[73] descreveram casos de sucesso no tratamento conservador de lesões agudas do LCM. Fetto e Marshall[62] demonstraram, em estudo retrospectivo, a eficácia do tratamento conservador para as lesões do LCM. Eles também voltaram sua atenção para a presença de lesões associadas que pudessem piorar o prognóstico. Indelicato[9] realizou um estudo prospectivo para comparar os resultados dos tratamentos conservador e cirúrgico aplicados a rupturas isoladas do LCM (grau III). Esses pacientes foram examinados sob anestesia e um teste de estresse em valgo positivo a 30 graus foi considerado o indicador clínico mais preciso da lesão do LCM. Foi realizada uma avaliação artroscópica completa para excluir as lesões intra-articulares. Os resultados do tratamento foram avaliados em dois grupos de pacientes: grupo I (16 pacientes), com rupturas isoladas do LCM, submetidas a reparação primária, 6 semanas de rígida imobilização e programa de reabilitação supervisionado; e grupo II (20 pacientes), portadores de rupturas clinicamente comparáveis, tratados com órtese e o mesmo programa de reabilitação usado no grupo I. Os resultados foram bons em 15 dos 16 pacientes do grupo I e 17 dos 20 pacientes do grupo II. Os pacientes não submetidos a cirurgia mostraram uma recuperação mais rápida ($P < 0,001$) da força normal no teste Cybex II. Indelicato concluiu que a reparação cirúrgica primária não é indicada para uma lesão total isolada do LCM, mas ressaltou a importância da avaliação da integridade de outras estruturas do joelho, dentre as quais o LCA e os meniscos. Em estudo posterior, Indelicato et al.[10] relataram uma média de 9,2 semanas antes do retorno aos exercícios de contato total em jogadores de futebol, participantes de campeonatos entre escolas, que haviam sofrido ruptura do LCM do grau III. Entretanto, 62% desses pacientes permaneceram com uma instabilidade média grau I. Nesse estudo, o tratamento foi conservador em todos os casos e consistiu em duas semanas de imobilização com aparelho gessado, seguidas de 4 semanas de movimento restrito numa órtese articulada.

Peterman et al.[74] relataram os resultados do tratamento conservador de 135 rupturas isoladas do LCM dos graus I, II e III. Desses pacientes, 86 retornaram para exame clínico após um período médio de 44 meses. O tratamento consistiu na realização imediata de exercícios de amplitude de movimento protegido, associados a um programa de fortalecimento muscular. Foi permitida a imediata sustentação de peso na medida do tolerado pelo paciente. O retorno ao nível anterior de atividade ocorreu em 8 semanas. Os autores observaram excelentes resultados funcionais e objetivos, com 97% de retorno aos níveis de atividade anteriores à lesão. Não foram verificadas diferenças entre os vários graus de instabilidade do LCM.

Parece razoável, portanto, que uma lesão combinada do LCA e LCM possa ser convertida em lesão isolada do LCM através de reconstrução do LCA. Com base nos dados informados nos estudos experimentais e clínicos, acreditamos que as lesões agudas do LCA e LCM devam ser tratadas como a seguir. Na presença de lesão do LCM do grau I ou II, é aconselhável a realização de reconstrução do LCA e tratamento conservador do LCM. O tratamento cirúrgico do LCM é sugerido nas lesões grau III e deve ser combinado com a reconstrução do LCA.

O tratamento cirúrgico das lesões combinadas do LCA e LCM não está livre de complicações. A perda de movimento após a cirurgia é, provavelmente, a complicação mais freqüente. Deve-se observar cuidadosamente o momento apropriado para a realização da cirurgia. Shelbourne e Nitz[75] estudaram retrospectivamente 169 reconstruções agudas do LCA com enxertos de tendão patelar. Eles avaliaram os resultados a curto prazo, inclusive medições de amplitude de movimento e Cybex II. Os pacientes operados na primeira semana apresentaram incidência significativamente maior de artrofibrose, em comparação com aqueles tratados 21 dias ou mais após a lesão. Esses dados sugerem que, se a cirurgia tiver de ser realizada menos de 3 semanas após a lesão, um programa intensivo de reabilitação pode diminuir a incidência de artrofibrose.

A recuperação da amplitude de movimento pode também ser influenciada pela cirurgia do LCM. Shelbourne e Baele[76] revisaram 27 pacientes portadores de lesões agudas combinadas do LCA e LCM, dos quais 13 haviam sido submetidos a reconstrução do LCA e reparação do LCM, enquanto 14 submeteram-se somente a reparação do LCA. Os resultados em termos de estabilidade funcional e objetiva foram similares nos dois grupos. Os joelhos tratados com cirurgia do LCA e LCM mostraram maior dificuldade para recuperar a amplitude de movimento. Em 1993, Robins et al.[77] estudaram 20 pacientes consecutivos, portadores de lesões combinadas do LCA e LCM, a fim de determinar se havia correlação entre a localização da ruptura do LCM e o retorno pós-operatório do movimento. O LCA foi reconstruído com os tendões do grácil e semitendinoso e o LCM foi suturado. Os pacientes foram divididos em dois grupos: o grupo P constituiu-se de 13 pacientes com lesões proximais do LCM e o grupo D, de 7 pacientes com rompimento distal do LCM. Os pacientes do grupo D tiveram um rápido retorno do movimento, enquanto que cinco pacientes do grupo P tiveram dificuldades e precisaram de tratamento adicional para recuperar a amplitude de movimento total.

A associação entre reparação do LCM e perda de movimento após uma reconstrução do LCA foi ressaltada por Harner et al.[78] Eles revisaram 244 casos no mínimo 1 ano após a reconstrução do LCA e identificaram 27 pacientes com perda de movimento. A reparação das estruturas mediais mostrou correlação significativa com esta complicação (P <0,001). Esses autores descobriram uma associação entre a reconstrução aguda do LCA e a recuperação pós-operatória da amplitude de movimento. Descobertas semelhantes foram relatadas por outros autores.[79-82]

Realizamos um estudo[50] do tratamento cirúrgico das lesões completas agudas do LCA e do LCM. Os critérios de seleção incluíram a confirmação cirúrgica da lesão completa de ambos os ligamentos. O intervalo médio entre a lesão e a cirurgia foi de 9 dias (variando de 4 a 14). O LCA foi suturado e reforçado com o tendão do semitendinoso, através de uma artrotomia. As rupturas distais do LCM superficial foram reparadas com grampo denteado, da mesma forma que seis das rupturas proximais. As lesões do terço médio foram reparadas com suturas absorvíveis. Foi aplicada imobilização pós-operatória por um mês. Observou-se alta incidência (29%) de dificuldades pós-operatórias para recuperação do movimento. Quarenta e cinco por cento dos casos obtiveram resultado insatisfatório, principalmente em razão de sintomas patelofemorais. O nível da lesão e a técnica de reparação foram fatores importantes. Nos joelhos com fixação do LCM à tíbia, foram pouco freqüentes os problemas de reabilitação (13%), e a estabilidade normal foi restaurada na maioria desses casos. Por outro lado, as lesões proximais do LCM fixadas com um grampo ao fêmur tiveram grande incidência de problemas de reabilitação (43%), flexão máxima limitada (50%), patela baixa (57%) e menor estabilidade objetiva no teste em valgo. As lesões do terço médio reparadas com suturas apresentaram problemas de movimento (44%) e estabilidade objetiva comparável à dos casos de reparação do terço proximal. Concluímos que muitos fatores podem ter contribuído para as altas taxas de complicação, dentre os quais o momento inapropriado para a realização da cirurgia, reparações não anatômicas do LCM e imobilização pós-operatória. Atualmente, evitamos a imobilização e não usamos grampos para reparar lesões proximais do LCM.

Em estudo de acompanhamento[83] de 48 lesões agudas do LCA, realizamos reconstrução assistida artroscopicamente, usando os tendões do semitendinoso e do grácil. O tratamento cirúrgico das lesões associadas do LCM foi realizado somente nas lesões graves (grau III). Dos 16 pacientes submetidos a reparação do LCM (42%), 11 eram portadores de lesões do terço distal e 5 do terço médio. No acompanhamento, o teste em valgo foi

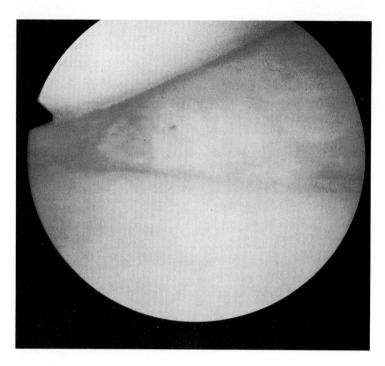

Fig. 11-3. Abertura do compartimento medial vista na artroscopia.

negativo em 10 joelhos. Os 6 joelhos restantes tiveram um resultado de 1+ no teste em valgo. Deve-se ressaltar que, em apenas três joelhos submetidos a cirurgia do LCM, foi observada perda de extensão superior a 5 graus.

Uma revisão da literatura bem como nossa própria experiência sugerem que lesões anteriores e mediais agudas devem ser cuidadosamente avaliadas para se estabelecer o seu grau. Um LCA lesado deve ser reconstruído com enxerto de alta resistência. O momento adequado para a reconstrução é de fundamental importância. Preferimos adiar a cirurgia até que o paciente recupere uma amplitude de movimento quase completa, a hemartrose seja reabsorvida e a dor desapareça. Essas condições podem, em geral, ser obtidas duas ou três semanas após a lesão. A lesão associada do LCM do grau I ou II pode ser tratada por meios conservadores com excelentes resultados; o tratamento cirúrgico do LCM deve ser limitado, em nossa opinião, às lesões do grau III. Se for realizada reparação do LCM, o cirurgião deve estar consciente dos riscos desse procedimento, dentre os quais a perda de movimento após a cirurgia.

No quadro agudo, a reparação primária do LCM rompido costuma ser suficiente. A avulsão da inserção tibial pode ser tratada através da reinserção com grampo denteado. A reinserção de uma avulsão femoral tem altas taxas de complicação. Foi sugerido o uso de suturas ao redor de parafuso e arruela AO.[84] Não é recomendado o uso de grampos ao redor da inserção femoral do LCM. Para se obter uma resposta adequada dos tecidos moles, o grampo precisa ser inserido mais distalmente no fêmur; esse procedimento altera o ponto de inserção femoral do LCM e pode causar problemas de movimento.[85,86]

Na avaliação do joelho com deficiência crônica do LCA, é importante reconhecer a presença e o grau de frouxidão associada dos compartimentos medial e lateral. Há evidências clínicas crescentes de que o resultado final de reconstrução do LCA não é satisfatório na presença de frouxidão periférica associada. O exame artroscópico pode documentar a condição do menisco e o grau de abertura do compartimento medial (Fig. 11-3).

O'Brien et al.[87] reportaram os resultados de 80 reconstruções de lesões crônicas do LCA realizadas por meio de uma técnica aberta. Em 48 casos (60%), o LCA foi reforçado com uma reconstrução extra-articular lateral. Os casos foram revisados em um período mínimo de acompanhamento de 2 anos. Não foram observados falseios em 95% dos casos e, em 84% deles, não se verificou a manobra de *pivot shift*. Insuficiência do LCM não tratada na cirurgia foi relacionada ao maior deslocamento tibial AP no acompanhamento. Por outro lado,

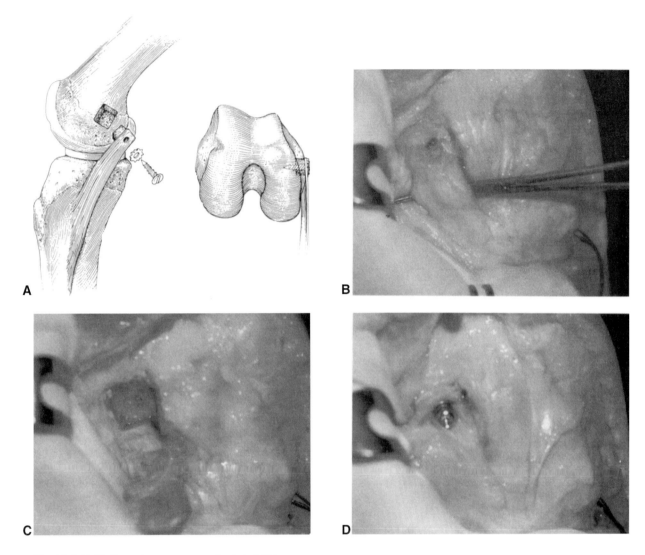

Fig. 11-4. (A-D) Retensionamento proximal do LCM.

seis pacientes com reconstrução tanto do LCM como do LCA obtiveram bons resultados. Os autores concluíram que, como o LCA é um restritor secundário para o estresse em valgo, a insuficiência do LCM aumenta a carga sobre o enxerto. Portanto, recomendaram reconstrução simultânea do LCM e do LCA, caso o lado medial esteja aberto em mais de 5 mm.

Diversas técnicas de retensionamento ou reconstrução foram descritas para o tratamento das lesões crônicas do LCM. A importância da reconstrução anatômica da inserção femoral já foi discutida. Se, na cirurgia, o LCM mostrar frouxidão leve a moderada, porém aliada a uma boa estrutura, pode ser retensionado de forma satisfatória através do afundamento da inserção femoral sem que se altere sua posição. O centro da inserção proximal deve ser identificado e previamente perfurado. Retira-se um tampão ósseo quadrado de 1,5 cm da inserção femoral do LCM com um osteótomo fino. Remove-se um pouco do osso esponjoso do defeito para permitir o afundamento do tampão ósseo, que é preso com um parafuso de pequenos fragmentos e arruela denteada (Fig. 11-4). O retensionamento do LCM pode também ser realizado movendo-se a inserção tibial distalmente. Após a abertura da fáscia profunda, o LCM é exposto. Uma tira de tecido de 2,5 cm de largura, definida por duas incisões paralelas que se iniciam abaixo dos tendões da "pata de ganso" e vão até o fêmur, é elevada com o periósteo da tíbia até o nível da linha da articulação. É preciso deslocar o LCM do menisco medial, para que seja possível o retensionamento distal de todo o ligamento até a inserção femoral. São feitos no LCM dois pontos de Krackow[88] com sutura Ethibond nº 5 não-absorvível (Ethicon, Pomezia, Itália). O ligamento é puxado distalmente com tensão moderada e fixado colocando-se a sutura ao redor de

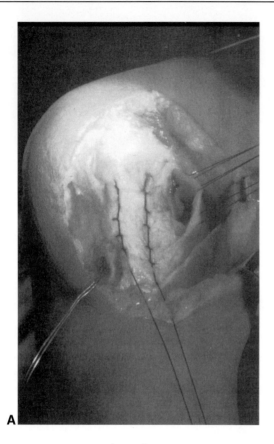 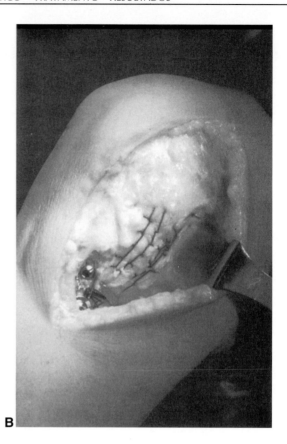

Fig. 11-5. (**A** e **B**) Técnica de Krackow para retensionamento distal do LCM.

parafuso e arruela. Um grampo denteado inserido logo acima dos tendões da "pata de ganso" reforça a fixação. A cápsula posterior é avançada sobre o LCM retensionado e suturada a ele (Fig. 11-5). A avaliação experimental da fixação de tecido mole por meio do método acima mostrou uma força de tensão máxima em torno de 400 N.[88] Antes da fixação definitiva, os pontos devem ser introduzidos no menisco e passados no nível correto através do ligamento, para a reparação do menisco. Ao serem discutidas as vantagens do afundamento femoral com relação ao avanço da inserção tibial, deve ser observado que o ponto mais importante é decidir se os tecidos moles mediais são suficientemente fortes para fazer com que o retensionamento valha a pena. Qualquer procedimento de retensionamento, seja no lado femoral ou no lado tibial, será fadado a falha se o ligamento estiver gravemente danificado. Nesses casos, é preferível uma reconstrução com os tendões da "pata de ganso." O afundamento da inserção femoral é uma operação delicada. É preciso muito cuidado para não fraturar o tampão ósseo durante o seu desligamento ou quando da introdução do parafuso. A posição da inserção femoral não deve ser alterada e um afundamento superior a alguns milímetros pode ser difícil. Por outro lado, o avanço da inserção distal é procedimento menos complexo.

Nos casos de frouxidão crônica grave, o LCM pode mostrar-se como uma estrutura frágil e distendida. Nesses casos, é aconselhável a reconstrução deste ligamento através da técnica descrita por Bosworth e Bosworth.[89] O tendão do semitendinoso é identificado e deslocado proximalmente, deixando intacta a inserção tibial. Introduz-se um fio de Kirschner no fêmur, na inserção anatômica do LCM. A isometria é testada enrolando-se o tendão semitendinoso em torno do fio, flexionando-se e estendendo-se o joelho. Perfura-se um orifício de 6 mm no ponto escolhido e produz-se um túnel ósseo, cuja saída deve situar-se 2 a 3 cm mais proximalmente. O tendão do semitendinoso é passado através do túnel, fixado ao osso com grampo denteado, levado de volta e suturado a ele mesmo.

No período de 1980 a 1986, foram tratados, em nossa instituição, 76 joelhos portadores de instabilidade crônica do LCA[90] por meio de técnica aberta. Em 28% dos casos, obtivemos resultado positivo do teste em valgo antes da cirurgia. Em seis pacientes com abertura medial da linha articular superior a 5 mm, realizamos uma reconstrução do LCM com o tendão do semitendinoso. No acompanhamento, que foi de 5 anos em média, quatro desses seis pacientes apresentaram abertura medial da linha articular igual ou inferior a 5 mm, e

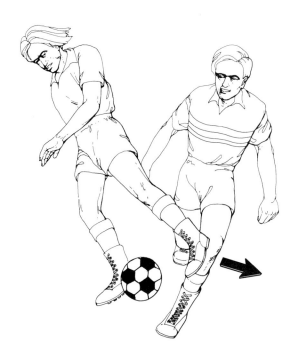

frouxidão crônica,[91] chegamos a conclusões semelhantes. Os pacientes foram revisados em um período médio de acompanhamento de 4 anos. No exame pré-operatório, 17% dos pacientes apresentaram lesão grau I, que foi tratada pelo método conservador. Quatro pacientes tiveram lesão do LCM grau II, três dos quais tratados com cirurgia, através do retensionamento da inserção femoral. No acompanhamento, esses três joelhos mostraram-se estáveis nas direções em valgo e anterior.

A conclusão é que, num caso crônico, se a abertura medial da linha da articulação for inferior a 5 mm (grau I), pode ser deixada sem tratamento uma frouxidão associada do LCM. Uma frouxidão maior deve ser corrigida, pois pode aumentar o estresse sobre o enxerto do LCA e provocar a falha do mesmo.

Fig. 11-6. Mecanismo de uma lesão combinada do LCA e do compartimento lateral.

os outros dois pacientes não apresentaram frouxidão medial. Não observamos aumento da translação tibial nesses joelhos.

Num segundo estudo, que incluiu 69 reconstruções artroscópicas do LCA com tendão patelar em virtude de

INSTABILIDADE ANTERIOR E LATERAL

Epidemiologia

Lesões combinadas do LCA e do LCL são raras; segundo Miyasaka et al.,[26] sua freqüência é de 1% dos casos. O trauma, em geral, é uma lesão de contato, ocorrida durante uma atividade esportiva, especialmente futebol e futebol americano, ou num acidente de automóvel.

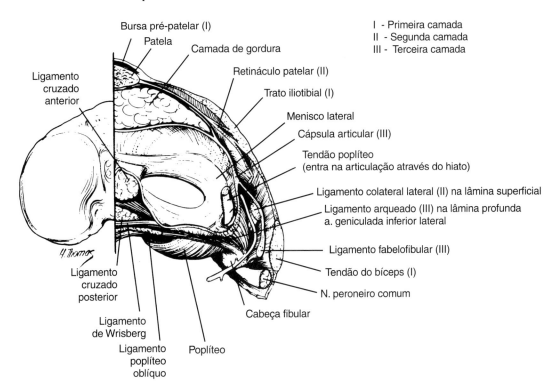

Fig. 11-7. As três camadas do compartimento lateral do joelho. (De Seebacher et al.,[92] com permissão.)

Mecanismos de Lesão

O mecanismo de lesão típico é um golpe na face ântero-medial da perna, forçando a tíbia numa direção póstero-lateral (Fig. 11-6). O resultado é estresse em varo no joelho, que é maior se o pé estiver plantado no solo. O LCL é tensionado pela rotação em varo e, se ocorrer a hiperextensão, o LCA também é lesado.

As lesões do LCA e do LCL que não são de contato, podendo ocorrer em esportes como esqui na montanha ou basquete, resultam de desaceleração súbita com o joelho em rotação interna. O movimento do corpo para frente causa estresse anterior, forçando a tíbia para frente e em adução. Em geral, ocorre somente lesão do LCA. Entretanto, em traumas de alta velocidade ou em pacientes mais pesados, pode ocorrer também a lesão do LCL. Nas lesões que não são de contato, o mecanismo extensor e os músculos adutores têm um papel bastante importante. O músculo quadríceps empurra o fêmur posteriormente sobre uma tíbia relativamente fixa, enquanto os adutores estão mudando a direção da pelve, criando um estresse considerável nas estruturas laterais.[6]

Os acidentes de motocicleta constituem outra possível causa das lesões combinadas do LCA e LCL. Em geral, essas lesões resultam de uma queda; a perna envolvida é esmagada pela motocicleta, ocorrendo uma deformação em varo grave, com rompimento do LCA e do LCL.

Anatomia

As estruturas do compartimento lateral do joelho constituem três camadas diferentes[92] (Fig. 11-7). A camada mais superficial pode ser dividida em duas partes: uma parte anterior, que é o TIT, e uma posterior, representada pelo tendão do bíceps. O músculo bíceps femoral cursa posteriormente ao TIT e se insere na cabeça da fibular juntamente com o LCL. Entretanto, ele se liga ao TIT, ao tubérculo de Gerdy, ao LCL, ao terço posterior da cápsula e à tíbia póstero-lateral.[15] O nervo fibular situa-se num ponto mais profundo, à camada I, logo atrás do tendão do bíceps. Distalmente, a cabeça longa do bíceps divide-se em duas camadas, uma superficial e outra profunda, com o LCL entre as duas.[93] A cabeça curta do bíceps insere-se na cápsula posterior e no ligamento arqueado. A camada II é composta do retináculo do quadríceps anteriormente e pelos dois ligamentos patelofemorais posteriormente, onde ela é incompleta. O ligamento patelofemoral proximal é unido por fibras terminais do septo intermuscular lateral. O ligamento distal possui extensões até o septo intermuscular lateral, a fabela, o TIT e a tíbia. A camada III, que é a mais profunda, corresponde à cápsula articular lateral e é presa às extremidades do fêmur, proximalmente, e da tíbia distalmente. A inserção capsular ao menisco é o ligamento coronário, através do qual o tendão poplíteo passa para inserir-se no fêmur atrás do LCL. A cápsula divide-se em duas lâminas logo atrás do TIT. Entre essas lâminas, estão os vasos geniculares ínfero-laterais. A mais profunda das duas lâminas se mescla, posteriormente, ao ligamento arqueado.

As estruturas do lado lateral da articulação do joelho não devem ser consideradas isoladamente, mas sim como uma unidade funcional,[7,15,23,94,95] que foi denominada *complexo do ligamento arqueado*. Os componentes deste complexo são o ligamento arqueado, o LCL, as porções aponeurótica e tendinosa do músculo poplíteo e a cabeça lateral do músculo gastrocnêmio.[15]

O LCL é uma estrutura em forma de corda que vai do epicôndilo femoral lateral até a cabeça da fíbula e reforça o terço posterior da cápsula. Este ligamento torna-se tenso em extensão e relaxa com a flexão progressiva.[30]

Kaplan[96] estudou o ligamento fabelofibular como um componente variável e precariamente definido do complexo do ligamento arqueado. Foram descritas por Seebacher[92] três variações anatômicas diferentes, quais sejam a presença do ligamento arqueado isolado (13%), do ligamento fabelofibular isolado (20%) ou de ambos os ligamentos (67%). A presença do ligamento fabelofibular pode ser indicada por detecção radiográfica da fabela, que está situada entre o bíceps femoral e a cabeça lateral do gastrocnêmio.

O ligamento arqueado é uma estrutura em forma de Y, que passa da cabeça da fíbula, sobre o músculo poplíteo e continua com o ligamento poplíteo de Winslow e a condensação de fáscias sobre o poplíteo posterior. A cabeça lateral do músculo gastrocnêmio contribui para a variabilidade do complexo do ligamento arqueado. Jakob et al.[21] observaram em vários casos que essa estrutura era muito forte e mesclava-se com o ligamento arqueado.

A anatomia do músculo poplíteo foi claramente descrita por Stäubli e Birrer[97] (Fig. 11-8). O músculo poplíteo se origina lateralmente, erguendo-se da face póstero-medial da metáfise tibial proximal, acima da linha solear. A porção medial do músculo poplíteo insere-se no corno posterior do menisco lateral, enquanto a porção lateral passa pelo ligamento arqueado, ao qual é aderido,[98] para inserir-se no côndilo femoral lateral anteriormente e estender-se distalmente até a inserção do LCL. O tendão poplíteo se liga aos ápices fibulares póstero-su-

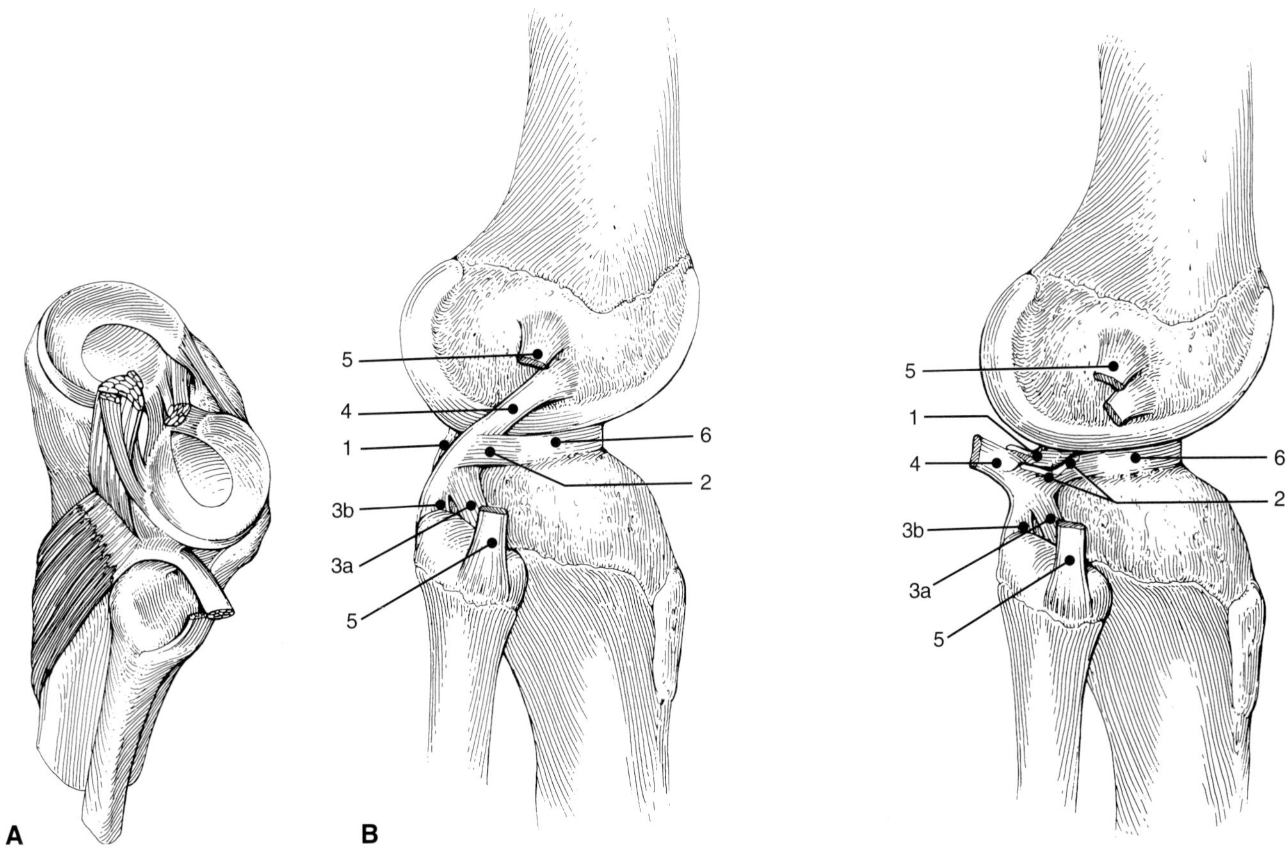

Fig. 11-8. Anatomia do compartimento lateral. **(A)** Visão a partir do alto do platô tibial. *1.* Menisco lateral; *2.* fascículo poplíteo-meniscal inferior; *3.* tendão poplíteo (dividido e retraído); *4 a.* fascículo poplíteo-fibular, porção anterior. *4 b.* fascículo poplíteo-fibular, porção posterior; *5.* fascículo poplíteo-meniscal superior; *6.* músculo poplíteo; *7.* ligamento menisco-femoral posterior (de Wrisberg); *8.* LCP; *9.* ligamento menisco-femoral anterior (de Humphry); *10.* LCA; *11.* cabeça da fíbula. **(B)** Visão a partir do lado. *1.* Fascículo poplíteo-meniscal póstero-superior; *2.* fascículo poplíteo-meniscal inferior; *3a.* fascículo poplíteo-fibular, porção anterior; *3 b.* fascículo poplíteo-fibular, porção posterior; *4.* tendão poplíteo. *5.* LCL (ressectado); *6.* menisco lateral. (De Stäubli e Rauschning,[95] com permissão.)

perior e ântero-superior, com o fascículo poplíteo-fibular. O tendão poplíteo insere-se nos segmentos posterior e médio do menisco lateral através de dois fascículos poplíteo-meniscais, o superior e o inferior. O tendão, os fascículos poplíteo-meniscais e a parede lateral do menisco lateral juntos definem o hiato poplíteo.

Biomecânica

O LCL[30] é um estabilizador primário contra a rotação tibial em varo, provendo mais da metade da restrição ao estresse em varo em 5 e 25 graus de flexão do joelho. No entanto, os restritores secundários não permitem abertura da linha articular lateral superior a 3 a 5 mm, após o seccionamento do LCL. A cápsula lateral representa restrição muito pequena. No joelho estendido, após o seccionamento do LCL, a maior parte da restrição contra a carga em varo é proporcionada pelo complexo arqueado. A importância funcional dessa estrutura diminui com a flexão do joelho a 25 graus.

Descobertas similares foram relatadas por Gollehon et al.,[23] que estudaram os efeitos do seccionamento do LCA, LCP, LCL e complexo arqueado sobre o movimento tibial em 17 espécimes. O seccionamento isolado do LCP não afeta a rotação externa ou em varo. O LCL e o complexo arqueado funcionam juntos como as principais estruturas para evitar a rotação externa e em varo da tíbia em todos os ângulos de flexão. O aumento da rotação tibial externa após o seccionamento do LCL e do complexo ligamentar profundo não se altera após o seccionamento do LCA. O seccionamento isolado do LCA não aumentou a rotação tibial interna, enquanto o seccionamento combinado do LCA, LCL e complexo ligamentar profundo causou grande aumento da rotação tibial interna.

Em 1993, Wrobe et al.[99] estudaram o aumento do movimento tibiofemoral após o seccionamento das estruturas laterais no joelho com LCA deficiente. Esses autores descobriram que o corte das estruturas ântero-laterais aumentava o deslocamento anterior e a rotação interna, particularmente em flexão. O corte isolado do LCL produziu pequenas alterações na translação anterior e na rotação externa e maiores aumentos na adução. O corte das estruturas póstero-laterais produziu pequenos aumentos na rotação externa. Foram observados aumentos significativos na rotação externa após o seccionamento combinado do LCL e das estruturas póstero-laterais.

Essas descobertas podem ser úteis durante o exame clínico do joelho sob suspeita de lesões ligamentares múltiplas. Uma lesão combinada do LCA, LCL e estruturas laterais apresentará translação anterior aumentada, teste de adução positivo em 30 graus e rotação tibial externa ligeiramente aumentada. Na presença de um teste de Lachman positivo, teste de adução positivo tanto em 30 graus como em extensão e rotação externa acentuadamente aumentada, em 30 e 90 graus, deve-se suspeitar de lesão do LCA, LCL e estruturas póstero-laterais.

Durante a função do joelho, o complexo ligamentar lateral difere das estruturas mediais em sua biomecânica. Essas estruturas são mais robustas do que as do lado medial e estão sujeitas a forças mais intensas durante a marcha. Quando o joelho atinge extensão total durante a fase de apoio, o compartimento medial está sob tensão.[13] Uma força distrátil age no canto póstero-lateral. O eixo mecânico do membro intersecta ligeiramente medial ao centro do joelho, e uma tendência à angulação em varo e *recurvatum* na fase de apoio de um único membro é responsável pela distração e descoaptação do compartimento lateral. Isso deve ser levado em consideração quando da elaboração do plano de tratamento e pode explicar porque as lesões da face lateral do joelho devem ser reparadas também nos casos de menor frouxidão. A frouxidão em varo residual, após uma lesão ligamentar lateral, tende a causar progressiva descoaptação, progressiva deformação em varo e compressão não-fisiológica do compartimento medial.[100]

A unidade musculotendinosa poplítea, o TIT e o tendão do bíceps desempenham papel muito importante na resistência a essa deformação em varo *in vivo*. É provável que isto tenha grande importância, mas ainda não foi plenamente avaliado, uma vez que os estudos com cadáveres não permitem uma avaliação da contribuição do músculo para a estabilidade. Grood et al.[30] encontraram aumento significativo do momento de restrição lateral com a aplicação de carga ao TIT e ao tendão do bíceps em espécimes cadavéricos.

A conclusão é que os ligamentos laterais do joelho agem em conjunto, como um complexo, na restrição da rotação externa e em varo da tíbia. Quando essas estruturas são inoperantes, o LCA sofre aumento da carga em todos os graus de flexão do joelho.[101] Portanto, se uma reconstrução do LCA for realizada sem se levar em consideração uma frouxidão lateral associada, o novo ligamento será submetido a forte estresse mecânico, levando à falha do enxerto. A reconstrução do complexo ligamentar lateral restaura a estabilidade lateral e impede o estresse excessivo sobre o LCA reconstruído.

Diagnóstico Clínico

Uma lesão combinada do LCA e LCL, na fase aguda, causa incapacitação grave imediata; o paciente precisa de ajuda para ficar de pé e deixar o campo de jogo. A lesão do LCL e da cápsula lateral provoca extravasamento de fluido, com edema do tecido, mas sem um derrame articular importante no joelho.

Se for realizado imediatamente um exame, quando não houver espasmo muscular, obtém-se um resultado positivo do teste de Lachman. O teste de adução é positivo em 30 graus de flexão e, possivelmente, também em extensão. Isso indica a presença de lesão combinada do compartimento lateral. O exame é completado com a confirmação da integridade das estruturas mediais e do LCP, através dos testes de abdução e da gaveta posterior, respectivamente. Em poucas horas, o exame torna-se difícil, em razão de dor crescente e espasmo muscular.

Durante a avaliação do teste de adução, deve-se ter em mente que, num joelho normal, a abertura da linha articular lateral é maior do que a da linha articular medial, durante o teste de abdução, especialmente nos jogadores de futebol, que costumam ter alinhamento varo do membro inferior. O teste de abdução é realizado com o paciente em decúbito dorsal. A coxa repousa sobre a mesa e o quadril fica ligeiramente abduzido, e a perna fica livremente fora da mesa. Para avaliar o joelho direito, o examinador segura o pé com a mão esquerda e aplica contrapressão sobre a face medial do joelho com a mão direita. O joelho é flexionado em 30 graus e a perna é trazida suavemente para adução. A resistência medial pode também ser proporcionada pela extremidade da mesa e a mão do examinador fica livre para apalpar a abertura da linha articular lateral. O joelho é estendido até o zero anatômico e o teste é repetido. O teste é classificado em 1+, 2+ e 3+, que correspondem a 0 a 2 mm, 3 a 5 mm e mais de 5 mm de abertura, respectivamente. Em 30 graus de flexão, o LCL é a principal estrutura restritora da rotação em varo, correspondendo a 70% da resistência. Com o joelho em extensão, ele provê 50% da restrição total. Nessa posição, o LCA é outra estrutura importante para a limitação da abertura em varo e o seu papel é mais importante do que o do LCP.[23,24,33] Portanto, um teste de adução positivo em 30 graus de flexão indica primariamente ruptura do LCL, enquanto um teste significativamente positivo em completa extensão indica uma lesão combinada do LCA, LCL e estruturas póstero-laterais.

O teste da gaveta posterior negativo em 90 graus de flexão e a ausência de curvatura tibial posterior devem ser confirmados para excluir a possibilidade de lesão do LCP. O teste de *pivot shift* costuma ser difícil de se realizar na fase aguda. Se houver espasmo muscular, é importante repetir a manobra sob anestesia.

Deve também ser avaliada a rotação tibial externa, a fim de determinar se há envolvimento póstero-lateral associado. Com os joelhos flexionados em aproximadamente 30 graus, aplica-se ao pé a força máxima de rotação tibial externa. O mesmo teste é repetido em 90 graus de flexão. A rotação tibial é avaliada em relação aos tubérculos tibiais, aos maléolos ou à borda medial do pé. É preferível a referência ao tubérculo tibial, já que ele está próximo à articulação do joelho e, dessa forma, evita-se o erro induzido pelos múltiplos pontos de referência do pé. Preferimos examinar o joelho direito segurando a tíbia proximal com a mão esquerda e colocando o dedo indicador na tuberosidade tibial e o polegar atrás da cabeça da fíbula. Esta posição permite percepção precisa da rotação da tíbia. A mão direita segura a borda medial do pé e aplica um torque rotacional externo máximo. Dessa forma, o teste pode ser realizado por um único examinador; do contrário, serão necessários dois examinadores, um para estabilizar os joelhos e outro para aplicar a força de rotação externa. O aumento da rotação tibial externa pode ser causado pela subluxação anterior do platô tibial medial ou pela subluxação posterior do platô tibial lateral. Para diferenciar estas duas possibilidades, o examinador deve palpar as linhas articulares medial e lateral, durante a realização do teste. Comparando-se o joelho normal com o lesado, em geral, é fácil identificar porque há um aumento da rotação externa. Quando um teste de Lachman positivo estiver associado à abertura da linha articular lateral e à rotação tibial externa aumentada (em virtude de subluxação posterior do platô tibial lateral), o diagnóstico é lesão combinada do LCA, LCL e estruturas póstero-laterais.

Deve ser verificada a hiperextensão do joelho lesado erguendo-se delicadamente ambos os pés para fora da mesa. Hughston e Norwood[102] descreveram o teste do *recurvatum*-varo-rotação externa (Fig. 11-9). Ao erguer a perna lesada, o examinador observa alinhamento em varo aumentado da perna, rotação tibial externa e hiperextensão, em comparação com o joelho normal. Hughston e Norwood atribuíram esse resultado à lesão das estruturas póstero-laterais. No entanto, observamos, com freqüência, a presença de lesão associada do LCA. Isso parece fazer sentido, uma vez que a primeira estrutura a ser lesada por um mecanismo de hiperextensão é o LCA.

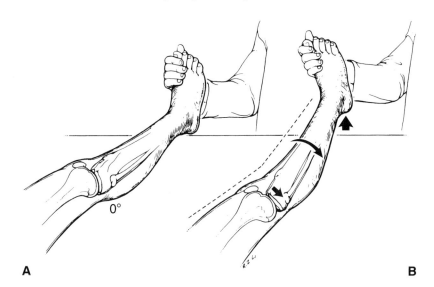

Fig. 11-9. (A e B) Teste do *recurvatum* em hiperextensão.

Nos casos de lesões combinadas agudas do LCA e LCL, deve ser realizado cuidadoso exame neurovascular da extremidade inferior. Não é infreqüente a detecção de uma neurapraxia do nervo fibular. Platt[103] encontrou seis casos de lesão do nervo fibular em joelhos com lesão grave do ligamento lateral. Muitos autores[104-106] dedicaram atenção a esta importante lesão associada. Towne et al.[17] e De Lee et al.[15] observaram lesões do nervo fibular em 56 e 30%, respectivamente, de seus pacientes portadores de lesões do compartimento lateral. Os pacientes são orientados a efetuarem dorsiflexão do tornozelo e elevar os artelhos. A presença de áreas de hipoestasia na face lateral da perna e na face dorsal do pé são criteriosamente investigadas.

O exame clínico de uma lesão combinada do LCA e LCL não é completa sem avaliação radiográfica, que é sempre necessária para descartar fraturas do platô tibial ou da fíbula proximal. Podem também ser descobertas avulsões ósseas da tíbia e da fíbula.

Nas lesões crônicas, o exame clínico é mais fácil e os testes são claramente positivos, porque dor e espasmo muscular já desapareceram. O paciente com instabilidade decorrente da lesão do LCA e LCL refere episódios recorrentes de falseio e pode apresentar marcha com abertura lateral do joelho. Na posição ortostática, é observado o alinhamento dos membros inferiores. Um alinhamento em varo pode estar presente no joelho normal. O alinhamento do joelho lesado pode ser comparável ao do joelho normal, ou apresentar um aumento do varo. É solicitado ao paciente que permanece em pé apoiado num único membro, inicialmente o lado normal e, posteriormente, o lesado. Um pequeno aumento no alinhamento em varo do membro é, usualmente, observado no apoio monopodal, quando comparado ao apoio bipodal. Esse aumento pode ser marcante no lado lesado. É solicitado ao paciente que deambule em frente do examinador para detectar uma abertura lateral na fase de apoio da marcha. É melhor deixar o paciente caminhar em um corredor longo porque a abertura lateral pode ser corrigida pela contração muscular e tornar-se evidente apenas após alguns passos, como resultado da fadiga muscular. A abertura da linha articular lateral pode ser confirmada através de radiografia ântero-posterior com apoio monopodal. É necessário comparação com o lado normal. Nós preferimos medir a espessura mínima das linhas articulares medial e lateral.

Os testes já descritos para lesões agudas são realizados rotineiramente. O teste de Lachman é claramente positivo. Deve ser realizado exame criterioso das estruturas laterais. Os testes de adução e de rotação externa costumam ser ambos positivos, em graus variados. Na situação mais freqüente, há clara abertura da linha articular lateral em flexão e, em menor grau, em extensão. A rotação tibial externa é ligeiramente aumentada mas, em geral, de forma menos acentuada que a abertura da linha lateral da articulação. Entretanto, em alguns pacientes, o aumento da rotação tibial externa pode ser mais visível do que o aumento da abertura da linha articular lateral. Parece que as lesões são diferentes de um paciente para outro e a variabilidade das lesões anatômicas gera uma diferença nos resultados do exame físico.

O *pivot shift* é perfeitamente visível e até mesmo aumentado pela lesão associada das estruturas póstero-laterais. O platô tibial lateral sofre translação de uma posição de subluxação anterior para subluxação posterior passando pela posição de redução. Portanto, o fenômeno a ser avaliado pelo examinador é, na verdade, a soma do *pivot shift* direto e reverso.

Tratamento Cirúrgico

O tratamento conservador pode ser empregado nas lesões laterais agudas isoladas, mas não é indicado nas lesões combinadas que envolvam o LCA, quando o resultado do teste em varo é igual ou superior a 2+ em 30 graus de flexão.

Noyes et al.[107] (1993) observaram em sua experiência pessoal que as lesões das estruturas laterais raramente são isoladas. A maioria dessas lesões ocorre em conjugação com ruptura do LCA. Se não for reconhecida a lesão lateral associada, a reconstrução do LCA nem sempre corrigirá os sintomas. Além disso, será imposta força de tensão excessiva sobre o neoligamento em virtude de hiperextensão do joelho e maior abertura articular lateral. Noyes et al. sugeriram que os joelhos com 5 a 6 graus de hiperextensão, em comparação com o joelho oposto, e 12 mm de abertura lateral da articulação, sob visualização artroscópica direta, apresentam também lesão do LCL e das estruturas póstero-laterais. Nesses casos, é necessária a reconstrução do LCA e a reparação do compartimento lateral.

Kannus[20] relatou os resultados a longo prazo do tratamento conservador de entorses agudos do compartimento lateral do joelho. Os pacientes foram divididos em dois grupos: (1) aqueles com entorses de grau II, que apresentavam instabilidade ligeira ou moderada na adução quando examinados em 30 graus de flexão, mas eram estáveis em extensão; (2) aqueles com entorses grau III, que apresentavam instabilidade grave por adução do joelho em 30 graus de flexão, mas apenas instabilidade leve ou moderada em extensão total. No grupo com entorse grau III, 43% dos pacientes tinham lesão associada do LCA. O tratamento consistiu de imobilização num aparelho gessado por 3,5 e 4,1 semanas, em média, para os entorses de grau II e III, respectivamente. Os resultados nos pacientes com entorses de grau II foram, em geral, bons, e embora persistisse uma ligeira instabilidade lateral, o tratamento foi bem tolerado. Nos pacientes com entorses de grau III, persistiram alta incidência de frouxidão lateral, insuficiência do LCA, fraqueza muscular e osteoartrite pós-traumática. Kannus observou que, nas entorses grau III do compartimento lateral, a lesão associada do LCA era, com freqüência, negligenciada no primeiro exame. Contudo, uma frouxidão do LCA pode também desenvolver-se secundariamente, pela distensão deste ligamento. De qualquer forma, a insuficiência do LCA costuma ser a razão de resultado final precário. Portanto, nas entorses laterais grau III, não é recomendado o tratamento conservador.

Outros autores fizeram sugestões semelhantes. Jakob e Warner[12] recomendaram o tratamento conservador, com imobilização através de aparelhos gessados *cast*, e um programa de reabilitação supervisionado, somente nos casos de ruptura isolada dos ligamentos laterais.

As lesões combinadas do LCA e LCL não devem ser tratadas por métodos conservadores. O LCA deve ser reconstruído com enxerto autólogo de alta força. Como foi sugerido anteriormente, o melhor momento para a reconstrução do LCA é no mínimo três semanas após a lesão inicial, quando a dor tiver cedido e a amplitude de movimento tiver sido recuperada. Por outro lado, as reparações agudas do LCL e de outras estruturas laterais devem ser realizadas duas semanas após a lesão ou a formação de fibrose e o endurecimento dificultarão a separação das camadas de tecido.[7,12,14] Portanto, é preciso equacionar essas duas necessidades conflitantes.

Quanto ao tratamento cirúrgico das lesões anteriores e laterais agudas combinadas, consideramos que a confirmação do diagnóstico é obtida através do exame físico, realizado com o paciente sob anestesia, não sendo necessária a artroscopia na maioria dos casos. Além disso, o vazamento de fluido através das rupturas capsulares costuma ser intenso e expõe o paciente ao risco de síndrome compartimental da perna. Pelas mesmas razões, não é recomendada reconstrução artroscópica do LCA.

Em geral, abordamos estas lesões com duas incisões separadas. Começamos com uma incisão parapatelar medial na pele e, em seguida, artrotomia. A articulação é examinada e a patologia intra-articular é corrigida. Os restos do LCA são removidos e, se necessário, realiza-se alargamento do intercôndilo. É perfurado o túnel tibial, da forma usual, e é colhido o terço central do tendão patelar. Nesse ponto, o compartimento lateral é acessado através de uma longa incisão lateral, que começa sobre os músculos ântero-laterais da perna, 5 cm distal ao tubérculo de Gerdy, passa sobre o tubérculo e segue proximalmente sobre o TIT por cerca de 15 cm. Os *flaps* de pele são desenvolvidos para exposição da face lateral do joelho, desde o retináculo patelar lateral até a cabeça da fíbula.

Uma inspeção sistemática das estruturas laterais, das camadas superficiais para as mais profundas, costuma ser de grande ajuda na identificação das lesões. As primeiras estruturas a serem expostas são o TIT, anteriormente, e o tendão do bíceps, posteriormente. Em nossa experiência, raramente foi observada ruptura intersticial do TIT proximal à linha articular. O mais freqüente é que o TIT esteja deslocado distalmente da tíbia, de modo que se solte do osso, inclusive do ligamento menisco-tibial. Nesses casos, o menisco pode ser afastado da tíbia e o platô tibial lateral pode ser facilmente visualizado sob o menisco. Com freqüência, a ruptura segue posteriormente, de modo que o tendão do bíceps e o LCL são deslocados da cabeça da fíbula. Nestes casos, fixamos o *flap* espesso com um grampo sobre o tubérculo de Gerdy e suturas passadas através de túneis ósseos na cabeça da fíbula. Durante a perfuração dos túneis ósseos, é preciso cuidado para proteger o nervo fibular, que pode ser exposto e retraído juntamente com o *flap* dos músculos fibulares. Tentativas de visualização das estruturas individuais neste *flap* espesso somente aumentam a lesão dos tecidos e devem ser evitadas.

Nos joelhos com paralisia do nervo fibular, este nervo deve ser exposto antes da dissecção das estruturas profundas. A exposição do nervo pode ser difícil pela presença de hematoma e de fibrose. Preferimos localizar o nervo proximal ao joelho, através de uma incisão na fáscia profunda na margem medial do tendão do bíceps, 5 a 10 cm proximal à cabeça da fíbula. O nervo segue distalmente em torno do colo da fíbula. Sua aparência pode variar desde a ausência de qualquer lesão macroscópica visível até afinamento ou interrupção do nervo. Observamos um caso em que o nervo foi deslocado proximalmente sobre a cabeça da fíbula. Portanto, é preciso muito cuidado no isolamento do nervo. Na maioria dos casos, é suficiente a realização de uma neurólise, inclusive do arco fibroso abaixo da fíbula. No entanto, em joelho com lesão total do nervo, deve-se tentar uma reparação.

Em outros casos, a camada superficial (TIT e tendão do bíceps) não apresenta rupturas e a inspeção passa às camadas mais profundas. São feitas duas incisões paralelas no TIT. A primeira é localizada 0,5 cm em frente ao septo intermuscular e a segunda, 2,5 cm em frente à primeira. As incisões são prolongadas distalmente até o tubérculo de Gerdy e a tira de tecido é liberada das estruturas mais profundas. Através de abdução suave do quadril, a fim de relaxar o TIT, a tira pode ser movimentada anterior e posteriormente para exame das estruturas subjacentes. Se a visualização for ainda restrita, o tubérculo de Gerdy pode ser deslocado após perfuração prévia com uma broca de 4,5 mm. Com um osteótomo, remove-se um bloco ósseo quadrado de 2 cm, com cuidado para evitar que seja fraturado. Mais tarde, o bloco poderá ser facilmente fixado com um parafuso de esponjosa e uma arruela de partes moles. Através desta exposição, as inserções do LCL e do poplíteo no côndilo femoral lateral podem ser facilmente examinadas.

Às vezes, observa-se o deslocamento do LCL e do poplíteo do côndilo femoral lateral. Nesses casos, reparamos o dano com suturas passadas através de túneis ósseos no fêmur e fixadas no lado medial do joelho. Pode-se também inserir um parafuso no epicôndilo lateral e as suturas podem ser fixadas ao redor do parafuso. Como regra geral, não usamos grampos para fixar deslocamentos ligamentares no fêmur, pois, para se obter uma boa resposta do tecido, eles devem ser inseridos em posição demasiado distal e não anatômica. O LCL pode estar deslocado distalmente da cabeça da fíbula. Nesses casos, ele costuma ser deslocado juntamente com o tendão do bíceps. É possível, também, que parte da cabeça esteja fraturada e avulsionada. Em ambos os casos, a reinserção é obtida com suturas passadas através de túneis ósseos na cabeça da fíbula. O LCL pode, ainda, ser interrompido em seu terço médio como resultado de uma falha intersticial. Nesses casos, emprega-se uma sutura do tipo Bunnell.

O tendão poplíteo, em geral, rompe-se na junção musculotendinosa.[12,108] Foram propostas diversas técnicas de tratamento das lesões poplíteas. Müller[22] descreveu uma técnica de *bypass* para o tendão avulsionado do corpo muscular. O tendão livre do poplíteo é avançado através de um túnel ósseo tibial. As avulsões do tendão poplíteo de sua inserção femoral são reparadas com suturas transósseas e parafusos de fixação.

Depois de identificada a lesão do compartimento lateral e a colocação das suturas, a atenção é dirigida para o túnel femoral, para reconstrução do LCA. O vasto lateral é elevado e é introduzido um fio de Kirschner no côndilo femoral lateral com a ajuda de um guia em C. O túnel femoral é perfurado e o enxerto é introduzido e fixado com um parafuso de interferência no fêmur. As suturas colocadas nas estruturas laterais são, então, fixadas, mantendo-se a tíbia reduzida sob o côndilo femoral e impedindo-se qualquer abertura da linha articular lateral durante essa fase. Finalmente, o enxerto do LCA é puxado distalmente e fixado na tíbia com um parafuso de interferência. Achamos preferível reparar o compartimento lateral antes do tensionamento e fixação do enxerto do LCA, pois, do contrário, o platô tibial lateral pode ser fixado em posição de subluxação posterior.

Concluímos que as lesões combinadas do LCA e LCL devem ser tratadas de forma mais agressiva do que as rupturas combinadas do LCA e LCM. O LCA deve ser reconstruído, graus menores de frouxidão lateral devem também ser corrigidos. Nossa experiência com lesões agudas do compartimento lateral mostrou que uma reparação primária costuma restaurar de forma satisfatória a estabilidade. Os procedimentos de reconstrução raramente são necessários no tratamento das lesões agudas do compartimento lateral.

O tratamento pós-operatório das lesões agudas combinadas do LCA e LCL segue as mesmas diretrizes adotadas na reconstrução de uma lesão isolada do LCA, com algumas alterações. A mobilização precoce é priorizada, a fim de evitar a perda de movimento. Durante o primeiro mês, aplica-se uma órtese para proteger a reparação das estruturas laterais. Pela mesma razão, tentamos atingir extensão até o zero anatômico, impedindo a hiperextensão. É permitida a sustentação de peso parcial durante o primeiro mês do pós-operatório, até chegar ao máximo, no segundo mês.

As lesões crônicas combinadas do LCA e do compartimento lateral requerem avaliação pré-operatória abrangente. O'Brien et al.[87] relataram os resultados de 80 reconstruções do LCA devidas a insuficiência crônica. No acompanhamento, eles verificaram que 19 pacientes apresentavam uma diferença de um lado para outro superior a 3 mm na KT-1000, no deslocamento tibial anterior. Em 11 desses joelhos, havia frouxidão associada das estruturas laterais, que não havia sido corrigida na cirurgia. Um teste de rotação tibial externa positivo em 30 e 90 graus de flexão do joelho mostrou estreita correlação com maior deslocamento tibial anterior. Os autores concluíram que uma rotação tibial externa superior a 3 ou 4 mm deve ser corrigida cirurgicamente quando da reconstrução do LCA.

Em nossa experiência clínica,[90] chegamos a conclusões semelhantes. Numa revisão de 76 reconstruções do LCA para correção de instabilidade crônica, obtivemos resultado positivo do teste de adução em 15% dos casos. No acompanhamento, observou-se estreita correlação entre a frouxidão em varo residual e a falha do enxerto. Foi observada uma diferença na KT-1000, de um lado para outro, superior a 5 mm no teste máximo manual em 60% dos joelhos com frouxidão em varo residual, em comparação com 15% dentre aqueles que não apresentavam instabilidade periférica (P = 0,04). Acreditamos que os pacientes com frouxidão lateral superior a 5 mm correm maior risco de falha do enxerto e precisam de reconstrução tanto do LCA como das estruturas laterais.

Foram propostas diversas técnicas de reconstrução das estruturas laterais na literatura. Acreditamos que a opção pela cirurgia deva ser baseada em criterioso exame físico.

Em primeiro lugar, avalia-se o alinhamento da extremidade inferior normal. Se o paciente tiver alinhamento em varo e frouxidão das estruturas laterais, com inclinação lateral ao andar, a maioria dos autores sugere que seja corrigido primeiramente o alinhamento varo subjacente, com uma osteotomia valgizante. Se isto não for suficiente para aliviar os sintomas, pode ser acrescentada reconstrução do LCA após a recuperação da osteotomia. Outros autores realizaram simultaneamente a reconstrução do LCA e osteotomia tibial alta em valgo, com bons resultados. Dejour et al.[109] revisaram 44 de 50 pacientes submetidos a reconstrução do LCA combinada com osteotomia tibial valgizante num período de acompanhamento médio de 3,5 anos. Os pacientes apresentavam insuficiência sintomática do LCA e alinhamento em varo com apoio de peso monopodal, em geral secundário a meniscectomia medial prévia. Originalmente, todos os pacientes praticavam esportes de forma regular, mas antes da cirurgia 31 deles já não praticavam mais. No acompanhamento, somente um paciente foi capaz de participar de esportes competitivos, mas 26 puderam participar de esportes de lazer e 37 (84%) ficaram satisfeitos com a cirurgia. Neuschwander et al.[110] obtiveram resultados similares em cinco pacientes tratados com reconstrução do LCA e osteotomia tibial alta em valgo em um único procedimento. No acompanhamento médio de 2,5 anos, os pacientes mostraram boa estabilidade funcional e apresentaram uma diferença de um lado para outro de 3,1 mm na avaliação por KT-1000. No entanto, a reconstrução do LCA combinada com osteotomia tibial alta em valgo constitui uma operação complexa, e cabe ao cirurgião optar pela sua realização em uma ou duas etapas.

Se o joelho apresentar maior abertura articular lateral, mas o alinhamento do joelho normal não for em varo, preferimos reconstruir o LCL sem alterar o alinhamento ósseo. A reconstrução do LCL pode ser realizada com o tendão do bíceps ou do semitendinoso, através de túneis ósseos, conforme descrito na próxima seção, denominada Instabilidade Posterior e Lateral.

Se o principal achado do exame físico for maior rotação tibial externa, em razão de subluxação posterior do platô tibial lateral, reconstruímos o tendão poplíteo. Não é possível uma reconstrução satisfatória da unidade músculo-tendão do poplíteo com as técnicas disponíveis. Entretanto, podemos reconstruir as fibras que cursam do côndilo femoral lateral até a face posterior da cabeça da fíbula. Algumas vezes, encontramos joelhos com uma abertura aumentada da interlinha lateral e rotação tibial externa, que podem requerer reconstrução tanto do LCL como do poplíteo.

Os resultados das reconstruções combinadas do LCA e do compartimento lateral ainda são preliminares e são necessárias maiores informações para que essas cirurgias possam render resultados comparáveis aos obtidos nas reconstruções isoladas do LCA.

INSTABILIDADE POSTERIOR E LATERAL

Epidemiologia

A lesão do LCP é muito menos comum do que a do LCA, embora não se tenha conhecimento da sua incidência exata, uma vez que muitas lesões, particularmente as isoladas, não são detectadas ou não são relatadas. A incidência de lesões do LCP (isoladas e combinadas) varia de 8,5[48] a 10,[111] 20,[112] e 23%.[113] Bowen et al.[114] relataram uma incidência de 8%. Em 1991, Miyasaka et al.[26] observaram uma incidência de 7%, tanto de lesões isoladas como combinadas do LCP numa série de 500 casos acompanhados na equipe Médica Kaiser de San Diego.

Mecanismos de Lesão

Existem quatro mecanismos reconhecidos de lesão do LCP. O mais comum é uma força dirigida posteriormente sobre a face anterior do joelho flexionado, como quando o joelho é atingido pelo pára-choque, acidente de automóvel. Este choque produz uma lesão isolada. O segundo mecanismo é uma queda sobre o joelho flexionado com o pé em flexão plantar (se o pé estiver em dorsiflexão, o golpe é transmitido à articulação patelofemoral, poupando o LCP) e com a força aplicada à tuberosidade tibial. Esse mecanismo é observado em esportes e também produz lesão isolada, em geral, uma ruptura intersticial. Um terceiro mecanismo[115] ocorre quando há hiperflexão, sem uma força direcionada posteriormente proveniente do solo. Esse mecanismo resulta, com freqüência, em avulsão da inserção proximal do LCP no fêmur com o pericôndrio ou periósteo adjacentes. O quarto mecanismo de lesão envolve uma força AP aplicada ao joelho totalmente hiperestendido, com o pé plantado no solo. Kennedy et al.[116] demonstraram que a hiperextensão do joelho resulta primeiro em lesão do LCA e depois da cápsula posterior e do LCP em 30 graus de hiperextensão e, finalmente, da artéria poplítea em 50 graus de hiperextensão. Portanto, este mecanismo costuma resultar em lesão combinada do LCA e LCP. Quando, particularmente em esportes e menos freqüentemente acidentes na indústria, é aplicada uma força extrínseca à face ântero-medial do joelho, forçando-o em hiperextensão e em varo, produz-se uma lesão posterior e lateral (isto é, uma combinação de lesões do LCP e das EPL) (Fig. 11-10). As lesões combinadas do LCP, em geral, constituem avulsões das inserções, mais comumente do fêmur, mas às vezes da tíbia. As lesões isoladas são, ao contrário, mais freqüentemente, rupturas intersticiais, além da lesão peculiar por hiperflexão. Uma força em valgo ou varo mais simples romperá em primeiro lugar o LCL e o LCM e, se persistir, romperá os ligamentos cruzados, LCA e LCP, produzindo uma combinação de lesões. O seccionamento isolado do LCP não tem qualquer efeito sobre a estabilidade varo-valgo. Os ligamentos colaterais são os restritores primários para o "stress" em varo e valgo. O LCP está sujeito a rompimento pela uma força em varo ou valgo somente após a ruptura do respectivo ligamento colateral. Um outro mecanismo possível, embora menos comum, capaz de produzir uma combinação de lesões do LCP e das EPL seria a rotação externa grave, como componente da força posterior aplicada ao joelho. A compreensão desses diversos mecanismos ajuda a explicar por que a combinação de lesões do LCP e das EPL é relativamente freqüente e porque a lesão do LCP é tão comumente associada instabilidade póstero-lateral.

Anatomia

A descrição da anatomia do LCP encontra-se em outra parte deste livro. Neste ponto, nos concentraremos na anatomia das estruturas póstero-laterais. A anatomia do lado póstero-lateral do joelho é menos conhecida e mais variável que a do lado medial. Há também problemas de terminologia. Os termos *ligamento lateral curto* e *ligamento fabelofibular* são, às vezes, usados indistintamente; o último é mais correto anatomicamente. Kaplan[96] revisou a anatomia e o histórico dessas estruturas. O ligamento arqueado e o complexo do ligamento arqueado geraram também alguma confusão. O ligamento arqueado é uma estrutura em forma de Y, que começa na cabeça da fíbula, sobre o músculo poplíteo, e continua com o ligamento poplíteo oblíquo de Winslow e a condensação das fáscias sobre o poplíteo posterior. Embora, em geral, seja considerada uma estrutura fina, não é sinônimo de complexo do ligamento arqueado; este último, conforme definido por Hughston, compreende o LCL, o ligamento arqueado, o ligamento fabelofibular, as inserções aponeurótica e tendinosa do músculo poplíteo e a cabeça lateral do gastrocnêmio. Na cirurgia, particularmente nos casos agudos, o cirurgião pode ter dificuldade para reconhecer todas essas estruturas. Além disso, é impossível produzir lesões isoladas das estruturas que compõem o complexo do ligamento arqueado. Naver e Aalber[117] descreveram um caso raro de avulsão isolada da inserção femoral do tendão do poplíteo em um jogador de futebol, que resultou de lesão por rotação externa e desaceleração com o joelho flexionado. Após a excisão do pequeno fragmento ósseo sem reparação do poplíteo, o atleta pôde voltar a competir nos mesmos níveis anteriores à lesão. O grupo de estruturas que constituem o complexo do ligamento arqueado forma um conjunto que age de forma tanto estática como dinâmica, para controlar a rotação tibiofemoral lateral e coaptar a articulação tibiofemoral lateral.

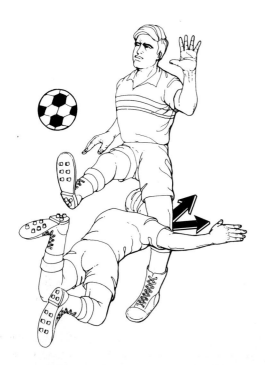

Fig. 11-10. Mecanismo de lesão combinada do LCA e LCL.

Seebacher et al.[92] organizaram o lado lateral do joelho em três camadas anatômicas (Fig. 11-7). A camada mais superficial (camada 1) tem duas partes: o TIT, com suas expansões anteriores, e a porção superficial do bíceps, com suas expansões posteriores. O nervo fibular situa-se na profundidade da camada 1, imediatamente posterior ao tendão do bíceps. Em sua inserção, a cabeça longa do bíceps divide-se em duas camadas, uma superficial e outra mais profunda, com o LCL entre as duas.[93] A cabeça curta do bíceps insere-se na cápsula posterior e no ligamento arqueado. A camada 2 é formada anteriormente pelo retináculo do quadríceps, que é aderido à camada 1 na extremidade da patela. Posteriormente, a camada 2 é incompleta e mais bem representada pelos dois ligamentos patelofemorais. O ligamento patelofemoral proximal se junta às fibras terminais do septo intermuscular lateral. O ligamento distal possui extensões até o septo intermuscular lateral, a fabela, o TIT e a tíbia. A camada 3 é a mais profunda e forma a cápsula lateral. A inserção capsular na face externa do menisco lateral é chamada de *ligamento coronário*. O tendão do poplíteo passa através de um hiato no ligamento coronário para inserir-se no fêmur, imediatamente anterior ao ponto de inserção femoral do LCL. Posterior ao TIT, a cápsula se divide em duas lâminas separadas pela artéria genicular inferior, que segue para frente, entre elas. A lâmina superficial se sobrepõe ao LCL e termina no ligamento fabelofibular. A lâmina profunda passa ao longo da extremidade do menisco lateral, formando o ligamento coronário e o hiato para passagem do tendão poplíteo. A lâmina profunda termina posteriormente no ligamento arqueado em forma de Y. O ligamento arqueado cruza o músculo e o tendão do poplíteo desde a fíbula até o fêmur. Seebacher et al.[92] encontraram três variações anatômicas dos ligamentos arqueado e fabelofibular: ligamento arqueado sozinho (13%), ligamento fabelofibular sozinho (20%) e ambos os ligamentos (67%). Estas variações podem ser presumidas pela presença ou ausência da fabela. Quando a fabela é grande, está presente o ligamento fabelofibular. Quando a fabela ou seu remanescente cartilaginoso está ausente, o ligamento fabelofibular é ausente e o ligamento arqueado está presente. Tanto o ligamento fabelofibular como o ligamento arqueado se inserem no ápice do processo estilóide fibular.

O músculo poplíteo tem origem na superfície posterior da tíbia e cursa obliquamente proximal e anterior, profundamente ao LCL, para inserir-se no côndilo femoral lateral. Uma porção importante do poplíteo é constituída pelas fibras fibulopoplíteas mediais, que se inserem no corno posterior do menisco lateral. Entretanto, num estudo de 40 joelhos de cadáveres,[118] 82,5% dos espécimes não demonstraram ligações importantes do tendão poplíteo ao menisco lateral e, portanto, não foram encontradas evidências de que o tendão poplíteo tenha participação na retração e proteção do menisco lateral. Num estudo do desenvolvimento embrionário das estruturas póstero-laterais do joelho,[119] foi confirmada a conexão entre o poplíteo e o menisco lateral, e a conexão entre o tendão do poplíteo e a cabeça da fíbula foi descrita e denominada *ligamento poplíteo-fibular*.

O tendão e o músculo poplíteo formam um cinturão póstero-lateral ativo e passivo que limita a rotação externa da tíbia e garante coaptação femorotibial forte.[100] O poplíteo funciona também na rotação interna da tíbia. A questão da retração do menisco permanece. Last[120] acreditava que ele tinha a função de retrair o menisco lateral durante a flexão. Tria et al.[118] concluíram que o poplíteo não tinha participação clara na retração ou proteção do menisco lateral posteriormente, enquanto que os ligamentos meniscofemorais tenderiam a retraí-lo ântero-medialmente na flexão.[121]

Em 1991, Stäubli e Rauschning[95] realizaram dissecções significativas em 18 joelhos. Havia forte ligação do tendão do poplíteo na extremidade anterior do sulco poplíteo do fêmur. Um fascículo poplíteo-meniscal ântero-inferior consistente se mesclava obliquamente no terço médio do menisco lateral. Um fascículo poplíteo-meniscal póstero-superior consistente se mesclava no corno posterior do menisco lateral. Um fascículo poplíteo-fibular, constituído de uma parte anterior e outra posterior, se origina da articulação tibiofibular proximal e do ápice da fíbula, criando uma estrutura póstero-lateral forte na junção musculotendinosa (Fig. 11-8). De acordo com Watanabe et al.,[122] as principais estruturas de suporte póstero-lateral compreendem três componentes: o ligamento fabelofibular (LFF), o ligamento arqueado (LA) e o músculo poplíteo com origem na cabeça da fíbula (MP) (Fig. 11-11 A). Existem sete principais variações anatômicas: tipo 1, LFF + LA + MP (7,8%); tipo 2, LFF + MP (38,3%); tipo 3, LA + MP (35,7%); tipo 4, LFF + LA (3,5%); tipo 5, somente MP (12,2%); tipo 6, LFF somente (1,7%); e, finalmente, tipo 7, LA somente (0,9%) (Fig. 11-11B). As fibras do tendão do poplíteo agem como um ligamento (da cabeça da fíbula ao fêmur), tornando-se tenso anteriormente em flexão e posteriormente em extensão. Isso é mais pronunciado quando a tíbia está em rotação externa.

Finalmente, um importante ponto na anatomia lateral é o TIT. Kaplan[123] descreveu suas funções estabilizadoras. A área denominada de *fibras de Kaplan* foi reconhecida como a parte funcional mais importante dessa estrutura no que se refere à estabilidade lateral. Esta porção se junta ao septo intermuscular, em sua inserção no tubérculo supracondiliano, no fêmur, e cursa distalmente até o tubérculo de Gerdy. Kaplan sugeriu que ela age como um ligamento ântero-lateral acessório do joelho. Mais recentemente, Terry et al.[124] descreveram-no como a "camada cápsulo-óssea" profunda, Müller[22] como o "*ligamentum* femorotibial," e Lobenhoffer et al.[125] como o "trato de fibras retrógradas". Na flexão, o TIT fica retesado e move-se posteriormente, exercendo força de rotação externa sobre a tíbia lateral. Em extensão, todo o TIT se move para frente e, portanto, tende a ser poupado na maioria dos casos de lesão póstero-lateral.

Biomecânica

Recente análise biomecânica da função do LCP e das EPL aumentou consideravelmente nosso entendimento dos seus papéis no joelho. Existem dois métodos comuns de estudo dos ligamentos do joelho experimentalmente: (1) medição da força de restrição que se desenvolve nos ligamentos individualmente durante deslocamentos predeterminados; e (2) estudos de cortes seletivos dos ligamentos. Para determinar a importância relativa de uma determinada estrutura, é avaliada a força necessária para produzir um grau de deslocamento predeterminado, a estrutura é seccionada e é calculada a diferença da força necessária para produzir o mesmo deslocamento. Os estudos de cortes seletivos determinam a frouxidão da articulação do joelho antes e depois do seccionamento de um ligamento específico. A desvantagem dos estudos de cortes é que a frouxidão da articulação resulta da interação de todos os ligamentos e isso se altera quando o ligamento é cortado. A vantagem desses estudos é que eles medem diretamente alterações no deslocamento do joelho de uma forma similar à usada durante o teste clínico.

Gollehon et al.[23] em 1987, e Grood et al.,[24] em 1988, relataram análises biomecânicas da função do LCP e das EPL. Esses estudos usaram o método de corte seletivo. Gollehon et al.[23] denominaram as estruturas pósterolaterais do joelho de *complexo ligamentar profundo* (CLP). O CLP compreende os ligamentos poplíteo, fabelofibular e arqueado e a cápsula póstero-lateral. Este complexo não inclui o LCL, que Gollehon et al. consideraram separadamente. O seccionamento isolado do LCP aumentou significativamente a translação posterior em todos os ângulos de flexão, confirmando o trabalho de Butler et al.[36] O grau absoluto de translação produzido por uma força de 100-N aumentou progressivamente de 0 a 90 graus de flexão. O seccionamento isolado do LCL

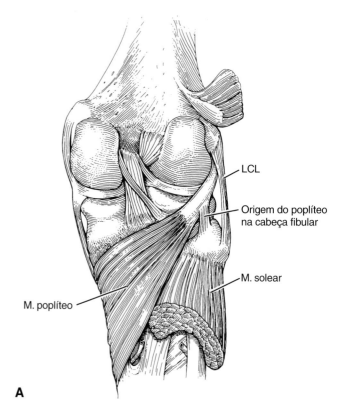

Fig. 11-11. Anatomia do canto póstero-lateral do joelho. (**A**) Origem do poplíteo na cabeça fibular.

e do CLP resultou em pequeno, mas significativo aumento (3 mm) na translação posterior em todos os ângulos. Em 30 graus de flexão, o aumento da translação posterior produzido pelo seccionamento combinado do LCL e do CLP foi similar ao produzido pelo seccionamento isolado do LCP. Se o seccionamento envolveu o LCP, LCL e CLP, houve significativo aumento da translação posterior (20 a 25 mm), em comparação com os joelhos intactos ou joelhos com seccionamentos isolados.

Em termos da rotação em varo-valgo produzida por um momento de 10 N-m, em um joelho intacto, o menor grau ocorreu em extensão e a rotação aumentou em flexão. O seccionamento isolado do LCP (ou do LCA) não produziu aumento significativo da rotação em valgo ou varo, em qualquer grau de flexão. Em comparação com o joelho intacto, houve pequeno mas significativo aumento (1 a 4 graus) na rotação em varo em todos os ângulos de flexão, quando somente o LCL foi cortado. Quando apenas o CLP foi seccionado, houve um montante similar de varo, mas somente em 90 graus. Um aumento maior (5 a 9 graus) ocorreu com o seccionamento combinado do LCL e do CLP. Ocorreu aumento ainda maior (14 a 19 graus) na rotação em varo, em todos os ângulos de flexão, quando o LCP foi subse-

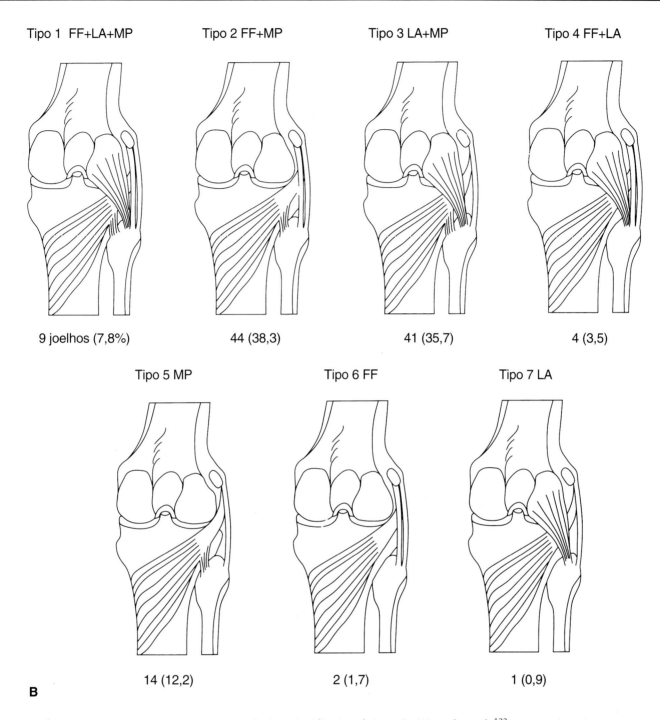

Fig. 11-11. *(Continuação).* **(B)** Variações anatômicas e incidências relativas. (De Watanabe et al.,[122] com permissão.)

qüentemente seccionado, produzindo-se uma angulação em varo superior a 30 graus, em 60 graus de flexão.

O terceiro movimento produzido foi a rotação interna-externa, com um torque de 4,5 N-m. Normalmente, a rotação interna é máxima em 45 graus e a rotação externa em 90 graus. Não ocorreu aumento da rotação interna após o seccionamento isolado ou combinado do LCL, CLP ou LCP e não foi observado aumento significativo da rotação interna após o corte isolado do LCA. No entanto, grandes aumentos da rotação interna foram verificados após o seccionamento do LCA, LCL e CLP, que foram significativos em 30 a 60 graus de flexão. O seccionamento isolado do CLP produziu aumentos significativos (6 ± 3 graus) na rotação externa em 90 graus de flexão, e o seccionamento isolado do LCL produziu aumento significativo, embora pequeno, da rotação externa (2 a 3 graus) em 30 e 90 graus. O seccionamento do LCL e CLP resultou em acentuado aumento da rotação externa em todos os ângulos de flexão, mas o seccionamento isolado do LCP não resultou em alteração na rotação externa. Quando o LCP foi cortado depois do LCL e do CLP, observou-se acentuado aumento da rotação externa em 70 a 90 graus, mas não houve aumento significativo da rotação externa a 30 graus.

Quando se aplica força anterior à tíbia de um joelho intacto, esta sofre rotação interna; da mesma forma, quando é aplicada uma força posterior, a tíbia sofre rotação externa. Essas rotações são chamadas *rotações conjugadas*. O seccionamento do LCP elimina a rotação conjugada que ocorre com uma força posterior e o seccionamento do LCA elimina a rotação conjugada que ocorre com a aplicação da força anterior. Se as EPL forem cortadas com o LCP, a rotação externa conjugada com força posterior retorna. O seccionamento do LCL e CLP aumenta significativamente a rotação externa que ocorre com uma força posterior de 100 N, em todos os ângulos de flexão, com aumento de aproximadamente 20 graus, em 30 graus de flexão. Isso ocorre porque o centro de rotação do joelho avança para o compartimento medial, criando um grande braço de alavanca para a força aplicada. O subseqüente seccionamento do LCP produz aumento insignificante da rotação externa quando aplicada uma força posterior.

Os resultados do estudo de Gollehon et al.[23] sugerem claramente que, no quadro clínico, a translação posterior, rotação externa e rotação em varo são os movimentos mais úteis para a avaliação do LCP e das EPL. A lesão isolada do LCP deve resultar em translação posterior máxima em 75 a 90 graus e menor em 30 graus. Não devem ser esperadas alterações na rotação primária ou em varo-valgo. O completo rompimento das EPL com o LCP intacto deverá causar rotação em varo máxima, translação posterior e rotação externa em 30 graus de flexão. O teste de rotação externa será mais sensível quando realizado em 30 graus. Um grande aumento da rotação externa em 90 graus deve alertar o examinador para a possibilidade de ruptura completa do LCP e das EPL. Quando ambas as estruturas estiverem rompidas, haverá aumento substancial da translação posterior primária, da rotação externa e da rotação em varo, em todos os ângulos de flexão, em comparação com o joelho intacto ou com secções ligamentares simples. As descobertas desse estudo não apóiam os estudos de Hughston[2,126] no que diz respeito à ausência de instabilidades rotacionais quando há ruptura do LCP.

Grood et al.[24] produziram resultados similares. A remoção somente do LCP aumentou o limite da translação posterior, sem alteração da rotação externa ou em varo. O grau de translação aumentou (em 11,4 mm) em 90 graus de flexão. A translação quase dobrou quando as EPL foram removidas e o grau de rotação externa e varo também aumentou. O aumento médio da rotação externa foi maior em 30 graus e diminuiu com o maior grau de flexão do joelho. Em 90 graus, o LCP intacto limitou o aumento da rotação externa a apenas 5 graus, menos da metade dos 13 graus ocorridos em 30 graus de flexão. A subseqüente remoção do LCP aumentou significativamente a rotação externa em 90 graus de flexão, resultando em aumento total de 21 graus. O limite de angulação em varo era normal, desde que o LCL estivesse intacto. Quando este estava cortado, o limite aumentava em 4,5 graus a 15 graus de flexão. O subseqüente seccionamento do poplíteo e da cápsula póstero-lateral aumentou ainda mais a angulação em varo, particularmente na extensão. A remoção do LCP produziu aumento adicional em varo, que dependeu grandemente do ângulo de flexão. Na extensão, foi de somente 1,7 grau; em 30 graus de flexão, 4,2 graus; e em 90 graus de flexão, 14,4 graus. O teste da rotação externa será mais sensível quando realizado em 30 graus e o teste da gaveta posterior, quando realizado em 90 graus. O teste em varo ou adução será mais sensível em 30 graus e é tecnicamente mais difícil de se realizar em ângulos de flexão maiores (Quadro 11-1).

Foram feitas por Markolf et al.[101] medições diretas *in vitro* das forças nos ligamentos cruzados, a fim de estudar o efeito do seccionamento das EPL. Quando se aplicou um momento em varo, depois do seccionamento ligamentar, seguiram-se aumentos da força no LCA em todos os ângu-

Quadro 11-1. Comparação dos Vários Testes Clínicos nas Instabilidades Póstero-Laterais

Teste Clínico	Tipo de Lesão		
	LCP	EPL	LCP + EPL
Gaveta posterior, 30 graus	+[a]	+	++
Gaveta posterior, 90 graus	++++	–	+++
Abaulamento posterior, 90 graus	+++	–	+++
Quadríceps ativo	++++	–	+++
Rotação externa em pronação, 30 graus	–	++++	+++
Rotação externa em pronação, 90 graus	++	+	+++
Estresse em varo, 30 graus	–	+++	+++
Estresse em varo, 90 graus	++	+	+++
Pivot shift	+/–	++	++

Abreviações: LCP, lig. cruzado posterior; EPL, estruturas póstero-laterais.
[a]Símbolos representam escala de graduação para uso clínico.
(Adaptado de Veltri e Warrem,[151] sob permissão.)

los de flexão e da força no LCP entre 45 e 90 graus. O seccionamento ligamentar aumentou a rotação externa, paralelamente a decréscimo da força de LCA entre 0 e 20 graus e aumento da força no LCP entre 45 e 90 graus. A rotação interna aumento da força no LCA enquanto o LCP não teve qualquer alteração. Na presença de uma força posterior constante, a força no LCP não foi afetada por seccionamento ligamentar, quando a tíbia estava em rotação interna ou neutra. Quando estava em rotação externa, o seccionamento ligamentar aumentou a força no LCP em todas as posições de flexão. Quando o LCL e as EPL foram cortadas, ambos os cruzados foram solicitados para ajudar a resistir aos momentos em varo, colocando-os em risco. Quando se observou uma deficiência póstero-lateral, a força no LCA proveniente da rotação interna aumentou. Da mesma forma, com a rotação externa, a força no LCP foi aumentada entre 45 e 90 graus. Se, além disso, a tíbia estiver sujeita a uma força posterior direta em sua posição de rotação externa (como ocorre quando uma pessoa cai sobre o joelho flexionado), o LCP receberá uma carga ainda maior. Se houver uma lesão aguda ou crônica das EPL no momento da reconstrução do ligamento cruzado, essas estruturas devem ser reparadas ou reconstruídas para evitar níveis elevados de força, que podem levar à falha do enxerto do cruzado.

Em 1993, Noyes et al.[127] relataram os resultados de um estudo de seccionamento ligamentar in vitro, no qual eles analisaram as subluxações posteriores dos compartimentos tibiofemoral medial e lateral. A remoção apenas das EPL resultou em aumento médio de 8,0 mm na translação posterior do platô lateral em 30 graus de flexão, com relação à condição intacta, mas não houve aumento significativo em 90 graus de flexão. Os joelhos com frouxidão fisiológica dos cruzados (grande deslocamento AP no joelho intacto) apresentaram a maior subluxação do platô lateral. Não se observou translação posterior anormal do platô medial. Após o seccionamento do LCP e das EPL, ocorreram aumentos estatisticamente significativos da translação posterior tanto do platô medial como do lateral, em 30 e 90 graus. O aumento da translação posterior do platô lateral com relação à condição normal foi, em média, de 17,8 e 23,5 mm em 30 e 90 graus de flexão, respectivamente; para o platô medial, o aumento médio foi de 7,6 e 12,3 mm, em 30 e 90 graus de flexão, respectivamente. O diagnóstico das subluxações tibiofemorais rotacionais anormais requer conhecimento da direção AP e da magnitude de cada platô tibial em ângulos de flexão baixos e altos.

Finalmente, as pressões de contato articular no joelho foram medidas por Skyhar et al.[128] após o seccionamento do LCP e das EPL. As pressões patelofemorais e a carga do quadríceps tiveram a elevação mais significativa após o seccionamento do LCP. Esses achados podem ajudar a explicar a ocorrência de osteoartrite nos compartimentos patelofemoral e medial, em associação com uma ruptura do LCP e com rupturas combinadas do LCP e das EPL.

Diagnóstico Clínico

Uma lesão do LCP e das EPL é, com freqüência, negligenciada na avaliação inicial. Em geral, não se encontra a tensa hemartrose vista na lesão do LCA e há somente ligeiro derrame particular sanguíneo. O inchaço, equimose e sensibilidade no canto póstero-lateral são importantes sinais de lesão aguda das EPL. A contusão do tubérculo tibial anterior ou da face ântero-medial da tíbia proximal sugere a presença de lesão do LCP e/ou das EPL. Costuma haver ligeira inclinação posterior com o joelho em 90 graus. A tíbia é subluxada posteriormente em razão da gravidade e se perde o *step-off* (uma polpa digital anterior) anterior normal da tíbia medial e lateral. Quando o examinador tenta puxar a tíbia para frente, obtém um resultado pseudopositivo do teste da gaveta anterior. O examinador está simplesmente reduzindo o deslocamento posterior, que pode ser acentuado pela flexão do quadril e do joelho em 90 graus. Com isso, produz-se o sinal do abaulamento posterior de Godfrey.

A perda das proeminências ântero-medial e ântero-lateral normais dos platôs tibiais, embaixo dos côndilos femorais, mais facilmente detectadas olhando-se o joelho de lado, é crucial para o estabelecimento de um diagnóstico preciso. Pode ser detectada também pela palpação, com os polegares do examinador colocados no joelho em 90 graus. Acredita-se que o teste da gaveta posterior, realizado com o joelho em 70 a 90 graus de flexão, seja o indicador mais confiável de lesão do LCP. Butler et al.[36] demonstraram que, no teste da gaveta posterior simples, o LCP contribui com 95% da força de restrição total. Após a perda do LCP, os restritores secundários são a cápsula póstero-lateral (58%), o LCM (16%) e, em menor grau, muitas outras estruturas. Para realização do teste da gaveta posterior, devem ser examinados tanto o grau de deslocamento quanto a qualidade do ponto terminal *(end point)*. A perda do *step-off* tibial anterior normal é considerada 1+; se a tíbia anterior estiver no nível do côndilo, esta perda é de 2+; e se estiver atrás do nível dos côndilos, de 3+.

O teste da gaveta posterior realizado em 30 graus de flexão não é tão específico para o LCP. A lesão das

EPL pode causar aumento similar na translação posterior neste grau de flexão. No estudo de Golehon et al.[23], um corte transversal do LCL, ligamento arqueado, poplíteo, ligamento fabelofibular e cápsula póstero-lateral produziu um grau de translação posterior em 30 graus similar ao resultante do corte transversal do LCP. Pelo teste de Lachman, o aumento da translação pode ocorrer como resultado do rompimento tanto das EPL, como do LCP. Neste quadro, deve haver sensação de aumento da translação anterior pela posição de repouso mais posterior da tíbia. No entanto, um ponto terminal sólido na translação anterior indicaria LCA intacto. O sinal da gaveta posterior é aumentado na maioria dos casos, quando o teste é realizado em rotação interna.[111] Isso se explica pelo fato de que a maioria dos pacientes portadores de lesão do LCP (particularmente as isoladas) têm intacto o ligamento de Wrisberg ou o ligamento de Humphrey, ou ambos. Com a rotação interna da tíbia, os ligamentos meniscofemorais tornam-se tensos, resistindo ao teste da gaveta posterior. Hughston et al.[1,2] tentaram fazer a distinção entre as lesões do LCP e das EPL pela presença ou ausência do teste da gaveta posterior com a tíbia em rotação interna. Com ou sem ruptura do LCP, a rotação interna diminui a gaveta posterior, mas acreditamos que isso se deva mais aos ligamentos colaterais intactos, aos restritores capsulares secundários e ao ligamento menisco-femoral intacto que ao LCP intacto.

Há relatos do teste da gaveta posterior positivo em situação aguda, com incidências variando em 31%, de Hughston e Norwood,[102] 51%, de Loos et al.,[19] 67% de Moore e Larson[18] e 76% de Savatsky et al.[129] As dificuldades se devem à dor e ao inchaço. Nos joelhos com lesão aguda, o exame neurovascular é fundamental. A lesão do LCP e das EPL costuma ser vista como uma lesão combinada dos ligamentos do joelho ou como um componente da lesão numa luxação do joelho. Uma luxação pode ocorrer e reduzir espontaneamente, sem ser documentada radiograficamente. Nos pacientes com suspeita de luxação, deve ser realizada arteriografia. Um joelho com um componente em varo no mecanismo de lesão deve ser cuidadosamente examinado para verificar a existência de dano ao nervo fibular. A incidência desta lesão com ruptura ligamentar lateral e póstero-lateral varia de 10 a 30%.[7,14,15]

Em um esforço para aumentar a precisão do diagnóstico físico, Daniel et al.[130] introduziram o teste da gaveta ativa do quadríceps, a fim de detectar lesão do LCP. A base biomecânica para este teste é a linha de ação do tendão patelar e a força resultante do músculo quadríceps. No início da flexão, o tendão patelar passa anteriormente, com relação à linha perpendicular à superfície do platô tibial. Com maior flexão do joelho, o fêmur rola posteriormente sobre a tíbia, sob o controle dos ligamentos cruzados, e a direção do tendão patelar se altera de anterior para posterior. Quando o tendão patelar está em direção anterior, o componente de cisalhamento da força tende a deslizar a tíbia para frente, enquanto que, quando o tendão patelar está em posição posterior, a força de cisalhamento tende a deslizar a tíbia para trás sobre o fêmur. O ângulo de flexão no qual não há componente de cisalhamento no joelho normal e no qual a tíbia não desliza com a contração ativa do quadríceps é chamado de posição neutra do quadríceps e ocorre entre 60 e 90 graus de flexão. O movimento para frente da tíbia sofre a resistência do LCA e o seu movimento para trás encontra a resistência do LCP. Na posição supina, a perna é relaxada e apoiada, com o joelho em 70 a 90 graus. O paciente é solicitado a realizar uma contração suave do quadríceps, sem estender o joelho. Se o LCP estiver rompido, a tíbia se inclina para uma posição subluxada posteriormente e o tendão patelar é direcionado anteriormente. A contração do quadríceps resulta em deslocamento anterior da tíbia, a gaveta ativa do quadríceps.

As lesões combinadas agudas do LCP e das EPL estão associadas a dor intensa, com ou sem edema. Em geral, há endurecimento, equimose e sensibilidade na face lateral ou póstero-lateral do joelho. Depois de realizado o teste da gaveta posterior, para avaliar a condição do LCP, o examinador deve investigar a presença de frouxidão em varo patológica, com o joelho em 30 graus de flexão. A ruptura isolada do LCP não afeta a estabilidade em varo-valgo. Por outro lado, a ruptura póstero-lateral afeta significativamente a estabilidade em varo, particularmente em 30 graus. Estudos demonstraram que pode ocorrer instabilidade em varo em extensão completa pela ruptura somente das EPL, estando o LCP completamente intacto. Isso contrasta com o conceito de Hughston[1,2] de que qualquer sinal de instabilidade em varo-valgo em extensão constitui evidência de ruptura do LCP. A frouxidão em varo é causada pela lesão combinada do LCL e das EPL profundas (ligamento arqueado, ligamento fabelofibular, poplíteo) e que a lesão isolada do LCL ou do poplíteo não causa graus elevados de rotação em varo. Embora alguns graus de rotação em varo em extensão não signifiquem, necessariamente, uma lesão do LCP, a probabilidade é maior quando o LCP também está lesado. É claro que graus elevados de rotação em varo em extensão indicariam lesão tanto do LCP como do LCA. A palpação do LCL é realizada através do teste de Grant, no qual o pé é colocado sobre a perna contralateral e o joelho envolvido formando a figura de um quatro, embora este teste seja difícil e doloroso nos quadros agudos.

Os testes de rotação externa e *recurvatum*, conforme descrito por Hughston e Norwood,[102] são realizados na posição supina (Fig. 11-9), suspendendo-se a extremidade inferior em extensão e, ao mesmo tempo, segurando-se o grande artelho. Um teste positivo é produzido quando o joelho fica em hiperextensão, em varo e rotação tibial externa. Hughston afirmou que este teste é específico para lesões do complexo do ligamento arqueado. Jakob e Warner[12,13] ressaltaram que a aparência relativa de hiperextensão e em varo observada deve ser distinguida da hiperextensão que ocorre somente com a ruptura concomitante do LCA. A aparência é de varo e *recurvatum* porque há rotação externa. Warren[114] criticou o teste por não ser sensível o suficiente para detectar a lesão das EPL. Para que o teste seja positivo, deve haver também lesão do LCA e possivelmente do LCP. O LCP seria um freio contra a hiperextensão somente depois que o LCA tivesse sido rompido.[131] Em nossa experiência, observamos que este teste pode ser ligeiramente positivo com uma lesão das EPL, particularmente num joelho com alinhamento em varo fisiológico. Entretanto, a presença de hiperextensão e varo excessivos no teste de *recurvatum*-rotação externa são evidências de lesão tanto do LCA como do LCP.

O teste da gaveta póstero-lateral constitui uma tentativa de avaliar a integridade das EPL, realizando uma gaveta posterior com o joelho flexionado em 80 graus e o pé em rotação externa de 15 graus.[102] O platô lateral move-se posteriormente durante a fase de impulso do teste; o platô medial não se move. Hughston acreditava que o LCP não estava lesado. Na verdade, estudos mais recentes demonstraram que o LCP é o principal freio da rotação externa em 90 graus. Quando as EPL são seccionadas, a rotação externa aumenta em apenas 5 graus a 90 graus de flexão. Quando o LCP é subseqüentemente seccionado, a rotação externa a 90 graus de flexão aumenta em mais 15 graus. Portanto, se a gaveta póstero-lateral for significativamente positiva, é provável que haja dano ao LCP. O exame não é quantitativo e baseia-se em interpretação subjetiva. Na flexão, não há tensão no LCL e há um grau de frouxidão fisiológica, permitindo que a tíbia sofra rotação externa à medida que a força posterior é aplicada. Esta é a conjugação normal de rotação externa com translação posterior. A rotação externa, em geral, não tem um ponto terminal *(end point)* firme. É essencial uma comparação com o joelho oposto. Para que se possa diferenciar as lesões combinadas do LCP-EPL das lesões isoladas das EPL, deve ser avaliado o comportamento do platô tibial. Se o LCP estiver normal, o platô medial não se moverá para trás mediante um impulso posterior e haverá somente uma certa rotação tibial. Jakob e Warner[12,13] acreditam que um teste da gaveta posterior mais acentuado na rotação externa e menos acentuado na rotação interna confirme a integridade do LCP.

Ao se examinar um joelho com lesão das EPL, a rotação tibial externa é medida a 30 e 90 graus de flexão (Fig. 11-12). A borda medial do pé costuma ser usada como referência para a rotação externa, com relação ao eixo do fêmur, que é medida e comparada ao joelho oposto. O teste pode ser realizado em posição de supino ou pronação, e o joelho deve ser flexionado no grau desejado. A rotação externa do joelho medida a partir do pé corresponde a aproximadamente três vezes a normal. É importante palpar os platôs tibiais medial e lateral. Sem essa medida, é difícil determinar se um aumento da rotação externa se deve a frouxidão póstero-lateral ou ântero-lateral ou a ambas. Cooper,[132] ao examinar 100 joelhos normais com este método, sob anestesia, observou que a rotação externa média era de 29 graus, a 30 graus de flexão (variação de 10 a 45 graus) e 37 graus a 90 graus de flexão (variação de 15 a 70 graus). Não foram observadas diferenças significativas entre homens e mulheres. A rotação externa, tanto em 30 como em 90 graus de flexão, estava relacionada com frouxidão ligamentar. Por esta técnica, a rotação externa é maior em 90 do que em 30 graus, mas não há grande variação. O joelho contralateral deve ser usado para comparação. Em lesão isolada das EPL, é provável que haja aumento da rotação externa em todos os graus de flexão que, talvez, seja mais evidente em 30 graus. Uma lesão combinada do LCP-EPL causaria aumento da rotação externa, que é mais grave e mais evidente em 90 graus.

O teste do *pivot shift* reverso (Fig. 11-13), conforme descrito por Jakob et al.,[21] é realizado trazendo-se o joelho de uma posição de 90 graus de flexão, onde está subluxado, para uma posição de extensão total, sob uma força em valgo e com o pé em rotação externa. A redução é atingida em extensão. Mais uma vez, houve considerável debate. A maioria considera que um resultado positivo é indicativo de lesão das EPL, enquanto outros sugeriram que é necessário haver lesão do LCP. Provavelmente, a presença do *pivot shift* reverso independe de lesão do LCP, mas sua magnitude aumentará

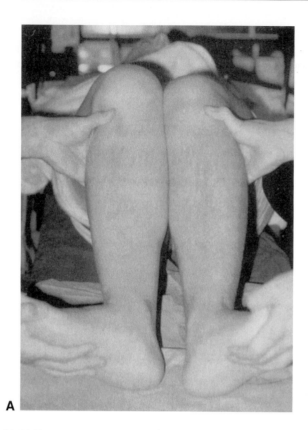 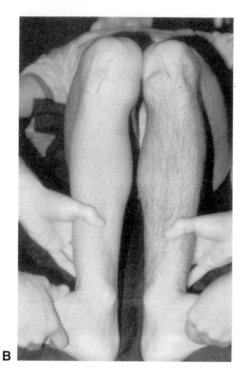

Fig. 11-12. Rotação externa aumentada a 30 graus com envolvimento das EPL. **(A)** Caso crônico. **(B)** Caso subagudo.

com a lesão do LCP. Jakob et al.[21] relataram que este teste foi significativamente positivo em 3% e ligeiramente positivo em 8% dos joelhos normais. Cooper[132] observou que 35% dos joelhos normais, sob anestesia, podiam ter um *pivot shift* reverso. Esta descoberta está diretamente relacionada à frouxidão ligamentar. A descoberta do *pivot shift* reverso em joelhos normais não é coerente com o conceito do mecanismo *screw-home*, que implica rotação externa obrigatória da tíbia em extensão total. Se a tíbia estiver em posição neutra quando o joelho estiver estendido, sofre rotação externa próximo ao final da extensão. Ao contrário, se a tíbia já estiver em rotação externa, ocorre uma rotação interna conjugada de cerca de 14 graus quando o joelho for estendido.[39] Esta é a posição exata da tíbia na realização do *pivot shift* reverso, que, como descrito por Jakob, pode ser uma variante normal e não um teste específico de instabilidade póstero-lateral. É claro que, se houver assimetria, isso será significativo, mas a simples descoberta de um teste de *pivot shift* reverso positivo não é, necessariamente, indicativa de uma instabilidade póstero-lateral.

O teste do deslocamento posterior dinâmico para insuficiências do LCP foi descrito por Shelbourne et al.[133] em 1989. A perna é posicionada com o quadril em 90 graus e o joelho é estendido lentamente a partir de 90 graus de flexão. À medida que o joelho é estendido, a tíbia é subluxada posteriormente, pela gravidade e tensão do isquiotibial. Na insuficiência do LCP, próximo à extensão, o joelho reduz-se subitamente com um "clunk". Nos joelhos com instabilidade póstero-lateral crônica, pode haver instabilidade voluntária. Shino et al.[134] observaram este fato e documentaram o padrão de ação do músculo. O bíceps parece ser ativo na fase de subluxação e o poplíteo na fase de redução. Um teste de apreensão na posição ortostática foi descrito em 1994 por Ferrari et al.[135] Com o paciente de pé e sustentando peso sobre a perna afetada, o polegar do examinador é colocado sobre a parte anterior do côndilo femoral lateral, abrangendo a linha da articulação (Fig. 11-14). O paciente é solicitado a flexionar ligeiramente o joelho e, ao mesmo tempo, o examinador empurra o côndilo femoral com o polegar. A maior rotação (rotação femoral interna) poderá ser sentida quando a ponta do polegar se mover com o fêmur e o restante permanecer em contato com a tíbia lateral. O paciente tem uma sensação de falseio.

A avaliação do alinhamento do membro e da marcha é fundamental para o diagnóstico e tratamento do joelho portador de lesões do LCP e, ainda mais impor-

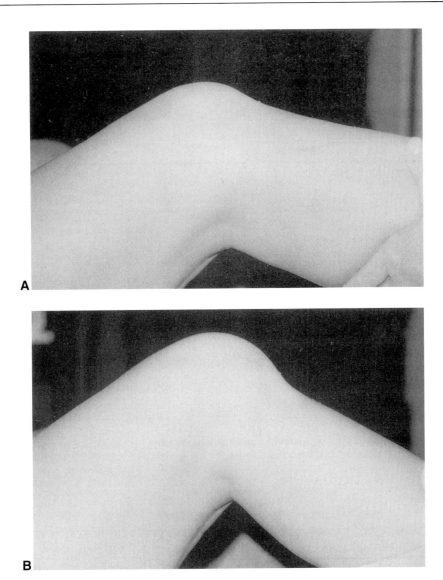

Fig. 11-13. Teste do *pivot shift* reverso. **(A)** Redução em direção à extensão. **(B)** Subluxação póstero-lateral em flexão.

tante, para o joelho com frouxidão do LCP e das EPL. Noyes e Simon[136] ressaltaram a importância do alinhamento do membro e da marcha para o joelho com deficiência do LCA e alinhamento em varo, mas suas conclusões também se aplicam à avaliação do joelho com lesões combinadas do LCP-EPL. Esses autores criaram os termos *joelho em varo primário, duplo e triplo*. O varo primário é definido como a verdadeira geometria tíbio-femoral do membro inferior, que está presente independentemente de qualquer deficiência ligamentar. Com freqüência, está presente um joelho em varo tibio-femoral fisiológico. A lesão do menisco medial ou dano à cartilagem articular do compartimento medial pode contribuir para o alinhamento em varo do membro como um todo. Cargas excessivas originadas no compartimento medial, com deslocamento medial da linha de sustentação de peso, podem contribuir para a ocorrência de artrose do compartimento medial. O duplo varo está presente quando a articulação tibiofemoral se separa durante a caminhada ou quando se está de pé. O duplo varo resulta de alinhamento em varo fisiológico associado com perda da cartilagem do compartimento medial e distensão das estruturas laterais ou com lesão primária dos ligamentos laterais. Quando o eixo de sustentação do peso se desloca medialmente, as forças musculares laterais não são suficientes para manter a compressão lateral durante a deambulação. A separação do compartimento lateral ocorre com a sustentação de peso, produzindo espaçamento condiliano lateral. É visível uma inclinação em varo durante a marcha.

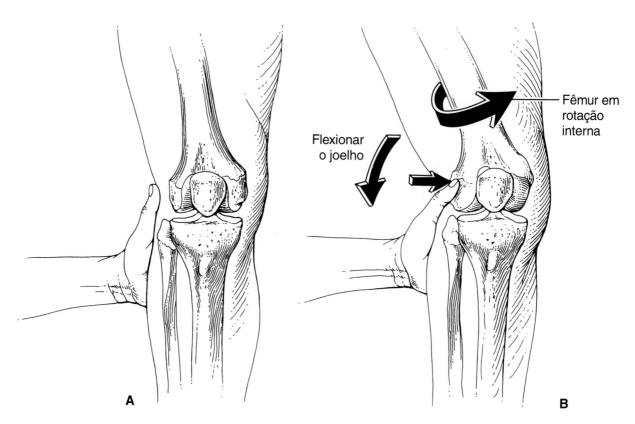

Fig. 11-14. Teste de apreensão ortostático. (A) O polegar palpa a linha ântero-lateral da articulação e o fêmur ântero-lateral. (B) Percebe-se a rotação do fêmur (interna) quando o paciente é solicitado a flexionar ligeiramente o joelho e o examinador empurra o côndilo femoral com o polegar. (De Ferrari et al.,[135] com permissão.)

Além das lesões do LCL e do TIT, que resultam em joelho em duplo varo, pode haver também lesão das EPL. Esta lesão causa angulação em varo adicional em extensão, em virtude de aumento da rotação tibial externa e do *recurvatum* do joelho. Isto resulta no joelho em triplo varo, que consiste em (1) varo geométrico e ósseo tibiofemoral (primário); (2) deficiência do LCL e separação do compartimento tibiofemoral lateral (duplo); e (3) angulação em varo adicional em extensão devida a rotação tibial externa e hiperextensão do joelho secundária ao envolvimento das EPL (triplo). O paciente portador de joelho em duplo ou triplo varo, que se submete a reconstrução do LCP ou das EPL, impõe estresse anormal à reconstrução e, com isso, pode ocorrer falha. Antes de qualquer reconstrução ligamentar, deve ser realizada uma osteotomia.

Clinicamente, o varo primário é diagnosticado através de uma radiografia ortostática dos membros inferiores. É traçada uma linha da cabeça do fêmur até o centro do tornozelo, que deve passar pelo centro do joelho, mas nos pacientes com varo primário passa medial ao centro do joelho. O joelho com duplo varo apresenta frouxidão do LCL a 30 graus de flexão. Além disso, a radiografia com sustentação de peso pode demonstrar abertura da linha lateral da articulação e pode haver inclinação em varo durante a caminhada. O joelho com triplo varo tem, além de tudo isso, rotação externa aumentada e *recurvatum*.

Stäubli e Jakob[137] avaliaram a precisão de seis testes clínicos de instabilidade posterior em 24 casos de lesão aguda do LCP confirmada cirurgicamente, com LCA intacto. Radiografias em estresse foram realizadas sob anestesia. O sinal da gravidade e o teste da gaveta posterior em extensão quase total e sua redução passiva foram diagnosticados em 20 dos 24 joelhos e a redução ativa da subluxação posterior, em 18. O teste do *pivot shift* reverso ajudou a diagnosticar as subluxações posterior e póstero-lateral graves, mas o teste *recurvatum*-rotação externa foi negativo em todos os casos. A radiografia sob estresse em extensão quase total revelou aumento altamente significativo da subluxação tibial posterior no joelho lesado (Fig. 11-15). Schenck et al.[138] descreveram uma técnica de tomografia computadorizada sob estresse (TC) para avaliação de instabilidades complexas do joelho. Este recurso foi usado na avaliação de um paciente portador de subluxação posterior do platô tibial lateral, resultante de lesão do complexo arqueado. A TC sob estresse permite a determinação precisa da rotação tibial interna-externa (em graus) com relação ao fêmur e a translação AP (em milímetros) das articulações tibiofemorais medial e lateral.

Os sintomas na fase crônica são expressos em estudos da história natural e diferem de acordo com a presença de frouxidão do LCP ou de frouxidão combinada do LCP-EPL. Parece que, numa lesão isolada do LCP, a função do joelho pode continuar boa. Há uma série de relatos de acompanhamentos a longo prazo de pacientes portadores de insuficiência do LCP.[111,115, 139-142] Embora nenhum desses relatos possa ser considerado um verdadeiro estudo da história natural, eles sugerem que lesões agudas isoladas do LCP raramente causam incapacitação funcional grave. O falseio dos joelhos na insuficiência crônica do LCP, quando acontece, é diferente do observado em joelhos com insuficiência crônica do LCA. O joelho parece falsear em razão de dor ou sensação de deslizamento e não por uma sensação de perda de contato. Isso é mais evidente quando o paciente está descendo uma escada. A incapacitação que se segue a uma lesão do LCP provoca sintomas de dor, rigidez, dificuldade para subir escadas ou incapacidade para retornar aos níveis anteriores de atividade esportiva. Os sintomas patelofemorais são comuns (40 a 55%) e, freqüentemente, desenvolvem-se alterações degenerativas a longo prazo.

É de se esperar que pacientes portadores de lesões isoladas apresentem menos sintomas do que aqueles com lesões combinadas,[111,142] mas uma série de relatos tem desafiado esta pressuposição. Dandy e Pusey[139] reportaram que, de 20 pacientes portadores de lesão isolada do LCP, 14 queixaram-se de dor e 9 tiveram episódios de falseio em longo período de acompanhamento Keller et al.[143] verificaram que 36 de 40 pacientes com lesão isolada (90%) apresentaram dor durante uma atividade e 17 (43%) tiveram problemas para andar, num período médio de acompanhamento de 6 anos. Eles observaram decréscimo da função com o passar do tempo e acentuado aumento das alterações degenerativas. Dejour et al.[144] relataram que 40 de 45 pacientes (89%) queixaram-se de dor quando examinados, em média, 15 anos após a lesão. Observaram também o aparecimento de osteoartrite medial ou global num período médio de 25 anos após a lesão. Houve uma longa fase de tolerância funcional. Torg et al.[142] revisaram 43 pacientes com deficiência do LCP (14 com instabilidade isolada e 29, combinada) num período médio de 6 anos após a lesão. Dos 14 pacientes com lesão isolada do LCP, 5 (36%) tiveram excelentes resultados, sendo capazes de voltar aos

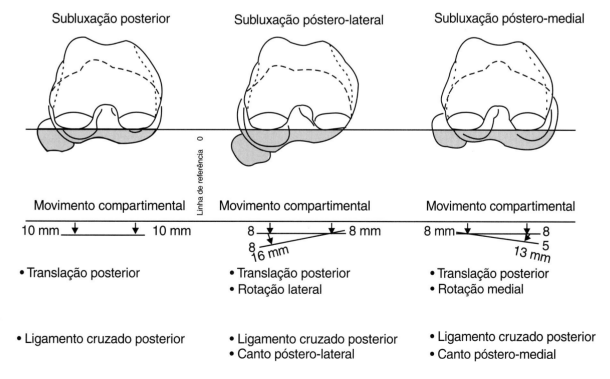

Fig. 11-15. Os três tipos de subluxação posterior. (De Stäubli e Jakob,[137] com permissão.)

mesmos níveis de atividade esportiva sem dor ou instabilidade; 7 (50%) tiveram resultados bons, relatando ligeira instabilidade na prática de esportes; e 2 (14%) tiveram resultados precários, com significativo desconforto ou instabilidade no desempenho das atividades diárias. Dos 29 pacientes com instabilidade combinada, 14 (48%) tiveram resultados bons a excelentes. As alterações degenerativas radiograficamente visíveis são muito mais comuns na instabilidade combinada, na qual o compartimento lateral pode ser envolvido quase tão seriamente quanto o lado medial. Além disso, as alterações degenerativas em lesões isoladas são menos progressivas com o passar do tempo.

Pacientes com instabilidade póstero-lateral crônica costumam apresentar hiperextensão e varo durante a fase de apoio da marcha. Pode haver uma inclinação lateral. A análise formal da marcha e as radiografias da extremidade inferior em toda sua extensão são úteis para detecção de anormalidades do alinhamento ou mecânicas. Os pacientes costumam queixar-se de uma sensação de falseio para trás (póstero-lateral) e de dor e cansaço. A dor pode localizar-se medialmente e se deve a sobrecarga medial, à patologia da cartilagem e do menisco e provavelmente também à distensão dos tecidos moles póstero-mediais e/ou neuropraxia do safeno.[135] Muitos pacientes não são capazes de bloquear o joelho em extensão total e, por isso, sentem dificuldade para subir e descer escadas ou caminhar em superfícies inclinadas. Corrida ou solos irregulares também causam dificuldade. Quando há dor também no lado lateral ou póstero-lateral, esta é causada pelo estiramento das estruturas ligamentares (joelho em triplo varo). Esses pacientes tendem a andar com o pé em rotação externa e a tíbia em posição de subluxação.

Houve certa controvérsia quanto à relação da presença de sintomas com o grau de translação posterior. Cross et al.[140] e Parolie e Bergfeld[139] não encontraram uma correlação estatística. É preciso lembrar, no entanto, que a frouxidão grave (10 a 15 mm) representa, provavelmente, uma incapacidade também dos restritores secundários.[23] A maioria dos autores relata que a capacidade para retornar à função completa está diretamente relacionada à força do quadríceps.[140,141]

Em resumo, estudos demonstraram que a maioria dos pacientes com lesão isolada provavelmente recuperam uma boa função, com incidência relativamente baixa de sintomas e taxa razoavelmente alta de retorno aos esportes. Com o tempo, é freqüente a ocorrência de alterações degenerativas. As lesões combinadas são associadas a maior quantidade de sintomas, instabilidade, dor e desistência das atividades esportivas, além de alterações degenerativas mais graves.

Tratamento Cirúrgico

Para uma avaliação das opções de tratamento da instabilidade póstero-lateral, é necessário discutir, em primeiro lugar, as indicações do tratamento conservador. É comum acreditar-se que uma leve instabilidade pode ser tratada por método conservador. O conceito de "leve" instabilidade é descrito de formas variadas na literatura. Baker et al.[14] trataram casos com instabilidade aguda de 1+ (leve) através de imobilização com aparelho gessado (cast) seguida de reabilitação e todos os pacientes puderam retornar aos níveis de atividade esportiva anteriores à lesão. De Lee et al.[15] ressaltaram a importância da avaliação sob anestesia para distinguir entre lesões leves e lesões agudas de maior gravidade. Uma lesão grave, que demanda cirurgia, foi definida como aquela com sinal da gaveta póstero-lateral significativamente positivo ou recurvatum-rotação externa, ou uma instabilidade em varo de 2 a 3+ a 30 graus de flexão. Kannus[20] descreveu, em 1989, uma leve instabilidade lateral em pacientes com frouxidão de 1 a 2+ a 30 graus, mas sem varo concomitante em extensão total e sem qualquer componente rotacional. Esses pacientes, portadores de lesão aguda leve do complexo arqueado, foram tratados com um aparelho gessado durante 3 semanas e meia, seguido de programa de reabilitação por 6 meses; 82% puderam retornar aos níveis de atividade esportiva anteriores à lesão, embora todos tenham demonstrado frouxidão em varo de 2+ a 30 graus. No mesmo estudo, pacientes com entorses graves, definidos como uma frouxidão em varo de 3+ com o joelho estendido, foram tratados com um aparelho gessado por 1 mês, seguido de reabilitação por 6 meses; a maioria apresentou resultados subjetivos precários, com acentuada redução do nível de atividade e desenvolvimento de instabilidades rotacionais combinadas.

Quando uma lesão do LCP é combinada com ruptura de um ou mais dos principais ligamentos do joelho, é provável a ocorrência de instabilidade funcional. A instabilidade combinada do LCP e das EPL freqüentemente produz incapacitação grave e, se o LCP for reconstruído, mas os outros ligamentos não forem tratados, é improvável que se obtenham bons resultados. O tratamento das lesões agudas, em geral, é mais bem-sucedido que o das instabilidades póstero-laterais crônicas. Um achado isolado de instabilidade aguda das EPL não é muito comum; a instabilidade das EPL ocorre mais freqüentemente em combinação com lesão dos ligamentos cruzados. Uma diferença de um lado para o outro de 10 a 15 graus de rotação externa a 30 graus de flexão ou uma assimetria de 1 ou 2+ na rotação em varo a 30 graus é coerente com o diagnóstico de envolvimento das EPL. No tratamento das lesões agudas combinadas, acreditamos ser importante tratar cirurgicamente todos os componentes da instabilidade, para assegurar as maiores possibilidades de sucesso.

No quadro agudo, o cirurgião deve procurar tratar a instabilidade póstero-lateral em bases anatômicas, reparando, reforçando ou reconstruindo as estruturas envolvidas, conforme o necessário. A lesão do LCP é tratada em primeiro lugar por técnicas abertas ou artroscópicas, conforme descrito no Capítulo 10. Se o LCP estiver deslocado de suas inserções femoral a tibial, preferimos fixá-lo novamente com suturas nãoabsorvíveis passadas através do osso. No caso mais freqüente de rupturas da substância, raramente usamos reparação direta e reforço com os tendões do grácil e semitendinoso e, atualmente, optamos mais freqüentemente pela reconstrução do LCP. Preferimos reconstrução artroscópica com enxertos autólogos de osso-tendão patelar-osso ou tendão do quadríceps. Os enxertos do tendão do quadríceps podem ser maiores (12 a 13 m) e se aproximam mais do tamanho do LCP, particularmente na área de inserção femoral, mas possuem osso apenas em uma extremidade, que é colocada do lado femoral. A artroscopia inicial documentará a presença ou não do tendão poplíteo e o grau de abertura do compartimento lateral (Fig. 11-16).

As estruturas laterais são expostas através de longa incisão curvilínea, que começa no meio do caminho entre a cabeça da fíbula e o tubérculo tibial. A dissecção expõe o TIT e o tendão do bíceps (Fig. 11-17). O nervo fibular comum é identificado profunda e posteriormente ao tendão do bíceps e examinado para confirmação de lesão. O tendão do bíceps pode ser rompido desde a sua inserção até a cabeça fibular. As lesões do TIT são raras e quando ocorrem são apenas parciais. Depois de identificadas essas lesões, é desenvolvido o intervalo entre o TIT e o bíceps e exposta a parte posterior das camadas profundas. O teste do "stress" em varo pode ajudar a localizar lesões e também hematomas. Os meniscos podem ser examinados através de uma artrotomia ântero-lateral, retroligamentar (atrás do LCL) ou entre o LCL e o poplíteo. Todos os esforços devem ser feitos para reparar lesões periféricas do menisco lateral. Se a exposição póstero-lateral for inadequada, a visualização pode ser aumentada refletindo-se a inserção do TIT com uma porção do tubérculo de Gerdy. É preciso cuidado para examinar a porção posterior e profunda do TIT (fibras de Kaplan), que age como ligamento lateral acessório. A retração do TIT anteriormente permite a exposição do canto póstero-lateral. Para maior exposição da origem femoral do LCL, o TIT é dividido ao longo de suas fibras, anteriormente, onde ele se sobrepõe ao côndilo femoral. Isto deixa uma tira de aproximadamente 5 cm do TIT que pode ser retraído em qualquer direção, para expor completamente o canto póstero-lateral do joelho.

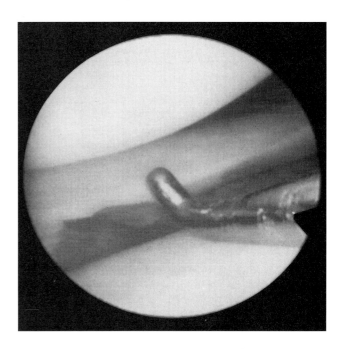

Fig. 11-16. Abertura do compartimento lateral vista na artroscopia.

Deve-se dar especial atenção ao poplíteo. Em vista da gravidade da lesão, o poplíteo costuma ser dissecado para fora do complexo arqueado; contudo, às vezes, a dissecção cirúrgica não consegue separar claramente as várias estruturas. O poplíteo costuma ser lesado na junção musculotendinosa, ao longo da tíbia ou ao nível do hiato. A exposição dessa área pode ser difícil. A cápsula posterior é desenvolvida posteriormente ao LCL e incisada verticalmente. A cabeça lateral do músculo gastrocnêmio precisa ser mobilizada e retraída posteriormente. O tendão poplíteo pode ser acompanhado proximalmente até o ponto onde ele passa sob o LCL. O ponto de inserção no fêmur (outra área de possível lesão) é exposto passando-se uma pinça ao longo do tendão embaixo do LCL.

Com todo o poplíteo exposto, podem ser consideradas as opções cirúrgicas, que incluem reparação, avanço, recessão, reforço e reconstrução. Nas lesões agudas localizadas na junção musculotendinosa, tentamos restaurar a tensão colocando várias suturas no tendão, puxando-as distalmente através de um orifício perfurado na tíbia em direção posterior para anterior. Alternativa-

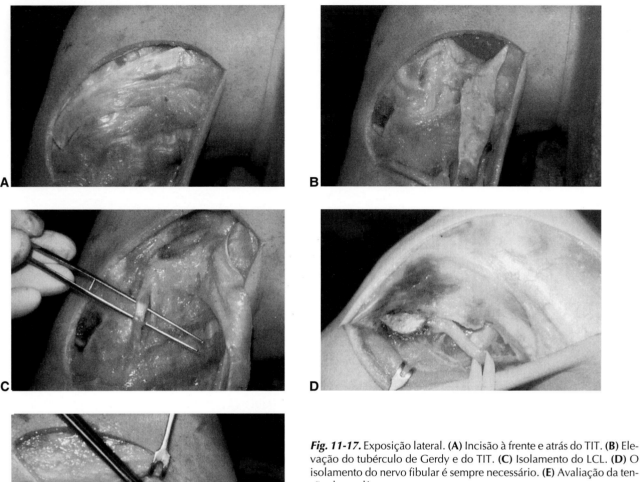

Fig. 11-17. Exposição lateral. **(A)** Incisão à frente e atrás do TIT. **(B)** Elevação do tubérculo de Gerdy e do TIT. **(C)** Isolamento do LCL. **(D)** O isolamento do nervo fibular é sempre necessário. **(E)** Avaliação da tensão do poplíteo.

mente, o tendão pode ser fixado à tíbia com um parafuso e arruela. O pé deve estar em rotação interna de alguns graus antes da fixação do tendão. Se o tendão poplíteo estiver avulsionado de sua inserção no côndilo femoral lateral, em geral juntamente com o LCL, é recolocado no seu leito ósseo através de orifícios transósseos, que podem ser fixados sobre a área epicondiliana medial (Fig. 11-18). Se o tendão do poplíteo não for suficiente, deve ser forçado com uma tira do TIT de 2 cm. A inserção do tubérculo de Gerdy é deixada intacta. Um orifício do tamanho do enxerto é perfurado 1 a 2 cm abaixo da linha articular da tíbia, ântero-lateral para póstero-lateral. O enxerto é passado através do orifício e fixado ao tendão do poplíteo com suturas. Um outro método usado é a restauração da tensão e da função do poplíteo removendo sua inserção com um tampão ósseo e aprofundando-o dentro do fêmur. A fixação é feita com um parafuso de pequenos fragmentos ou por suturas presas sobre o epicôndilo medial (Fig. 11-19). Obviamente, o problema potencial é a incompetência e a distensão da junção musculotendinosa. Mais raramente, num quadro agudo, precisamos recorrer à reconstrução do poplíteo com enxerto livre, geralmente enxerto do tendão do semitendinoso ou osso-tendão patelar-osso.

Rupturas agudas do LCL ocorrem como lesões por avulsão ou intersticiais. As avulsões ocorrem mais freqüentemente na cabeça da fíbula, com ruptura combinada do LCL e da inserção estilóide fibular do ligamento arqueado-fabelofibular. Realiza-se a reparação transóssea da cabeça da fíbula (Fig. 11-20). O nervo fibular deve

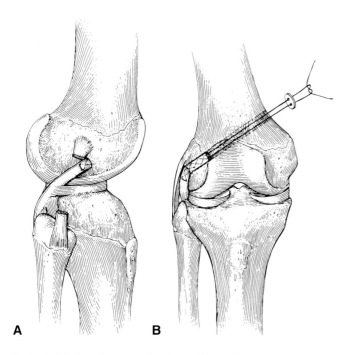

Fig. 11-18. Refixação do tendão do poplíteo ao fêmur. As suturas que prendem o tendão são fixadas no lado medial.

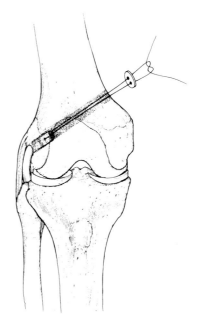

Fig. 11-19. Recessão do poplíteo no fêmur com tampão ósseo.

ser identificado e dissecado para fora do colo fibular. O LCL é preparado passando-se várias suturas em direção proximal para distal e na extremidade. É feito um orifício na extremidade proximal da fíbula e dois pequenos orifícios ântero-laterais, 1 a 2 cm abaixo do colo fibular. O ligamento é aprofundado dentro de um orifício e as suturas são fixadas sobre o colo fibular. Quando o LCL apresenta lesão intersticial ou não alcança a cabeça fibular, deve ser reforçado ou reconstruído. Basicamente, temos usado duas técnicas, aplicação de um enxerto do semitendinoso livre (que será descrito no tratamento das lesões crônicas) ou enxerto do tendão do bíceps. Para o aumento com reforço com o bíceps, os dois terços centrais do tendão são colhidos através de sua dissecção do músculo, o nervo fibular é identificado e protegido e a tira do tendão é estendida proximalmente por cerca de 10 a 12 cm e deixada presa distalmente à fíbula. O ponto isométrico no fêmur é localizado com a introdução de um fio de Kirschner no côndilo, próximo à inserção fisiológica do LCL. A tira do bíceps é, então, puxada sobre o fio, e o joelho passa de flexão para extensão, observando-se o movimento do enxerto. Quando o ponto é selecionado, é feito um túnel curvo no côndilo lateral, começando-se no ponto escolhido e saindo-se proximal e anteriormente. O enxerto do bíceps é passado através do túnel ósseo e fixado ao fêmur com um parafuso e arruela ou grampos (Fig. 11-21).

O tratamento cirúrgico da instabilidade póstero-lateral crônica constitui um desafio. Acreditamos que todos os ligamentos importantes envolvidos devem ser reconstruídos cirurgicamente. Uma avaliação do alinhamento do membro do paciente, que inclui radiografias em pé de toda a extremidade, é fundamental para o planejamento pré-operatório. Se houver alinhamento em varo ou inclinação lateral na fase de apoio da marcha, será necessária osteotomia tibial em valgo, antes da reconstrução do ligamento ou concomitante a esse procedimento, a fim de corrigir o alinhamento e proteger a reconstrução do ligamento lateral. A técnica de reconstrução aberta ou artroscópica do LCP é tratada com detalhes no Capítulo 10.

Hughston e Jakobson[7] e Trillat[145] descreveram uma técnica envolvendo o avanço distal e anterior de um botão ósseo, incluindo as inserções do poplíteo e do LCL. É feita incisão parapatelar lateral e identificado e mobilizado o nervo fibular comum. O procedimento reconstrutivo pode potencialmente deslocar este nervo e colocá-lo sob tensão indevida. O tendão da cabeça lateral do músculo gastrocnêmio é identificado e mobilizado proximalmente através de seu curso na profundidade do bíceps e do TIT. O TIT é incisado 2 cm anterior à sua margem posterior, desde o tubérculo de Gerdy até 5 cm proximal ao côndilo femoral lateral. A origem do LCL e do tendão poplíteo, além de parte do tendão da cabeça lateral do músculo gastrocnêmio, são refletidos distalmente com um segmento de osso do côndilo femoral lateral (Fig. 11-22). O menisco lateral pode ser novamente

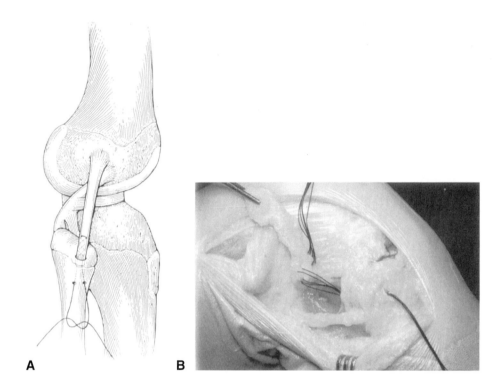

Fig. 11-20. Refixação do LCL à cabeça fibular. **(A)** Desenho esquemático. **(B)** Caso cirúrgico, com desinserção do tubérculo de Gerdy para exposição.

examinado neste momento. O *flap* é, então, avançado distal e anteriormente para dentro de um leito ósseo preparado no côndilo femoral lateral, enquanto um assistente segura o joelho em suave rotação interna a 90 graus de flexão. Um parafuso ou grampo é usado para fixar o tampão ósseo na sua nova posição. Se estiverem danificadas as fibras de Kaplan, devem ser fixadas ao septo intermuscular lateral. O joelho é, então, imobilizado em 60 graus de flexão. O gesso cruropodálico deve ser complementado com uma faixa pélvica para impedir a rotação externa e varo. Hughston e Jakobson[7] relataram bons resultados em 141 joelhos com o LCP intacto: objetivamente, em 85%; subjetivamente, em 78%; e funcionalmente, em 80%. Este procedimento ganhou grande popularidade no final dos anos 1970 e início dos anos 1980, mas os bons resultados relatados por Hughston e Jakobson não se repetiram, provavelmente porque a técnica é não isométrica e o avanço do complexo do ligamento arqueado se distende com o tempo.

Bousquet et al.[110] recomendaram duas cirurgias de partes moles. A *petit poplité* plastia usava o terço central do tendão do bíceps femoral como substituição (Fig. 11-23). O terço central do tendão do bíceps femoral é mantido inserido distalmente e é usado para reconstruir a inserção fibular do tendão poplíteo. A *grand poplité* plastia originalmente usava *fascia lata*, mas depois passou a usar o terço central do tendão patelar, para aumentar a força da reconstrução. O terço central do TIT é mantido inserido distalmente e conduzido através de um túnel ósseo na tíbia proximal em direção anterior para posterior. Em seguida, é puxado oblíqua e proximalmente ao longo do curso do tendão poplíteo, passado através de um túnel femoral, de anterior para posterior, puxado distalmente e fixado ao complexo arqueado (Fig. 11-24).

Em 1983, Müller[22] propôs um procedimento nos tecidos moles similar aos de Bousquet. O componente funcional mais importante é o tendão do poplíteo. O avanço e a reconstrução do poplíteo e do LCL devem ser feitos separadamente. A reconstrução do poplíteo é obtida removendo-se sua inserção com um pequeno tampão ósseo. O tendão pode ser tensionado girando-se o tampão ósseo 180 graus e reinserindo-se o tendão em seu leito ou afundando-o com um parafuso e arruela ou suturas transósseas. Se o poplíteo estiver distendido ou for impossível sua reparação, realizam-se procedimentos de ponte *bypass*, com uma porção do TIT ou do bíceps femoral. Após a reconstrução do poplíteo, o remanescente do complexo arqueado deve ser reparado através do avanço proximal ou distal. Recomenda-se a reconstrução do LCL com uma tira do bíceps inserida distalmente.

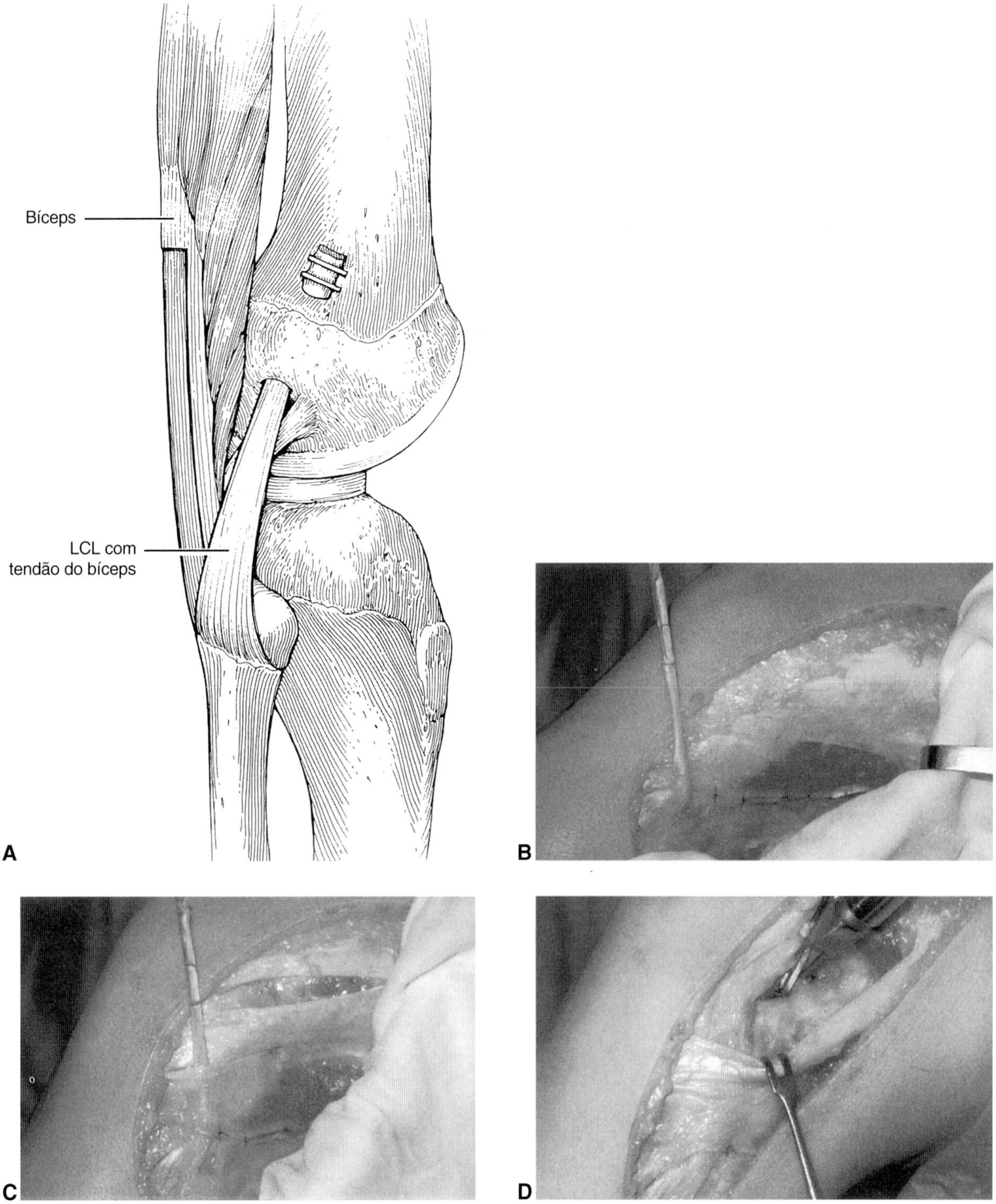

LESÕES LIGAMENTARES COMBINADAS DO JOELHO ❐ **249**

Bíceps

LCL com
tendão do bíceps

A

B

C

D

Fig. 11-21. Reconstrução do LCL com o tendão do bíceps. **(A)** Desenho esquemático. **(B)** Preparação do enxerto. **(C)** O enxerto é passado sob o TIT. **(D)** O enxerto é fixado ao fêmur.

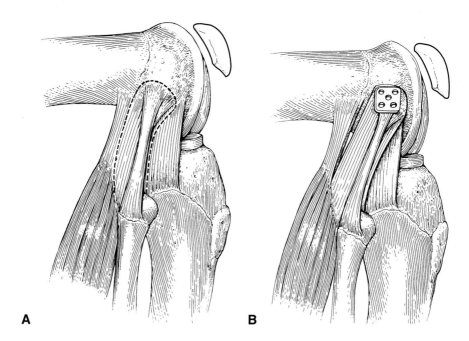

Fig. 11-22. Reconstrução póstero-lateral. (**A**) As estruturas a serem transferidas são assinaladas. (**B**) O tampão ósseo com a inserção do LCL, poplíteo e cabeça lateral do gastrocnêmio é movido em direção ântero-distal. (De Hughston,[8] com permissão.)

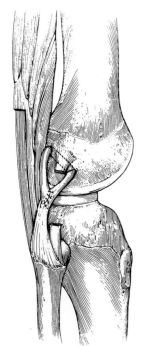

Fig. 11-23. Reconstrução do poplíteo com o tendão do bíceps, que é deixado preso distalmente na cabeça fibular *(petit poplitée* de Bousquet). O LCL é seccionado para visualização clara.

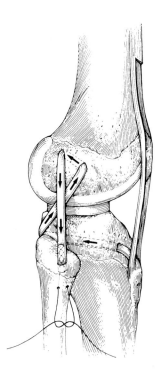

Fig. 11-24. Reconstrução do poplíteo e do LCL com o TIT, de acordo com Bousquet *(grand poplitée)*.

É atribuído a Clancy[146] o crédito pela descrição e popularização do procedimento de tenodese do bíceps (Fig. 11-25). A transferência do tendão do bíceps para o fêmur elimina a força deformante do músculo bíceps femoral e cria um novo LCL. Além disso, a transferência tensiona a cápsula póstero-lateral através das fibras do bíceps, que estão firmemente inseridas na porção inferior e profunda do complexo arqueado póstero-lateral. Embora eliminando os efeitos da cápsula sobre a flexão do joelho e a coaptação do lado lateral, a transferência elimina a força dinâmica que provoca a rotação externa da tíbia, o que agrava a frouxidão póstero-lateral. O teste da Cybex II demonstra que a transferência não afeta significativamente a força do isquiotibial. Washer et al.[147] mediram os efeitos da tenodese do tendão do bíceps sobre a frouxidão interna-externa e varo-valgo em cadáveres que foram submetidos a seccionamento seqüencial das EPL. A tenodese com fixação em ponto localizado 1 cm anterior à inserção do LCL no fêmur foi eficaz na restauração da rotação externa e da frouxidão em varo. O procedimento, de fato, restringe em excesso a rotação tibial externa em todas as posições de flexão e a angulação em varo em 60 e 90 graus. O ponto de fixação anterior foi mais eficiente do que o proximal. As etapas cirúrgicas foram estabelecidas por Clancy[146] e por Bach et al.[148] Se o tendão do bíceps tiver sido completamente rompido da cabeça fibular ou de suas inserções capsulares, a tenodese do bíceps pode não tensionar suficientemente a

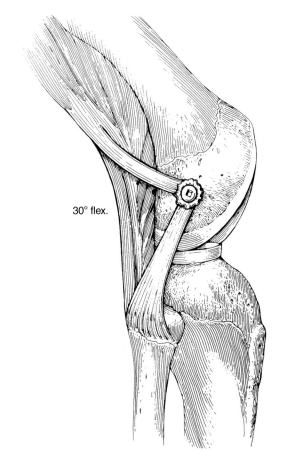

Fig. 11-25. Tenodese do bíceps, de acordo com Clancy.

cápsula póstero-lateral. A tenodese do bíceps é realizada após a cirurgia apropriada do LCP.

É feita incisão curvilínea num ponto eqüidistante do tubérculo de Gerdy e da cabeça fibular. O TIT é dividido na linha de suas fibras, ao nível do epicôndilo femoral lateral. O tendão do bíceps é dissecado e deixado livre de suas inserções no músculo gastrocnêmio lateral. O nervo fibular comum deve ser exposto e retraído. O tendão do bíceps deve ser liberado de suas inserções ao músculo bíceps e 5 cm da área distal do músculo devem ser completamente afastados do tendão. Em seguida, a porção inferior do TIT é liberado do septo intermuscular, dando espaço para a passagem do tendão do bíceps sob o trato. O côndilo e o epicôndilo femoral lateral são expostos, permitindo a visualização da inserção do LCL. Usa-se um osteótomo para criar uma depressão (1 × 3 cm) na metade superior do côndilo. Um fio de Kirschner é introduzido na depressão logo acima da extremidade mais proximal da inserção do LCL. O tendão do bíceps é trazido superiormente sob o TIT e é passado em torno do fio de Kirschner com o auxílio de uma alavanca. O tendão transferido é fixado no lugar por meio de um parafuso canulado de 7 mm, com arruela para tecidos moles sobre o fio de Kirschner. O parafuso é fixado com o joelho em 30 graus de flexão e em rotação interna. O movimento é retardado por 6 semanas e o joelho é mantido em imobilizador ou órtese em extensão.[146]

A redução da rotação externa e da frouxidão póstero-lateral é significativa. Em geral, também se obtém uma redução de 1+ da translação posterior. Podem ser obtidos bons resultados com esta técnica em joelhos que apresentem apenas alinhamento em valgo ou neutro (quando há somente frouxidão do LCP) ou em combinação com reconstruções do LCP (quando há acentuada translação posterior). Usamos a técnica de tenodese do bíceps, de Clancy, em alguns casos e com uma variedade de patologias associadas, formando um grupo de estudos bastante heterogêneo. Não podemos, portanto, tirar uma conclusão, mas consideramos o método sugerido bastante difícil. Em particular, é difícil trazer o tendão, que está sob tensão, e todos os dispositivos de fixação que usamos até agora (um parafuso não canulado ou uma placa de dois furos) foram fracos ou imprevisíveis e com a tendência a afrouxarem progressivamente ou perfurarem o enxerto. A colocação do parafuso canulado e arruela para partes moles numa posição não fisiométrica pode também causar a falha da reconstrução. Além disso, a fraqueza do isquiotibial pode constituir um problema, embora Clancy (comunicação pessoal) relate diferença mínima de 15% pelo teste de Cybex II após um ano. O que consideramos interessante neste procedimento é o fato de que ele controla tanto a rotação externa como a frouxidão em varo ao mesmo tempo.[147] A rotação externa e a frouxidão em varo costumam ocorrer juntas, e pode ser difícil decidir qual desses problemas é mais importante e deve ser tratado em primeiro lugar; pode ser necessário tratar ambos ao mesmo tempo.

Acreditamos que o exame do alinhamento do membro durante o planejamento pré-operatório é essencial. Quando há alinhamento em varo e inclinação lateral ao caminhar, indica-se uma osteotomia antes ou durante a reconstrução.

Realizamos uma osteotomia tibial alta e podemos avançar o TIT através do ponto de osteotomia a fim de aumentar a tensão no lado lateral do joelho.[114] O procedimento tem a vantagem de prover efetivamente um enxerto ósseo através da osteotomia em cunha de fechamento. Principalmente, a osteotomia pode ser suficiente para reduzir os sintomas de dor do paciente, eliminando a necessidade de reconstrução lateral em alguns casos de instabilidade leve. A reconstrução pode ser feita num segundo estágio, se necessário. Utiliza-se uma incisão lateral longitudinal em vez da transversa tradicionalmente usada, permitindo a aplicação do procedimento de abordagem do ligamento, se necessário. Pode ser criado um tampão ósseo de 2 cm^2 retirado previamente do tubérculo de Gerdy usando-se uma microsserra. O TIT é isolado ao longo das bordas anterior e posterior. É realizada osteotomia tibial alta lateral padrão em cunha de fechamento de acordo com as medidas pré-operatórias obtidas nos filmes ortostáticos longos e com o uso de um guia de osteotomia. Os eixos mecânicos do fêmur e da tíbia são traçados e é calculado o ângulo. A tendência é obtermos correção normal ou ligeira hipercorreção. Normalmente, o eixo mecânico passa pelo centro do joelho e o ângulo é zero. Uma hipercorreção de 2 a 3 graus pode ser útil. Evitamos a separação da sindesmose tibiofibular proximal, para impedir sua migração proximal e, em vez disso, realizamos uma osteotomia fibular, removendo 10 mm de osso ao nível da diáfise. Se o tubérculo de Gerdy tiver sido elevado, este é fixado distalmente com um parafuso de esponjosa de 6,5 mm, angulado distalmente. Estabilizamos a osteotomia com dois parafusos de esponjosa e um fio de tensão metálico ou com grampos (Fig. 11-26). Nos casos de ligeiro varo, realizamos uma osteotomia medial em cunha de abertura da tíbia proximal; este procedimento tem a vantagem de retensionar o LCM, uma vez que ela se localiza proximal à sua inserção (fibras superficiais).

Noyes e Simon[136] distinguiram o varo primário (devido à geometria tibiofemoral) do duplo varo (geometria tibiofemoral e separação do compartimento lateral) e do triplo varo (o mesmo do duplo varo mais *recurvatum*, varo e rotação externa). É essencial o cálculo da linha de sustentação de peso ou do eixo mecânico. O alinhamento pode ser expresso como a posição da linha de sustentação de peso no joelho, atribuindo-se à largura do platô uma escala de 0 a 100%, sendo 0 o ponto mais medial, 100% o ponto mais lateral e 50% o meio caminho entre as espinhas. A interseção da linha de sustentação de peso com a tíbia depende de duas variáveis independentes, o ângulo final do eixo mecânico e o comprimento tibial e femoral do paciente.[149] Os centros da cabeça femoral e da articulação tibiotalar são assinalados na radiografia da extremidade total. A coordenada da linha de sustentação de peso selecionada no platô tibial é identificada e marcada. Esta marca, em geral, é colocada em 62 a 66% da largura tibial, permitindo que a linha de sustentação de peso passe através do compartimento tibiofemoral lateral e resultando em hi-

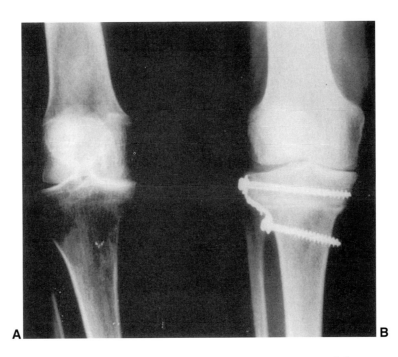

Fig. 11-26. Osteotomia da tíbia proximal. **(A)** Radiografia pré-operatória ortostática, com alinhamento em varo. **(B)** Correção através de uma osteotomia tibial fixada com dois parafusos e um fio em espiral.

percorreção de 3 a 4 graus. É traçada uma linha da cabeça femoral até a coordenada e uma segunda linha da articulação tibiotalar até a coordenada. O ângulo formado pelas duas linhas ao se intersectarem na coordenada tibial representa a correção angular necessária para realinhar a linha de sustentação de peso nesta coordenada. O método de planejamento pré-operatório e a medição radiográfica propostos por Jakob são também úteis e precisos.[150]

Em termos de técnica cirúrgica, Noyes e Simon[136] preservam a articulação tibiofibular proximal e realizam uma osteotomia fibular proximal e ressecção (do colo da fíbula). O nervo fibular é protegido e o colo fibular é exposto subperiostealmente. Uma cunha de osso apropriada é removida (os guias da osteotomia tibial dependem da preferência individual). Barras de alinhamento são úteis para confirmarem a correção e a posição da linha de sustentação de peso. Noyes usa uma placa de suporte angulada para estabilizar a osteotomia. Os resultados clínicos de Noyes et al.[107] foram avaliados em 41 pacientes com alinhamento em varo e deficiência do LCA. Havia três grupos: somente osteotomia tibial alta e sem reconstrução do ligamento; osteotomia tibial alta mais um procedimento extra-articular lateral; e osteotomia tibial alta mais reconstrução do LCA com aloenxerto intra-articular. Os resultados mostraram significativo aprimoramento no que se refere aos sintomas, principalmente na redução da dor; 78% foram capazes de praticar esportes leves sem dor. No entanto, a maioria dos pacientes modificou suas atividades esportivas e nenhum deles retornou à prática de esportes vigorosos. Os falseios se reduziram, embora a causa deva ter sido a modificação das atividades. Os pacientes com enxertos intra-articulares do LCA tiveram diminuição estatisticamente significativa do deslocamento AP, em comparação com os pacientes submetidos a procedimentos extra-articulares; no entanto, somente 55% tiveram redução estatisticamente relevante, inferior a 3 mm no acompanhamento. Por isso, é preferível a aplicação desse método em etapas.

Quando necessário, realiza-se uma osteotomia antes da reconstrução intra-articular. A osteotomia é realizada em primeiro lugar a fim de dar tempo ao paciente para recuperar-se completamente do procedimento. Os sintomas de falseio podem ser avaliados após a osteotomia. Em uma minoria de pacientes selecionados, com falseios até mesmo nas atividades diárias (AD), a osteotomia e o procedimento de reconstrução podem ser realizados simultaneamente. Nos casos de artrose tibiofemoral medial avançada (exposição óssea subcondral), alcançou-se aprimoramento, mas a osteotomia tibial alta deve ser realizada logo no início da doença. Não é aconselhável adiar a osteotomia até que se desenvolva dor no LCA em pacientes jovens e ativos. Nesses pacientes, a meta não é retornar aos esportes. No grupo de pacientes sem artrose significativa, nos quais a osteotomia tibial alta foi combinada com a reconstrução do LCA, ainda não estão disponíveis dados suficientes para se prever precisamente se é aconselhável sua realização em atletas, pelo risco adicional de deterioração artrítica. A osteotomia que produz valgo parece retirar a carga das estruturas ligamentares laterais, permitindo certo remodelamento e encurtamento fisiológico. Na verdade, 21 de 41 pacientes (54%) apresentaram aumento anormal da abertura lateral da articulação com o teste de estresse em varo pré-operatório, porém no acompanhamento somente 12% mostraram esta instabilidade. Os casos mais graves de *recurvatum* e varo (joelho em triplo varo) com instabilidade póstero-lateral foram excluídos desse estudo.

Após criteriosas considerações sobre o alinhamento do membro e a necessidade de osteotomia tibial alta em pacientes portadores de insuficiência sintomática crônica do LCP combinada com instabilidade do LCL ou póstero-lateral e com alinhamento normal (valgo), a reconstrução do LCP é realizada em primeiro lugar através de técnicas artroscópicas ou abertas e, em geral, é usado enxerto autólogo do aparelho extensor (tendão patelar ou tendão do quadríceps). Os problemas com o LCL e o poplíteo são, então, tratados por meio de métodos abertos. Em diversas ocasiões, pudemos realizar a cirurgia lateral ao mesmo tempo que a reconstrução do LCP, mas em outros casos foi necessário um procedimento em duas etapas (mesma hospitalização).

As opções cirúrgicas para a insuficiência do LCL (instabilidade em varo) incluem avanço, recesso, retensionamento, reforço e reconstrução (substituição). Particularmente, quando se tem de reconstruir o poplíteo, pode ser mais apropriado realizar uma operação mais simples de recesso no LCL. Esse procedimento é adotado quando se acredita que o LCL, embora distendido, ainda funcione. Ele pode ser liberado de sua origem femoral ou tibial e conduzido, em geral, através de um túnel ósseo com suturas colocadas em sua substância. As suturas podem ser fixadas sobre o lado medial oposto. Quando já estiver sendo criado um túnel femoral para o poplíteo, sua porção posterior pode ser usada para o LCL. Quando o LCL precisar ser reconstruído, costumamos usar o tendão do bíceps, mantendo sua inserção distal (ver seção anterior sobre instabilidade aguda) ou um enxerto do semitendinoso livre. Um túnel em forma de Y invertido é criado na cabeça fibular após a preparação do nervo fibular. O enxerto, com suturas em cada extremidade, é passado pelo túnel, saindo no ápice da cabeça da fíbula (Fig. 11-27). O ligamento duplo é, então, fixado na posição isométrica no fêmur. Com a ajuda de um fio de Kirschner é selecionado o ponto isométrico, que costuma ser o ponto situado exatamente no nível da inserção normal do LCL. Um ponto mais proximal e posterior permitiria o relaxamento durante a flexão. Em seguida, é criado um outro túnel no côndilo lateral, que termina proximalmente na metáfise. O enxerto é conduzido através do túnel e fixado com parafuso e arruela ou grampos. Obtivemos bons resultados com esta técnica, particularmente para correção da frouxidão em varo. Acreditamos que esta técnica também é útil nos casos de frouxidão em rotação externa, nos quais a função precisa ser reconstruída. Neste caso, fazemos um túnel na cabeça fibular, para que possamos sair da parte posterior da cabeça com nosso enxerto. Selecionamos, então, o ponto apropriado no côndilo lateral, que é posicionado em posição ligeiramente mais distal e posterior em relação à inserção do LCL, num sulco especial. Acreditamos que a origem do enxerto do poplíteo na cabeça da fíbula seja uma vantagem, diante do momento rotacional aumentado e da origem anatômica normal (ver a seção sobre Anatomia) na cabeça da fíbula.

Outras opções para a insuficiência crônica do poplíteo incluem o avanço ou recesso de sua inserção óssea; avanço distal e tensionamento do tendão; e reconstrução com enxerto livre, quer seja do semitendinoso (como já descrito) ou auto-enxerto ou aloenxerto de osso-tendão patelar-osso. O avanço ou recesso tem a vantagem de não requerer enxerto. O problema potencial é a competência do tecido. Se ocorrer nova distensão na junção musculotendinosa, o poplíteo pode não funcionar adequadamente. Quando o tendão do poplíteo é robusto, sua inserção no fêmur é removida com um tampão ósseo e é feito o avanço e recesso pelo túnel criado em seu ponto original de inserção. As suturas são fixadas no lado medial do fêmur através de orifícios perfurados. Se o tendão for robusto, mas houver suspeita de lesão na junção musculotendinosa, o método mais adequado é o tensionamento do tendão avançando-o distalmente. O tendão é fixado à tíbia restringindo-se sua ação dinâmica com um parafuso AO e arruela ligamentar. Alternativamente, podem ser passadas suturas através de um orifício perfurado na tíbia. Quando o tendão do poplíteo precisa ser completamente reconstruído, preferimos a técnica do semitendinoso livre, já descrita. Quando houver disponibilidade, pode ser usado um aloenxerto (tendão calcâneo).[114] O comprimento do enxerto necessário para a reconstrução do poplíteo é um fator importante a ser considerado; geralmente, são necessários pelo menos 5 cm. Uma técnica interessante

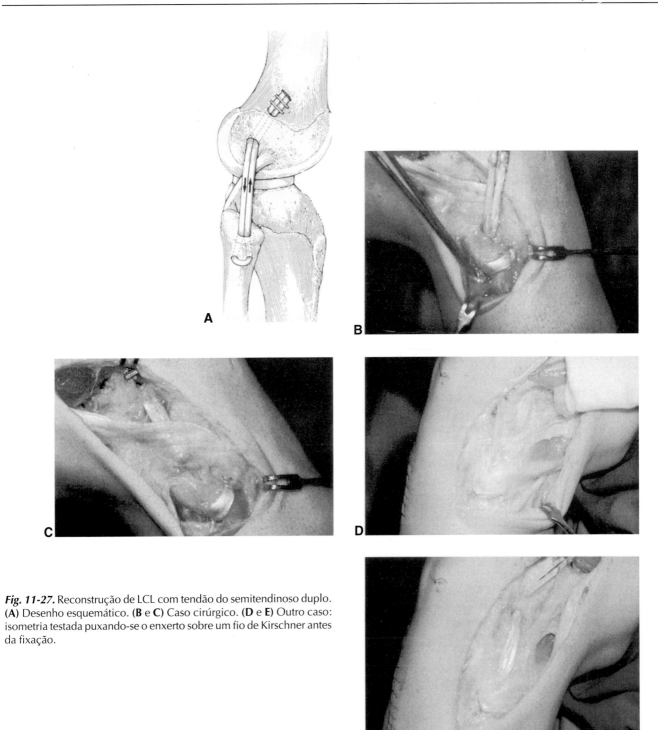

Fig. 11-27. Reconstrução de LCL com tendão do semitendinoso duplo. (**A**) Desenho esquemático. (**B** e **C**) Caso cirúrgico. (**D** e **E**) Outro caso: isometria testada puxando-se o enxerto sobre um fio de Kirschner antes da fixação.

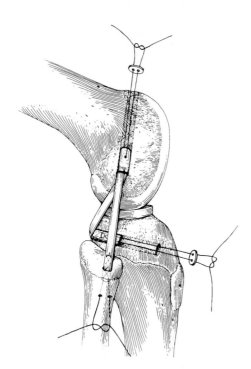

Fig. 11-28. Técnica do enxerto dividido, de Bowen e Warren. O enxerto é fixado no fêmur num orifício apropriado com suturas ou parafusos de interferência. As duas porções separadas são fixadas à parte posterior da tíbia (poplíteo) e à cabeça fibular (LCL).

proposta por Bowen et al.[114] é a reconstrução tanto do LCL como do poplíteo usando-se um enxerto de osso-tendão patelar-osso dividido (possivelmente um aloenxerto) (Fig. 11-28).

REFERÊNCIAS

1. Hughston JC; Andrews JR, Cross MJ, Moschi A: Classification of knee ligament instabilities: Part I. The medial compartment and cruciate ligament. J Bone Joint Surg Am 58:159, 1976
2. Hughston JC, Andrews JR, Cross MJ, Moschi A: Classification of knee ligament instabilities: Part II. The lateral compartment. J Bone Joint Surg Am 58:173, 1976
3. Hughston JC: Classification. p. 120. In Hughston JC (ed): In Knee Ligaments. Injury and Repair. Mosby-Year Book, St. Louis, 1993
4. Hughston JC: Anteromedial rotatory instability. p. 149. In Hughston JC (ed): Knee Ligaments. Injury and Repair. Mosby, St. Louis, 1993
5. Hughston JC, Barrett GR: Acute anteromedial rotatory instability: Long-term results of surgical repair. J Bone Joint Surg Am 65:145, 1983
6. Hughston JC: Anterolateral rotatory instability. p. 242. In Hughston JC (ed): Knee Ligaments. Injury and Repair. Mosby Year Book, St. Louis, 1993
7. Hughston JC, Jakobson KE: Chronic posterolateral rotatory instability of the knee. J Bone Joint Surg Am 67:351, 1985
8. Hughston JC (ed): Knee Ligaments. Injury and Repair. Mosby Year Book, St. Louis, 1993
9. Indelicato PA: Nonoperative treatment of complete tears of medial collateral treatment of complete tears of medial collateral ligament of the knee. J Bone Joint Surg Am 55:323, 1983
10. Indelicato PA, Hermansdorfer J, Huegel M: Non-operative management of complete tears of the medial collateral ligament of the knee in intercollegiate football players. Clin Orthop 256:174, 1990
11. Shelbourne KD, Nitz PA: The O'Donoghue triad revised. Combined knee injuries involving anterior cruciate and medial collateral ligament tears. Am J Sports Med 19:474, 1991
12. Jakob RP, Warner JP: Lateral and posterolateral rotatory instability of the knee. p. 463. In Jakob RP, Stäubli U (eds): The Knee and the Cruciate Ligaments. Springer-Verlag, Berlin, 1992
13. Jakob RP, Warner JP: Lateral and posterolateral rotatory instability of the knee. p. 1275. In De Lee JC, Drez D Jr: Orthopaedic Sports Medicine. Principles and Practice. WB Saunders, Philadelphia, 1994
14. Baker CL, Norwood LA, Hughston JC: Acute posterolateral rotatory instability of the knee. J Bone Joint Surg Am 65:614, 1983
15. De Lee JD, Riley MB, Rockwood CA: Acute posterolateral rotatory instability of the knee. Am J Sports Med 11:199, 1983
16. De Lee JD, Riley MB, Rockwood CA: Acute straight lateral instability of the knee. Am J Sports Med 11:404, 1983
17. Towne LC, Blazina ME, Marmur L, Lawrence JF: Lateral compartment syndrome of the knee. Clin Orthop 76:160, 1971
18. Moore HA, Larson RL: Posterior cruciate ligament injuries. Am J Sports Med 8:68, 1980
19. Loos WC, Fox JM, Blazina ME et al: Acute posterior cruciate ligament injuries. Am J Sports Med 9:86, 1981
20. Kannus P: Non-operative treatment of grade II and III sprains of the lateral ligament compartment of the knee. Am J Sports Med 17:83,1989
21. Jakob RP, Hassler H, Stäubli HU: Observations on rotatory instability of the lateral compartment of the knee. Acta Orthop Scand 191:6, 1981
22. Müller WE: The Knee. Form, Function, and Ligamentous Reconstruction. Springer-Verlag, Berlin, 1983
23. Gollehon DL, Torzilli PA, Warren RF: The role of posterolateral and cruciate ligaments in the stability of the human knee: a biomechanical study. J Bone Joint Surg Am 69:233, 1987
24. Grood ES, Stowers SF, Noyes FR: Limits of movement in the human knee: effect of sectioning the posterior cruciate ligament and posterolateral structures. J Bone Joint Surg Am 70:88, 1988
25. Müller WE, Biedert R, Hefti F et al: O.A.K. knee evaluation. Clin Orthop 232:37, 1988
26. Miyasaka KC, Daniel DM, Stone NL et al: The incidence of knee ligament injuries in the general population. Am J Knee Surg 4:3, 1991
27. Marzo JM, Warren FR: Acute anterior cruciate and medial collateral ligament injuries. p. 403. In: Insall JN (ed): Surgery of the Knee. Churchill Livingstone, New York, 1993
28. Warren RF Marshall JL: The supporting structures and layers on the melal side of the knee. J Bone Joint Surg Am 61:56, 1979
29. Hughston JC, Andrews JR, Cross MJ et al: Classification of knee ligament instabilities. Parts I and II. J Bone Joint Surg Am 55:145, 1973
30. Grood ES, Noyes FR, Butler DL, Suntay WS: Ligamentous and capsular restraints preventing straight medial and lateral laxity in intact human cadaver knees. J Bone Joint Surg Am 63:1257, 1981
31. Fukubayashi Y, Torzilli PA, Sherman MF, Warren RF: An in vitro biomechanical evaluation of anterior-posterior motion in the knee. J Bone Joint Surg Am 64:258, 1982
32. Hsieh HH, Walker PS: Stabilizing mechanisms of the loaded and unloaded knee joint. J Bone Joint Surg Am 58:87, 1976
33. Markolf KL, Mensch JS, Amstutz HC: Stiffness and laxity of the knee. The contributions of the supporting structures. A quantitative in vitro study. J Bone Joint Surg Am 58:583, 1976

34. Torzilli PA, Greenberg RL, Insall JN: An in vivo biomechanical evolution of anterior-posterior motion of the knee: roentgenographic measurements technique, stress machine and stable population. J Bone Joint Surg Am 63:960, 1981
35. Nielsen S, Helmig P: Instability of knee with ligament lesions. Cadaver studies of the anterior cruciate ligament. Acta Orthop Scand 56:426, 1985
36. Butler DL, Noyes FR, Grood ES: Ligamentous restraints to anterior-posterior drawer in the human knee. J Bone Joint Surg Am 62:259, 1980
37. Markolf KL, Bargar WL, Shoemaker SC, Amstutz HC: The role of joint load in knee stability. J Bone Joint Surg Am 63:570, 1981
38. Lipke JM, Janecki CJ, Nelson CL et al: The role of incompetence of the anterior cruciate and lateral ligaments in anterolateral and anteromedial instability. J Bone Joint Surg Am 63:954, 1981
39. Grood ES, Noyes FR: Diagnosis of the knee ligament injuries. Biomechanical precepts. p. 245. In Feagin JA Jr (ed): In The Crucial Ligaments. Churchill Livingstone, New York, 1988
40. Shoemaker SC, Daniel DM: The limits of knee motion. p. 153. In Daniel DM (ed): Knee Ligaments: Structures, Function, Injury and Repair. Raven Press, New York, 1990
41. Sullivan D, Levy IM, Sherier S et al: Medial restraints to anterior-posterior motion of the knee. J Bone Joint Surg Am 66:930, 1984
42. Daniel DM: Diagnosis of a ligament injury. p. 3. In Daniel DM (ed): Knee Ligaments: Structure, Function, Injury and Repair. Raven Press, New York, 1990
43. Tria AJ, Geppert MJ, McBride M et al: The triad ratio: a roentgenographic ratio of medial knee injuries. Am J Knee Surg 3(3):126, 1990
44. Donaldson W, Warren R, Wickewiez T: A comparison of acute anterior cruciate ligament examinations. Am J Sports Med 135, 1985
45. Tria AJ, Hosea TM, Alicea JA: Clinical diagnosis and classification of ligament injuries. p. 657. In Scott WN (ed): The Knee. Mosby-Year Book, St. Louis, 1994
46. Campbell WE: Repair of ligament of the knee: report of a new operation for repair of the anterior cruciate ligament. Surg Gynecol Obstet 62:473, 1936
47. O'Donoghue DH: Surgical treatment of fresh injuries to the major ligaments of the knee. J Bone Joint Surg Am 32:721, 1950
48. O'Donoghue DH: An analysis of end results of surgical treatment of major injuries to the ligaments of the knee. J Bone Joint Surg Am 37:1, 1955
49. Barber FA: What is the terrible triad? Arthroscopy, 8:19, 1992
50. Aglietti P, Buzzi R, Zaccherotti G, D'Andria S: Operative treatment of acute complete lesions of the anterior cruciate and medial collateral ligaments: a 4 to 7 year follow-up study. A J Knee Surg 4:186, 1991
51. Lyon RM, Akeson WH, Amiel D et al: Ultrastructural differences between the cells of the medial collateral and anterior cruciate ligaments. Clin Orthop 272:279, 1991
52. Amiel D, Billings E, Akeson WH: Ligament structure, chemistry and physiology. p. 77. Knee Ligaments: Structure, Function, Injury and Repair. Raven Press, New York, 1990
53. Woo SL-Y, Horibe S, Ohland KJ et al: The response of ligament injury. Healing of the collateral ligaments. p. 351. In Daniel DM (ed): Knee Ligaments: Structure, Function, Injury and Repair. Raven Press, New York, 1990
54. Arnoczky SP: Physiologic Principles of ligament injuries and healing. p. 645. In Scott WN (ed): The Knee. Mosby-Year Book, St. Louis, 1994
55. Clayton ML, Miles JS, Abdulla M: Experimental investigations of ligamentous healing. Clin Orthop 61:146, 1968
56. Timpton CM, Vailas AC, Matthews RD: Experimental studies on influence of physical activity on ligaments, tendons and joints: a brief report. Acta Med Scand 711, 157, 1986
57. McDaniel WJ, Dameron TB: Untreated ruptures of the anterior cruciate ligaments. A follow-up study. J Bone Joint Surg Am 62:696, 1980
58. Warren RF, Marshall JL: Injuries of the anterior cruciate ligament and medial collateral ligaments of the knee. Clin Orthop 136:191, 1978
59. Woo SL-Y, Inoue M, McBurck-Burleson E, Gomez M: Treatment of medial collateral ligament injury. Am J Sports Med 15:22, 1987
60. Amiel D, Akeson WH, Harswood FL, Frank CB: Stress deprivation effect on metabolic turnover of the medial collateral ligament collagen: a comparison between nine and 12 week immobilization. Clin Orthop 172:265, 1983
61. Long ML, Frank C, Schachar NS et al: The effects of motion on normal and healing ligaments. Trans Orthop Res. Soc. 7:43, 1982
62. Fetto JF, Marshall JL: Medial collateral ligament injuries of the knee. Clin Orthop 132:206, 1978
63. Hart DP, Dahners LE: Healing of the medial collateral ligament in rats. The effect of repair, motion and secondary stabilizing ligaments. J Bone Joint Surg Am 69:1194, 1987
64. Hunter SC: Surgical reconstruction of chronic anteromedial rotatory instability of the knee. Am J Sports Med 7:165, 1979
65. Levy IM, Torzilli PA, Could JD et al: The effect of medial meniscectomy on anterior-posterior motion of the knee. J Bone Joint Surg Am 64:883, 1982
66. Shoemaker SC, Markolf KL: The role of the meniscus in the anterior-posterior stability of the loaded anterior cruciate deficient knee. J Bone Joint Surg Am 68:71, 1986
67. Jokl P, Kaplan M, Stovell P et al: Nonoperative treatment of severe injuries to the medial and anterior cruciate ligaments of the knee. J Bone Joint Surg Am 66:741, 1984
68. Noyes FR, Matthews DS, Mooar PA et al: The symptomatic anterior cruciate-deficient knee. Part I: The long term functional disability in athletically active individuals. J Bone Joint Surg Am 65:154, 1983
69. Noyes FR, Matthews DS, Mooar PA et al: The symptomatic anterior cruciate-deficient knee. Part II: The results of rehabilitation, activity modification and counseling on functional disability. J Bone Joint Surg Am 65:163, 1983
70. Giove TP, Miller SY, Kent BE et al: Nonoperative treatment of torn anterior cruciate ligament. J Bone Joint Surg Am 65:184, 1983
71. Satku, K, Kumar VP, Ngoi SS: Anterior cruciate ligament injuries. To counsel or to operate? J Bone Joint Surg Br 68:458, 1986
72. Anderson C, Gillquist J: Treatment of acute isolated and combined ruptures of the anterior cruciate ligament. A long-term follow-up study. Am J Sports Med 20:7,1992
73. Richman RM, Barnes KO: Acute instability of the ligaments of the knee as a result of injuries to parachutists. J Bone Joint Surg 28:473, 1946
74. Peterman J, Vongarrel T, Gotzen L: Non-operative treatment of acute medial collateral ligament lesions of the knee joint. Knee Surg Sports Traumatol Arthrosc 1:93, 1993
75. Shelbourne KD, Nitz PA: Accelerated rehabilitation following ACL reconstruction. Am J Sports Med 18:292, 1990
76. Shelbourne KD, Baele JR: Treatment of combined anterior cruciate ligament and medial collateral ligament injuries. Am J Knee Surg 1:56,1988
77. Robins AJ, Newman AP, Burks RT: Postoperative return of motion in anterior cruciate ligament and medial collateral ligament injuries. Am J Sports Med 21:20, 1993

78. Harner CD, Irrgang JJ, Paul J et al: Loss of motion after anterior cruciate ligament reconstruction. Am J Sports Med 20:499, 1992
79. Fu FH, Paul JJ, Irrgang JJ et al: Loss of motion following anterior cruciate ligament reconstruction. Am J Sports Med 18:557, 1990
80. Fine KM, Glasgow SC, Torg JS: Decreased knee motion following anterior cruciate ligament reconstruction. A review. Am J Knee Surg 5(2):99, 1992
81. Ballmer PM, Ballmer FT, Jakob RP: Reconstruction of anterior cruciate ligament alone in the treatment of combined instability with complete rupture of the medial collateral ligament. Arch Orthop Trauma Surg 110:139, 1991
82. Wagilewski SA, Covall DJ, Cohen S: Effect of surgical timing on recovery and associated injuries after anterior cruciate ligament reconstruction. Am J Sports Med 21:338, 1993
83. Aglietti P, Buzzi R, Zaccherotti G, d'Andria S: Ricostruzione arthroscopica del legamento crociato anteriore in lesioni acute. J Sports Traum 13(3):133, 1991
84. Feagin JA Jr: Medial collateral ligament injury complete. p. 107. In Feagin JA, Jr (ed): The Crucial Ligaments. Churchill Livingstone, New York, 1988
85. Bartel DL, Marshall JL, Shiek PA, Wang JB: Surgical repositioning of the medial collateral ligament: an anatomical and mechanical analysis. J Bone Joint Surg Am 59:107, 1977
86. Burks RT, Hant RC, Lancaster RL: Biomechanical and histological observations of the dog patellar tendon after removal of its central one-third. Am J Sports Med 18:146, 1990
87. O'Brien SJ, Warren RF, Wickiewicz TL et al: Anterior cruciate ligament reconstruction using central third patellar tendon in chronic insufficiency. J Bone Joint Surg Am 73:276, 1991
88. Krackow KA, Thomas SC, Jones LC: A new stitch for ligamenttendon fixation. J Bone Joint Surg Am 68:764, 1986
89. Bosworth DM, Bosworth BM: Use of fascia lata to stabilize the knee in cases of ruptured crucial ligaments. J Bone Joint Surg 18:178, 1936
90. Aglietti P, Buzzi R, d'Andria S et al: Ricostruzione del legamento crociato anteriore per lassità cronica con il terzo centrale del tendine rotuleo: revisione a distanza di 3-9 anni. Ital J Orthop Traumatol 27:491, 1991
91. Aglietti P, Buzzi R, d'Andria S, Zaccherotti G: Arthroscopic anterior cruciate ligament reconstruction for chronic instability with patella tendon. Arthroscopy 8:510, 1992
92. Seebacher JR, Inglis AE, Marshall JL, Warren RF: The structure of the posterolateral aspect of the knee. J Bone Joint Surg Am 64:536, 1982
93. Marshall JR, Girgis FG, Zelko RR: The biceps femoris tendon and its functional significance. J Bone Joint Surg Am 54:1444, 1972
94. Johnson LL: Lateral capsular ligament complex: anatomical and surgical considerations. Am J Sports Med 7:156, 1979
95. Stäubli HU, Rauschning W: Popliteus tendon and lateral meniscus. Gross and multiplanar cryosectional anatomy of the knee. Am J Knee Surg 4:110, 1991
96. Kaplan EB: The fabellofibular and short lateral ligaments of the knee joint. J Bone Joint Surg Am 43:169, 1961
97. Stäubli HU, Birrer ST: The popliteus tendon and its fascicles in the popliteal hiatus: arthroscopic functional anatomy with and without ACL insufficiency. p. 495. In Jakob RP, Stäubli HU (eds): The Knee and the Cruciate Ligaments. Springer-Verlag, Berlin, 1992
98. Fabbriciani C, Oransky M, Zoppi U: Il muscolo popliteo. Studio anatomico. Arch Ital Anat Embriol 87:203, 1982
99. Wroble RR, Grood ES, Cummings JS et al: The role of the lateral extraarticular restraints in the anterior cruciate ligament-deficient knee. Am J Sports Med 21:257, 1993
100. Bousquet G, Charmion L, Passot JP: Stabilisation du condyle externe du genou dans les laxités antérieures chroniques. Importance du muscle poplité. Rev Chir Orthop 72:427, 1986
101. Markolf KL, Wascher DC, Finerman CA: Direct in vitro measurement of forces in the cruciate ligaments. Part II: The effect of section of the posterolateral structures. J Bone Joint Surg Am 75:387, 1993
102. Hughston JC, Norwood LA: The posterolateral drawer test and external rotation recurvatum test for posterolateral rotatory instability of the knee. Clin Orthop 147:82, 1980
103. Platt H: Traction lesions of the external popliteal nerve. Lancet 2:612, 1940
104. Watson-Jones R: Styloid process of fibula in the knee joint with peroneal palsy. J Bone Joint Surg 13:258, 1931
105. Highet WB, Holmes W: Traction injuries to the lateral popliteal nerve and traction injuries to peripheral nerves after suture. Br J Surg 30:212, 1942
106. Novich NM: Adduction injury of the knee with rupture of the common peroneal nerve. J Bone Joint Surg Am 42:1372, 1960
107. Noyes FR, Barber SD, Simon R: High tibial osteotomy and ligament reconstruction in varus angulated, anterior cruciate ligament deficient knee. A 2-7 year follow-up study. Am J Sports Med 212, 1993
108. Sisk TD: Knee injuries. p. 2283. In Crenshaw AH (ed): Campbell's Operative Orthopaedics. CV Mosby, St. Louis, 1987
109. Dejour H, Neyret P, Boileau P, Donell ST: Anterior cruciate reconstruction combined with valgus tibial osteotomy. Clin Orthop 299:220, 1994
110. Neuschwander DC, Drez D Jr, Paine RM: Simultaneous high tibial osteotomy and ACL reconstruction for combined genu varum and symptomatic ACL tear. Orthopedics 16:679, 1993
111. Clancy WG, Shelbourne KD, Zoellner GB: Treatment of knee joint instability secondary to rupture of the posterior cruciate ligament. J Bone Joint Surg Am 65:310, 1983
112. Clendenin MB, De Lee JC, Heckman JD: Interstitial tears of the posterior cruciate ligament of the knee. Orthopedics 3:764, 1980
113. Bianchi M: Acute tears of the posterior cruciate ligament: clinical study and result of operative treatment in 23 cases. Am J Sports Med 11:308,1983
114. Bowen MK, Warren RF, Cooper DE: Posterior cruciate ligament and related injuries. p. 505. In Insall JN (ed): Surgery of the Knee. Churchill Livingstone, New York, 1993
115. Fowler PJ, Messieh SS: Isolated posterior cruciate ligament injuries in athletes. Am J Sports Med 15:553, 1987
116. Kennedy JC, Hawkins RJ, Willis RB, Danylchuk KD: Tension studies of the human knee ligaments. Yield point, ultimate failure and disruption of the cruciate and tibial collateral ligaments. J Bone Joint Surg Am 58:350, 1976
117. Naver JA, Aalberg JR: Avulsion of the popliteus tendon. A rare case of chondral fracture and hemarthrosis. Am J Sports Med 13:423,1985
118. Tria AJ, Johnson CD, Zawadsky JP: The popliteus tendon. J Bone Joint Surg Am 71:714, 1989
119. Oranksy M, Canero G, Maiotti M: Embryonic development of the posterolateral structures of the knee. Anat Rec 225:347, 1989
120. Last RJ: The popliteus muscle and lateral meniscus. J Bone Joint Surg Br 32:93, 1950
121. Heller L, Langman J: The menisco-femoral ligaments of the human knee. J Bone Joint Surg Br 46:307, 1964
122. Watanabe Y, Moriya H, Takahashi K et al: Functional anatomy of the posterolateral structures of the knee. Arthroscopy 9:57, 1993
123. Kaplan EB: The iliotibial tract. J Bone Joint Surg Am 40:817, 1958

124. Terry GC, Hughston JC, Norwood LA: The anatomy of the iliopatellar band and iliotibial tract. Am J Sports Med 14:39, 1986
125. Lobenhoffer P, Dosel P, Witt S et al: Distal femoral fixation of the iliotibial tract. Arch Orthop Trauma Surg 106:285, 1987
126. Hughston JC, Bowden JA, Andrews JR, Norwood LA: Acute tears of the posterior cruciate ligament. Results of operative treatment. J Bone Joint Surg Am 62:438, 1980
127. Noyes FR, Stowers SF, Grood ES et al: Posterior subluxations of the medial and lateral tibiofemoral compartments. An in vitro ligament sectioning study in cadaveric knees. Am J Sports Med 21:407, 1993
128. Skyhar MJ, Warren RF, Ortiz GJ et al: The effects of sectioning of the posterior cruciate ligament and the posterolateral complex on the articular contact pressures within the knee. J Bone Joint Surg Am 75:694, 1993
129. Savatsky GJ, Marshall JL, Warren RF: Posterior cruciate ligament injury. Orthop Trans 4:293, 1980
130. Daniel DM, Stone ML, Barnett P, Sachs R: Use of the quadriceps active test to diagnose posterior cruciate ligament disruption and measure posterior laxity of the knee. J Bone Joint Surg Am 70:386, 1988
131. Girgis FG, Marshall JL, Monajem AR: The cruciate ligament of the knee joint. Clin Orthop 106:216, 1975
132. Cooper DE: Tests for posterolateral instability of the knee in normal subjects. J Bone Joint Surg Am 73:30, 1991
133. Shelbourne DK, Benedict F, McCarrol JR, Rettig AC: Dynamic posterior shift test: an adjuvant in evaluation of posterior tibial subluxation. Am J Sports Med 17:275, 1989
134. Shino K, Horibe S, Ono K: The voluntarily evoked posterolateral drawer sign in the knee with posterolateral instability. Clin Orthop 215:179, 1987
135. Ferrari DA, Ferrari JD, Coumas J: Posterolateral instability of the knee. J Bone Joint Surg Br 76:187, 1994
136. Noyes FR, Simon R: The role of high tibial osteotomy in the anterior cruciate ligament-deficient knee with varus alignment. p. 1401. In De Lee JC, Drez D Jr (eds): Orthopaedic Sports Medicine. Principles and Practice. WB Saunders, Philadelphia, 1994.
137. Stäubli HU, Jakob RP: Posterior instability of the knee near extension. A clinical and stress radiographic analysis of acute injuries of the posterior cruciate ligament. J Bone Joint Surg Br 72:225, 1990.
138. Schenk RC Jr, Grood ES, Noyes FR, Fishman EK: Computerized stress tomography of posterolateral instability of the knee. A diagnostic test for posterior subluxation of the lateral tibial plateau. Am J Knee Surg 5:202, 1992
139. Dandy DJ, Pusey RJ: The long term results of unrepaired tears of the posterior cruciate ligament. J Bone Joint Surg Br 64:92, 1982
140. Cross MJ, Fracs MB, Powell JF: Long term follow-up of posterior cruciate ligament rupture: a study of 116 cases. Am J Sports Med 12:292, 1984
141. Parolie JM, Bergfeld JA: Long term results of nonoperative treatment of isolated posterior cruciate ligament injuries in athletes. Am J Sports Med 14:35, 1986
142. Torg JS, Barton TM, Pavlov H: Natural history of the posterior cruciate ligament deficient knee. Clin Orthop 246:208, 1989
143. Keller PM, Shelbourne KD, McCarroll JR, Rettig AC: Nonoperatively treated isolated posterior cruciate ligament injuries. Am J Sports Med 21:132, 1993
144. Dejour H, Walch G, Peyrot J et al: The natural history of rupture of the posterior cruciate ligament. Rev Chir Orthop 74:35, 1988
145. Trillat A: Les laxités posteroexternes du genou [Posterolateral instability (of the knee)]. In Schultz KP, et al: (eds): p. 99. Late Reconstruction of Injured Ligaments of the Knee. Springer Verlag, New York, 1978
146. Clancy WG: Repair and reconstruction of the posterior cruciate ligament. p. 1651. In Chapman MW (ed): Operative Orthopaedics. JB Lippincott, New York, 1988
147. Washer DC, Graver DJ, Markoff KL: Biceps tendon tenodesis for posterolateral instability of the knee. An in vitro study. Am J Sports Med 21:400, 1993
148. Bach BR Jr, Jewell BF, Dworsky B: Posterolateral knee reconstruction using Clancy biceps tenodesis. Surgical technique. Am J Knee Surg 6:97, 1993
149. Dugdale TW, Noyes FR, Styer D: Pre-operative planning for high tibial osteotomy. Effect of lateral tibiofemoral reparation and tibiofemoral length. Clin Orthop 271:105, 1991
150. Miniaci A, Billmer FT, Billmer PM, Jacob RF: Proximal tibial osteotomy. A new fixation device. Clin Orthop 246:250, 1989
151. Veltri DM, Warren RF: Isolated and combined posterior cruciate ligament injuries. J Am Acad Orthop Surg 1:67, 1993

12 Luxações do Joelho

JOSE A. ALICEA
GILES R. SCUDERI

ESTUDO DE CASO CLÍNICO

O paciente era um homem branco de 27 anos de idade envolvido num acidente de automóvel no qual seu carro esporte capotou várias vezes antes de parar. Os paramédicos documentaram um breve período de perda de consciência. Ele chegou à sala de emergência duas horas depois do acidente e foi avaliado pela equipe de trauma. Neste momento, ele já estava consciente e queixava-se de dificuldade para respirar e dor no joelho direito. Durante o transporte, seus sinais vitais estiveram estáveis.

No exame físico, os achados positivos pertinentes incluíram diminuição do murmúrio vesicular no lado direito do tórax, várias lesões na face e o joelho direito deformado, com ausência dos pulsos distais. O exame neurológico da extremidade inferior direita era normal. A primeira radiografia do tórax revelou um pneumotórax e foi inserido um tubo torácico. As radiografias do joelho revelaram uma luxação anterior (Fig. 12-1), que foi reduzida com tração longitudinal leve. Após a redução, os pulsos distais não retornaram. O exame do joelho revelou completa frouxidão ao estresse em valgo em extensão total e em 30 graus de flexão. O joelho teve uma resposta positiva, anterior e posterior, ao teste de Lachman. Em completa extensão e a 30 graus de flexão, o joelho não abriu ao estresse em varo. Foi feito o diagnóstico de luxação com lesão vascular. O joelho foi colocado num imobilizador e foi realizada a avaliação diagnóstica.

Foi realizada uma lavagem peritoneal diagnóstica negativa e o paciente foi submetido a um rastreamento do crânio com tomografia computadorizada. A TC foi considerada normal e o paciente foi levado para a sala de cirurgia, para um angiograma intra-operatório e reparação da ruptura da artéria poplítea (Fig. 12-2). Após a reparação, o joelho foi reduzido e colocado num imobilizador.

Após 10 dias, o paciente retornou à sala de cirurgia para reconstrução das lesões ligamentares. Os achados cirúrgicos incluíram a ruptura do ligamento colateral medial (LCM) no fêmur, um rompimento da substância do ligamento cruzado anterior (LCA) e uma avulsão óssea do ligamento cruzado posterior (LCP) do côndilo femoral. As estruturas laterais estavam intactas. O paciente foi submetido a reparação primária do LCM e do LCP. O LCA foi debridado e reconstruído com aloenxerto osso-tendão patelar-osso.

Anteriormente aos anos 1960, uma luxação do joelho era considerada uma lesão extremamente rara. Em 1932, foi relatada a ocorrência de apenas uma luxação do joelho em 23.000 admissões no Hospital de Reabilitação de Nova York.[1] Em 1935, um levantamento feito nos hospitais da Filadélfia registrou apenas dois casos de luxação do joelho, dentre 140.231 admissões, durante um período de 10 anos.[2] A Clínica Mayo relatou 14 casos entre 1911 e 1960, em mais de 2 milhões de admissões.[3] Durante os anos 1960, a lesão foi mais apropriadamente avaliada e os relatos de sua ocorrência tornaram-se mais freqüentes. No entanto, em comparação com outras lesões ligamentares do joelho, a luxação é uma lesão relativamente incomum.

Ao contrário de outras lesões ligamentares do joelho, há pouca informação na literatura sobre o tratamento, prognóstico, reabilitação e resultados a longo prazo. A maioria dos pacientes com luxação do joelho apresenta lesões associadas que representam risco de vida, que têm prioridade sobre lesões dos membros e,

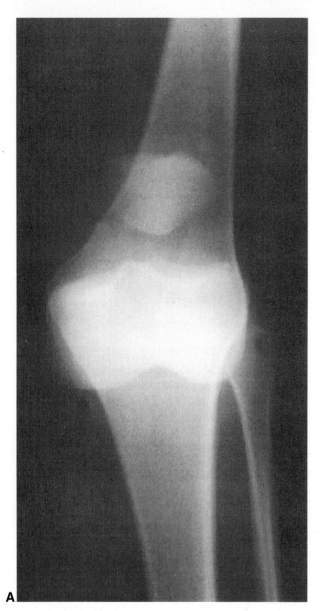 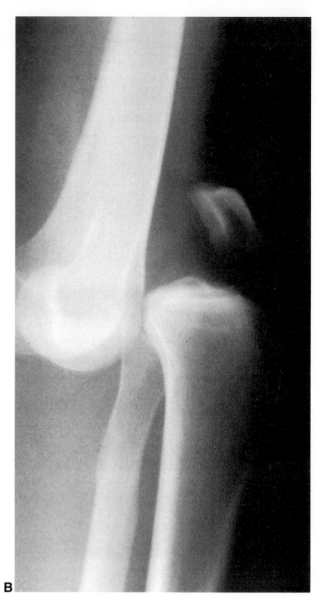

Fig. 12-1. (**A** e **B**) Radiografia de uma luxação do joelho posterior.

com freqüência, levam a avaliações iniciais inadequadas do joelho.[4]

Além das complicações-padrão associadas ao tratamento e reabilitação das lesões ligamentares, uma luxação do joelho envolve grande incidência de comprometimento vascular e neurológico. A combinação das lesões ligamentares, nervos e artérias torna muito mais difícil a determinação do prognóstico.

DEFINIÇÃO

A maior parte da estabilidade mecânica do joelho é proporcionada pelos tecidos moles.[5-10] O LCM, a cápsula póstero-medial e o ligamento colateral lateral, juntamente com os ligamentos cruzados, proporcionam freios mecânicos para a função adequada do joelho. A maioria das lesões ligamentares do joelho leva a subluxação da tíbia sob fêmur e a instabilidades que serão discutidas em outros capítulos. A luxação do joelho é resultado de rupturas graves do tecido mole, que permitem que a tíbia se desloque debaixo do fêmur. A maior parte dos autores concorda que é necessário romper três dos quatros ligamentos estabilizadores primários do joelho para que ocorra uma luxação – os dois ligamentos cruzados juntamente com um dos ligamentos colaterais. Se restar um ligamento colateral, este atuará como uma dobradiça de tecido mole. Vários artigos da literatura questionam esta linha de pensamento e relatam luxações do joelho apesar da preservação do LCA ou do LCP[11-14] (Fig. 12-3).

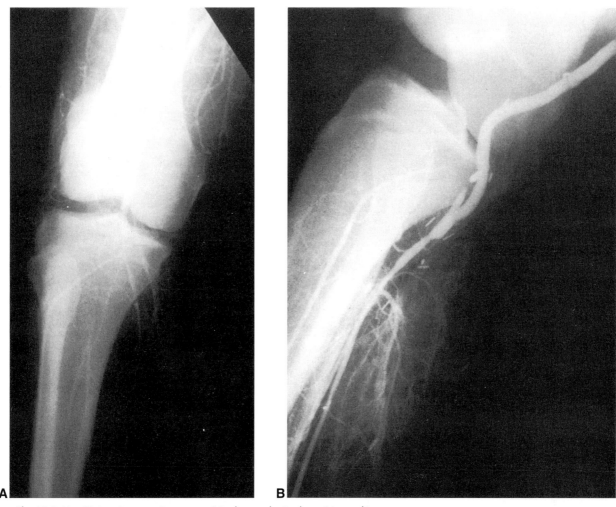

Fig. 12-2. (**A** e **B**) Arteriograma intra-peratório de uma lesão da artéria poplítea.

As luxações são classificadas em anteriores, posteriores, mediais, laterais ou mistas, de acordo com a direção do deslocamento da tíbia em relação ao fêmur. Além disso, pode-se também classificar a luxação em aberta ou fechada e redutível ou irredutível. Uma luxação aberta denota violação da pele e exposição da articulação. As luxações irredutíveis são, geralmente, póstero-laterais com *buttonholding* do côndilo femoral medial na cápsula.[7,15-18] Podem também ocorrer luxações com redução espontânea do joelho. Esta lesão é classificada como uma luxação oculta e, a menos que o paciente seja minuciosamente examinado, pode facilmente passar despercebida (Fig. 12-4).

Em 1963, Kennedy[19] apresentou os primeiros dados biomecânicos sobre a fisiologia patológica das luxações do joelho. Utilizando 12 espécimes cadavéricos e uma aparelhagem mecânica que permitia a aplicação de forças com intensidade graduada sobre o joelho, ele pôde estudar os efeitos de forças anteriores, posteriores, mediais e laterais contínuas. Kennedy observou que, em uma média de 30 graus de hiperextensão, a cápsula posterior do joelho se rompia, com subseqüente rompimento do LCP. A artéria poplítea rompia-se em um ângulo médio de 50 graus de hiperextensão. Infelizmente, este aparato era mais apropriado para reproduzir luxações anteriores. As luxações posteriores eram de difícil reprodução no seu modelo de estudo. Somente duas foram reproduzidas e, em ambos os casos, o tendão patelar foi rompido. A reprodução das luxações mediais e laterais também não era bem-sucedida e as tentativas costumavam levar a fraturas femorais supracondilianas e do platô tibial. Kennedy[19] classificou em um mesmo grupo as luxações rotatórias e considerou os deslocamentos posteriores uma ocorrência rara. Reconheceu também as

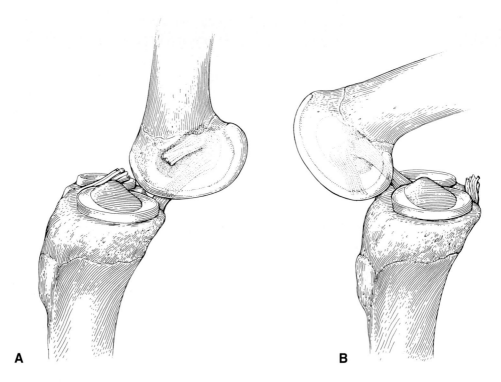

Fig. 12-3. Luxação do joelho com **(A)** o LCP intacto e **(B)** o LCA intacto.

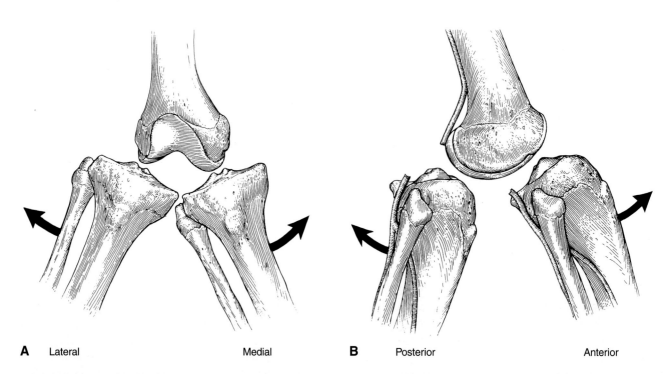

A Lateral   Medial   **B** Posterior   Anterior

Fig. 12-4. **(A e B)** Os diferentes tipos de luxação: lateral, medial, posterior, anterior, rotatória (combinada) e oculta. *(Continua)*.

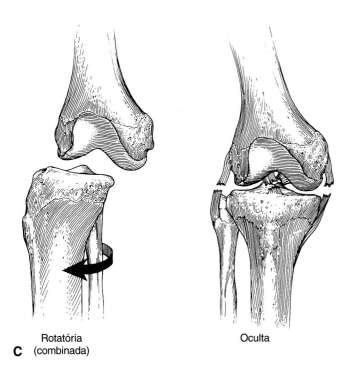

C Rotatória (combinada)   Oculta

Fig. 12-4 (Continuação.)

limitações do seu estudo, uma vez que o dispositivo utilizado não era capaz de aplicar forças dinâmicas ou rotacionais no joelho.

REVISÃO DA LITERATURA

Em 1963, Kennedy[19] foi também o primeiro a relatar o tratamento e os resultados de uma série de luxações do joelho na literatura americana. Estimulado pela apresentação de três luxações completas do joelho no Hospital Victória, em Londres, Ontário, durante um curto período de tempo, ele entrou em contato com cirurgiões ortopédicos que haviam tratado de luxações do joelho na província. Ele revisou os registros médicos de 22 pacientes com luxação, 4 dos quais tiveram um acompanhamento mínimo, enquanto que os demais foram acompanhados por 7 a 84 meses, com uma média de 28 meses. Havia 14 luxações anteriores, 2 posteriores, 3 mediais e 3 laterais. Desses pacientes, 7 eram portadores de lesões arteriais, 5 foram submetidos a amputação abaixo do joelho em razão do comprometimento vascular e 5 apresentaram lesões do nervo fibular, das quais apenas 1 se recuperou. O tratamento dos 22 deslocamentos variou. Oito pacientes foram tratados com métodos conservadores, com redução fechada e imobilização em aparelho gessado, enquanto nove foram submetidos a reparação cirúrgica, dois devido à presença de luxações irredutíveis. Os cinco pacientes restantes sofreram amputações em virtude de atraso no diagnóstico das lesões vasculares. Até o momento, o relatório de Kennedy[19] foi o maior já divulgado sobre luxações do joelho e, juntamente com os dados biomecânicos apresentados, tornou conhecida esta entidade para os cirurgiões ortopédicos e vasculares por toda a América do Norte.

Os ortopedistas do Hospital Geral de Massachussetts relataram suas experiências no tratamento de luxações em 1969. Nessa série, Shields et al.[20] apresentaram relatos sobre 26 luxações durante os 27 anos anteriores. Do total, 12 pacientes foram submetidos a tratamento cirúrgico e 14 a tratamento conservador. Nenhum dos procedimentos foi padronizado e os pacientes foram tratados por cirurgiões diferentes. De modo geral, os resultados do grupo tratado cirurgicamente foram melhores do que os obtidos no grupo submetido a tratamento conservador.

Em 1971, Meyers e Harvey[21] relataram 18 casos num período de 4 anos no Centro Médico do condado de Los Angeles (Quadro 12-1). Dessas luxações, 7 foram reduzidas por métodos fechados e imobilizadas num gesso longo por 6 a 12 semanas e 11 foram tratadas por redução fechada seguida de cirurgia e imobilização por 6 semanas. Todas as luxações tratadas cirurgicamente apresentaram rompimento de ambos os ligamentos cruzados. Três pacientes (27%) do grupo submetido a cirurgia apresentaram resultados de bons a excelentes e puderam retornar ao seu nível de atividade anterior. No grupo tratado por métodos conservadores, não houve resultados bons ou excelentes. Com base nesses dados, Meyers e Harvey defenderam a reparação cirúrgica das luxações do joelho.

Em 1972, Taylor et al.[22] relataram 42 casos de luxação do joelho num período de 16 anos (Quadro 12-2).

Quadro 12-1. Resultados em 18 Pacientes Tratados de Luxações do Joelho no Centro Médico do Condado de Los Angeles

Resultado	*Total*	*Conservador*	*Cirúrgico*
Excelente	1	0	1
Bom	2	0	2
Razoável	13	7	6
Precário	2	0	2
Total	18	7	11

Definições: Excelente, retorna ao trabalho ou ao nível de atividade anterior sem qualquer queixa; bom, idem, com queixas leves; razoável, pode realizar todas as atividades diárias, mas se queixa de dificuldade para subir escadas ou correr; precário, grande dificuldade para realizar as atividades diárias. (De Meyers e Harvey,[21] com permissão.)

Desses pacientes, 26 foram tratados por métodos conservadores, com redução fechada e aplicação de aparelho gessado por uma média de 5 semanas e meia; enquanto 16 deles sofreram intervenção cirúrgica em virtude "de necessidade". Quatro pacientes apresentaram luxação aberta; três foram submetidos a reparação ligamentar primária; um teve redução com haste de Kuntscher para estabilização, dois apresentaram deslocamento irredutível, um tinha pinçamento do nervo fibular e três sofreram fraturas osteocondrais articulares. Nessa série, 18 pacientes dentre os tratados por meios convencionais (68%) obtiveram bons resultados, em comparação com 4 (25%) dos tratados com cirurgia. Estes dados podem levar a uma avaliação equivocada, uma vez que a maioria dos pacientes do grupo cirúrgico sofreu lesões mais graves, inclusive um percentual mais alto de luxações abertas associadas a fraturas intra-articulares. Os autores não levaram tais fatores em consideração quando recomendaram tratamento conservador.

Em 1975, Meyers et al.[13] expandiram suas pesquisas iniciais e relataram uma série maior de luxações do joelho, a qual incluía 53 pacientes, 33 dos quais tiveram acompanhamento mínimo de 1 ano (Quadro 12-3). Cinco dos novos pacientes tratados com cirurgia sofreram deslocamento completo do joelho, com preservação do LCP. Esses resultados reforçaram a tese anterior dos autores de que a intervenção cirúrgica permite a obtenção de melhores resultados (70 versus 7%).

Jones et al.[23] revisaram, em 1979, 22 pacientes portadores de deslocamento total do joelho, tratados no Parkland Memorial Hospital em Dallas. Somente 15 pacientes tiveram acompanhamento de 2 a 16 meses após a lesão. Nesse grupo, 12 pacientes (80%) foram tratados com cirurgia e, no acompanhamento, 10 joelhos estavam estáveis e 2 apresentavam instabilidade residual. Dos três joelhos tratados por método conservador, dois estavam estáveis e um continuou com instabilidade residual. Independentemente do tratamento, todos os pacientes tiveram amplitude de movimento de no mínimo 0 a 100 graus.

Em 1985, Sisto e Warren[24] divulgaram relato sobre o tratamento cirúrgico de 16 luxações do joelho em período de 20 anos no Hospital para Cirurgias Especiais em Nova York. Desses pacientes, 13 foram submetidos a artrotomia e reparação ligamentar aguda, 1 teve uma reparação retardada, 1 uma reconstrução retardada e o outro, a reparação do LCM sem reparação do ligamento cruzado. Todas as lesões envolveram ruptura tanto do LCA como do LCP. O regime pós-operatório incluiu imobilização durante 6 semanas para todos os pacientes. A imobilização prolongada resultou em significativa limitação do movimento do joelho, de modo que nove joelhos (56%) necessitaram de manipulação após a cirurgia primária. Do grupo submetido a cirurgia, 46% queixaram-se de "dor por todo o joelho". Sua margem média de movimento era de 2 a 118 graus de flexão. Os resultados dos testes dos ligamentos para este grupo estão descritos no Quadro 12-4. Apesar do grande número de pacientes com dor persistente, 77% puderam voltar às atividades esportivas, dentre as quais basquete, beisebol e esqui. Os autores recomendaram tratamento cirúrgico com programa intensivo de reabilitação para recuperação do movimento.

A experiência da Clínica Mayo foi relatada em 1991 por Frassica et al.,[25] que revisaram o tratamento de 20 pacientes com luxação do joelho num período de 8 anos. Desses pacientes, 12 foram submetidos a reparação cirúrgica e puderam ser acompanhados por uma média de 57 meses. Usando os critérios de Meyers, os autores classificaram de excelentes os resultados de cinco pacientes, bons os de 6 pacientes e razoável o de um paciente.

Quadro 12-2. Resultados em 42 Pacientes com Luxação do Joelho

Resultado	Total	Conservador	Cirúrgico
Bom	22	18	4
Razoável	12	6	6
Precário	8	2	6
Total	42	26	16

Definições: Bom, joelho estável e sem dor com 90 graus de flexão ou mais; razoável, ligeira instabilidade com o esforço, sem dor, flexão de 60 a 90 graus; precário, o restante (De Taylor et al.[22], com permissão.)

Quadro 12-3. Resultados em 33 Pacientes Tratados de Luxação do Joelho

Resultado	Total	Conservador	Cirúrgico
Excelente	3	0	3
Bom	12	1	11
Razoável	5	2	3
Precário	13	10	3
Total	33	13	20

Definições: Excelente, retorna ao trabalho ou ao nível de atividade anterior sem qualquer queixa; bom idem, com queixas leves; razoável, pode realizar todas as atividades diárias, mas se queixa de dificuldade para subir escadas ou correr; precário: grande dificuldade para realizar as atividades diárias. (De Meyers et al.[13] com permissão.)

Quadro 12-4. Resultado dos Testes dos Ligamentos em 16 Pacientes após Cirurgia para Correção de Luxação do Joelho

Teste/Resultado	Nº de Pacientes
Gaveta anterior	
Negativo	9
Grau I	5
Grau II	2
Gaveta posterior	
Negativo	12
Grau I	3
Grau II	1
Lachman	
Positivo	6
Negativo	10
Deslocamento do pivô	2
Instabilidade valgo	
Grau I	2
Instabilidade em varo	
Grau I	1
Grau II	1

(De Sisto e Warren,[24] com permissão).

COMPLICAÇÕES

Lesões Vasculares

A mais séria complicação associada à luxação do joelho é a isquemia na parte inferior da perna afetada, secundária a lesão da artéria poplítea. A lesão vascular pode ir da total ruptura da artéria até lesão da íntima, que pode levar à trombose aguda. O vaso entra no espaço poplíteo depois de cruzar o hiato adutor e em seguida cursa adjacente à cápsula posterior, saindo finalmente do espaço poplíteo através da bainha fibrosa dos músculos poplíteo e solear.[26] Como o vaso está fixo na entrada e saída, está propenso a lesão, quando o joelho se desloca (Fig. 12-5).

Em 1977, Green e Allen[27] revisaram 204 casos de luxação do joelho descritos na literatura de língua inglesa e combinou-os com 25 coletados num período de 30 anos no Centro Médico da Universidade de Duke e 16 contribuições de membros da Sociedade Ortopédica de Piedmont. No total, foram analisados 245 luxações do joelho com relação a lesão vascular e resultados. Em 32% das luxações havia lesão vascular associada. Esses autores também examinaram o momento da reparação vascular e seus resultados. A maior parte das lesões arteriais ocorreu em deslocamentos anteriores e posteriores. Os tipos de luxação juntamente com suas associações relativas a lesões vasculares são mostrados na Quadro 12-5. Green e Allen também verificaram uma significativa redução na taxa de amputação se a reparação vascular fosse feita num período de 8 horas após a lesão (Quadro 12-6). Esses dados são coerentes com experiências em cães, através das quais se verificou que o período crítico para a reparação arterial era de 6 a 8 horas após a lesão.[28]

A maioria das séries de reparação vascular relatadas na literatura enfatiza a identificação imediata da lesão, redução fechada inicial e angiogramas de rotina em todos os casos de luxação do joelho antes de se aplicar o tratamento ortopédico definitivo.[3,23,29-41]

Quadro 12-5. Associação de Vários Tipos de Deslocamento do Joelho com Lesões Vasculares

Tipo de Desloca-mento	Nº de Pacientes	Percentual	Nº com Lesão Vascular	Percentual
Anterior	75	31	29	37
Posterior	61	25	27	35
Lateral	33	13	2	2,5
Medial	8	3	2	2,5
Rotatório	9	4	0	0
Não especificado	59	24	18	23
Total	245		78	

(De Green e Allen,[27] com permissão).

Quadro 12-6. Efeitos do Tipo e do Momento da Reparação de Lesões Vasculares sobre a Taxa de Amputação Associada à Luxação do Joelho

Tratamento	Total	Amputação		Viável	
		Nº	Percentual	Nº	Percentual
Sem cirurgia	20	19	95	1	5
Reparação arterial < 8 h	27	3	11	24	89
Reparação arterial > 8 h	17	15	88	2	12
Artéria ligada	3	2	67	1	33
Trombectomia de Fogarty	1	1	100	0	0

(De Green e Allen,[27] com permissão).

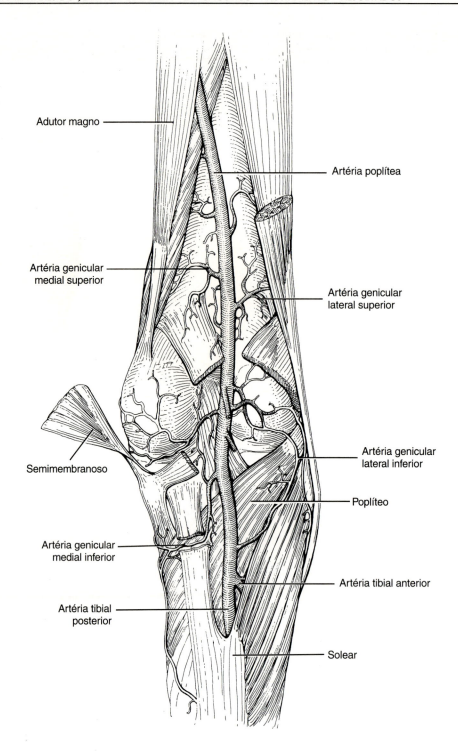

Fig. 12-5. Pontos de ancoragem proximal e distal da artéria poplítea no aspecto posterior do joelho.

A documentação inicial dos pulsos periféricos intactos da extremidade envolvida não garante em definitivo a integridade da artéria poplítea.[36,38,42] Além disso, a força da lesão inicial não é um bom indicador de possível envolvimento vascular, uma vez que há vários relatos de luxações de baixa energia associadas a lesão vascular.[43,44] Se a restauração dos pulsos distais não for obtida por meio de redução fechada, deve-se dirigir a atenção imediatamente para a restauração do fluxo sanguíneo da extremidade. A maioria dos cirurgiões vasculares precisa de um angiograma antes de tentar uma reparação arterial. O local do angiograma deve ser aquele onde ele possa ser feito mais rapidamente; isso varia de hospital para hospital, de acordo com as facilidades disponíveis. Se o angiograma não puder ser feito imediatamente, o paciente deve ser levado para a sala de cirurgia para um angiograma *intra-operatório* e uma possível reparação arterial. Snyder et al.[45] relataram perda de tempo média de 3 horas desde a realização dos angiogramas pré-operatórios, no departamento de radiologia, até a subseqüente reparação da artéria poplítea durante a cirurgia. Atrasos significativos podem levar a sérias conseqüências, que resultam na perda da extremidade inferior.

Diversos autores utilizaram angiografias seletivas em pacientes portadores de luxação do joelho. Treiman et al.[42] revisaram 115 pacientes com deslocamentos unilaterais do joelho no Centro Médico da Universidade do Sul da Califórnia — Centro Médico do Condado de Los Angeles. Dos 86 pacientes com pulsos intactos, 96% não tiveram lesão arterial. Os restantes 4% apresentaram ruptura da íntima diagnosticada pela angiografia; contudo, nenhum desses pacientes foi tratado com cirurgia. Todos os pacientes sem pulso periférico (25%) apresentaram lesão arterial cirúrgica. Com base nesses dados, Treiman et al. concluíram que o exame físico é suficiente para detectar lesões arteriais que requerem intervenção cirúrgica e sugeriram que todos os pacientes com exame negativo deveriam ser observados ao invés de serem submetidos a angiografia de rotina. Este grupo selecionado de pacientes com pulsos periféricos intactos pode ser submetido a ultra-sonografia com Doppler arterial, não invasiva, para identificar a lesão das estruturas vasculares.[26,46] Outros relatos sobre o histórico natural das rupturas da íntima e lesões arteriais ocultas também recomendam observação sem cirurgia para os pacientes portadores de isquemia aguda.[47-49]

As técnicas de reparação vascular nos casos de trauma arterial permitem uma significativa redução das taxas de amputação. DeBakey e Simeone[50] relataram uma taxa de 72% de amputações com ligação da artéria poplítea durante a Segunda Guerra Mundial. As técnicas de reconstrução arterial desenvolveram-se rapidamente e, na Guerra da Coréia, a taxa de amputação reduziu-se para 32%.[51] Atualmente, a maioria das séries de reparação arterial recomendam a reconstrução arterial com a veia safena *contralateral*, uma vez que este procedimento pode também diminuir o dano ao sistema venoso da perna lesada.[23,39-31,33,34,36,38,41,42,45,52,53] Em quase todas as séries, são recomendadas fasciotomias profiláticas para os pacientes que se submetem a reconstrução arterial; alguns autores chegam a recomendar a fasciotomia antes da reparação a fim de diminuir a possibilidade de necrose muscular. O método preferível de fasciotomia envolve uma técnica de incisão dupla para descompressão de todos os compartimentos.[54]

Lesões dos Nervos

A incidência de paralisia do nervo fibular relatada na literatura varia de 9 a 49%. A recuperação da função do nervo fibular após esta lesão é, também, imprevisível e as taxas de recuperação variam de 13 a 80%. Em todas as séries, poucos pacientes foram submetidos a exploração cirúrgica do nervo. O achado mais comum foi o nervo distendido ou lesado, para o qual o tratamento cirúrgico não era adequado. Poucos pacientes beneficiaram-se da exploração e neurólise tardia. O Quadro 12-7 resume as diferentes séries com suas respectivas taxas de recuperação.

OPÇÕES DE TRATAMENTO

Apesar da maior parte da literatura recente apoiar a intervenção cirúrgica nas luxações do joelho, o tratamento fechado continua a ser uma opção viável. Entretanto, o tratamento fechado deve ser acompanhado ra-

Quadro 12-7. Recuperação da Função do Nervo Fibular após Lesão Associada à Luxação do Joelho

Séries	% de Lesão dos Nervos	Recuperação Total	Recuperação Parcial	Ausência de Recuperação
U.C.S.F. (Bloom)[4]	23/47 (49%)	3/23 (13%)	2/23 (9%)	18/23 (78%)
Meyers et al.[13]	14/53 (26%)	2/12 (14%)	0	12/14 (86%)
Taylor et al.[21]	4/42 (9%)	2/4 (50%)	0	2/4 (50%)
Jones et al.[22]	5/22 (23%)	4/5 (80%)	0	1/5 (20%)
Shields et al.[20]	9/26 (35%)	4/9 (44%)	0	5/9 (56%)
Kennedy[19]	5/22 (23%)	1/5 (20%)	0	4/5 (80%)
Sisto e Warren[23]	8/20 (40%)	2/8 (25%)	2/8 (25%)	4/8 (50%)

Abreviação: U.C.S.F., Universidade da Califórnia, em São Francisco.

diograficamente para garantir que a redução tenha sido bem-sucedida. Se a redução não puder ser mantida, a intervenção cirúrgica deve ser iniciada.

Exame Clínico e Redução Fechada

A etapa inicial no tratamento de qualquer luxação do joelho é exame neurovascular da extremidade inferior. A presença ou ausência dos pulsos pedioso dorsal e nas artérias tibiais posteriores devem ser documentadas. Na maioria dos casos de luxação do joelho, é difícil palpar a artéria poplítea em virtude do inchaço resultante. O exame da função do nervo fibular testando-se a dorsiflexão ativa do tornozelo e dos artelhos, bem como a sensação sobre o dorso do pé e espaço interdigital, devem também ser documentados. Após terminado o exame físico, deve ser realizada imediatamente a redução, que pode ser atingida aplicando-se tração à extremidade. Após a redução fechada, o sistema neurovascular deve ser reavaliado.

Depois de documentado o *status* neurovascular da extremidade, deve-se realizar o exame ligamentar. O LCA pode ser avaliado pelos testes de Lachman ou da gaveta anterior, enquanto ao LCP aplica-se o teste da gaveta posterior.[53] Se o joelho estiver instável, é difícil determinar a posição anatômica do joelho antes de se iniciar o exame. Na presença de lesões ligamentares combinadas, o examinador pode ser levado a conclusão equivocada num joelho com LCA intacto e LCP, LCM e LCL rompidos. Nesse caso, o movimento ântero-posterior (AP) excessivo pode ser mal interpretado pelo examinador como uma ruptura do LCA. Para evitar esta situação, é importante colocar o joelho numa posição anatômica antes de examiná-lo. Isto pode ser feito facilmente flexionando-se o joelho até 90 graus e posicionando-se a tíbia de modo que haja um *step-off* (uma polpa digital anterior) aproximado de 10 mm entre os côndilos femorais e a extremidade do platô tibial.[55]

Após o exame do LCA e do LCP, os ligamentos colaterais podem ser testados. Os testes de estresse varo e valgo devem ser realizados em extensão total e a 30º de flexão. Se o joelho abrir ao estresse em varo em extensão total, é sinal de que o LCL, a cápsula póstero-lateral e o LCP estão rompidos. Se o joelho abrir somente a 30 graus de flexão, mas não em extensão total, há ruptura do LCL, mas a cápsula póstero-lateral e o LCP estão intactos. Se o joelho abrir no estresse em valgo, em extensão total, o LCM e a cápsula póstero-medial estão rompidos. Entretanto, se o joelho abrir em 30 graus de flexão, mas não em extensão total, somente o LCM está rompido.[55] O exame físico pré-operatório é importante no planejamento da cirurgia de reconstrução.

Os resultados do exame vascular posterior à redução determinam o próximo passo a ser dado. Se não houver pulsos ou se o membro estiver isquêmico, a equipe de cirurgia vascular deve restaurar imediatamente o fluxo sanguíneo da extremidade afetada. Após a restauração do fluxo adequado, pode ser realizada a cirurgia ligamentar definitiva. Dependendo das outras lesões do paciente, o cirurgião ortopédico pode decidir pela reparação imediata da luxação do joelho ou pela realização de uma redução fechada e imobilização do joelho antes de realizar uma reparação tardia, quando o paciente estiver estável. Se a extremidade inferior não apresentar lesão arterial, o joelho pode ser reduzido, imobilizado e reparado posteriormente.

Tratamento Cirúrgico

O primeiro passo para o acesso cirúrgico ao joelho é a decisão quanto à incisão da pele. No caso de reparação vascular, a maioria dos cirurgiões usa uma incisão medial para obter o acesso à artéria. É preciso que o cirurgião ortopédico se comunique com o cirurgião vascular para se assegurarem de que seus respectivos tratamentos não serão comprometidos pela incisão inicial da pele. Podem ser adotadas duas abordagens diferentes para se obter o acesso ao joelho: uma única incisão anterior ou a combinação de duas incisões ântero-medial ou ântero-lateral e póstero-medial ou póstero-lateral, de acordo com os resultados do exame físico. Uma incisão ântero-medial permite o acesso às estruturas mediais do joelho, possibilitando também uma artrotomia medial, para que se possa tratar a patologia intra-articular. Através da incisão póstero-lateral, podem ser alcançadas as estruturas laterais e as inserções posteriores do LCP e do LCA. A vantagem de uma incisão dupla é a redução do tamanho das vias de acesso necessárias para a exposição; contudo, essas incisões devem ser posicionadas pelo menos a 135 graus uma da outra ou afastadas em 7 a 8 cm.

Após se obter a exposição do joelho, deve-se obter a reconfirmação e inventário das estruturas lesadas. Devem ser tomadas as decisões quanto ao que deve ser reparado e em que ordem. As lesões meniscais devem ser tratadas neste ponto, antes de se iniciar a reparação de qualquer dos ligamentos. Não há contra-indicação para as reparações do menisco, especialmente se as rupturas forem na margem periférica.

O LCM e o LCL, com freqüência, sofrem avulsão do osso e podem ser fixados com o uso de grampos ou parafusos com arruelas para partes moles. As estruturas capsulares póstero-mediais e póstero-laterais podem ser reparadas anatomicamente com suturas; no entanto, o tensionamento exagerado pode levar à contratura em flexão. É importante reparar todas as estruturas o mais isometricamente possível, a fim de preservar a amplitude de movimento normal e completa.

As opções cirúrgicas para os ligamentos cruzados são a reparação aguda e reconstrução. A reparação primária dos ligamentos cruzados pode ser realizada se os ligamentos tiverem sofrido avulsão de sua inserção com um fragmento ósseo. O fragmento facilita a reparação e a posterior cicatrização. Se o LCP tiver sofrido avulsão do côndilo femoral, podem ser colocadas suturas não absorvíveis múltiplas com um ponto de Krackow e passadas através de orifícios múltiplos perfurados no côndilo femoral medial.[56] As suturas são então presas sobre uma ponte óssea na porção não articular do côndilo femoral. Se o LCP sofrer avulsão da tíbia, ele pode ser trazido anteriormente através do intercôndilo e as suturas não absorvíveis podem ser passadas através da base do ligamento. Com uma broca guia e o intensificador de imagem, os orifícios podem ser feitos do aspecto ântero-medial da tíbia até o ponto de inserção do LCP na tíbia. As suturas são então recuperadas através dos furos, com um passador de suturas, e são presas no aspecto medial da tíbia. As avulsões ósseas do LCA podem ser tratadas da mesma forma, suturando-se sua inserção e prendendo-as sobre pontes ósseas aos seus respectivos côndilos. As rupturas da substância dos cruzados podem ser reparadas através da técnica de Marshall.[57] Nessa técnica, são passadas suturas não absorvíveis múltiplas por ambas as extremidades do ligamento e presas através dos furos ao ponto de inserção oposto. Com isso as duas extremidades do ligamento rompido são unidas (Fig. 12-6).

Os resultados da reparação primária dos ligamentos cruzados não foram totalmente compensadores, e alguns cirurgiões preferem a reconstrução com alo-enxerto. O LCP pode ser reconstruído com aloenxerto de osso-tendão patelar-osso ou aloenxerto de tendão calcâneo. A vantagem do alo-enxerto de tendão de calcâneo é o seu comprimento e massa. As inserções ósseas

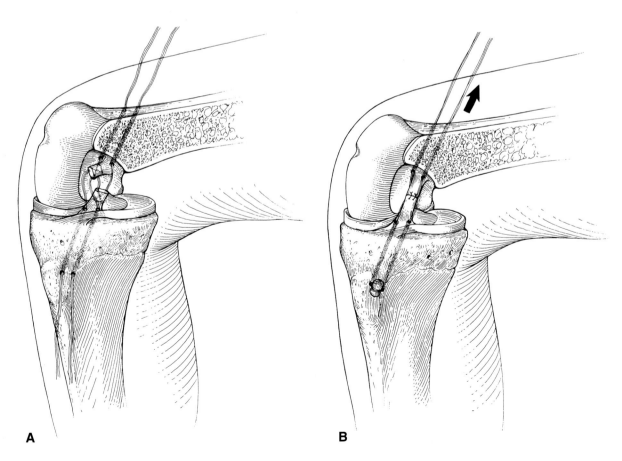

Fig. 12-6. (**A** e **B**) Reparação primária do LCA através da técnica de Marshall.

podem ser fixadas ao côndilo femoral e a parte tendinosa pode ser passada através da tíbia e fixada no aspecto ântero-medial da tíbia.

Se o LCA tiver sofrido avulsão com sua inserção óssea, pode ser fixado à sua origem óssea. Quando a inserção tibial for avulsionada, podem ser passadas múltiplas suturas através do ligamento e ele pode ser trazido de volta ao seu leito ósseo passando-se essas suturas através de orifícios perfurados e presas no lado medial da tíbia. Se o LCA for desligado de sua inserção femoral, pode ser suturado e preso sobre orifícios perfurados no côndilo femoral lateral. O LCA pode, também, ser reparado por meio da técnica de Marshall para reparação primária.[57] Embora os resultados da reparação sejam, às vezes, questionáveis, o cirurgião tem a opção de realizar, posteriormente, uma reconstrução com auto ou aloenxerto.

Depois que todas as suturas tiverem sido passadas, as estruturas podem ser ancoradas em seqüência. A seqüência para prender as suturas varia de acordo com as estruturas lesadas. Se ambos os ligamentos colaterais estiverem lesados, a tíbia é reduzida e o LCP é suturado em primeiro lugar, para ajudar a manter a redução do joelho. É preciso cuidado com o LCA e com os ligamentos colaterais. Se um ligamento colateral estiver intacto, pode ser usado como dobradiça, enquanto a tíbia é reduzida e o ligamento colateral contralateral rompido é reaproximado. O LCP e o LCA podem ser fixados enquanto os ligamentos colaterais são mantidos em posição anatômica. Após a reaproximação e fixação dos ligamentos cruzados, os ligamentos colaterais podem ser fixados no local correto. É essencial que se confirme a amplitude de movimento em cada etapa da seqüência de fixação, a fim de assegurar a colocação anatômica das estruturas e manter uma amplitude de movimento adequada, especialmente a extensão total.

Depois de reparadas todas as estruturas, é fechado qualquer defeito capsular remanescente. Os *flaps* de pele são fechados com drenos; é aplicado um curativo na incisão e colocada uma órtese no joelho.

Nosso Método Preferido de Tratamento

Apesar da controvérsia presente na literatura, somos a favor do tratamento cirúrgico dessas lesões. A controvérsia tem por base o desapontamento com os resultados das reconstruções tardias nas instabilidades medial e lateral do joelho. Defendemos a reparação primária dos ligamentos cruzados somente se houver avulsão óssea. Rupturas da substância dos ligamentos cruzados são tratadas com aloenxertos. Por isso, todas as nossas luxações do joelho são submetidas a intervenção cirúrgica tardia, para garantirmos a disponibilidade dos aloenxertos necessários para as reconstruções.

Antes da intervenção cirúrgica tardia, é preciso certificar-se de que o joelho está reduzido. O joelho é colocado em órtese articulada e são feitas radiografias para confirmar a redução. Se o joelho não estiver subluxado, são permitidos movimentos amplos, enquanto se espera pela cirurgia. No entanto, se houver subluxação, a órtese deve ser bloqueada com o joelho anatomicamente reduzido e ser mantida nesta posição até a cirurgia. Se for realizada uma reconstrução vascular, o cirurgião ortopédico deve comunicar-se com o cirurgião vascular, a fim de determinar o momento ideal para tratar cirurgicamente o joelho luxado.

Preferimos uma incisão reta na linha média, em vez do método de duas incisões. Em nossa experiência, se for mantida a devida espessura dos "flaps", não haverá problemas de isquemia da pele. A incisão na linha média permite também a eventual realização de nova intervenção no futuro com muito mais facilidade.

A reparação ou reconstrução do LCP é de extrema importância, uma vez que este ligamento prevê estabilidade posterior e ajuda no alinhamento do joelho para a reparação das estruturas laterais e mediais. Preferimos usar aloenxertos de tendão calcâneo para a reconstrução do LCP por seu maior volume e comprimento, em comparação com os aloenxertos de tendão patelar.

O LCA tem importância menor na reconstrução ligamentar aguda da luxação do joelho. Técnicas mais aprimoradas e melhores resultados nas reconstruções do LCA com auto-enxerto de osso-tendão patelar-osso nos deram a oportunidade de adiar a abordagem do problema, quando necessário. Se o paciente recuperar uma amplitude de movimento adequada e apresentar instabilidade anterior residual, pode ser realizada uma reconstrução artroscópica, como procedimento secundário. Caso contrário uma reconstrução aguda com auto-enxerto de osso-tendão patelar-osso pode ser realizada. Nós não advogamos o uso de auto-exerto osso-terço central do tendão patelar-osso, na fase aguda, já que uma luxação do joelho envolve trauma considerável nas partes moles, incluindo o mecanismo extensor. Retirando o terço central do tendão patelar, ocorre maior dano às partes moles, o que pode potencializar os problemas pós-operatórios na reabilitação.

REABILITAÇÃO

O histórico da reconstrução do LCA mostrou-nos a importância da recuperação da amplitude de movimento no pós-operatório para garantia da satisfação do paciente. A maioria dos pacientes aceita uma certa perda de flexão, mas não qualquer perda de extensão. Por isso, nosso protocolo de reabilitação consiste em exercícios progressivos de amplitude de movimento com adiamento da sustentação de peso por 4 a 6 semanas. Durante as próximas 4 a 6 semanas, inicia-se a sustentação de peso progressiva e o uso da órtese é interrompido.

Se o LCP precisar de reparo ou reconstrução, a reabilitação pós-operatória deve ser feita de modo a proteger este ligamento. Coloca-se uma órtese no joelho em extensão completa durante a primeira semana após a cirurgia. O protocolo de reabilitação minimiza a translação posterior da tíbia, evitando-se os exercícios de "cadeia aberta", sem antagonismo, dos isquiotibiais e protegendo-se do deslocamento posterior causado pela gravidade. Durante o período pós-operatório inicial, coloca-se um travesseiro sob a panturrilha para evitar desnivelamento posterior. O fortalecimento do quadríceps é enfatizado, com elevações da perna em linha reta. Realizam-se a flexão passiva auto-administrada através da elevação da tíbia proximal e a flexão ativa com o paciente sentado, assim que recuperar o controle do quadríceps.[58]

REFERÊNCIAS

1. Ritter HH: Dislocation of the knee joint: with report of a case. J Bone Joint Surg Am 14:391-394, 1932
2. Robbins FR: Forward dislocation of the knee. Arm Surg 95:306-308, 1932
3. Hoover NW: Injuries of the popliteal artery associated with fractures and dislocations. Surg Clin North Am 41:1099-1112, 1961
4. Bloom M: Traumatic knee dislocation. pp. 1633-1640. In Chapman M (ed): Operative Orthopaedics. JB Lippincott, Philadelphia, 1988
5. Hughston J, Andrews J, Cross M, Moschi A: Classification of knee ligament instabilities. II. The lateral compartment. J Bone Joint Surg Am 58:173, 1976
6. Hughston J, Andrews J, Cross M, Moschi A: Classification of knee ligament instabilities. II. The medial compartment and cruciate ligaments. J Bone Joint Surg Am 58:159, 1976
7. Hughston J, Eilers A: The role of the posterior oblique ligament in repair of acute medial collateral ligament tears of the knee. J Bone Joint Surg Am 55:923, 1973
8. Seebacher J, Linglis A, Marshall J, Warren R: The structure of the posterolateral aspect of the knee. J Bone Joint Surg Am 64:536, 1982
9. Warren R, Marshall J: The supporting structures and layers on the medial side of the knee: an anatomical analysis. J Bone Joint Surg Am 61:56, 1979
10. Warren R, Marshall J, Girgis F: The prime static stabilizer of the medial side of the knee. J Bone Joint Surg Am 56:665, 1974
11. Bratt HD, Newman AP: Complete dislocation of the knee without disruption of both cruciate ligaments. J Trauma 34:383-389, 1993
12. Cooper DE, Speer KP, Wickiewicz TL, Wairen RF: Complete knee dislocation without posterior cruciate ligament disruption. A report of four cases and review of the literature. Clin Orthop 284:228-233, 1992
13. Meyers MH, Moore TM, Harvey JP Jr: Traumatic dislocation of the knee joint. J Bone Joint Surg Am 57:430-433, 1975
14. Shelbourne KD, Pritchard J, Rettig AC et al: Knee dislocations with intact PCL. Orthop Rev 21:607-611, 1992
15. Hill JA, Rana NA: Complications of posterolateral dislocation of the knee: case report and literature review. Clin Orthop 154:212-215, 1981
16. Nystrom M, Samimi S, HaEri GB: Two cases of irreducible knee dislocation occurring simultaneously in two patients and a review of the literature. Clin Orthop 197-200, 1992
17. Quinlan AG: Irreducible posterolateral dislocation of the knee with buttonholing of the medial femoral condyle. J Bone Joint Surg Am 48:1619-1621, 1966
18. Samimi S, Shahriaree H: Arthroscopic view of an irreducible knee dislocation. Arthroscopy 9:322-326, 1993
19. Kennedy JC: Complete dislocation of the knee joint. J Bone Joint Surg Am 45:889-904, 1963
20. Shields L, Mital M, Cave EF: Complete dislocation of the knee: experience at the Massachusetts General Hospital. J Trauma 9:192-215, 1969
21. Meyers MH, Harvey JP Jr: Traumatic dislocation of the knee joint. A study of eighteen cases. J Bone Joint Surg Am 53:16-29, 1971
22. Taylor AR, Arden GP, Rainey HA: Traumatic dislocation of the knee. A report of forty-three cases with special reference to conservative treatment. J Bone Joint Surg Br 54:96-102, 1972
23. Jones RE, Smith EC, Bone CE: Vascular and orthopedic complications of knee dislocation. Surg Gynecol Obstet 149:554-558, 1979
24. Sisto DJ, Warren RF: Complete knee dislocation. A follow-up study of operative treatment. Clin Orthop 198:94-101, 1985
25. Frassica FJ, Sim FH, Staeheli JW, Pairolero PC: Dislocation of the knee. Clin Orthop 263:200-205, 1991
26. Johansen K, Lynch K, Paun M, Copass M: Noninvasive vascular tests reliably exclude occult arterial trauma in injured extremities. J Trauma 31:515-522, 1991
27. Green NE, Allen BL: Vascular injuries associated with dislocation of the knee. J Bone Joint Surg Am 59:236-239, 1977
28. Miller HH, Welch CS: Quantitative studies on the time factor in arterial injuries. Ann Surg 130:428-438, 1949
29. Alberty RE, Goodfried G, Boyden AM: Popliteal artery injury with fracture dislocation of the knee. Am J Surg 142:36-40, 1981
30. Applebaum R, Yellin AE, Weaver FA et al: Role of routine arteriography in blunt lower extremity trauma. Am J Surg 160:221-224, 1990
31. Chapman JA: Popliteal artery damage in closed injuries of the knee. J Bone Joint Surg Br 67:420-423, 1985
32. Chervu A, Quinones Baldrich WJ: Vascular complications in orthopedic surgery. Clin Orthop 275 - 288, 1988
33. Cone JB: Vascular injury associated with fracture dislocations of the lower extremity. Clin Orthop 30-35, 1989
34. Dart CH Jr, Braitman HE: Popliteal artery injury following fracture or dislocation at the knee. Diagnosis and management. Arch Surg 112:969-973, 1977
35. Eger M, Huler T, Hirsch M: Popliteal artery occlusion associated with dislocation of the knee joint. Report of a case with successful surgical repair. Br J Surg 57:315-317, 1970
36. Kaufrnan SL, Martin LG: Arterial injuries associated with complete dislocation of the knee. Radiology 184:153-155, 1992
37. Lefrak EA: Knee dislocation. An illusive cause of critical arterial occlusion. Arch Surg 111:1021-1024, 1976
38. McCutchan JD, Gillham NR: Injury to the popliteal artery associated with dislocation of the knee: palpable distal pulses

do not negate the requirement for arteriography. Injury 20:307-310, 1989

39. Savage R: Popliteal artery injury associated with knee dislocation: improved outlook?. Am Surg 46:627-632, 1980
40. Settembrini PG, Spreafico G, Zannini P: Popliteal artery injuries associated with knee dislocation. (Three cases treated with successful outcome.) J Cardiovasc Surg (Torino) 22:135-140, 1981
41. Welling RE, Kakkasseril J, Cranley JJ: Complete dislocations of the knee with popliteal vascular injury. J Trauma 21:450-453, 1981
42. Treiman GS, Yellin AE, Weaver FA et al: Examination of the patient with a knee dislocation. The case for selective arteriography. Arch Surg 127:1056-1062, 1992
43. McCoy GF, Hannon DG, Barr RJ, Templeton J: Vascular injury associated with low velocity dislocations of the knee. J Bone Joint Surg Br 69:285-287, 1987
44. Shelbourne KD, Porter DA, Clingman JA et al: Low velocity knee dislocation. Orthop Rev 20:995-1004, 1991
45. Snyder III W, Watkins W, Whiddon L, Bone G: Civilian popliteal artery trauma: an eleven year experience with 83 injuries. Surgery 85:101-108, 1979
46. Meissner M, Paun M, Johansen K: Duplex scanning for arterial trauma. Am J Surg 161:552-555, 1991
47. Dennis JW, Frykberg ER, Crump JM et al: New perspective on the management of penetrating trauma in proximity to major limb arteries. J Vasc Surg 11:84-92, 1990
48. Frykberg ER, Vines FS, Alexander RH: The natural history of clinically occult arterial injuries: a prospective evaluation. J Trauma 29:577-583, 1989
49. Hernandez-Maldonado JJ, Padberg FTJ, Teehan E et al: Arterial intimal flaps: a comparison of primary repair, aspirin and endovascular excision in an experimental model. J Trauma 34:565-569, 1993
50. DeBakey ME, Simeone FA: Battle injuries of the arteries during the Second World War: An analysis of 2,471 cases. Arm Surg 123:534-579, 1946
51. Jahnke EJJ, Seeley SF: Acute vascular injuries in Korean War: analysis of 77 consecutive cases. Arm Surg 138:158-177, 1953
52. Downs AR, MacDonald P: Popliteal artery injuries: civilian experience with sixty-three patients during a twenty-four year period (1960 through 1984). J Vasc Surg 4:55-62, 1986
53. Reynolds R, McDowell HA, Diethelm AG: The surgical treatment of blunt and penetrating injuries of the popliteal artery. Am Surg 49:405-410, 1983
54. Mubarak S, Owen C: Double-incision fasciotomy of the leg for decompression in compartment syndromes. J Bone Joint Surg Am 59:184-187, 1977
55. Clancy WC: Repair and reconstruction of the posterior cruciate ligament. pp. 1651-1665. In Chapman M (ed): Operative Orthopaedics. JB Lippincott, Philadelphia, 1988
56. Krackow KA, Thomas SC, Jones LC: A new stitch for ligamenttendon fixation. J Bone Joint Surg Am 68:764, 1986
57. Marshall J, Warren R, Wickiewicz T: The anterior cruciate ligament: A technique of repair and reconstruction. Clin Orthop 143:97-106, 1979
58. Harner C, Maday M, Miller M et al: Posterior cruciate ligament reconstruction using fresh-frozen allograft tissue: indication, techniques, results and controversies. Scientific Exhibit, Am Assoc Orthop Surg, San Francisco, 1993

13 Biomecânica da Reconstrução Ligamentar

MICHAEL G. DUNN

Existem diversas opções de tratamento das lesões dos ligamentos do joelho, dentre as quais os métodos conservadores, reparação primária e reconstrução cirúrgica com enxertos biológicos ou sintéticos.[1] As lesões dos ligamentos colaterais podem apresentar bons resultados com o tratamento conservador ou reparação cirúrgica.[2] Já a reconstrução cirúrgica é recomendada para as rupturas dos ligamentos cruzados, por seu fraco potencial de cicatrização intrínseca, mesmo depois de reparação primária.[2] O ligamento cruzado anterior (LCA) é lesado com mais freqüência e há maior número de estudos sobre ele do que sobre o ligamento cruzado posterior (LCP). Embora tenha havido progresso significativo no entendimento da anatomia, composição, biomecânica e cicatrização do LCA,[3] ainda não foi encontrado o enxerto ideal para a sua reconstrução.[1-6]

O LCA é considerado o elo mecânico primário entre o fêmur e a tíbia, de modo que suas propriedades mecânicas são fundamentais para sua função. Este capítulo revisa as propriedades mecânicas dos LCA reconstruídos, no que se refere a sua função após a cirurgia. São considerados os dados provenientes de estudos experimentais com animais, uma vez que não há disponibilidade de dados clínicos definitivos sobre as propriedades mecânicas finais do complexo osso-ligamento-osso (OLO). Apesar de suas deficiências, os estudos sobre animais costumam ser mais elaborados (por exemplo, taxa de acompanhamento de 100%, prospectivo, randomizado, cego) e são menos influenciados pelas tendências do investigador do que os estudos clínicos.[6]

Na primeira seção, as propriedades mecânicas iniciais dos sintéticos e enxertos biológicos são comparadas com as do LCA. São examinadas as propriedades estruturais finais (carga final, rigidez) e propriedades materiais (força de tensão, módulos). Sejam quais forem as propriedades do material do implante, a força inicial do complexo OLO reconstruído será limitada pelo elo mais fraco, a fixação cirúrgica ao fêmur e à tíbia.

Em seguida, mostra-se como as propriedades mecânicas do complexo OLO mudam com o tempo, após a cirurgia. São discutidos os enxertos biológicos (autoenxertos e aloenxertos) e sintéticos (próteses permanentes, dispositivos de crescimento de tecido e dispositivos de reforço do enxerto). De modo geral, tanto os enxertos biológicas como os sintéticos apresentam propriedades mecânicas precárias a longo prazo. Assim, são necessários novos métodos para aprimorar os resultados biomecânicos da reconstrução do LCA.

Finalmente, é apresentada uma possível diretriz futura para a regeneração do ligamento, através do método de "engenharia de tecido". Estudos realizados em nossos laboratórios sugerem que suportes reabsorvíveis alimentados de fibroblastos são potencialmente úteis para regenerar ligamentos lesados.

PROPRIEDADES MECÂNICAS INICIAIS DOS LIGAMENTOS RECONSTRUÍDOS

As propriedades mecânicas iniciais do complexo OLO reconstruído dependem primeiramente de dois fatores: as

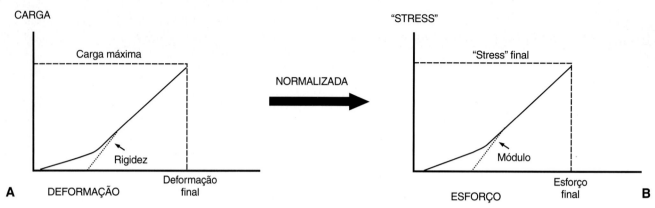

Fig. 13-1. Definições das propriedades mecânicas. **(A)** Propriedades estruturais: carga máxima (N), deformação (mm) e rigidez (N/mm). **(B)** Após a normalização das dimensões dos tecidos, são obtidas as propriedades materiais: força de tensão final (MPa), esforço final (%) e módulo (MPa).

propriedades mecânicas do implante e o método de fixação cirúrgica aos ossos. É importante entender a diferença entre os dois tipos de propriedades mecânicas discutidas neste capítulo: propriedades materiais *versus* estruturais (Fig. 13-1).

As propriedades estruturais (por exemplo, carga final, rigidez, deformação final) são determinadas a partir da curva de carga-deformação de uma estrutura. A carga final em newtons (1 N = 9,8 m/s² × 1 kg) e a deformação final (em milímetros) estão no ponto máximo da curva de carga-deformação; a rigidez (em newtons por milímetro) é a inclinação desta curva.

As propriedades materiais são simplesmente as propriedades estruturais normalizadas pelas dimensões do material. O estresse é a carga dividida pela área de secção transversal e o esforço corresponde à deformação do material dividida pelo seu comprimento inicial. A força de tensão final (em megapascals; 1 MPa = 1 N/mm²) e o esforço final (em percentual) estão no ponto máximo da curva do esforço estresse material; o módulo (em megapascals) é a inclinação da curva.

Como a função primária do LCA é mecânica, são necessárias certas propriedades mecânicas para que o complexo OLO reconstruído funcione de forma similar ao LCA natural. É preciso ter em mente, no entanto, que as propriedades mecânicas finais aqui revisadas representam requisitos funcionais mínimos. O comportamento mecânico do LCA é muito mais complexo, com tensão variável entre os feixes de fibras, módulo variável como uma função do nível de carga, efeitos viscoelásticos ("*creep*", relaxamento, sensibilidade da taxa de esforço) etc., que não são considerados aqui.

Propriedades Mecânicas Iniciais dos Substitutos do LCA

O LCA e os tendões e/ou ligamentos usados para reconstruí-lo possuem força e módulo consideráveis, em virtude da rede de colágeno do tipo I alinhada,[7] que comporta grande carga durante o processo de deformação (Quadro 13-1). Foram relatadas cargas finais de 1.725 N[8] a 2.160 N[9] em LCAs de seres humanos jovens. A força de tensão final do LCA humano é de pelo menos 38 MPa.[8] As propriedades mecânicas finais dos ligamentos costumam aumentar durante o desenvolvimento e diminuir

Quadro 13-1. Propriedades Mecânicas Iniciais dos Substitutos Isolados do LCA[a]

Tecido ou Prótese	Propriedades Estruturais		Propriedades Materiais	
	Carga Final (N)	Rigidez (N/mm)	FTF (MPa)	Módulo (MPa)
LCA[8]	1.725	182	38	111
Enxertos autógenos[10]				
Tendão patelar	2.900	1.154	58	—
Semitendinoso	1.216	560	89	—
Grácil	838	483	112	—
Aloenxerto de TP[16b]				
Congelado a fresco	1.406	190	127	1.639
3 Mrads	1.026	158	108	1.560
Ligamentos sintéticos				
Gore-Tex[18]	4.830	322	17–28	960
Leeds–Keio[19]	2.000	195–279	150–250	—
DRL de Kennedy[20]	1.513	36	30–40	1.500

Abreviações e definições: FTF, força de tensão final; LCA, ligamento cruzado anterior; TP, tendão patelar; Gore-Tex, politetrafluoretano; Leeds-Keio, tereftalato de polietileno; DRL de Kennedy, trama de polipropileno (para estes materiais sintéticos, os valores da FTF e do módulo foram estimados com base em Park[21]).
[a]Propriedades iniciais de enxerto ou próteses isolados; as propriedades dos complexos osso-ligamento-osso diminuem através do método de fixação.

com o envelhecimento.[8,9] O Capítulo 3 apresenta maiores detalhes sobre a biomecânica dos ligamentos normais do joelho.

Antes da transferência cirúrgica, o terço central do tendão patelar humano (TP) possui propriedades mecânicas finais maiores que as do LCA (Quadro 13-1). A carga final do enxerto de TP é de 2.900 N, 168% da apresentada pelo LCA.[10] Os enxertos do semitendinoso (1.216 N) e grácil (838 N) falharam com cargas menores que as do LCA; contudo, em razão de suas secções transversais pequenas, suas forças de tensão final correspondem a mais do que o dobro das do LCA.[10] A rigidez do LCA, semitendinoso e grácil (182, 483 e 560 N/mm, respectivamente) é muito mais baixa que a do terço central do TP (1.154 N/mm).[10]

As propriedades mecânicas iniciais dos aloenxertos frescos ou congelados são semelhantes às dos auto-enxertos, como era de se esperar. No entanto, essas propriedades podem ser reduzidas (Quadro 13-1) por condições de manuseio e armazenamento ou pelas técnicas de esterilização necessárias para minimizar o risco de transmissão de patógenos. A armazenagem através de secagem por congelamento e a esterilização com óxido de etileno têm pouco efeito sobre as propriedades mecânicas dos aloenxertos.[11] Entretanto, o óxido de etileno residual ou os produtos resultantes de sua quebra podem causar reações imunológicas graves e sinovite no paciente que recebeu o enxerto, resultando, às vezes, em remoção[12,13] ou dissolução[14] do enxerto. Recentes estudos *in vitro* sugerem que as partículas provenientes do tecido do enxerto esterilizado com óxido de etileno induzem os sinoviócitos a liberarem interleucina-1, um poderoso causador de inflamação.[15] Por isso, ainda que a esterilização com óxido de etileno não comprometa as propriedades mecânicas iniciais dos aloenxertos, seu uso é contra-indicado,[12-14] pelos efeitos danosos posteriores à implantação cirúrgica.

A irradiação gama é um esterilizante mais eficiente e não deixa subprodutos residuais. Atualmente, 2,5 Mrad de radiação é a dose recomendada para implantes médicos; os bancos de tecido podem usar doses menores, de modo a manter as propriedades mecânicas iniciais do enxerto.[16] Doses altas de radiação gama reduzem a força dos tecidos provocando colapso do suporte ósseo da hélice tripla de colágeno. Uma dose de 3,0 Mrad diminui significativamente as propriedades iniciais dos aloenxertos de TP.[16] Nas exposições de 2 Mrad não há decréscimo das propriedades dos enxertos.[16] Porém, não foi ainda determinado se esta dosagem mais baixa de fato esteriliza todo o volume de um enxerto grande.

Para evitar o uso de enxertos biológicos, foram desenvolvidas próteses permanentes de LCA, dispositivos de crescimento de tecido ou dispositivos de reforço ligamentar. Algumas das próteses do LCA mais antigas apresentavam propriedades mecânicas iniciais bastante pobres,[17] mas, atualmente, elas podem ser fabricadas com propriedades mecânicas iniciais mais apropriadas, iguais ou superiores às do LCA humano normal[18-21] (Quadro 13-1). No entanto, sejam quais forem as suas propriedades mecânicas iniciais, as próteses de ligamentos sintéticos e permanentes ainda apresentam desempenho precário a longo prazo (ver a seção Alterações Pós-Cirúrgicas dos Ligamentos Sintéticos).

A Fixação Cirúrgica ao Osso Limita a Força Inicial

Embora as propriedades mecânicas do enxerto ou da prótese sejam importantes, as propriedades mecânicas iniciais do complexo OLO reconstruído são limitadas pelo método de fixação cirúrgica ao fêmur e à tíbia.[22] Estudos mostraram que o complexo OLO recém-reconstruído sofre falha nos pontos de inserção óssea e não na substância do enxerto ou da prótese. Rotineiramente, são feitos túneis ósseos cirúrgicos para fixação dos pontos de inserção anatômicos do LCA, embora alguns autores tenham argumentado que a fixação *over-the-top* pode ser equivalente[23] ou superior[24] à fixação anatômica no túnel, em termos biomecânicos.

A fixação óssea para enxertos biológicos enquadra-se em duas grandes categorias. Para os enxertos unicamente de tecido mole, tais como o grácil e o semitendinoso, o tecido deve ser fixado ao osso; para os enxertos de tendão patelar, os tampões ósseos, nas extremidades dos enxertos, são presos ao osso. A fixação de osso em osso é biomecanicamente superior à de tecido mole em osso, tanto inicialmente, como a longo prazo.

Os enxertos de tecido mole podem ser fixados ao osso com suturas, grampos, parafusos, arruelas e combinações desses métodos.[22] A fixação somente com suturas ou grampos sofre falha com cargas muito baixas (menos de 200 N). Os parafusos com arruelas ou placas têm melhor desempenho, falhando com cargas em torno de 200 a 250 N. Uma sutura de "bloqueio do ligamento" dupla[25] falha próximo aos 400 N; quando ela é reforçada por um grampo, a falha ocorre com carga superior a 400 N.

Para os enxertos de tendão patelar, a fixação de osso em osso é obtida através de túneis ósseos. Os parafusos de interferência constituem método popular e eficaz para este tipo de fixação. A força desse tipo de fixação é extremamente dependente da qualidade e da compressão do osso. O parafuso de Kurosaka de 9,0 mm[26] mostrou maior carga final (437 N) e rigidez (58 N/mm), em comparação com um parafuso do grupo AO de 6,5 mm (carga final, 161 N; rigidez, 36 N/mm). As cargas de falha de 600 N foram obtidas usando-se este parafuso de maior diâmetro (o valor médio não foi relatado).[22] Recentemente, foram também relatadas altas cargas de falha (454 N) de uma sutura, no método de ancoragem com parafuso.[27]

As próteses sintéticas do LCA são fixadas ao osso da mesma forma que os enxertos biológicos. Algumas são fixadas com combinações de sutura, grampos, parafusos e arruelas, como nos enxertos biológicos de tecido mole. Outras possuem tampões artificiais nas extremidades, semelhantes a tampões ósseos, e são fixados com parafusos de interferência dentro de túneis ósseos cirúrgicos, da mesma forma que os enxertos de TP.

Em resumo, a fixação cirúrgica constitui um elo frágil que limita extremamente as propriedades mecânicas do complexo OLO reconstruído. Assim, mesmo se uma prótese ou um enxerto isolado apresentar carga final superior a 2.000 N, a carga final inicial do complexo OLO reconstruído será de aproximadamente 25% daquele valor (cerca de 450 N apenas). Nesta discussão, centramos nossa atenção na força e carga final, mas a rigidez e o módulo são também reduzidos com a fixação cirúrgica. Dessa forma, sob uma determinada carga, a deformação do complexo OLO reconstruído é maior, em comparação com prótese ou enxerto isolado, pelos efeitos da fixação cirúrgica.

Vários outros fatores cirúrgicos têm forte influência sobre os resultados iniciais e a longo prazo da reconstrução do LCA. Por exemplo, o posicionamento do túnel ósseo[28-30] e a tensão inicial do implante[30-33] devem ser cuidadosamente controlados para que se obtenham resultados consistentes. A determinação dos melhores valores para estas e outras variáveis cirúrgicas, a fim de otimizar a biomecânica do joelho após a reconstrução do LCA, continua a ser um campo importante e ativo da pesquisa ortopédica.

ALTERAÇÕES PÓS-CIRÚRGICAS NOS ENXERTOS DE LIGAMENTOS

Após a cirurgia, as propriedades mecânicas do complexo OLO reconstruído (inclusive a substância e os pontos de inserção óssea) se alteram com o passar do tempo. A curto prazo, as propriedades mecânicas do enxerto são muito precárias, em virtude de fixação cirúrgica, necrose do enxerto e colapso do colágeno. Estes fatores devem ser levados em consideração ao se elaborar o protocolo de reabilitação pós-operatória.[34] A imobilização prolongada da articulação pode causar aderência e fraqueza dos tecidos musculoesqueléticos locais.[35,36] É recomendado o movimento imediato, mas não podem ser aplicadas cargas altas ou o complexo OLO apresentará falha mecânica. Assim, são indicados o movimento passivo contínuo e ou sustentação parcial de peso.

A longo prazo, as propriedades mecânicas do enxerto geralmente são aprimoradas pelo crescimento e remodelamento do tecido. O remodelamento do tecido em resposta à aplicação de carga mecânica[36-39] é uma importante reação do hospedeiro, que influencia profundamente o desempenho a longo prazo dos enxertos biológicos usados para reconstrução do LCA. Embora as propriedades do enxerto possam melhorar com o passar do tempo, as propriedades mecânicas do complexo OLO original jamais se restabelecem com o uso de auto-enxertos ou aloenxertos.

Auto-Enxertos

Diversos tecidos autógenos foram usados na reconstrução do LCA, dentre os quais a *fascia lata*, o semitendinoso, o grácil, o menisco, o trato iliotibial e o terço médio do tendão patelar.[1,5,6] Os auto-enxertos de tendão patelar continuam a ser o método mais usado por sua alta força inicial, tampões ósseos em ambas as extremidades, semelhança com o LCA e bons resultados clínicos.[6] Os enxertos autógenos podem suportar o crescimento de tecido novo e podem se remodelar para se aproximarem da composição e estrutura do LCA, num processo de *ligamentização*.[40,41] Em alguns estudos experimentais, no entanto, a ligamentização do enxerto não ocorre.[42] Outros problemas com os auto-enxertos de TP são a cirurgia prolongada, reabilitação longa e dor patelar persistente.[43]

Embora os resultados clínicos não sejam favoráveis, permanece a questão de se os auto-enxertos de TP realmente restauram a função e a biomecânica normais da articulação.[6] Em 1990, Newton et al.[44] revisaram 15 estudos experimentais de reconstruções do LCA em animais e descobriram que o desempenho biomecânico dos auto-enxertos foi, em geral, precário. As cargas finais a curto prazo (0 a 8 semanas) variaram em apenas 1 a 15% do valor do LCA controle; as cargas finais em períodos intermediários (12 a 16 semanas) variaram de 15 a 40% do valor do LCA controle; e as cargas finais a longo prazo variaram em apenas 11 a 52% do valor do

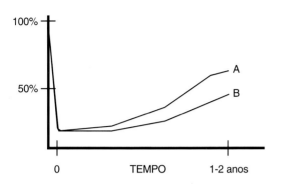

Fig. 13-2. Propriedades estruturais (carga final e rigidez) dos enxertos biológicos *versus* tempo, como percentual do valor do LCA normal. **(A)** Os auto-enxertos são inicialmente fracos em razão de fixação cirúrgica e necrose ou colapso do enxerto. As propriedades melhoram com o tempo, mas atingem somente 50% do valor do LCA de controle 1 a 2 anos depois da cirurgia. **(B)** Os aloenxertos se comportam de forma semelhante; no entanto, seu remodelamento e fortalecimento são mais demorados, em comparação com os auto-enxertos.

LCA controle. A rigidez do enxerto seguiu tendência muito semelhante, variando em apenas 2 a 11% da rigidez do LCA controle, num período de 0 a 8 semanas e em apenas 31 a 47%, num período de 26 a 104 semanas.

As alterações biomecânicas ocorridas nos auto-enxertos em função do tempo (Fig. 13-2 A) podem ser explicadas por eventos biológicos distintos — fases de necrose do enxerto, inflamação revascularização e crescimento do tecido e remodelamento do enxerto. Conforme mencionado acima, logo após a cirurgia, a carga final do complexo OLO reconstruído é limitada a aproximadamente 450 N (25% do valor do LCA controle), pela fixação do enxerto.[22] Em estudos experimentais com animais, os valores no tempo zero são ainda mais baixos (1 a 14% do LCA controle). Nas primeiras semanas após a cirurgia, os auto-enxertos podem sofrer necrose, com inflamação e um certo decréscimo de suas propriedades biomecânicas. Butler et al.[45] tentaram manter a viabilidade do enxerto transferindo um auto-enxerto vascularizado, mas, ainda assim, ocorreu necrose. Kleiner et al.[46] sugeriram que fibroblastos de TP autógeno podiam não sobreviver no ambiente sinovial hostil. Por outro lado, diversos relatos sugerem que o fluido sinovial possa preservar a viabilidade do enxerto na articulação do joelho antes da revascularização.[47-50] Dois estudos clínicos publicados em 1993 não relataram a ocorrência de necrose do enxerto, fundamentando essa hipótese.[51,52] No entanto, ainda não se sabe se a manutenção da viabilidade celular melhoraria o desempenho biomecânico do enxerto. A revascularização ocorre gradualmente e os fibroblastos promovem a repopulação do enxerto. Provavelmente, as inserções ósseas ou os tecidos moles locais constituem a fonte dos novos fibroblastos.[46] Com o maior crescimento e organização do tecido, as cargas finais dos enxertos aumentam em cerca de 15 a 40% do valor do LCA e controle em 12 a 16 semanas depois do implante.

A última fase do processo de ligamentização é o remodelamento do enxerto. Todos os tecidos conjuntivos podem remodelar sua estrutura e suas propriedades em reposta à aplicação de cargas mecânicas. Os tecidos musculoesqueléticos (inclusive osso, ligamentos, tendões e pontos de inserção) atrofiam e enfraquecem devido ao desuso e se fortalecem em resposta ao exercício.[36-39] Durante o remodelamento do auto-enxerto, as propriedades mecânicas aumentam, mas nunca se aproximam do valor do LCA normal (Fig. 13-2 A). Mesmo 26 a 104 semanas após o implante, a carga final variou apenas de 11 a 52% da carga final do LCA controle, nos 15 estudos revisados por Newton et al.[44] em 1990.

Desde a publicação desse importante artigo, vários estudos recentes sobre a biomecânica dos auto-enxertos também mostraram tendência a biomecânica precária. Schindhelm et al.[53] relataram taxas de carga final de auto-enxertos de TP de 8, 19, 20 e 26% do valor do LCA controle em 0, 12, 26 e 52 semanas, respectivamente. Jackson et al.[54] publicaram talvez os melhores resultados biomecânicos para um auto-enxerto de TP até o momento. Passados 6 meses da aplicação do implante, a carga final do enxerto correspondia a 61% do valor do LCA de controle; a rigidez do enxerto era de 93% do valor do LCA de controle. No entanto, quando foram levadas em consideração as dimensões do enxerto, as propriedades materiais também não se comparavam com o LCA controle. A área de secção transversal do enxerto correspondia a 164% da área do LCA controle. A força de tensão do enxerto (carga final dividida pela área de secção transversal) era 44% da força do LCA controle; o módulo (rigidez normalizada) era de 59% do módulo do LCA controle.

Em resumo, muitos estudos experimentais com animais mostraram que os auto-enxertos não podem restabelecer as propriedades estruturais e materiais do LCA normal. Felizmente, o LCA normal possui uma margem de segurança própria, para evitar falha mecânica; isto é, as cargas funcionais normais estão bem abaixo da carga final do LCA. Portanto, mesmo com propriedades mecânicas finais relativamente precárias, os auto-enxertos são capazes de funcionar satisfatoriamente, sob certas condições de carga da articulação. Certamente, são necessários estudos experimentais e clínicos adicionais para monitorizar e aprimorar o desempenho biomecânico dos auto-enxertos do LCA.[6]

Aloenxertos

O desempenho biomecânico dos aloenxertos[44] é semelhante ao dos auto-enxertos (Fig. 13-2 B). Isso faz sentido, uma vez que as propriedades mecânicas iniciais e os métodos de fixação cirúrgica são similares para auto-enxertos e aloenxertos. Além disso, a seqüência biológica dos eventos, dentre os quais necrose, inflamação, crescimento e remodelação, são semelhantes em ambos os tipos de enxerto biológico.

Jackson et al.[55] transplantaram aloenxertos frescos de TP e LCA em caprinos e, em 4 semanas, todas as células do doador foram substituídas por células do hospedeiro. Os autores sugeriram que as células do enxerto transplantado não foram destruídas pela resposta imunológica do hospedeiro, mas por incapacidade de sobreviver num ambiente intra-articular avascular. Após períodos mais longos de tempo, os aloenxertos sofreram revascularização, crescimento de tecido e remodelação similares aos auto-enxertos.[56,57]

Em 1990, Newton et al.[44] revisaram o desempenho biomecânico dos aloenxertos do LCA em cinco estudos experimentais com animais e verificaram que os resultados eram freqüentemente precários. A carga final a curto prazo (8 semanas) correspondeu a 15% do valor do LCA controle. Interrompendo carga em períodos pré-determinados (12-16 semanas) foram somente 17% do valor de controle do LCA. Cargas interrompidas em longo período (24-52 semanas) variaram de 14 a 63% do valor de controle no período de 24 a 52 semanas após a implantação. Resultados de estudos mais recentes são concordantes mostrando desempenho mecânico ruim geralmente comparável com auto-enxerto.

Vários estudos apresentam comparações do desempenho biomecânico dos aloenxertos do LCA com os auto-enxertos. Shino et al.[60] não relataram diferenças significativas nas propriedades mecânicas de auto-enxertos e aloenxertos 30 semanas após o implante. Outros pesquisadores sugeriram que os auto-enxertos têm propriedades mecânicas melhores do que os aloenxertos. Jackson et al.[54] verificaram que, 6 meses após o implante, a carga final dos aloenxertos correspondem a apenas 43% da carga final dos auto-enxertos, mas isso se deveu principalmente à enorme área de secção transversa do auto-enxerto (quase o dobro do aloenxerto). Quando esta diferença foi levada em conta, a força de tensão (carga por unidade de área) do aloenxerto correspondeu a 78% do auto-enxerto.

Em 1993, Fu et al.[2] sugeriram que a recuperação e a remodelação dos aloenxertos são mais demoradas, em comparação com os auto-enxertos, de modo que, após períodos mais longos de tempo, pode não haver diferença significativa entre as propriedades mecânicas de uns e de outros. Se isso for provado, considerações puramente biomecânicas não serão suficientes para limitar o uso de aloenxertos para reconstrução do LCA.

ALTERAÇÕES PÓS-CIRÚRGICAS NOS LIGAMENTOS SINTÉTICOS

Os ligamentos poliméricos sintéticos do LCA apresentam diversas vantagens potenciais sobre os enxertos biológicos: preservação das estruturas autógenas locais, isenção do potencial de transmissão de doenças associado aos aloenxertos, alta força inicial, além de facilidade de fabricação, esterilização e armazenamento. Os ligamentos sintéticos do LCA, que compreendem os ligamentos permanentes, os dispositivos de crescimento de tecido e de reforço do enxerto, foram desenvolvidos para minimizar a necessidade de enxertos biológicos.[61] Os polímeros sintéticos avaliados clinicamente para reconstrução do LCA são politetrafluoretileno (Gore-Tex), tereftalato de polietileno (dácron, em ligamentos Stryker-Meadox e Leeds-Keio), fibras de carbono (Integraft) e polipropileno (dispositivo de Kennedy de reforço dos ligamentos [DRL]). Embora vários ligamentos sintéticos do LCA tenham sido aprovados condicionalmente pela FDA (para os casos de salvamento ou como dispositivos de extensão do enxerto), nenhuma teve aprovação incondicional para reconstrução primária do LCA.[62] Estudos experimentais e clínicos sobre a reconstrução do LCA, em geral, mostraram resultados precários a longo prazo em virtude de dor persistente, sinovite, derrames articulares estéreis, artrite e colapso mecânico dos polímeros sintéticos.

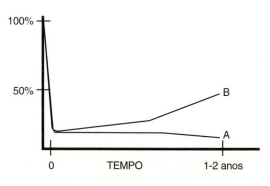

Fig. 13-3. (**A**) As propriedades estruturais dos ligamentos permanentes do LCA que não recebem crescimento de tecido diminuirão com o tempo. (**B**) Teoricamente, a força do dispositivo de crescimento de tecido pode aumentar com o tempo; no entanto, isso não foi provado experimentalmente.

Ligamentos Permanentes

Os problemas mecânicos potenciais associados aos ligamentos sintéticos permanentes[63] são estiramento gradual, sob aplicação de carga e fadiga (falha devida à aplicação cíclica de carga). O ligamento pode desgastar-se ou romper-se nos pontos de inserção ásperos dos túneis ósseos, e os fragmentos do ligamento ou partículas "debris"[64]) podem causar dano aos tecidos ao redor. Assim, um ligamento sintético que não receber crescimento do tecido do hospedeiro estará propenso à falha mecânica na articulação a longo prazo (Fig. 13-3 A).

O ligamento sintético Gore-Tex[18] é composto de feixes trançados de politetrafluoretileno (PTFE), um polietileno inerte com fluorina substituindo grupos de hidrogênio. A carga de falha do ligamento é de 4.830 N e a rigidez é de 322 N/mm. O dispositivo Gore-Tex teve bom desempenho como ligamento permanente do LCA em experiências clínicas de 15 meses, aumentando a estabilidade do joelho em 129 de 130 pacientes.[18] Em 1986, a Food and Drug Administration (FDA), dos Estados Unidos, aprovou condicionalmente o uso do ligamento Gore-Tex somente para os casos de falha de enxerto autógeno, livrando o paciente de um procedimento de substituição total do joelho.[62] Continuam a ser relatadas experiências clínicas com este dispositivo de reconstrução do LCA, e os resultados parecem deteriorar-se com o tempo.

Em experiências clínicas de 2 anos, 87% dos pacientes apresentaram resultados satisfatórios, mas 4 de 39 ligamentos romperam-se.[65] Num estudo de 3 anos, o Gore-Tex teve desempenho precário, com derrames articulares estéreis e dor persistente em 6 de 18 pacientes. Woods et al.[66] descobriram que a probabilidade de sobrevivência do ligamento diminui muito passados 2 a 5 anos do implante. Nesse estudo, a taxa geral de falha do Gore-Tex foi de 33%. Paulos et al.[67] estudaram 268 pacientes com acompanhamento médio de 4 anos. Foram relatados resultados inaceitáveis em 56% dos pacientes; ocorreram derrames articulares em 34% e o dispositivo se rompeu em 12%.

Os ligamentos permanentes do LCA também foram feitos de dácron (tereftalato e polietileno), poliéster com um anel aromático rígido incorporado na trama do suporte ósseo. O ligamento Stryker-Meadox dácron não foi aprovado pela FDA para reconstruções do LCA.[62] Com uma variação do procedimento de MacIntosh e reforço do ligamento de dácron com o trato iliotibial, Barret et al.[68] relataram uma taxa de 60% de falha num período médio de acompanhamento de quase 4 anos. Cinco dos 40 ligamentos dácron (12,5%) romperam-se com o tempo. Gillquist e Odensten[69] relataram que 23% dos ligamentos dácron não reforçados romperam-se com 5 anos de acompanhamento. Da mesma forma, 28% dos ligamentos dácron se romperam com uma média de acompanhamento de 4,4 anos, num estudo de Klein e Jensen.[70] Este estudo foi particularmente preocupante, uma vez que foi encontrada artrite degenerativa em pacientes com ligamentos rompidos, talvez devido a debris. Wilk e Richmond[71] relataram taxas gerais de falha dos ligamentos permanentes dácron da ordem de 20% em 2 anos, que aumentaram para 35,7% em 5 anos.

Os resultados da reconstrução do LCA com sintéticos permanentes Gore-Tex e dácron se deterioraram com o tempo. Os ligamentos permanentes do LCA que não induzem o crescimento de tecido de suporte provavelmente apresentarão falha a longo prazo, em razão de sinovite, derrames articulares, artrite ou deterioração mecânica do ligamento articulares.

Suportes não Degradáveis Concebidos para Crescimento de Tecido

Foram desenvolvidos dispositivos de crescimento de tecido ou suportes destinados à reconstrução do LCA a partir de diversos tipos de polímeros, inclusive dácron e fibras de carbono. Estes dispositivos são produzidos com uma estrutura porosa ou de filamentos para promover o crescimento do tecido do "neoligamento". A quantidade de tecido gerada depende mais das propriedades mecânicas e da morfologia da superfície que da composição química do implante.[72] O objetivo do implante é criar uma plataforma que dê um certo nível de suporte mecânico e permita, então, o crescimento do tecido hospedeiro do neoligamento para fortalecer esta plataforma (Fig. 13-3 B).

O ligamento sintético Leeds-Keio,[19] composto de uma malha de dácron, foi concebido como uma estrutura de suporte para auxiliar o crescimento do tecido do hospedeiro. Os criadores desse dispositivo relataram sucesso nos resultados clínicos e apresentaram observações artroscópicas que demonstram o desenvolvimento do tecido do neoligamento dentro do suporte de dácron implantado.[73] No entanto, outros pesquisadores relataram a presença de tecido fibroso não alinhado, que não era verdadeiramente tecido do neoligamento e que cresceu no dispositivo após o implante num modelo de ovino.[53] Foi sugerido que o ligamento de Leeds-Keio não funciona como um verdadeiro dispositivo de suporte, mas sim comporta-se como uma prótese permanente de sustentação de carga, sujeita a falha a longo prazo na articulação.

Também foram usados filamentos de carbono para o desenvolvimento de um dispositivo de suporte que induzisse o crescimento de tecido do neotendão[74] e do neoligamento.[75] Os implantes são constituídos de aproximadamente 10.000 fibras individuais, cada uma com um diâmetro em torno de 10 mm. As fibras têm, individualmente, uma força de tensão bastante alta (2.100 a 2.350 MPa), mas são frágeis, e o resultado é a quebra da fibra e a liberação de debris potencialmente danosos.[76] A aplicação de um revestimento polimérico reabsorvível foi parcialmente bem-sucedida em evitar a quebra das fibras e localizar os debris.[77] No entanto, devido ao fraco desempenho e aos "debris" permanentes na articulação, o dispositivo de fibras de carbono Integraft não foi aprovado pela FDA para reconstrução do LCA.[62]

Teoricamente, um dispositivo de crescimento de tecido, ao contrário da prótese permanente, deve-se remodelar em virtude de cargas mecânicas a longo prazo. Embora o conceito seja bastante interessante, houve problemas para a implementação desse modelo. O crescimento de tecido pode ser retardado ou pode ocorrer somente até um certo ponto. Mesmo se o crescimento for substancial, o tecido pode ser desorganizado e fraco, assemelhando-se a tecido fibroso e não ao tecido próprio do neoligamento. Se a rigidez do implante for muito superior à do tecido crescido no hospedeiro, a maior parte da carga mecânica será gerada pelo implante e o tecido do hospedeiro, desprovido de carga, não se remodelará ou amadurecerá. Esse fenômeno de proteção do *stress shielding* constitui uma grande preocupação no que se refere aos dispositivos tanto de crescimento de tecido como de extensão do enxerto.

Dispositivos de Reforço do Enxerto

Os dispositivos de reforço do enxerto foram desenvolvidos com o objetivo de proteger os enxertos biológicos de altas cargas no período pós-operatório imediato, durante o qual o enxerto é fraco. Esses dispositivos são normalmente implantados em paralelo com o enxerto biológico (auto-enxerto ou aloenxerto) para compartilhar as cargas mecânicas. O nível de carga gerado por cada componente é proporcional à sua rigidez. Portanto, a rigidez do dispositivo deve-se aproximar da verificada no enxerto biológico para evitar *stress shielding*.

O dácron foi usado como dispositivo de extensão do enxerto e também como prótese permanente e dispositivo de crescimento de tecido. Embora proporcione suporte mecânico à articulação, o dispositivo dácron resultou em *stress shielding* do enxerto autógeno, resultando, a longo prazo, no desenvolvimento de um neoli-

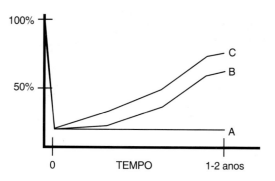

Fig. 13-4. Resultado ideal para o enxerto biológico com dispositivo de reforço: **(A)** a força do dispositivo diminui, enquanto **(B)** a força do enxerto aumenta, deste modo **(C)** a força total aumenta com o tempo, atingindo mais altos níveis que um enxerto biológico não reforçado. O desenvolvimento de dispositivos de reforço reabsorvíveis deve melhorar a transferência de carga e evitar o *stress shielding*.

gamento mais fraco nos enxertos reforçados que nos não-reforçados.[78] O *stress shielding* continua a ser a maior preocupação no que se refere aos dispositivos de reforço do enxerto e também aos de crescimento de tecido.

Para tratar o problema do *stress shielding* do "estresse", provocado pelos polímeros sintéticos rígidos, McCarthy et al.[79] reforçaram auto-enxertos de TP anatomicamente colocados em primatas, com o ligamento Gore-Tex colocado numa posição *over-the-top* (não paralela, não-isométrica). O dispositivo foi implantado desta forma para dar maior proteção ao enxerto quando do aumento da extensão do joelho. Com este procedimento, a frouxidão do joelho foi reduzida e a incorporação e o remodelamento do auto-enxerto ocorram em taxas similares no grupo reforçado e no de controle.

O DRL de Kennedy[20,80,81] é um polipropileno traçado com uma carga final de aproximadamente 1.500 N e uma rigidez de 36 N/mm. A rigidez é baixa e o dispositivo é fixado ao osso em apenas uma das extremidades. Devido à baixa rigidez do dispositivo, o *stress shielding* do estresse do enxerto é reduzido, de modo que deve ocorrer o remodelamento normal do neoligamento. Amendola e Fowler[59] estudaram aloenxertos de TP em ovelhas e descobriram que a força e a estabilidade iniciais tinham-se aprimorado nos joelhos reforçados como DRL. A longo prazo, as propriedades biomecânicas dos aloenxertos de TP reforçados e não reforçados foram semelhantes, sugerindo que ocorreu o remodelamento normal do tecido na presença do dispositivo de reforço. Os resultados clínicos do uso deste DRL foram promissores e a FDA aprovou condicionalmente o seu uso,[62] somente para reforço nos procedimentos de reconstrução de Marshall e MacIntosh.[82] No entanto, Sgaglione et al.[83] reportaram recentemente a ausência de diferença no resultado clínico de auto-enxertos de tendão semitendinoso reforçado, e não reforçado, num período de acompanhamento de aproximadamente 2 anos.

Já que o dispositivo de reforço é necessário apenas temporariamente, para compartilhar as cargas mecânicas com o enxerto biológico, não é necessária, ou mesmo desejável, a manutenção de suas propriedades mecânicas a longo prazo. O ideal seria que os dispositivos de extensão do enxerto fossem reabsorvíveis e transferissem gradualmente as cargas mecânicas para o enxerto biológico (Fig. 13-4).

DIRECIONAMENTOS FUTUROS: REGENERAÇÃO DO LIGAMENTO ATRAVÉS DA ENGENHARIA DE TECIDO

É necessária a criação de uma nova geração de dispositivos de reconstrução do LCA que combinem as vantagens dos materiais sintéticos e as dos enxertos biológicos. Uma técnica potencial para a reconstrução do LCA envolve o uso de suportes reabsorvíveis constituídos de material sintético e/ou derivados de tecido. Este conceito de "engenharia do tecido"[84] foi originalmente desenvolvido para reparação da pele e de outros tecidos conjuntivos, inclusive osso e cartilagem. Ao contrário dos ligamentos sintéticos permanentes, que perdem força com o tempo, o comportamento mecânico desses implantes tende a melhorar com o passar do tempo, em consequência do desenvolvimento e remodelamento do tecido do neoligamento. Os dispositivos de suporte reabsorvíveis para semeadura de fibroblastos representam outro conceito interessante que atualmente vem sendo alvo de pesquisa na reconstrução do LCA em laboratório.

Biomateriais Derivados de Tecido e Sintéticos Reabsorvíveis

Embora o uso de polímeros sintéticos reabsorvíveis para reconstrução de tendão e/ou ligamento seja uma idéia interessante, foram encontrados apenas alguns relatos sobre este procedimento. Um dispositivo reabsorvível composto de suturas de ácido poliglicólico trançadas (Dexon) foi usado com sucesso para reforçar reparações do LCA em cães.[85] Shieh et al.[86] reconstruíram o tendão calcâneo de um coelho com fibras reabsorvíveis compostas de carbonato de dimetiltrimetileno e de trimetileno. Depois de 26 semanas, as fibras implantadas ainda estavam intactas e o tecido fibroso no centro da prótese estava desorganizado. Para que se promova a carga de tensão e a organização mais rápida do tecido crescido no hospedeiro, é necessária uma degradação mais rápida das fibras.

Além dos polímeros sintéticos, também os materiais derivados de tecidos mostram-se promissores para o desenvolvimento de novos dispositivos de reconstrução do LCA. O colágeno do tipo I é o principal componente estrutural dos tendões e ligamentos.[7] Esse material pode ser extraído de tecidos e transformado em fibras finas de alta força,[87] para produção de suportes reabsorvíveis com comportamento mecânico in vivo similar ao dos auto-enxertos.[88] A taxa de reabsorção de colágeno pode ser controlada pelo grau de entrelaçamento,[89] e não há geração de debris permanentes durante a sua reabsorção. O colágeno não é altamente antigênico[90] e é quimiotáctico para os fibroblastos[91] e outras células envolvidas na reparação do tecido. O colágeno reconstituído foi bastante usado como suporte, a fim de acelerar a reparação dérmica.[92,93] Os fatores de crescimento e outros componentes da matriz extracelular[93] também podem estimular a atividade biológica do colágeno.

Substituímos cirurgicamente o tendão calcâneo[89,94,95] e o LCA[96] de um coelho, usando suportes de fibras de colágeno. Esses implantes degradáveis induzem a deposição de tecido de neotendão e neoligamento. Inicialmente, os suportes de colágeno perdem força após a cirurgia; segue-se a isto um período de crescimento de tecido e recuperação de forças, como acontece com os enxertos autógenos. A taxa de recuperação de força do tecido do neotendão e do neoligamento é proporcional à taxa de degradação do suporte de colágeno implantado. Nos túneis ósseos cirúrgicos, os suportes de colágeno são reabsorvidos rapidamente e induzem rápido crescimento de tecido fibroso e de osso.[97] Esses resultados sugerem que o crescimento de tecido nos túneis ósseos pode promover a fixação biológica das próteses de colágeno usadas na reconstrução do LCA.

Embora os resultados preliminares dos nossos estudos sobre reconstrução do LCA e do tendão calcâneo tenham sido encorajadores, precisamos, ainda, otimizar a taxa de reabsorção e a força inicial desses dispositivos de colágeno. Verificamos que a redução do diâmetro pode aumentar a força das fibras sem prolongar a sua reabsorção.[98] Fibras de cyanamide deiridrotérmico cruzadas de pequeno diâmetro possuem maior força de tensão e uma reabsorção mais rápida que as fibras de glutaraldeído cruzadas de diâmetro médio e, portanto, são mais apropriadas para uso em dispositivos reabsorvíveis de reconstrução do LCA.[98] Em 1993, relatamos o uso de uma matriz de polímero de ácido polilático para aumentar ainda mais a força inicial do suporte de fibra colágena sem prolongar excessivamente a sua reconstrução.[99] Além disso, estamos semeando os suportes de colágeno com fibroblastos numa tentativa de aumentar a formação do neoligamento.

Suportes Semeados com Fibroblastos

A semeadura *in vitro* de fibroblastos viáveis dentro do implante de suporte pode estimular a rápida recuperação e aumentar a formação dos neoligamentos. Os fibroblastos têm uma participação importante no *turnover* do colágeno durante a recuperação e o remodelamento do tecido.[100] Além disso, a função do fibroblasto depende da origem ou tipo de fibroblasto. Por exemplo, fibroblastos provenientes do LCA e do ligamento colateral medial possuem capacidades intrínsecas diferentes de migração e proliferação.[101] Recentemente, mostramos que "análogos" dos ligamentos, que consistem em suportes de colágeno semeados com fibroblastos extra ou intra-articulares, apresentam diferentes potenciais de recuperação *in vitro*, de acordo com a origem do fibroblasto.[102-104] Estes suportes de colágeno semeados com fibroblastos constituem uma ferramenta importante para se examinar os diferentes tipos de fibroblastos na formação do neoligamento. O objetivo clínico a longo prazo é implantar ligamentos análogos – suportes reabsorvíveis semeados com fibroblastos (possivelmente, as células do próprio paciente) – para propiciar imediata recuperação e aprimorar o remodelamento e desempenho biomecânico das reconstruções do LCA a longo prazo.

RESUMO

O desempenho biomecânico dos enxertos e próteses do LCA a longo prazo não é satisfatório. Inicialmente, os enxertos biológicos são fracos e nunca atingem a força do LCA normal, embora se remodelem e ganhem força gradualmente. As próteses permanentes do LCA são propensas a quebra, fadiga e falha mecânica vários anos após o implante. Os suportes para dispositivos de crescimento de tecido e reforço do enxerto constituem técnicas interessantes que requerem maior aprimoramento para proporcionar suporte mecânico e evitar *stress shielding*. Talvez, o desenvolvimento de biomateriais reabsorvíveis semeados com fibroblastos e que induzam o crescimento de tecido melhore o desempenho biomecânico do complexo fêmur-LCA-tíbia reconstruído. Para se alcançar esta difícil meta, são necessárias pesquisas clínicas e com animais cuidadosamente planejadas e executadas.

AGRADECIMENTOS

Agradeço a Lisa Bellincampi por sua ajuda no processo de revisão da literatura. Minha pesquisa sobre a reconstrução do LCA com suportes de colágeno foi fundamentada pelo Instituto Nacional de Saúde Grant AR42230, Fundação Whitaker (Grant #90-0195), Fundação de Educação e Pesquisa Ortopédica, Fundação de Transplantes Musculoesqueléticos, Fundação da Universidade de Medicina e Odontologia de Nova Jersey, Centro de Criação de Dispositivos Médicos e Biomateriais de Nova Jersey e Fundos de Apoio à Pesquisa Geral, da Universidade de Medicina e Odontologia de Nova Jersey.

REFERÊNCIAS

1. Johnson RJ, Beynnon BD, Nichols CE, Renstrom FH: The treatment of injuries of the anterior cruciate ligament. J Bone Joint Surg Am 74:140, 1992
2. Fu FH, Harner CD, Johnson DL et al: Biomechanics of knee ligaments: basic concepts and clinical application. J Bone Joint Surg Am 75:1716, 1993
3. Butler DU Anterior cruciate ligament: its normal response and replacement. J Orthop Res 7:910, 1989
4. Dunn MG, Maxian SH: Biomaterials used in orthopaedic surgery. In Greco RD (ed): Implantation Biology: The Host Response and Biomedical Devices. CRC Press, Boca Raton, 1994
5. Silver RH, Tria AJ, Zawadsky JP, Dunn MC: Anterior cruciate ligament replacement: a review. J Long-Term Effects Med Impl 1:135, 1991
6. Gillquist J: Repair and reconstruction of the ACL: is it good enough? Arthroscopy 9:68, 1993
7. Amiel D, Frank CB, Harwood FL et al: Tendons and ligaments: a morphological and biochemical comparison. J Orthop Res 1:257, 1984
8. Noyes FR, Grood ES: The strength of the anterior cruciate ligament in humans and rhesus monkeys. J Bone Joint Surg Am 58:1074, 1976
9. Woo SLY, Hollis JM, Adams DJ et al: Tensile properties of the human femur-anterior cruciate ligament-tibia complex. The effects of specimen age and orientation. Am J Sports Med 19:217, 1991
10. Noyes FR, Butler DL, Grood ES et al: Biomechanical analysis of human ligament grafts used in knee-ligament repairs and reconstructions. J Bone Joint Surg Am 66:344, 1984
11. Jackson DW, Grood ES, Wilcox P et al: The effects of processing techniques on the mechanical properties of bone-anterior cruciate ligament-bone allografts. Am J Sports Med 16:101, 1988
12. Jackson DW, Windier GE, Simon TM: Intraarticular reaction associated with the use of freeze-dried, ethylene oxide-sterilized bone-patella tendon-bone allografts in the reconstruction of the anterior cruciate ligament. Am J Sports Med 18:1, 1990
13. Pinkowski JL, Reiman PR, Chen SL: Human lymphocyte reaction to freeze-dried allograft and xenograft ligamentous tissue. Am J Sports Med 17:595, 1989
14. Roberts TM, Drez D, McCarthy W, Paine R: Anterior cruciate ligament reconstruction using freeze-dried, ethylene oxide

sterilized, bone-patellar tendon-bone allografts. Am J Sports Med 19:35, 1991
15. Silvaggio VJ, Fu FH, Georgescu HI, Evans CH: The induction of IL-1 by freeze-dried ethylene oxide-treated bone-patellar tendon-bone allograft wear particles: an in vitro study. Arthoscopy 9:82, 1993
16. Gibbons MG, Butler DL, Grood ES et al: Effects of gamma irradiation on the initial mechanical and material properties of goat bone-patellar tendon-bone allografts. J Orthop Res 9:209, 1991
17. Grood ES, Noyes FR: Cruciate ligament prosthesis: strength, creep, and fatigue properties. J Bone Joint Surg Am 58:1083, 1976
18. Bolton CW, Bruchman WC: The Gore-Tex expanded polytetrafluoroethylene prostetic ligament: an in vitro and in vivo evaluation. Clin Orthop 196:202, 1985
19. Seedham BB: The Leeds-Keio ligament: biomechanics. In Friedman MJ, Ferkel RD (eds): Prosthetic Ligament Reconstruction of the Knee. WB Saunders, Philadelphia, 1988
20. McPherson GK, Mendenhall HV, Gibbons DF et al: Experimental mechanical and histological evaluation of the Kennedy ligament augmentation device. Clin Orthop 196:186, 1985
21. Park JB: Biomaterials. Plenum Press, New York, 1979
22. Daniel DM: Principles of knee ligament surgery. In Daniel D, Akeson W, O'Connor J (eds): Knee Ligaments: Structure, Function, Injury, and Repair. Raven Press, New York, 1990
23. Brower RS, Melby A, Askew AJ, Beringer DC: In vitro comparison of over-the-top and through-the-condyle anterior cruciate ligament reconstructions. Am J Sports Med 20:567, 1992
24. Montgomery RD, Milton JL, Terry GC et al: Comparison of over-the-top and tunnel techniques for anterior cruciate ligament replacement. Clin Orthop 231:144, 1988
25. Krackow KA, Thomas SC, Jones LC: A new stitch for ligament tendon fixation. J Bone Joint Surg Am 68:764, 1986
26. Kurosaka M, Yoshiya S, Andrish J: A biomechanical comparison of different surgical techniques of graft fixation in anterior cruciate ligament reconstruction. Am J Sports Med 15:225, 1987
27. Matthews LS, Lawrence SJ, Yahiro MA, Sinclair MR: Fixation strengths of patellar tendon-bone grafts. Arthoscopy 9:76, 1993
28. Penner DA, Daniel DM, Wood P, Mishra D: An in vitro study of anterior cruciate ligament graft placement and isometry. Am J Sports Med 16:238, 1988
29. Romano VM, Graf BK, Keene JS, Lange RH: Anterior cruciate reconstruction: the effect of tibial tunnel placement on range of motion. Am J Sports Med 21:415, 1993
30. Fleming B, Beyrmon B, Howe J et al: Effect of tension and placement of a prosthetic anterior cruciate ligament on the anteroposterior laxity of the knee. J Orthop Res 10:177, 1992
31. Yoshiya S, Andrish JT, Manley MT, Bauer TW: Graft tension in anterior cruciate ligament reconstruction. An in vivo study in dogs. Am J Sports Med 15:464, 1987
32. Hunter RE, Lew WD, Lewis JL, et al: Graft force-setting technique in reconstruction of the anterior cruciate ligament. Am J Sports Med 18, 1990
33. Gertel GH, Lew WD, Lewis JL et al: Effect of anterior cruciate ligament graft tensioning direction, magnitude, and flexion angle on knee biomechanics. Am J Sports Med 21:572, 1993
34. Muneta T, Yamamoto H, Takakuda K et al: Effects of postoperative immobilization on the reconstructed anterior cruciate ligament. An experimental study in rabbits. Am J Sports Med 21:305, 1993
35. Woo SL-Y, Comez MA, Sites TJ et al: The biomechanical and morphological changes in medial collateral ligament of the rabbit after immobilization and remobilization, J Bone Joint Surg Am 69:1200, 1987
36. Woo SL-Y, Buckwalter JA: Ligament, tendon, and joint capsule insertions to bone. In: Injury and Repair of the Musculoskeletal Soft Tissues. American Academy of Orthopaedic Surgeons, Park Ridge, IL, 1988
37. Tipton CM, James SL, Mergner W, Tcheng TK: Influence of exercise on strength of medial collateral knee ligaments in dogs. Am J Physiol 218:894, 1970
38. Laros GS, Tipton CM, Cooper RR: Influence of physical activity on ligament insertions in the knees of dogs. J Bone Joint Surg Am 53:275, 1971
39. Woo SL-Y, Ritter MA, Amiel D et al: The biomechanical and biochemical properties of swine tendons-long term effects of exercise on the digital extensors. Connect Tissue Res 7:177, 1980
40. Amiel D, Kleiner JB, Roux RD et al: The phenomenon of "ligamentization": anterior cruciate ligament reconstruction with autologous patellar tendon. J Orthop Res 4:162, 1986
41. Lane JG, McFadden P, Bowden K, Amiel D: The ligamentization process: a 4 year case study following ACL reconstruction with a semitendinosus graft. Arthoscopy 9:149, 1993
42. Bosch U, Kasperczyk WJ: Healing of the patellar tendon autograft after posterior cruciate ligament reconstruction -a process of ligamentization? An experimental study in a sheep model. Am J Sports Med 20:558, 1992
43. O'Brien SJ, Warren RF, Pavlov H et al: Reconstruction of the chronically insufficient anterior cruciate ligament with the central third of the patellar ligament. J Bone Joint Surg Am 73:278, 1991
44. Newton PO, Horibe S, Woo SL-Y: Experimental studies on anterior cruciate ligament autografts and allografts. Mechanical studies. In Daniel D, Akeson W, O'Connor J (eds): Knee Ligaments. Structure, Function, Injury, and Repair. Raven Press, New York, 1990
45. Butler DL, Grood ES, Noyes FR et al: Mechanical properties of primate vascularized vs. nonvascularized patellar tendon grafts; changes over time. J Orthop Res 7:68, 1989
46. Kleiner JB, Amiel D, Roux RD, Akeson WHP: Origin of replacement cells for the anterior cruciate ligament autograft. J Orthop Res 4:466, 1986
47. Amtiel D, Akeson WH, Renzoni S et al: Nutrition of cruciate ligament reconstruction by diffusion. Acta Orthop Scand 57:201, 1986
48. Fulkerson JP, Berke A, Parthasarathy N: Collagen biosynthesis in rabbit intra-articular patellar tendon transplants. Am J Sports Med 18:249, 1990
49. Dahlin LB, Hanff G, Myrhage R: Healing of ligaments in synovial fluid. Scand J Plast Reconstr Surg Hand Surg 25:97, 1991
50. Nickerson DA, Joshi R, Williams S et al: Synovial fluid stimulates the proliferation of rabbit ligament fibroblasts in vitro. Clin Orthop 274:294, 1992
51. Johnson LL: The outcome of a free autogenous semitendinosus tendon graft in human anterior cruciate reconstructive surgery: a histological study. Arthoscopy 9:131, 1993
52. Rougraff B, Shelbourne D, Gerth PK, Warner J: Arthroscopic and histologic analysis of human patellar tendon autografts used for anterior cruciate ligament reconstruction. Am J Sports Med 21:277, 1993
53. Schindhelm K, Rogers GJ, Milthorpe BK et al: Autograft and Leeds-Keio reconstructions of the ovine anterior cruciate ligament. Clin Orthop 267:278, 1991
54. Jackson DW, Grood ES, Goldstein JD et al: A comparison of patellar tendon autograft and allograft used for anterior cruciate ligament reconstruction in the goat model. Am J Sports Med 21:176, 1993

55. Jackson DW, Simon TM, Kurzweil PR, Rosen MA: Survival of cells after intra-articular transplantation of fresh allografts of the patellar and anterior cruciate ligaments. DNA-probe analysis in a goat model. J Bone Joint Surg Am 74:112, 1992
56. Schutz EA, Irrgang JJ: Rehabilitation following posterior cruciate ligament repair or reconstruction. Sports Med Arthroscopy Rev 2:165-73, 1994
57. Shino K, Inoue M, Horibe S et al: Maturation of allograft tendons transplanted into the knee. J Bone Joint Surg Br 70:556, 1988
58. Drez DJ, DeLee J, Holden JP et al: Anterior cruciate ligament reconstruction using bone-patellar tendon-bone allografts. A biological and biomechanical evaluation in goats. Am J Sports Med 19:256, 1991
59. Amendola A, Fowler P: Allograft anterior cruciate ligament reconstruction in a sheep model: the effect of synthetic augmentation. Am J Sports Med 20:336, 1992
60. Shino K, Nakata K, Horibe S et al: Quantitative evaluation after arthroscopic anterior cruciate ligament reconstruction. Allograft versus autograft. Am J Sports Med 21:609, 1993
61. Patee GA, Snyder SJ: Prosthetic reconstruction of the anterior cruciate ligament: historical overview. In Friedman MJ, Ferkel RD (eds): Prosthetic Ligament Reconstruction of the Knee. WB Saunders, Philadelphia, 1988
62. Ferl JG, Goldenthal KL, Mishra NK: FDA regulation of prosthetic ligament devices. In Friedman MJ, Ferkel RD (eds): Prosthetic Ligament Reconstruction of the Knee. WB Saunders, Philadelphia, 1988
63. Goodship AE, Cooke P: Biocompatibility of tendon and ligament prostheses. CRC Crit Rev Biocompat 2:303, 1986
64. Olson EJ, Kang JB, Fu FH et al: The biochemical and histological effects of artificial ligament wear particles: in vitro and in vivo studies. Am J Sports Med 16:558, 1988
65. Indelicato PA, Pascale MS, Huegel MO: Early experience with the Core-Tex polytetrafluoroethylene anterior cruciate ligament prosthesis. Am J Sports Med 17:55, 1989
66. Woods GA, Indelicato PA, Prevot TJ: The Gore-Tex anterior cruciate ligament prosthesis. Two versus three year results. Am J Sports Med 19:48, 1991
67. Paulos LE, Rosenberg TD, Crewe SR et al: The Core-Tex anterior cruciate ligament prosthesis. A long-term follow-up. Am J Sports Med 20:246, 1992
68. Barrett GR, Line LL, Shelton WR et al: The dácron ligament prosthesis in anterior cruciate ligament reconstruction. A fouryear review. Am J Sports Med 21:367, 1993
69. Gillquist J, Odensten M: Reconstruction of old anterior cruciate ligament tears with a dácron prosthesis. A prospective study. Am J Sports Med 21:358, 1993
70. Klein W, Jensen K-U: Synovitis and artificial ligaments. Arthroscopy 8:116, 1992
71. Wilk RM, Richmond JC: dácron ligament reconstruction for chronic anterior cruciate ligament insufficiency. Am J Sports paedic Surgery, San Francisco, 1993
72. American Association of Tissue Banks: Standards for tissue around various prosthetic implants used as replacements for ligaments and tendons. Clin Orthop 196:61, 1985
73. Fujikawa K, Iseki F, Seedhom BB: Arthroscopy after anterior cruciate ligament reconstruction with the Leeds-Keio ligament. J Bone Joint Surg Br 71:566, 1989
74. Jenkins DHR, Forster IW, McKibbin B, Ralis, ZA: Induction of tendon and ligament formation by carbon implants. J Bone Joint Surg Br 59:53, 1977
75. Butler DL: Evaluation of fixation methods in cruciate ligament replacement. Instructional Course Lectures 36:173 - 8, 1987
76. Allen AA, Harner CD, Fu FH: Anatomy and biomechanics of the posterior cruciate ligament. Sports Med Arthro Rev 2:81-7, 1994
77. Miller MD, Harner CD, Koshiwaguchi S: Acute posterior ligament injuries. pp. 749-67. In Fu FH, Harner CD, Vince KC (eds): Knee Surgery.
78. Andrish JT, Woods LD: dácron augmentation in anterior cruciate ligament reconstruction in dogs. Clin Orthop 183:298, 1984
79. McCarthy JA, Steadman JR, Dunlap J et al: A nonparallel, nonisometric synthetic graft augmentation of a patellar tendon anterior cruciate ligament reconstruction: a model for assessment of stress shielding. Am J Sports Med 18:43, 1990
80. Kennedy JC, Roth JH, Mendenhall HV, Sanford JB: Intraarticular replacement in the anterior cruciate ligament deficient knee. Am J Sports Med 8:1, 1980
81. Daniel DM, Van Klampen CL: Synthetic augmentation of biologic anterior cruciate ligament substitution. In Friedman MJ, Ferkel RD (eds): Prosthetic Ligament Reconstruction of the Knee. WB Saunders, Philadelphia, 1988
82. Marshall JL, Warren RF, Wickiewicz TL, Reider B: The anterior cruciate ligament: a technique of repair and reconstruction. Clin Orthop 143:97, 1979
83. Sgaglione NA, Del Pizzo W, Fox JM et al: Arthroscopic-assisted anterior cruciate ligament reconstruction with the semitendinosus tendon: comparison of results with and without braided polypropylene augmentation. Arthroscopy 8:65, 1992
84. Langer R, Vacanti JP: Tissue engineering. Science 260:920, 1993
85. Cabaud HE, Feagin JA, Rodkey WG: Acute anterior cruciate ligament injury and repair reinforced with a biodegradable intraarticular ligament. Am J Sports Med 10:259, 1982
86. Shieh SJ, Zimmerman MC, Parsons JR: Preliminary characterization of bioresorbable and nonresorbable synthetic fibers for repair of soft tissue injuries. J Biomed Mater Res 24:789, 1990
87. Kato YP, Christiansen DL, Hahn RA et al: Mechanical properties of collagen fibers: a comparison of reconstituted and rat tail tendon fibers. Biomaterials 10:38, 1989
88. Kato YP, Dunn MC, Zawadsky JP et al: Regeneration of Achilles tendon with a collagen tendon prosthesis: results of a one year implantation study. J Bone Joint Surg Am 73:561, 1991
89. Weadock K, Olson RM, Silver FH: Evaluation of collagen crosslinking techniques. Biomater Artif Cells Artif Organs 11:293, 1984
90. DeLustro F, Dasch J, Keefe J, Ellingsworth L: Immune responses to allogeneic and xenogeneic implants of collagen and collagen derivatives. Clin Orthop 260:263, 1990
91. Postlethwaite AE, Seyer JM, Kang AH: Chemotactic attraction of human fibroblasts to type I, II, and III collagens and collagen-derived peptides. Proc Natl Acad Sci USA 75:871, 1978
92. Dunn MC, Doillon CJ, Berg RA et al: Wound healing using a collagen matrix: effect of DC electrical stimulation. J Biomed Mater Res 22 (Suppl. A2):191, 1988
93. Doillon CJ, Silver FH: Collagen-based wound dressing: effects of hyaluronic acid and fibronectin on wound healing. Biomaterials 73, 1986
94. Goldstein JD, Tria AJ, Zawadsky JP et al: Development of a reconstituted collagen tendon prosthesis. J Bone Joint Surg Am 71:1183,1989
95. Wasserman AJ, Kato YP, Christiansen D et al: Achilles tendon replacement by a collagen fiber prosthesis: morphological

evaluation of neotendon formation. Scanning Microsc 3:1183, 1989
96. Dunn MG, Tria AJ, Bechler JR et al: Anterior cruciate ligament reconstruction using a composite collagenous prosthesis. A biomechanical and histologic study in rabbits. Am J Sports Med 20:507, 1992
97. Dunn MG, Maxian SH, Zawadsky JP: Intraosseous incorporation of composite collagen prostheses designed for ligament reconstruction. J Orthop Res 12:128, 1994
98. Dunn MG, Avasarala PN, Zawadsky JP: Optimization of extruded collagen fibers for ACL reconstruction. J Biomed Mater Res 27:1545, 1993
99. Dunn MC, Bellincampi LD, Kopacz KJ et al: Development of a resorbable scaffold for ACL reconstruction: reconstituted collagen fibers in a polylactic acid polymer matrix. Trans Orthop Res Soc 18:334, 1993
100. Ten Cate AR, Deporter DA: The degradative role of the fibroblast in the remodeling and turnover of collagen in soft connective tissue. Anat Rec 1811, 1975
101. Nagineni CN, Amiel D, Green MH et al: Characterization of the intrinsic properties of the anterior cruciate and medial collateral ligament cells: an in vitro cell culture study. J Orthop Res 10:465, 1992
102. Dunn MG, Liesch JB, Tiku ML et al: Fibroblast-seeded - autograft analogues for ACL regeneration. Trans Soc Biomater 16:290, 1993
103. Dunn MG, Liesch JB, Tiku MI, et al: Fibroblast-seeded collagen scaffolds for ACL reconstruction. Trans Orthop Res Soc 19:36, 1994
104. Dunn MG, Liesch JB, Maxian SH et al: The tissue engineering approach to ligament reconstruction. Proc Mater Res Soc 331:13, 1994

14 Reabilitação das Lesões dos Ligamentos do Joelho

MICHAEL M. LEIGHTON
BERNARD R. BACH, Jr.

O objetivo da reabilitação de lesões do ligamento do joelho, quer tenham sido tratadas cirurgicamente ou por método conservador, é o mesmo — que os indivíduos retornem ao mesmo nível funcional anterior à lesão. Protocolos de tratamento do tipo "receita de bolo" fornecem as linhas gerais, mas devem ser individualizados de modo a atender a requisitos e patologia específicos de cada paciente e, no que se refere à cirurgia, optar por uma técnica específica. A reabilitação constitui um campo em franco crescimento e renovação. Os antigos programas de tratamento enfatizavam a imobilização rígida, numa tentativa de manter a estabilidade.[1-18] A partir de meados dos anos 1970, a mobilização imediata revolucionou o campo da reabilitação.[19-36] Estes avanços foram o resultado de pesquisas clínica e científica básicas. As pesquisas da ciência básica resultaram em maior compreensão dos efeitos do stress aplicado no tecido mole e no osso.[37-49] Isto é verdadeiro não só para o tratamento conservador das lesões do ligamento colateral medial (LCM) do grau III, que tenham sido anteriormente tratadas com cirurgia, mas também para as lesões do ligamento cruzado anterior (LCA). Estes princípios permitiram uma reabilitação mais rápida de problemas, em geral, complexos do joelho.

Infelizmente, a aplicação de dados da ciência básica não coincidia com o que era observado clinicamente. Os estudos de resultados clínicos comparando os efeitos e benefícios de modalidades como o movimento passivo contínuo, crioterapia, protocolos específicos de reabilitação e uso de órtese são muito difíceis de controlar em virtude das múltiplas variáveis envolvidas. Diferentes técnicas cirúrgicas, patologias variadas e diferentes níveis de motivação do paciente, bem como a combinação de todos esses fatores, tornam difícil a comparação da eficácia de certas modalidades de tratamento.

Os objetivos deste capítulo são (1) definir os termos comumente usados na reabilitação do joelho; (2) avaliar os benefícios das diversas modalidades, dentre as quais crioterapia, estimulação elétrica e modalidades de exercícios; (3) avaliar criticamente os benefícios do movimento passivo contínuo (MPC) e órtese; (4) oferecer fundamentos de tratamento geral para lesões cirúrgicas e não-cirúrgicas dos ligamentos colaterais, dos ligamentos cruzados e lesões combinadas, com ou sem reconstrução; e (5) avaliar alguns protocolos de tratamento específicos para as complicações que se seguem à reconstrução do ligamento.

Nesta era de contenção de custos e estudos de resultados, os médicos devem ter conhecimento pleno da eficácia das modalidades usadas na reabilitação dos pacientes.

DEFINIÇÕES E MODALIDADES

O cirurgião deve ter bom domínio da terminologia comum relativa à reabilitação do joelho. Termos como fortalecimento da cadeia cinética aberta e fechada, contrações isométricas/excêntricas/concêntricas, exercícios pliométricos e isotônicos devem ser familiares para o médico, e seus usos, benefícios e possíveis contra-indicações devem ser compreendidos. O médico deve, também, ter conhecimento do uso de calor *versus* gelo, ultra-sonografia e estimulação elétrica, e deve estar familiarizado com as indicações e benefícios da órtese e MPC.

Crioterapia

A inflamação pode ser aguda ou crônica e sua natureza sofrerá variações durante todo o processo de reabilitação. A dor está diretamente relacionada ao grau de edema (distensão capsular/tecido) e aumento da temperatura. Estes são mediados pela histamina, bradiquinina, prostaglandina e leucotrienos, que se formam nos limites da membrana da célula e unem os receptores dentro e ao redor do tecido lesionado.[50] Além de causar dor, esses mediadores causam vasodilatação e extravasamento de líquido (edema) nos tecidos lesionados. O uso de crioterapia é eficaz porque reduz a velocidade de condução do nervo aferente e a transmissão da fibra delta relacionada à dor. A transmissão sináptica das fibras sensoriais pode, também, ser impedida ou bloqueada, resultando numa analgesia/anestesia transitória após 10 a 15 minutos de aplicação constante.[50,51] Os fusos/células fusiformes dos músculos, que agem como aferentes da dor, também reduzem a capacidade de resposta ao alongamento.[52]

A crioterapia no tecido lesionado causa vasoconstrição, reduzindo, assim, o fluxo de sangue para a área lesionada. Esta vasoconstrição ocorre não só localmente, mas também sistemicamente, se a temperatura do núcleo for reduzida. A influência hipotalâmica pode, então, aumentar a atividade autônoma, a fim de manter a temperatura do corpo, através da vasoconstrição periférica e da conseqüente redução do edema resultante do vazamento da membrana.[50,51] Além disso, o tratamento com frio local desacelera o metabolismo celular local, diminuindo a hipoxia e a morte das células na fase aguda. Este metabolismo reduzido diminui a liberação de mediadores químicos e o subseqüente edema.[50,53]

A terapia com frio pode ser administrada de várias maneiras. Podem ser usados gelo, bolsas de água fria, bolsas frias com conteúdo químico, massagem com gelo, banhos frios e almofadas com fluxo contínuo de frio/resfriamento. Poucos estudos foram feitos para avaliar os benefícios da terapia com frio no período imediatamente posterior à cirurgia[54] (D.R. Daniel, comunicação pessoal) e as dificuldades usuais para isolar esta terapia como a única variável que prejudica esse tipo de estudo. Cohn et al.,[54] em estudo randomizado de uma unidade de resfriamento usada no pós-operatório de reconstruções do LCA, descobriram que os pacientes diminuíam o uso de medicação intramuscular analgésica havendo menos dor subjetiva quando era usado o resfriamento. Nesse estudo, não houve medição do perímetro do membro. Daniel (comunicação pessoal) divulgou estudo randomizado de 131 pacientes de reconstrução do LCA em cinco grupos de tratamento submetidos a temperaturas variadas, usando almofadas de resfriamento contínuo. Os autores não verificaram qualquer diferença no perímetro do joelho após a cirurgia, na comparação entre o grupo tratado com almofada de resfriamento e o grupo de controle. Eles observaram que a temperatura da pele se reduzia e que alguns pacientes apresentavam menos dor com a almofada de resfriamento. Usamos uma unidade comercial de crioterapia e ficamos bastante satisfeitos com os resultados. Percebemos significativas reduções no uso de medicação contra dor (todos os pacientes usaram analgesia controlada), e os pacientes experimentaram maior sensação de conforto quando o dispositivo estava em funcionamento.

Uma complicação da terapia com frio é a neuropraxia. Drez et al.[55] descreveram cinco casos de paresia do nervo fibular secundárias a crioterapia. A aplicação de gelo diretamente sobre a pele por períodos prolongados pode causar danos à pele. Vivenciamos quatro episódios, após o uso contínuo de crioterapia, de inflamação do joelho anterior durante os 2 últimos anos de uso; todos os pacientes se recuperaram sem problemas.

Calor

Os benefícios fisiológicos da aplicação de calor são secundários ao aumento da extensibilidade do tecido colágeno. Lehmann et al.[51] concluíram que um alongamento residual somente poderá constituir benefício terapêutico se o calor for usado juntamente com o alongamento. Quando se aplicaram calor e MPC combinados, foram verificadas alterações significativas na amplitude de movimento. O calor, da mesma forma que a terapia com frio, tem um efeito direto nas fibras gama das células fusiformes dos músculos. A atividade e a sensibilidade do pulso muscular ao alongamento são reduzidas e, em conseqüência, há um alívio do espasmo muscular. São os seguintes os aspectos básicos da comparação das modalidades de tratamento com calor e frio: o calor aumenta o fluxo sanguíneo, produz resposta inflamatória, aumenta a formação de edema, resulta em aumento da hemorragia, após trauma ou cirurgia, e diminui a rigidez; o frio diminui o fluxo sanguíneo, diminui a formação de edema e reduz o fluxo sanguíneo após o trauma através da vasoconstrição, mas pode aumentar a rigidez. Ambos reduzem o espasmo muscular e a dor. Pelas razões anteriormente mencionadas, não usamos o calor rotineiramente logo após a lesão ou no período pós-operatório.

Quando as modalidades de calor são usadas, as duas principais variáveis a serem abordadas são a temperatura do tecido (entre 40 e 45 graus C) e a duração da elevação de temperatura (margem terapêutica entre 3 e 30 minutos). Se for usado de forma apropriada, o ultra-som pode ser eficaz no aumento da temperatura da articulação do joelho. É preciso cuidado para que a temperatura seja aumentada seletivamente na sinóvia e na cápsula e também para não causar periostite quando forem excedidos os níveis de tolerância.[51] Os métodos de condução de calor superficial são eficazes para aumentar a temperatura da pele, porém os tecidos mais profundos não são alcançados por esta terapia.

Nós usamos o calor nos últimos estágios da terapia, a fim de aumentar o alongamento muscular e permitir maior amplitude de movimento. O aumento do fluxo sanguíneo e o conseqüente "aquecimento do tecido" provavelmente serão obtidos com mais facilidade através de exercícios (muitas repetições, com pouco peso) do que por meio de tentativas externas de aquecimento do músculo.

Estimulação Elétrica

O uso de estimulação elétrica para fortalecimento muscular a fim de evitar atrofia, quando as articulações eram imobilizadas ou quando os exercícios dinâmicos eram contra-indicados, foi alvo de intensas pesquisas básicas e clínicas.[5,24,26,27,56-64] Selkowitz[62] demonstrou que, nos adultos normais que estejam usando aparelhos imobilizadores de perna inteira e que tenham sido tratados com estimulação elétrica transcutânea dos músculos por um período superior a duas semanas, foi significativamente menor a ocorrência de atrofia, em comparação com aqueles tratados somente com exercícios isométricos.[62] No entanto, Morrissey et al.,[60] em estudo comparativo da estimulação muscular elétrica com o grupo de controle de reconstruções do LCA imobilizado por 6 semanas e avaliado em 12 semanas, não observou déficit significativo no perímetro da coxa ou diferenças na força do quadríceps.

Ao comparar e avaliar estudos sobre estimulação muscular elétrica, é preciso saber qual músculo está sendo estimulado (somente o quadríceps ou toda a coxa), conhecer os indivíduos do grupo de controle testados ou o uso concomitante de exercícios. Eriksson e Haggmark[58] descobriram que o uso de exercícios isométricos diminuía ainda mais a circunferência da coxa após a imobilização. Morrissey et al.[60] descobriram que o torque isométrico do quadríceps (testado a 45 e 60 graus de flexão do joelho) era significativamente menor em 6 semanas, mas não apresentava diferença nos testes posteriores.[60]

O uso de estimulação elétrica após a cirurgia do joelho somente pode ser justificado se o objetivo dessa modalidade for a redução da atrofia após um período de imobilização.[61] Em estudos sobre a estimulação elétrica em pacientes que foram imobilizados,[57,58,60,62,64] os pacientes não submetidos a estimulação elétrica muscular transcutânea pareceram reagir da mesma forma que os submetidos a esta estimulação no período pós-operatório. Nos protocolos de movimento imediato atualmente em uso, a estimulação elétrica traz como benefício a contração do quadríceps antes que o paciente seja capaz de realizar contração voluntária ou co-contração. No entanto, os 3 a 7 dias ganhos de contração do quadríceps, provavelmente, não compensam o custo dessa modalidade.

Movimento Passivo Contínuo

O ensino tradicional, desde os tempos de Hugh Owen Thomas (1876), apoiava os princípios de repouso "ininterrupto e prolongado" e imobilização de distúrbios articulares, infeccionados ou não. Por outro lado, Sir James Paget (1876) e Lucas Champoinniere (1879) informaram os resultados insatisfatórios da imobilização prolongada.[23] Hey Groves,[65] um antigo oponente da mobilização imediata, descreveu, em 1917 seu protocolo de reabilitação:

> O joelho deve ser mantido numa tala ou *trace* por cerca de 15 dias; quando a incisão da pele estiver totalmente recuperada, essa tala deve ser removida diariamente para realização de massagem suave e movimentos passivos. Um mês depois, a tala é retirada, o paciente tem permissão para ficar de pé com o auxílio de muletas e o uso do membro é restaurado gradualmente, de forma natural e sem dor ou força.

Em 1960, Evans et al.[66] relataram fibrilação reversível da matriz, ulceração e fissura na cartilagem quando a imobilização do joelho de ratos era interrompida após 30 dias de imobilização. Akeson et al.[37] verificaram que as fibras dos ligamentos de membros imobilizados assumiram uma orientação aleatória após a imobilização, perdendo o paralelismo usualmente observado nas fibras dos ligamentos normais. O conceito de movimento precoce não é novo e atualmente se reconhece que a imobilização da articulação tem efeito adverso sobre a cartilagem articular causando mais rigidez articular e contraturas.[4,39,37,43,45,47,48,66-71]

Em 1984, Noyes relatou que primatas submetidos a reconstrução de LCA seguida de 4 semanas de imobilização demonstraram rotineiramente uma significativa degeneração da cartilagem articular. Quando foi aplicado MPC no pós-operatório, a cartilagem articular pareceu normal, sem lesões. A experiência pioneira de Salter[72] com o uso de MPC é resumida em seu relato de 1989. A recuperação de alterações da espessura total da cartilagem em coelhos era mais rápida e completa com MPC. Este efeito foi observado com o uso imediato de MPC (em vez de imobilização imediata) e o tecido reparativo era mantido por até 1 ano após a cirurgia. Salter observou que os defeitos da cartilagem e a aparência geral e microscópica das superfícies articulares era superior com a realização de MPC. Estas observações fizeram com que se passasse a usar MPC nos pacientes após a reconstrução.

O movimento passivo afeta diferentemente cada tipo de tecido.[71] Quando o movimento passivo é selecionado como modalidade de tratamento, deve-se levar em consideração a natureza do tecido que está sendo tratado, o efeito do movimento passivo sobre o tecido e a duração do tratamento necessária para se atingir o benefício desejado sem causar dano excessivo a outros tecidos do membro. O papel do MPC após as reconstruções dos ligamentos do joelho continua a ser controverso. Muitos dos protocolos publicados incorporam o uso de MPC;[2,29,31,33] no entanto, nenhum estudo apoiou o uso de MPC como uma variável independente que traga benefícios ao paciente. Além do custo, algumas desvantagens potenciais do MPC são: (1) não estimula a participação do paciente no movimento precoce; (2) requer extrema atenção aos assentos da amplitude de movimento, que podem ser afetados pelo movimento do paciente; e (3) a própria máquina pode provocar estresse indesejável sobre o enxerto. Os possíveis benefícios do MPC são (1) maior nutrição da cartilagem,[73,74] (2) maior absorção de hemartrose,[72,73] (3) redução das aderências; e (4) ganho da amplitude de movimento.[72,75]

Esses benefícios não foram substanciados por Anderson e Lipscomb,[76] que compararam MPC, estimulação elétrica e imobilização como variáveis independentes ou combinadas. Nos seus cinco grupos de 20 pacientes cada um, eles verificaram que o MPC reduziu a necessidade de manipulação, em comparação com a imobilização no subgrupo de extensão, mas não foram tão eficazes quanto no subgrupo de amplitude de movimento limitado precoce. Em outro estudo, Noyes et al.[31] formaram grupos randomizados a partir de um grupo de movimento precoce, que iniciou o MPC no segundo dia do pós-operatório, e um grupo de movimento tardio, cujos joelhos estavam bloqueados em 10 graus de flexão e iniciaram movimentação passiva auxiliada pela perna sadia no sétimo dia do pós-operatório. Noyes et al. observaram que o início do movimento com MPC no segundo dia do pós-operatório não teve efeito sobre o aumento (ou redução) da efusão articular, hemartrose ou edema, e verificaram ainda que as margens de flexão e extensão não foram diferentes quando medidas entre 7 dias e 3 meses após a cirurgia.

Rosen et al.[77] separaram aleatoriamente 75 pacientes em três subgrupos: (1) fisioterapia sem MPC; (2) fisioterapia e MPC; e (3) MPC sem fisioterapia. Eles descobriram que a amplitude de movimento, em intervalos de 1 semana e um mês, durante 6 meses, não foi estatisticamente diferente com e sem MPC. Esse estudo também aumentou as evidências contra a afirmação de Burks et al.[78] de que o MPC pode romper enxertos e/ou pontos de fixação. Drez et al.[79] avaliaram vários aparelhos de MPC e sua capacidade de causar sobrecarga/esforço anterior sobre o novo enxerto e descobriram que os dispositivos como um apoio proximal na panturrilha podem não ser benéficos. Rosen et al.[77] observaram também que, enquanto o custo do aluguel dos aparelhos de MPC por 1 mês era de US$ 1.800, a fisioterapia supervisionada, com três sessões por semana, durante um mês, custava US$ 840. Richmond et al., em estudo comparativo da aplicação pós-operatória de MPC por 4 dias vs 14 dias, não encontraram diferença na amplitude de movimento ou nas medições da circunferência em 6 meses de acompanhamento. Propuseram também uma economia potencial de US$ 50 milhões, em nível nacional, se o uso de MPC a longo prazo fosse abandonado em favor do uso de 4 dias.[80]

A premissa é de que a MPC reduz a hemartrose e a rigidez da articulação pode ser também posta em dúvida. Meals[81] não confirmou uma relação causal entre edema pós-traumático de um membro e a rigidez da articulação. Em outro estudo, Gebhard et al.[46] descobriram que o edema era reduzido somente em coelhos tratados com MPC 24 horas por dia e essa redução foi muito pequena em comparação com os controles. Em contraste, verificaram que períodos mais curtos de MPC, de fato, tendem a aumentar o edema.[46]

No nosso meio médico atual, consciente dos custos, a mensagem é clara: movimento passivo contínuo prolongado traz pouco benefício adicional para os protocolos de movimento precoce e é muito dispendioso. São necessários estudos prospectivos para definir com mais precisão o papel do MPC, uma vez que cirurgias reconstrutivas de LCA em pacientes ambulatoriais vêm se tornando comum.

Usamos MPC no hospital, após a cirurgia. A principal função é facilitar a flexão precoce, que estimula o paciente e reforça a certeza de que o movimento precoce é importante e seguro. Da mesma importância é o reconhecimento de que o MPC não facilitará a extensão, e isso pode ser negligenciado tanto pelo médico como pelo paciente. Entre 1986 e 1990, nossa taxa de reoperações devidas a contratura sintomática em flexão do joelho foi de aproximadamente 5%; nesses casos, foram necessários 3 dias de hospitalização para realização de MPC, uma reconstrução com auto-enxerto de tendão patelar de incisão dupla, assistida por artroscopia, um arco de movimento de – 10- a 90 graus por 6 semanas e um programa gradual de descarga de peso. Desde 1991, com o uso da técnica endoscópica de uma única incisão, nossa taxa de reoperação foi reduzida para menos de 2%, com MPC apenas no primeiro dia do pós-operatório. Com este programa, 95% dos pacientes eram liberados um dia depois da cirurgia, a descarga de peso aumentava gradualmente, de acordo com o tolerado, e era permitida a extensão imediata. Nesses dois grupos, reduzimos nosso uso de MPC em 2 dias e ainda assim tivemos alguns pacientes que necessitam de uma segunda cirurgia por problemas de ADM. Nos pacientes ambulatoriais submetidos a reconstrução, não usamos MPC e mesmo assim não encontramos problemas de ADM. Pretendemos começar um estudo prospectivo de nossas pacientes de reconstrução do LCA com um método de "baixa tecnologia" para reabilitação sem MPC.

Esperamos que nossos pacientes atinjam 90 graus de flexão na primeira visita pós-operatória. O MPC é usado no caso incomum em que um paciente retorna para manipulação sob anestesia e debridamento; nessas circunstâncias, estes exercícios são usados no pós-operatório por até 3 semanas dependendo da gravidade da contratura em extensão. Nos pacientes que sofreram nova cirurgia devida a contratura na flexão do joelho, não somos a favor do MPC, pois ele não beneficia a recuperação da extensão.

Exercícios da Cadeia Cinética

Um dos mais recentes avanços na reabilitação pós-operatória de ligamentos do joelho foi o reconhecimento da importância dos exercícios de cadeia cinética fechada. A terminologia "cadeia cinética" foi desenvolvida em 1983 por Steindler,[82] que adaptou a cinemática fechada e conceitos correlatos usados na engenharia mecânica. Ele descreveu uma série de elos nos quais ambas as extremidades são conectadas a uma estrutura imóvel, impedindo assim a translação da articulação distal e proximal. Esse conceito de elo cria um sistema no qual o movimento em uma articulação produz movimento em todas as outras de uma forma previsível (cadeia fechada). Mais precisamente, uma cadeia cinética aberta existe quando a articulação periférica da extremidade move-se livremente, como quando o pé é trazido para frente na fase "balanço" da marcha. Os exercícios da cadeia aberta são aqueles em que o pé fica livre (por exemplo, extensões da perna com o paciente sentado); um exercício da cadeia cinética fechada existe quando o pé aplica pressão (por exemplo, *leg press*, agachamentos, bicicleta).

Os exercícios da cadeia fechada permitem uma reabilitação ideal do LCA reconstruído, minimizando forças potencialmente danosas sobre o enxerto e a lesão da articulação patelofemoral. Paulos et al.[14] observaram que o esforço do LCA era dramaticamente aumentado durante os últimos 30 graus de extensão do joelho, enquanto que não havia aumento do esforço/desgaste durante a flexão do joelho contra uma resistência. Considerando-se que músculos quadríceps fortes são essenciais para as atividades esportivas e funcionais, foram feitas tentativas de identificar os exercícios que fortalecem o quadríceps, minimizando ao mesmo tempo o esforço/desgaste do LCA. Arms et al.[83] e Renstrom et al.[84] relataram que os exercícios isométricos em 60 a 90 graus de flexão imprimiam esforço mínimo ao LCA (Fig. 14-1). Infelizmente, estes são os mesmos exercícios implicados na síndrome da dor patelofemoral.[85,86] Por outro lado, os exercícios usados para tratar e evitar dor patelofemoral (isométricos do quadríceps a uma amplitude de 0 a 30 graus) também imprimem esforço ao LCA.[14,87] Henning,[88] em estudo *in vivo* do esforço/desgaste do LCA, observou que o quadríceps pode ser fortalecido sem se colocar em risco o LCA, se forem usados exercícios de descarga de peso (cadeia cinética fechada).

Durante os exercícios de extensão do joelho de cadeia aberta, o arco de movimento de flexão aumenta à medida que o joelho é estendido de 90 graus até extensão total. Isso requer tensão do quadríceps e do tendão

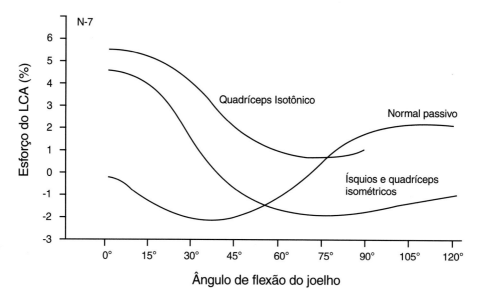

Fig. 14-1. Padrão passivo normal, quadríceps isotônico simulado e simulação simultânea da tensão quadríceps e isquiotibiais. (De Renstrom et al.,[84] com permissão.)

patelar, que aumenta as forças de reação da articulação patelofemoral. Quando o joelho se estende, a área de contato patelofemoral diminui, resultando em maior estresse de contato por menor área.[85] Por outro lado, durante os exercícios da cadeia cinética fechada, o arco de movimento de flexão agindo sobre o joelho aumenta à medida que aumenta o ângulo de flexão do joelho. Isso requer maior tensão do quadríceps e do tendão patelar, para reagir ao arco de flexão, que resulta em forças de reação mais intensas da articulação patelofemoral, à medida que aumenta a flexão; no entanto, essa força é distribuída por uma área de contato patelofemoral mais ampla, minimizando o aumento do estresse de contato.[89]

Os exercícios da cadeia cinética fechada reduzem o componente de cisalhamento das forças reativas articulares na articulação tibiofemoral. Palmitier et al.,[90] usando diagramas de força, com orientação e localização variada das forças aplicadas, demonstraram que as forças de cisalhamento podem ser reduzidas com forças aplicadas mais proximal e axialmente (Fig. 14-2). Seu trabalho foi testado *in vitro* por Jurist e Otis.[91] Os exercícios de co-contração dos isquiostibiais reduzem de forma ainda mais dramática as forças de cisalhamento tibiofemoral.[59,92] Os exercícios da cadeia fechada resultam em co-contração do quadríceps e dos ísquios, pois, como está sendo aplicada uma carga à tíbia através do pé, são produzidos momentos de flexão do quadril e do joelho. O momento de flexão do joelho é compensado pela contração do quadríceps e o quadril é estabilizado pela contração dos ísquios. Exercícios articulares isolados, tais como extensões do joelho com o paciente sentado, não requerem estabilização do quadril e o momento de flexão se dá somente no joelho; os ísquios não são envolvidos e as forças de cisalhamento não se reduzem.

Os exercícios de cadeia fechada podem ser implementados imediatamente, quando as forças sobre o enxerto estão reduzidas.[93,94] Atividades da cadeia fechada não resultam atuar em um grupo isolado de músculos e são paralelas às contrações controladas que ocorrem durante as atividades esportivas. Elas são um importante componente da reabilitação dos ligamentos do joelho.

Contração Isométrica

Os exercícios isométricos são realizados em zero grau por segundo, isto é, sem movimento articular visível. A velocidade é constante em zero, de modo que a resistência varia para igualar a força aplicada. As elevações do membro inferior em linha reta em supino são um exemplo comum de exercícios isométricos. É sabido que ocorre uma redução da atividade motora do quadríceps devida a inibição do reflexo secundária a uma efusão do joelho.[95,96] Clinicamente, isso se observa na incapacidade do paciente de iniciar e/ou manter uma elevação da perna em linha reta imediatamente após a cirurgia. Os pacientes incapazes de realizar esses exercícios até 2 ou 4 dias após a cirurgia provavelmente irão tolerar muito bem as sessões de exercícios para o quadríceps. A elevação da perna em linha reta é um dos movimentos chaves para a reabilitação na lesão do joelho, com ses-

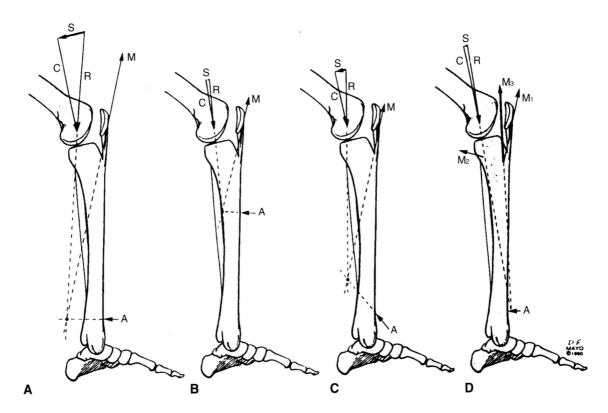

Fig. 14-2. Diagramas de força demonstrando força de reação articular alterada. Em cada exemplo, C representa o componente de compressão da força de reação articular, S o componente de cisalhamento (forças de compressão patelofemoral e de cisalhamento tibial, respectivamente) da força de reação articular, R a força tibiofemoral resultante e M o "moment" ARM do quadríceps. **(A)** Exercício de extensão do joelho com força aplicada sobre a tíbia distal. **(B)** Extensão do joelho com força aplicada proximalmente. **(C)** Orientação axial da carga aplicada. **(D)** A co-contração do quadríceps e do isquiotibial (exercícios de cadeia fechada) diminui significativamente as forças de cisalhamento. (De Palmitier et al.,[90] com permissão da Fundação Mayo.)

sões de exercícios para o quadríceps que ativam o vasto duas vezes mais do que o reto. A desvantagem dos exercícios isométricos é que eles somente são eficazes para o fortalecimento no ângulo usado.[4,24,58] Este problema pode ser facilmente contornado com a realização de exercícios isométricos em vários ângulos onde não haja dor. Os exercícios isométricos trazem pouco ou nenhum benefício para o treino de resistência.

Exercícios Isotônicos

Os exercícios isotônicos são comumente chamados de exercícios de treinamento com peso e de resistência programada (ERP). Podem ser empregadas várias modalidades, com peso livre ou máquina. Os exercícios isotônicos são realizados em velocidades variadas (30 a 90 graus/s) e aplicam uma resistência fixa, que é estabelecida pelo peso ou máquina usada. A carga muscular concêntrica e excêntrica são exemplos de contrações isotônicas. A carga excêntrica envolve o alongamento de uma unidade de fibra muscular enquanto ocorre a contração (isto é, força externa maior que a força exercida pelo músculo). Essas contrações são chamadas de negativas, mas também ocorrem durante atividades esportivas. Por exemplo, quando um jogador de basquete aterrissa de um salto, o quadríceps se contrai enquanto o joelho continua a se flexionar. A contração excêntrica termina quando a carga (força para baixo) se iguala à força da contração do quadríceps e o ângulo de flexão se estabiliza.

As contrações excêntricas geram mais força. Isso se torna clinicamente útil no pós-operatório, quando o paciente não pode realizar uma elevação isométrica da perna em linha reta. Por exemplo, o terapeuta pode assistir passivamente com a flexão do quadril e o paciente, então, elevar a perna excentricamente. Dessa forma, o quadríceps realizará uma contração isométrica, enquanto o flexor do quadril (iliopsoas) realizará uma contração excêntrica. Os exercícios excêntricos são usados tanto nas fases iniciais de reabilitação como no final, para permitir o retorno às atividades esportivas (treinamento pliométrico ou avançado com peso).

Os exercícios isotônicos são realizados com resistência constante (pesos) ou resistência variável (*cam*). O objetivo do *cam* é proporcionar vários graus de resistência em toda a amplitude de movimento, aproximando a curva de tensão-extensão do músculo. Esses mecanismos, no entanto, são inexatos e não levam em consideração a velocidade do movimento, quando, nas mais altas velocidades, a maioria do trabalho é feita no início da amplitude de movimento. As principais desvantagens dos exercícios isotônicos são: (1) em geral, não são realizados num plano funcional, (2) não desenvolvem treinamento aeróbico e (3) não realizam trabalho em velocidades funcionais (mais altas). Essas deficiências são superadas com facilitação neuromuscular proprioceptiva (FNP), treinamento aeróbico específico (por exemplo, bicicleta) e treinamento isocinético.

Exercícios Isocinéticos

Os exercícios isocinéticos envolvem uma velocidade fixa com uma resistência variável, que acomoda o indivíduo por toda a amplitude de movimento.[97] Portanto, a velocidade é constante, a uma marca dinâmica previamente selecionada (geralmente, 30 a 450 graus/s), na qual a resistência varia para igualar exatamente a força aplicada em cada ponto da amplitude de movimento. Uma importante vantagem do treinamento isocinético é que a acomodação da resistência permite que o paciente trabalhe no nível submáximo, com níveis de movimento dolorosos e, no nível máximo, nos arcos de movimento, sem dor. Além disso, o paciente pode trabalhar no seu máximo por toda a amplitude de movimento e não é limitado ao arco de movimento mais fraco como com pesos livres. Os isocinéticos também preparam o paciente para contrações de velocidade mais alta, que são usadas nas atividades esportivas.[98] O treinamento em velocidades mais altas também oferece um efeito cruzado, aumentando a força em velocidades moderadas, quando testada.[99,100] Esse efeito cruzado não é observado em velocidades mais baixas.[101,102] Evitamos o espectro de baixa velocidade, pois ele agrava os sintomas patelofemorais; como exercícios de baixa velocidade, nós preferimos a cadeia cinética fechada (*leg press* e miniagachamento). As máquinas isocinéticas correspondem a um exercício de cadeia aberta, que tende a causar mais problemas patelofemorais e deve ser prescrito com cautela, observando-se cuidadosamente os sintomas do paciente (Fig. 14-3). Desenvolveu-se uma tendência de afastamento do fortalecimento isocinético para proteger a articulação patelofemoral durante a recuperação de uma lesão do ligamento do joelho ou após uma reconstrução.

O custo é a maior desvantagem do equipamento de exercícios isocinéticos. No entanto, o equipamento pode propiciar o registro objetivo dos esforços máximos do paciente, amplitude de movimento, diferenças de um lado para outro e produção de torque, permitindo que o terapeuta aplique um programa mais individualizado.[103]

Pliométricos

Os exercícios pliométricos são concebidos de modo a aumentar a força muscular através da contração excêntrica de um músculo previamente alongado.[104] A contração excêntrica inicial causa distensão muscular (tensão), permitindo a contração concêntrica mais vigorosa. O músculo é, então, treinado para mudar rapidamente de contrações excêntricas para concêntricas, teoricamente aumentando a propriocepção por causar contrações recíprocas do quadríceps e dos ísquios.[12,36,105] Como se trata de um treinamento muscular avançado, Noyes et al.[106] recomendam que sejam evitados os pliométricos até que o paciente (1) complete os ERP e o programa de treinamento com prancha de equilíbrio, (2) mantenha o treinamento isocinético e (3) complete os exercícios de cadeia fechada e corrida em linha reta, para frente.

APLICAÇÃO DE ÓRTESE

As órteses de joelho podem ser usadas para reabilitação, função ou profilaxia. As órteses profiláticas não estão no âmbito desta discussão e provavelmente são as de aplicação mais controversa. A literatura do início dos anos 1970 e 1980, inclusive estudos de caso, defendeu o uso de órtese do joelho tanto após a lesão como após reconstrução. Recentemente, no entanto, a pesquisa sobre órteses de joelho no período de reabilitação trouxe uma nova visão para o uso desses dispositivos.[84,107-115]

Anderson et al.,[107] em 1979, usaram uma órtese na reabilitação de lesões do LCM de grau I e II e acreditavam que isso permitiria o retorno mais rápido aos esportes, sem reincidência da lesão.[107] Hofmann et al.[115] descobriram que diversas órteses aumentavam a estabilidade ântero-posterior, varo-valgo e rotatória *in vitro*. Montgomery e Koziris[116] apresentaram excelente revisão tratando principalmente de órteses profiláticas, porém subestimaram os principais temas a serem confrontados com as órteses de reabilitação e funcionais. As órteses de reabilitação deveriam (1) ter boa relação custo/benefício; (2) limitar o movimento de forma ajustável, se necessário; (3) permitir fácil acesso para o tratamento da incisão/ferimento; e (4) dar proteção aos atletas ao longo de seu processo de reabilitação.

Em um estudo biomecânico de oito diferentes órteses funcionais, Cawley et al.[111] relataram que virtualmente todos tiveram redução significativa da translação e da rotação em condições estáticas. No entanto,

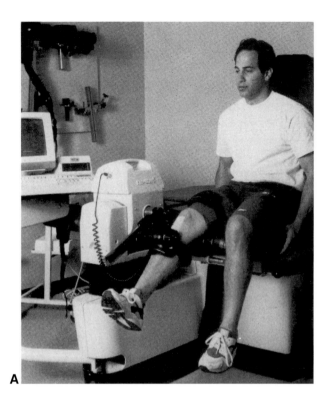

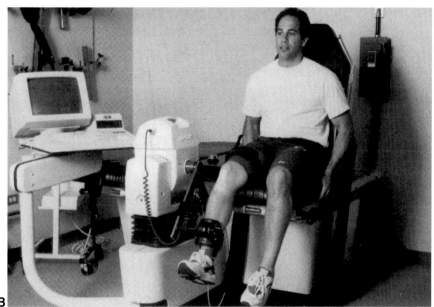

Fig. 14-3. (**A** e **B**) Para minimizar as forças de cisalhamento tibiofemorais sobre a máquina isocinética, utiliza-se uma almofada posicionada proximalmente no LCA deficiente ou no joelho reconstruído. Almofadas posicionadas distalmente são usadas para os joelhos reconstruídos ou LCP deficientes quando o cisalhamento tibiofemoral posterior é reduzido.

as cargas aplicadas foram bem inferiores às condições vivenciadas sob condições dinâmicas e, portanto, se for necessária a restrição do movimento em determinada amplitude, as órteses devem ser colocadas em pelo menos 10 graus de restrição adicional (por exemplo, um quadro de 10 graus de flexão permitirá total extensão e não hiperextensão). Hofmann et al.[115] e Knutzen et al.[117] observaram, em estudos diferentes, que os estresses em varo e valgo são protegidos em baixos torques, mas os torques rotatórios altos tendem a superar o efeito da órtese. Entretanto, muitos atletas consideram que seus níveis funcionais aumentam significativamente com o uso de órtese. Nas nossas lesões graves de LCM, usamos uma órtese ELS da Don Joy ou, em atleta que precise retornar aos esportes em 4 a 6 semanas, uma órtese Don Joy Playmaker. As lesões do LCM de grau I ou II não devem receber órtese. Na reconstrução pós-operatória do LCA, usamos uma órtese Don Joy ELS, bloqueada em extensão, à noite, e que permite descarga de peso (primeiras 6 semanas). Outros autores preferem usar um imobilizador de joelho, para proteger o joelho em extensão na descarga de peso e para priorizar a extensão precoce. Este pode ser um método com melhor relação custo/benefício para a aplicação de órtese pós-operatória.

Em paciente com LCA deficiente, as órteses funcionais oferecem uma alternativa para a reconstrução cirúrgica. Colville avaliou a órtese Lenox Hill e observou que a metade dos pacientes com LCA deficiente retornou aos esportes com uma órtese e a metade destes considera a órtese ineficaz.[112] Coughlin et al. relataram resultados similares; eram comuns as queixas de deslizamento/deslocamento da órtese, pistonagem, cãibra na panturrilha e desconforto.[114] Knutzen et al.[117,118] estudaram os padrões de corrida em joelhos com e sem órtese e observaram uma força ligeiramente aumentada no impacto do tornozelo, com flexão reduzida dos joelhos com órtese, embora não se conheça o grau de importância desse fato. Montgomery não observou melhora da função com o uso de órtese. Contudo, ao testar as órteses profiláticas de joelho, Montgomery e Koziris[116] relataram que jogadoras de "lacrosse" que usavam órtese estavam mais propensas a diminuir seu desempenho.

Acreditava-se que a aplicação de órtese no joelho acentuava a propriocepção; no entanto, o trabalho de Branch et al.[109] demonstrou que o aumento da atividade eletromiográfica dos ísquios (EMG) e a redução da atividade EMG do quadríceps são funções de adaptação fisiológica do joelho com LCA deficiente, uma vez que a órtese não altera a atividade EMG nem os padrões, em comparação com o joelho sem órtese. Cook et al.,[113] Bassett e Fleming[119] e Wojtys et al.[120] mostraram separadamente que a aplicação de órtese não elimina o movimento anormal em altos torques e, portanto, o uso isolado de órtese não pode ser recomendado em substituição à reabilitação e modificação de atividade.

No pós-operatório do paciente de reconstrução de LCA, usamos uma órtese funcional sob medida (por exemplo, Don Joy Defiance) 6 meses a 1 ano após a cirurgia. A órtese é usada para os esportes que envolvem desaceleração, enquanto o enxerto de LCA está em fase de remodelação. O uso de órtese aumentará a estabilidade estática e, portanto, é recomendado em pacientes submetidos a tratamento conservador ou que sofreram falha da reconstrução do LCA.

A aplicação de órtese em joelhos com LCA deficiente merece considerações específicas quanto à prática de esportes. O *jogging* e o ciclismo não requerem uma órtese; o vôlei, o basquete e o esqui são mais estressantes, e a órtese é recomendada. A órtese é mais eficiente em indivíduos musculosos e mais magros. Os pacientes baixos, fracos ou obesos e com joelho instável podem não se sair bem com um programa de órtese funcional. No caso desses pacientes, deve-se considerar a modificação das atividades.

Se uma órtese for eficiente por um período considerável e depois começarem a ocorrer falseios, deve-se avaliar a adequação da órtese. Recomenda-se um programa de reabilitação centrado no fortalecimento dos ísquios. Deve-se suspeitar de uma lesão da superfície articular ou do menisco em pacientes que se adaptaram à deficiência do LCA e estão experimentando novos episódios de instabilidade, particularmente quando associados a sensibilidade na linha articular, teste rotacional e efusões leves. Se a modificação de atividade não for aceitável, deve ser considerada a realização de reconstrução.

Em resumo, as órteses funcionais e de reabilitação dão estabilidade estática ao joelho, porém uma estabilidade dinâmica efetiva varia entre os pacientes. Qualquer prescrição de órtese deve estar associada a um esforço educacional direcionado para modificação da atividade e reabilitação da musculatura do membro inferior.

LESÕES DE LIGAMENTOS ESPECÍFICOS

Lesões do Ligamento Colateral Medial

A filosofia de tratamento de lesões isoladas do LCM se alterou em função de recentes estudos clínicos e da ciência básica. Um trabalho de ciência básica de Frank et al.[40-42] tornou claro que a recuperação de ligamentos extra-articulares é análoga ao processo de reparação observado em outros tecidos vascularizados. Esse processo foi investigado detalhadamente em vários estudos com LCM de coelho.[42,44] Após a lesão, ocorre exsudação do sangue e produtos associados do sangue provenientes de vasos rompidos, organização de um coágulo de fibrina, vascularização desse suporte de fibrina, proliferação de células e síntese de uma matriz extracelular e, finalmente, remodelação do tecido reparado. Embora ocorra de forma contínua, este processo de reparação foi dividido em fases individuais, com base em seus eventos morfológicos e bioquímicos. Estas fases são inflamação, matriz e proliferação celular, remodelação e maturação.

As evidências sugerem que, no início do processo de recuperação, os ligamentos reparados são muito mais fortes do que os não reparados.[121] No entanto, acompanhamentos mais longos sugerem que esta vantagem da força pode não se manter.[45] Woo et al.[49] demonstraram que a força de tensão de um ligamento colateral medial não reparado corresponde a cerca de dois terços do controle contralateral intacto, em 1 ano. Como os ligamentos não reparados se recuperam pela formação de tecido fibroso, que preenche o espaço entre as extremidades do ligamento lesionado, pode-se teorizar que este processo de reparação, de fato, aumenta o ligamento e resulta em frouxidão articular residual. Clayton e Weir[68] observaram que tanto os ligamentos suturados, como os não-suturados se recuperam com igual comprimento, quando medidos sem estresss e em repouso. Este processo de reparação ligamentar somente pode ser aplicado aos ligamentos colaterais, uma vez que sua localização extra-articular e sua íntima relação com a cápsula articular e com os tecidos vasculares adjacentes promovem um ambiente mais propício para a recuperação que os ligamentos cruzados extra-sinoviais e intra-articulares.[45]

Historicamente, muitas dessas lesões foram reparadas cirurgicamente e imobilizadas por 6 semanas. Vários estudos clínicos comparando os tratamentos conservador e cirúrgico demonstram que não há diferença na estabilidade ou função entre pacientes portadores de lesão do grau III.[122-125] Nosso atual protocolo de tratamento de lesões do LCM, seja qual for o grau, é conservador. Movimentação precoce, descarga de peso protegida nas lesões de grau II mais graves e de grau III e reabilitação imediata do quadríceps são os princípios básicos da reabilitação das lesões do LCM.

Nosso tratamento das lesões agudas, isoladas, do LCM depende da estabilidade da articulação e é paralelo a esses princípios. Entorses do LCM de grau I e II, que sejam estáveis com estresse em valgo, são tratadas sintomaticamente sem uso de órtese de todo o membro. Podemos usar uma joelheira de neoprene articulada para proteger o LCM. O tratamento consiste em aplicação de gelo, seguida de exercícios de fortalecimento do quadríceps e dos ísquios, para impedir a atrofia devida ao desuso. Os pacientes portadores de lesões isoladas do LCM do grau III levemente instáveis no teste em valgo são tratados com uma órtese articulada de perna inteira por aproximadamente 4 a 6 semanas. A descarga de peso é adiada até 3 a 4 semanas após a lesão. A órtese permite total amplitude de movimento. Acreditamos que a órtese controle o estresse valgo, permitindo que o ligamento se recupere, sem impedir o movimento do joelho. Depois de controlada a inflamação e melhorada a amplitude de movimento, o paciente começa os exercícios da cadeia cinética fechada. Exercícios de corrida são dosados de acordo com a tolerância até circuitos em 8 tiros. Em seguida, acrescentam-se os exercícios pliométricos, para reabilitar completamente os atletas "em temporada". O uso de órteses funcionais é individualizado para o retorno aos esportes.

Lesões do Ligamento Colateral Lateral

Há pouca informação sobre a reabilitação das lesões do ligamento colateral lateral (LCL). As lesões isoladas das estruturas ligamentares laterais são relativamente incomuns e as lesões graves, do grau III, são invariavelmente associadas a lesões do LCA, do LCP ou do complexo póstero-lateral. O tratamento conservador das lesões dos graus I e II apresenta bons resultados.[126] Da mesma forma que nas lesões do LCM, os objetivos são a redução do edema e o estímulo ao movimento. Uma vez obtido o movimento, são estimulados os exercícios para os ísquios e o quadríceps. Se o LCL estiver totalmente rompido, deve ser tratada a patologia concomitante e a reabilitação deve centrar-se no LCA ou LCP reconstruído ou reparado.

Lesões do Ligamento Cruzado Anterior

Reabilitação da Cirurgia

Uma abordagem mais agressiva da ruptura do LCA leva em consideração a possibilidade de reconstrução cirúrgica. Um melhor entendimento do histórico natural da deficiência do LCA em pacientes ativos, juntamente com aprimoramentos das técnicas cirúrgicas, programas de reabilitação mais intensivos e resultados clínicos mais previsíveis, resultou na alteração das tendências de tratamento das lesões de LCA.[127] Giove et al.[7] documentaram uma taxa de 59% de retorno aos níveis de participação anteriores à lesão após a aplicação de tratamento conservador em lesões do LCA, mas observaram que os atletas de esportes envolvendo desaceleração, como o futebol, basquete, vôlei e raquetebol não se saíram bem. A longo prazo, o tratamento conservador pode resultar em freqüentes lesões do menisco e alterações degenerativas.[19,128-130] Para evitar o sucesso limitado do tratamento conservador, os pacientes envolvidos com esportes ou trabalho que demande pivô são candidatos à reconstrução do LCA.

No início dos anos 1980, ocorreu uma evolução da cirurgia extra-articular para a intra-articular.[131] Atualmente, os tendões patelares e os enxertos mais comumente usados dos ísquios autógenos são mais comumente usados para enxertos. Os aloenxertos são usados por alguns cirurgiões, mas as preocupações com a transmissão de doenças diminuíram o entusiasmo para sua ampla utilização. Os tecidos sintéticos somente são indicados em situações de revisão. O principal avanço técnico foi o reconhecimento da necessidade de enxertos mais fortes, colocação anatômica precisa e fixação rígida dos tecidos. Os estudos retrospectivos que revisaram a questão da dor patelar após a reconstrução do LCA centraram-se na questão da fonte do enxerto e não na imobilização como o fator que mais contribui para a dor patelofemoral pós-operatória. Muitos fatores, que ainda não são completamente compreendidos, podem contribuir para os sintomas patelofemorais pós-operatórios. Esses fatores são o tipo e tamanho do enxerto (por exemplo, largura do tendão patelar), condromalacia patelofemoral preexistente, protocolos de movimento, tipo de garrote, além da reabilitação precoce ou tardia do quadríceps e o tipo de reabilitação do quadríceps. Intuitivamente, se forem usados movimento limitado, reabilitação retardada do quadríceps, e forem iniciados exercícios da cadeia fechada para fortalecimento do quadríceps (por exemplo, uma máquina isocinética), é previsível que ocorram sintomas patelofemorais. Nossas preocupações não estão diretamente relacionadas à questão do esforço/desgaste durante a reabilitação, pois nossa experiência clínica sugere que o deslocamento do pivô deve ser eliminado em 95% de nossos pacientes em fase intermediária de acompanhamento (por exemplo, uma média de 3 anos). Na verdade, estamos mais preocupados em evitar os sintomas patelofemorais pós-operatórios.

As principais alterações ocorridas na reabilitação giram em torno dos protocolos de movimento.[3,10,14,16,88] Embora Yasuda e Sasaki,[94] entre outros, tenham recomendado que se evitassem as contrações e o fortalecimento do quadríceps, a tendência foi de estímulo às atividades do quadríceps. O retorno mais rápido às atividades esportivas foi também defendido, contra o padrão anterior de 9 a 12 meses.[3,10,14]

O principal incentivo à reabilitação intensiva foi dado por um trabalho pioneiro de Shelbourne e Nitz et al.[34] (Quadro 14-1). Esses autores observaram melhores resultados em pacientes descontentes que abandonaram o protocolo prescrito para eles e aceleraram por conta própria a reabilitação. Os pacientes que tiveram um tratamento mais agressivo mostraram maior força muscular em 3, 6 e 12 meses. Apresentaram também maior amplitude de movimento, melhor estabilidade clínica e dados artrométricos aprimorados. Principalmente, verificou-se menor incidência de artrofibrose (4% contra 12%), menor incidência de sintomas patelofemorais e maior satisfação dos pacientes. Os autores documentaram que a fisioterapia intensiva precoce, quando adequadamente realizada, não traz risco para um enxerto bem posicionado e podem ser obtidos melhores resultados.

A reabilitação após a reconstrução do LCA deve considerar a força inicial, fixação e recuperação do enxerto, bem como sua maturação característica. A força inicial do enxerto foi investigada por Noyes et al.,[132] e eles descobriram que o terço central do tendão patelar (enxerto de 14 mm) tinha uma força de 168% com relação ao LCA. O uso de dispositivos rígidos de fixação, tais como parafusos de interferência, permite uma reabilitação mais intensiva e imediata, uma vez que a força do enxerto é maior no momento da reconstrução. Arnoczky et al[133,134] avaliaram a recuperação e a maturação de auto-enxertos e aloenxertos. Inicialmente, o enxerto é avascular e envolvido logo em seguida por uma membrana sinovial. A revascularização e ligamentização, seja qual for o tecido usado, começam em torno de 8 semanas e quase se completam em 16 semanas. A força do enxerto diminui durante o período de necrose (6 semanas) e, em seguida, aumenta à medida que ele se remodela e amadurece, mas nunca atinge a força do LCA natural. Estudos biomecânicos[135-137] mostraram que, em 1 ano, a força dos enxertos era de 30 a 50% do LCA natural. Existe uma dicotomia entre as informações científicas básicas e as experiências clínicas, no que se refere à recuperação dos ligamentos. Nas experiências de um de nós (BRB), é extremamente incomum encontrar falha do enxerto (tendão patelar) a partir de 6 meses do pós-operatório. Na verdade, advertimos os pacientes de que eles têm maior probabilidade de romper seu LCA contralateral (incidência de 5 a 7%).

Os protocolos de reabilitação podem ser divididos em estágios ou fases (Quadro 14-2), mas é preciso enfatizar que os pacientes não devem passar à fase seguinte se forem sintomáticos ou apresentarem problemas na incisão, edemas graves ou dificuldades de aceitação. O programa de reabilitação não deve ser um "livro de receitas", mas sim adaptar-se aos objetivos e habilidades de cada paciente. Deve-se ressaltar também que os bons resultados estão diretamente relacionados a quanto o cirurgião, o terapeuta e o paciente trabalham juntos por uma meta comum.

Quadro 14-1. Programa de Reabilitação Acelerado, 1987 a 1988, Inclusive

Tempo depois da Reconstrução	*Programa de Reabilitação*
Primeiro dia	Movimento passivo contínuo (MPC), imobilizador rígido do joelho em total extensão para caminhar, sustentação de peso na medida do tolerado sem muletas
2–3 dias	Amplitude de movimento MPC (AM) de 0 a 90 graus (ênfase na extensão total), sustentação de peso na medida do tolerado sem muletas
2–4 dias	Liberação do hospital; MPC em casa. Observação: os pré-requisitos para a liberação são (1) dor suportável; (2) extensão total simétrica com o joelho não-operado; (3) capacidade de realizar elevações da perna em linha reta para controle da perna; (4) total sustentação de peso com ou sem muletas
7–10 dias	Extensão terminal AM, exercício de braços (duas libras) se o paciente não tiver atingido total extensão, extensões com toalha, deslizamentos da parede, deslizamentos do calcanhar, flexão ativa assistida, curvaturas para fortalecimento do joelho, degrau, elevações da panturrilha; sustentação de peso de parcial a total; eliminação gradual do uso de imobilizador do joelho
2–3 semanas	AM (0 a 110 graus), curvaturas unilaterais do joelho, degrau, elevações da panturrilha, Esteira/StairMaster 4000, atividades com peso (*leg press*, *quarter squats* e elevações da panturrilha no *squat rack*), bicicleta ergométrica, natação, órtese funcional de joelho feita sob medida, sem limites preestabelecidos (para ser usado sempre fora de casa pelas próximas 4 semanas)
5–6 semanas	AM (0 a 130 graus), avaliação isocinética com bloqueio de 20 graus a 180 e 240 graus/s. Quando a força é igual ou superior a 70%, em comparação com o joelho oposto, não operado, o paciente pode começar deslocamentos laterais, *jogging* leve, pular cordas, exercícios de agilidade, atividades com peso, bicicleta ergométrica e natação. Nota: o uso de órtese funcional deve ser interrompido quando o tônus e a força muscular forem suficientes (exceto para as atividades esportivas)
10 semanas	AM total/completo; avaliação isocinética a 60, 180 e 240 graus/s, KT-1000, exercícios de agilidade mais intensos, atividades voltadas especificamente para esportes
16 semanas	Avaliação isocinética, KT-1000, exercícios de agilidade mais intensos
4–6 meses	Retorno a participação total nos esportes (se o paciente alcançou os critérios de AM total, sem efusões e com boa estabilidade do joelho e completou o programa de corrida)

(De Shelbourne e Nitz,[34] com permissão.)

Fase Pós-Operatória Imediata

O paciente é colocado numa órtese de joelho, que pode ser bloqueada em extensão. Alguns autores preferem usar um imobilizador, em razão dos custos. Aplica-se um dispositivo de crioterapia dentro do curativo. Durante a hospitalização, inicia-se um trabalho com máquina de MPC, fixada, inicialmente em 0 a 30 graus, em dois ciclos/min e que avança na medida do tolerado em aumentos de 10 graus (Fig. 14-4). O paciente é retirado da máquina de MPC a cada 3-4 horas, o joelho é bloqueado em linha reta e o tornozelo do paciente é colocado numa toalha enrolada para facilitar a extensão. Quando o paciente estiver fora do MPC, estimula-se a amplitude de movimento com ajuda da perna sadia (órtese desbloqueada). A órtese é bloqueada em extensão à noite e para descarga de peso, para proteger o ponto doador.[138]

O ponto doador é protegido de lesões, caso o paciente caia, pois vivenciamos uma ruptura de tendão infrapatelar e uma fratura patelar em quase 700 reconstruções de ligamento do joelho. A descarga de peso é permitida, na medida do tolerado, com o auxílio de muletas. Os exercícios para o quadríceps e as elevações do membro em linha reta são estimulados. Andrews (comunicação pessoal) usa estimulação elétrica 4 horas por dia. A estimulação elétrica dos músculos é uma modalidade dispendiosa, não traz benefícios a longo prazo e é de difícil aceitação pelo paciente.

O paciente continua os exercícios em casa, os quais consistem em movimentação do tornozelo, isométricos do quadríceps, amplitude de movimento com ajuda da perna sadia e de peso na medida do tolerado. A amplitude de movimento esperada é de 0 a 90 graus na primeira visita pós-operatória (7 a 10 dias). Nessa visita, o curativo e as suturas são removidos, são feitas radiografias e o paciente é encaminhado à fisioterapia formal. A cada paciente é dado um protocolo formal com metas, diretrizes e questões específicas. Somente fatores ligados à incisão podem justificar o adiamento da fisioterapia. Os exercícios de MPC em casa não mostraram uma boa relação custo/benefício e, por isso, não são recomendados (custam aproximadamente US$ 60 por dia). Gelo ou dispositivos comercialmente disponíveis para resfriamento, elevação, compressão e movimentação do tornozelo ajudam a reduzir os edemas articulares, minimizando, assim, a inibição muscular.[95,139]

São necessários estudos prospectivos para avaliar a eficácia de dispositivos de crioterapia, MPC e órtese, na cirurgia de LCA. É possível que se desenvolva uma abordagem de "baixa tecnologia" para a reabilitação pós-cirúrgica durante os anos 1990 (Figs. 14-5 a 14-8).

Quadro 14-2. Reabilitação da Cirurgia do Ligamento Cruzado Anterior

Fase Pós-Operatória Imediata
Primeiro dia do pós-operatório
   Movimento passivo contínuo (0 – 60 graus)
   Órtese bloqueada a 0 grau
      Extensão somente para ambulação
   Sustentação de peso na medida do tolerado, com muletas e órtese
   Pumps no tornozelo
   Extensão passiva do joelho até 0 graus
   AMP 0–90 graus intermitente
   Mobilização patelar
   Elevações da perna em linha reta (flexão, abdução, adução)
   Minisquats e deslocamentos de peso
   Estimulação elétrica dos músculos (6 horas diárias)
   Gelo e elevação
Critérios para liberação do hospital
   Controle do quadríceps (capacidade de realizar um bom *set*, EPLR)
   Extensão passiva completa do joelho
   Boa mobilidade patelar
   Ambulação com muletas

Fase de Proteção Máxima
Do 2º dia a 6ª semana
   Órtese bloqueada a 0 grau somente para ambulação
   Órtese desbloqueada para exercícios de AM (4–5 vezes por dia)
   AMP 0–105 graus
   Sustentação de peso na medida do tolerado (muleta por 7–10 dias)
   Elevações da perna em linha reta (4 planos)
   Extensão do joelho (90–40 graus) com 1 lb
   Minisquats (0–40 graus) e deslocamentos do peso
   Contração do isquiotibial
   Alongamentos do isquiotibial
   Mobilização patelar
   *Programa de ERP — começa com 1 lb, aumenta uma lb por semana
3ª–4ª semana
   AMP 0–115 graus
   Bicicleta para estímulo do AM
   Programa de caminhada na piscina
   Leg press (0–60 graus)
   Esteira
   Trilha nórdica
   Treinamento proprioceptivo
   Teste KT-2000 (4ª semana, teste de 20 lb somente)

Fase de Ambulação Controlada
6ª–9ª semana
   Total sustentação de peso com órtese desbloqueada
   AMP 0–130 graus
   Iniciar programa de hidroterapia
   Iniciar *step-ups* (começar com 6 polegadas, aumentar gradualmente)
Critérios para ambulação sem órtese
   Amplitude do maior movimento alcançado 0–115 graus
   Força do quadríceps 60% > lado contralateral (teste isométrico)
   Teste KT inalterado
   Efusão mínima

Fase de Proteção Moderada
9ª–14ª semana
   Continuar com os exercícios de cadeia fechada, *step-ups, minisquats, leg presses*
   Continuar com os exercícios de extensão do joelho de 90–40 graus
   Abdução/adução do quadril
   Alongamento e contração do isquiotibial
   Elevações da panturrilha
   Bicicleta para enrijecimento
   Corrida na piscina (para frente e para trás)
   Programa de caminhada
   Esteira

Fase de Atividade Leve
3º–4º mês
   Teste isocinético (12ª semana)
   Período opcional de tempo; 10 a 14 semanas
   Iniciar programa de corrida
   Iniciar exercícios de agilidade
   Continuar exercícios de alongamento
   Iniciar programa pliométrico
   Treinamento e exercícios específicos para esportes
Critérios para iniciar o programa de corrida
   Teste isocinético satisfatório
   Resultados do KT inalterados
   Teste funcional 70% > que a perna contralateral
   Exame clínico satisfatório

Retorno à Fase de Atividades
5º–6º mês
   Continuar programa de fortalecimento
   Continuar alongamento com cadeia fechada
   Continuar programa pliométrico
   Continuar programa de corrida e agilidade
Critérios para retornar às atividades
   Isocinética que preencha os critérios
   Teste KT-1000 (inalterado)
   Teste funcional 80% > que a perna contralateral
   Teste proprioceptivo 100% da perna contralateral
   Exame clínico satisfatório

Abreviações: AMP, amplitude do movimento passivo; EPLR, elevações da perna em linha reta; AM, amplitude de movimento; AMA, amplitude de movimento ativo; ERP, exercícios de resistência progressiva.

Fase de Proteção Máxima — 2ª à 6ª Semana

O período da 2ª a 6ª semana corresponde à fase de proteção máxima; reconhecendo que o enxerto está com sua força máxima, protegemos o máximo possível o ponto doador. Os objetivos são (1) aumento gradual do movimento e da mobilidade patelar; (2) completa descarga de peso, sem muletas (7 dias a 3 semanas); (3) redução do edema; (4) fisioterapia supervisionada duas a três vezes por semana, com um programa diário domiciliar; e (5) aumento gradual da força e da resistência e *endurance*.

A amplitude de movimentos é avaliada com o paciente em supinação. A órtese é removida para a movimentação, mas é bloqueada em extensão à noite e para descarga de peso, até 6 semanas após a cirurgia. A extensão passiva é estimulada, em pronação com carga na

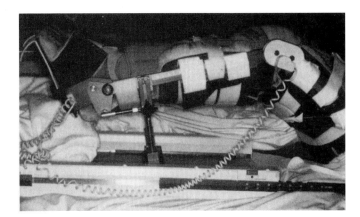

Fig. 14-4. O MPC é usado somente no hospital.

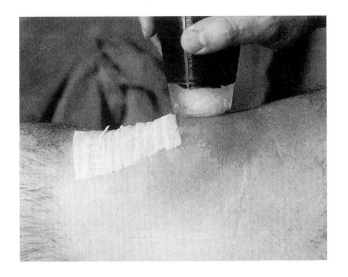

Fig. 14-5. Uma vasilha de isopor contendo gelo permite uma "condução" conveniente da crioterapia antes e depois do exercício.

extremidade do MI criando alavanca, ajudando o ganho dos últimos 30 graus de extensão (Fig. 14-8). A mobilização da patela é realizada manualmente. São realizadas flexões do joelho em supina e pronação de modo ativo, ativo assistido e passivo, com supervisão (Figs. 14-9 e 14-10). Quando o paciente atingir 110 graus de flexão, iniciam-se os exercícios com bicicleta ergométrica. As bicicletas ergométricas são populares, eficientes e incorporadas a praticamente todos os nossos protocolos de reabilitação. Podesta et al.[140] recomendaram baixa resistência durante períodos progressivamente mais longos. Siefverskiold et al.[35] usaram uma bicicleta ergométrica somente para o membro não operado. Shelbourne e Wilckens[33] e Andrews (comunicação pessoal) começaram a usar bicicleta 3 semanas após a cirurgia. Deve-se ressaltar que a posição sentada deve ser a mais alta possível, para minimizar as forças de cisalha-

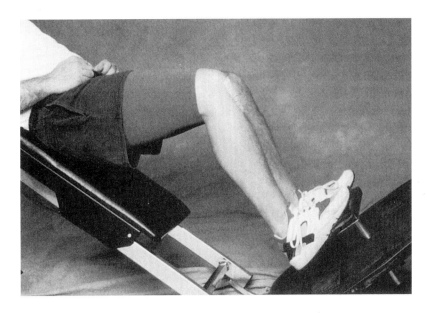

Fig. 14-6. A lançadeira aumenta o controle do quadríceps, facilita a amplitude de movimento e é excelente para elevações dos artelhos.

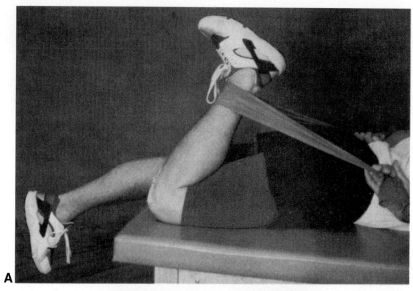
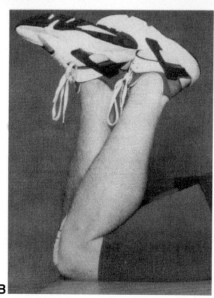

Fig. 14-7. **(A)** A Theraband é usada para aumentar a flexão; **(B)** o membro contralateral (sadio) auxilia na flexão.

mento tibiofemoral.[141] Ericson e Nisell relataram que a posição anterior do pé (isto é, pedal em contato com a cabeça do segundo metatarso) diminui o estresse sobre o LCA, em comparação com o posicionamento do pé inteiro no pedal.

O treinamento de força é iniciado com exercícios isométricos (30, 60 e 90 graus) e contrações concêntricas dos ísquios. Os exercícios para o tornozelo, com Theraband e para o quadril, em quatro planos, são iniciados e mantidos até o final do programa. Os exercícios de extensão do joelho são realizados de 90 a 40 graus de flexão com pesos baixos; isso corresponde a um exercício da cadeia aberta e deve ser realizado somente a uma amplitude de movimento limitada. Esta amplitude limitada minimizará o deslocamento tibial anterior e as forças patelofemorais.[26,83,84, 88, 91, 92,94,143] No entanto, de um modo geral, preferimos usar os exercícios de cadeia cinética fechada (ver seção anterior), tais como *leg press* (0 a 60 graus de flexão), agachamento do joelho (0 a 45 graus), esteira e bicicleta. Ohkoshi et al.[144] descobriram que os agachamentos curtos produziam constantemente uma força posterior sobre a tíbia depois de 30 graus de flexão e esta força posterior aumentava quando o tronco se curvava para frente.[144] Estes exercícios são mantidos durante todo o programa de reabilitação.

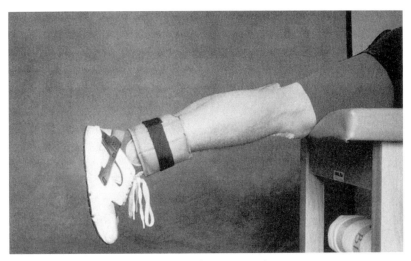

Fig. 14-8. Os *prone hangs* (com peso) ajudam a alcançar os últimos graus de extensão.

A propriocepção é iniciada depois que o paciente é liberado das muletas, usando-se agachamento suave, elevações dos calcanhares e prancha proprioceptiva cinestésica ou prancha equilíbrio biomecânico para tornozelo (Fig. 14-11).

Fase de Proteção Mínima — 6ª à 12ª Semana

A próxima fase de reabilitação cobre da 6ª a 12ª semana. Não há alteração significativa do programa; no entanto, espera-se que o paciente apresente pouco ou nenhum edema, amplitude de movimento quase completa e um joelho estável. O teste na KT-1000 é realizado (MedMetric, San Diego) para avaliar quantitativamente a estabilidade do enxerto em intervalos de 6 semanas até 1 ano depois da cirurgia. Depois desse período, permitimos a deambulação com movimento irrestrito do joelho. Uma órtese sob medida (para lembrar ao paciente que a recuperação da força e remodelação do enxerto do LCA é um processo longo e são *desconhecidos* os efeitos que as forças extrínsecas podem causar a um enxerto em fase de remodelação) é usada de 6 semanas até 6 meses após a cirurgia para realização das atividades diárias (AVD). Os exercícios de fortalecimento são mantidos e avançados. Emprega-se um programa de hidroterapia avançada (Quadro 14-3) e uma esteira embaixo d'água, se possível (Fig. 14-12). Adiciona-se maior resistência à bicicleta e à esteira. A mobilização patelar é continuada e cuidadosa monitorização dos sintomas patelares pode evitar a

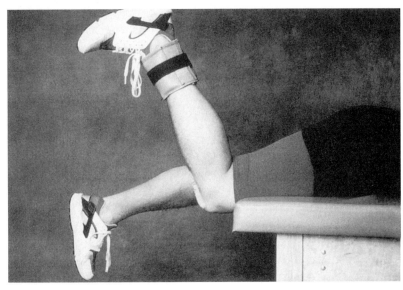

Fig. 14-9. Os exercícios ativos com o isquiotibial são realizados com pesos no tornozelo.

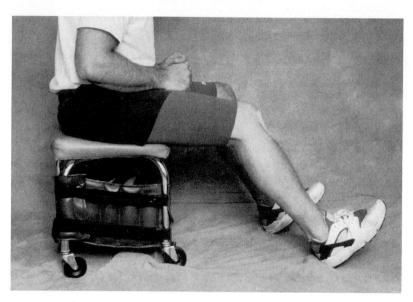

Fig. 14-10. Uma banqueta com rodas com peso permite um rigoroso exercício dos ísquios. O paciente pressiona seus calcanhares contra o solo e puxa o banco para frente.

aplicação de exercícios inadequados. DeMaio et al.[25] recomendam exercício isocinético a uma velocidade média (180 a 240 graus/s) para, teoricamente, minimizar a carga sobre a articulação patelofemoral. Se for observada ligeira crepitação patelofemoral, recomendam exercício isocinético até o limite da amplitude de movimento que não provoque crepitação. Recomendamos que seja evitado o fortalecimento isocinético, pois ele constitui, claramente, um fator causador da síndrome da dor patelofemoral.

A facilitação neuromuscular proprioceptiva (FNP) é iniciada nesse estágio. Embora seu uso seja empírico, acreditamos que a FNP permita uma fácil transição para as atividades esportivas[145] (Figs. 14-13 e 14-14). As contrações recíprocas e as co-contrações simulam atividades como a caminhada e a corrida. Usamos o método de contração e relaxamento de FNP, no qual o terapeuta ou o paciente guia o membro através de um espaço, durante a realização do exercício, para manter controle do membro e acomodá-lo de modo a evitar dor e fraqueza. No final da amplitude de movimento, o paciente se alonga e realiza um movimento de recuperação, que retornando o membro à sua posição inicial. Acreditamos que, com os padrões de facilitação no joelho, a estabilidade proximal do quadril aumente a atividade dos ísquios. Esses exercícios são realizados com o paciente em supinação, sentado, em pronação e em decúbito lateral, com a tíbia em posições variadas. A FNP é uma modalidade não dispendiosa, que pode ser realizada em casa e sem qualquer equipamento especial.

Fase de Fortalecimento — 3 a 6 Meses

Neste ponto, além da FNP, são implementadas outras modalidades de treinamento funcional. Inicia-se a corrida em linha reta para frente, de curta distância (um

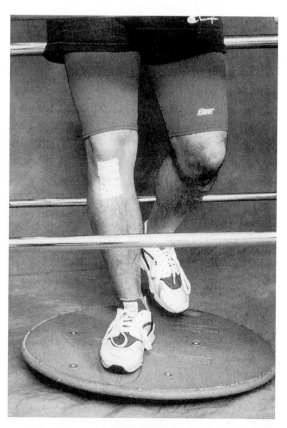

Fig. 14-11. Uma prancha BAPS é usada para se adquirir propriocepção.

Quadro 14-3. Hidroterapia para o Ligamento Cruzado Anterior

Atividade	Período: ~10 Dias–6 Semanas (Incisão e Portais Fechados)	Período: 6 Semanas–3 Meses	Período: 3–5 Meses	Período: 5–6 Meses
Caminhada Uma volta, duas vezes a extensão da piscina	Intercalar: para frente; para trás; lateral 10–15 voltas	Continuar caminhada, mas aumentar intensidade 15–20 voltas	Adicionar resistência às voltas (para frente e reversa) usando remo manual; piscina; chute em água embaixo d'água, horizontalmente, bola de praia debaixo d'água; cinto com pesos; corrida. 20–30 voltas	Trabalho avançado e de alta intensidade, exige habilidades complexas e combinadas: corrida com pesos ou aparelho. Equipamento para aumentar resistência; há 8 padrões; rápidas mudanças de direção; salto para pegar uma bola *WET NERF* (ou substituto); empurrar; atirar bola; retorno aos esportes. 20–30 voltas
Elevações da panturrilha	3 sessões de 15–30 no fundo da piscina	3 sessões de 15–30 no 1º nível (se a piscina tiver níveis) Mudança para o 2º, 3º e 4º nível em intervalos de 2 a 3 semanas	Este ponto corresponde a 3ª ou 4ª etapas	4º nível na piscina ou nível regular fora da piscina
Agachar	50–100 repetições, de pé sobre as duas pernas. AM = máxima flexão até máxima extensão possível	Mudar o agachamento para simular salto (sem saltar)	Começar saltos baixos com as duas pernas. Gradualmente, aumentar a altura, na medida do tolerado, com "downs" suaves e controlados	Saltos verticais numa perna só, próximo dos 6 meses. Três sessões de 6–20 repetições
AM dos quadris: Abdução/adução; flexão/extensão	Alternar perna direita e esquerda em 3 sessões de 10–15 repetições de cada perna	Acrescentar pesos de punho a prova d'água de 1½ lb por 3 ou 4 sessões de 15–20 repetições, alternando perna direita e esquerda	Em 4 MO, alterar os pesos de punho para 2½ lb. Por 3 sessões de 15–20 repetições	Tentar resistência nos pés, à medida do tolerado
Círculos com o tornozelo	25–50 repetições mediais e laterais	Opcional	Opcional	Opcional
Flexão ativa/extensão passiva, de pé	3 sessões de 10–20 repetições, de pé	Acrescentar pesos de punho de 1½ lb; mesmo número de repetições	Aumentar o peso de punho para 2½ lb; mesmo número de repetições	Opcional
flutter kick	OK feito sozinho, com chute ou nado de costas (sem sapo, chicote ou cunha (exercício em posição de rã); sem voltas FLIP; sem *pushoffs*) 3–5 vezes	Continuar 6–15 voltas, se desejado	Continuar uma margem de 10–20 voltas	Natação, quando desejar
Turbilhão	Opcional, de acordo com o julgamento do terapeuta e somente se não houver inchação; máximo de 10 min; 103–105°; antes ou depois da ginástica, conforme o julgamento do terapeuta	O mesmo	O mesmo	O mesmo

Abreviações: AM, amplitude de movimento.
Informações gerais: são recomendados sapatos para água; a profundidade ideal da água é de 4–5 pés (entre a altura da clavícula e do peito); na altura do ombro, a flutuação se aproxima de 90%; não é usada órtese; pessoas com medo de água podem andar próximo à borda da piscina e nunca precisam colocar o rosto dentro d'água. Geralmente, o medo diminui durante a primeira sessão e desaparece completamente com o passar do tempo. *Sempre* se deve perguntar a todos os pacientes se estão confortáveis dentro d'água. Se não estiverem, deve-se dar-lhes certeza de que podem caminhar ao longo da borda sempre que desejarem durante todo o programa. A flutuação varia enormemente; alguns pacientes podem precisar de um cinto com peso de 5–10 lb. Prende-se um par de pesos de punho e ajustam-se as tiras ao redor da cintura. (Protocolo cortesia de Ellie M.B. Wolf., M.S., ATC/R, C.C.T.)

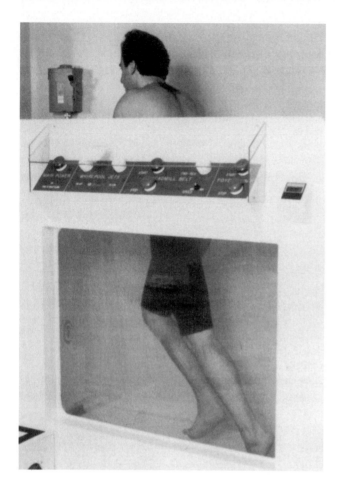

Fig. 14-12. Uma esteira aquática facilita o treino de enrijecimento.

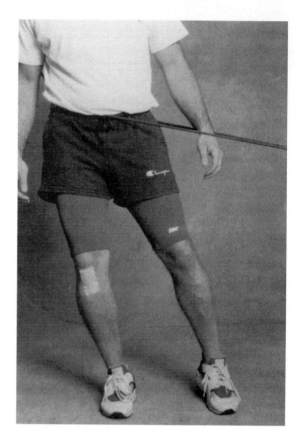

Fig. 14-13. O treinamento do abdutor, adutor e quadríceps pode ser feito com Theraband fixada a um objeto fixo e à cintura ou perna do paciente.

quarto de milha), numa trilha, e adiciona-se um quarto a meia milha por semana. A corrida para trás também é iniciada. Garrett (comunicação pessoal) recomenda 100 jardas para cada quarto de milha de corrida para frente. Inicia-se a corrida por uma distância de 50 jardas, evitando-se partidas ou paradas súbitas. É estimulado o exercício de pular corda por 3 minutos, com progressão até 15 minutos. São também iniciados os saltos bilaterais e pliométricos mais ou menos no 4º mês (Fig. 14-15). Seguem-se os exercícios de habilidade e agilidade, de figuras em oito grandes e pequenas, corridas curtas, tiros, desaceleração e corridas de partida e parada brusca.

Retorno à Atividade

O retorno à atividade esportiva costuma ocorrer do 4º ao 6º mês. Não se pode superestimar o fato de que o enxerto está ainda em fase de remodelação e que não se sabe que efeito terão as forças sobre o enxerto neste momento num resultado a longo prazo. Temos a impressão clínica que os pacientes com joelho estável 6 meses após a cirurgia tenham uma reconstrução bastante duradoura. Para as atividades esportivas que requerem desaceleração, aceleração, salto ou pouso, é usada uma órtese no LCA até 1 ano após a cirurgia. Nesta era de contenção de custos, seria bastante oportuna a elaboração de um estudo prospectivo controlado para avaliação da órtese do LCA. Andrews recomenda os testes de KT-2000 e isocinético a 180 e 300 graus/s. O teste não é realizado a 60 graus/s, pois Nisell et al.[146] verificaram que este resulta no maior grau de deslocamento tibial. Barber et al.[20] e Noyes et al.[147] recomendaram o teste funcional, que implica estabilidade, bem como força, resistência e controle neuromuscular. Eles usaram vários tipos de testes com exercícios cronometrados. Usamos no teste funcional salto em uma perna, saltos verticais e saltos numa perna só acima de 20 pés, cronometrados, com comparação da diferença de um lado para o outro. A avaliação com Cybex é usada para determinar as diferenças envolvidas *versus* as não-envolvidas e as proporções entre quadríceps e ísquios. Wilk e Andrews[36] observaram que o déficit do quadríceps aos 6 meses era de 20 a 25%, com pouco ou nenhum déficit do ísquios.

Em resumo, os pontos chaves são os seguintes:

1. Os protocolos evoluíram e continuam a evoluir. É impossível avaliar diretamente uma única variável

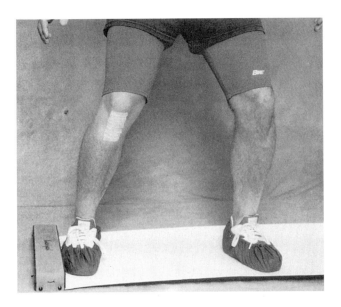

Fig. 14-14. O movimento lateral e a propriocepção podem ser exercitados em esteira rolante.

do protocolo, uma vez que há uma série de variáveis em cada paciente, bastante difíceis de controlar. Portanto, o tratamento empírico e a experiência da equipe de cirurgião e terapeuta devem determinar esse programa.

2. A reabilitação precoce, com ênfase na total amplitude de movimento, mobilização patelar, redução de edema articular, o fortalecimento imediato do quadríceps e sustentação de peso são a chave para um protocolo bem-sucedido e bons resultados.
3. Os exercícios de descarga de peso e da cadeia fechada diminuem o esforço excessivo sobre o LCA e as forças da articulação patelofemoral. Eles podem e devem ser instituídos rapidamente.
4. O sucesso final da cirurgia de LCA é tão dependente da reabilitação como da execução técnica do procedimento. Não se deve superestimar a importância da motivação do paciente.
5. Shelbourne e Wilckens[33] ressaltaram que seu programa acelerado pode não se aplicar a outros tecidos reconstrutivos do LCA pelas propriedades materiais e às diferenças na fixação.

Tratamento Conservador

O tratamento conservador aplicado à lesão do LCA pode ser indicado para indivíduos que apresentam uma lesão isolada, sem dano ao ligamento colateral ou ao menisco, e que desejem modificar seu estilo de vida, evitando atividades que causem episódios de instabilidade. O tratamento conservador não significa ausência de tratamento. O tratamento deve envolver ativamente o paciente, o médico e o terapeuta. Os exercícios, com ênfase no treinamento funcional, aplicação de órtese e educação do paciente são os pontos fundamentais do tratamento conservador do LCA.

O tratamento agudo da lesão do LCA deve centrar-se na eliminação do edema, restauração da amplitude de movimento, recuperação do controle muscular e proteção do joelho contra novas lesões. Frio e compressão são usados para controlar a dor e o edema, e os exercícios de amplitude de movimento são realizados precocemente para recuperar o movimento. Quando a dor e o edema diminuem, a amplitude de movimento melhora; do contrário, o médico deve investigar a presença de ruptura ligamentar, indicando a artroscopia. Os exercícios isométricos para o quadríceps e os ísquios devem ser iniciados para recuperação do controle motor e redução da atrofia (Fig. 14-16). Devem ser usadas muletas para deambulação, enquanto o joelho estiver inflamado; seu uso pode ser interrompido quando o paciente tiver recuperado total extensão ativa e puder caminhar normalmente sem anormalidades significativas da marcha. Após uma ruptura aguda do LCA, muitos pacientes voltam a andar normalmente em 7 a 10 dias.

Depois de controlada a inflamação e restabelecida a total amplitude de movimento, pode ser iniciado um programa mais intensivo de reabilitação. Nesse momento, a ênfase deve estar no aumento da força e da resistência dos músculos que cruzam o joelho, especialmente aqueles que imprimem uma força posterior sobre a tíbia (ísquios e gastrocnêmio). Em termos conceituais, deve-se tentar igualar as forças dos ísquios e do quadríceps (a proporção de força normal é 2:3), através do fortalecimento dos ísquios.[89,148,149]

Os exercícios da cadeia cinética aberta ou fechada são usados para aumentar a força e a resistência. Mais uma vez, devemos ressaltar que o fortalecimento de cadeia aberta do quadríceps pode provocar sintomas patelofemorais; ao contrário, o fortalecimento dos ísquios pode ser feito usando-se a variedade de cadeia aberta, sem o temor de causar tais sintomas. As elevações da panturrilha, na posição de pé, podem ser usadas para desenvolver o gastrocnêmio. Exercícios da cadeia cinética fechada podem ser usados para desenvolver o quadríceps e os ísquios e, ao mesmo tempo, minimizar o estresse. Os agachamentos/esteira *leg press* e bicicleta desenvolverão a força e a resistência. Outras formas úteis de exercitar a resistência são os exercícios na água (andar e nadar), máquinas *step* e esqui *cross-country*.

O desenvolvimento do controle neuromuscular, para aumentar a estabilidade dinâmica, deve constituir

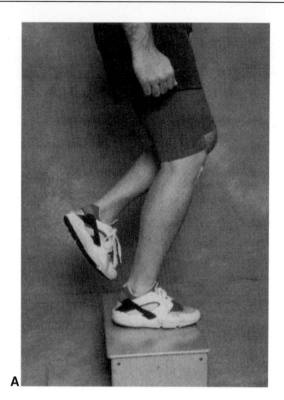
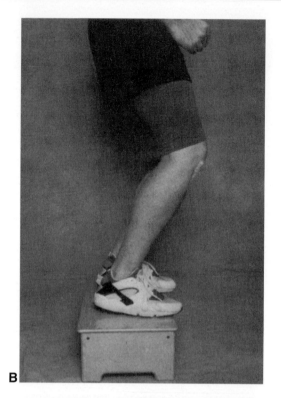
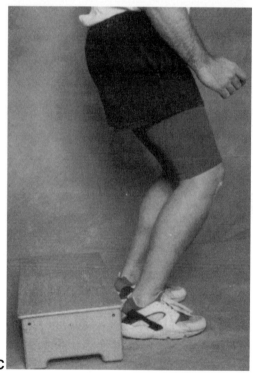

Fig. 14-15. **(A-C)** Pode ser usado um degrau para o fortalecimento e os pliométricos.

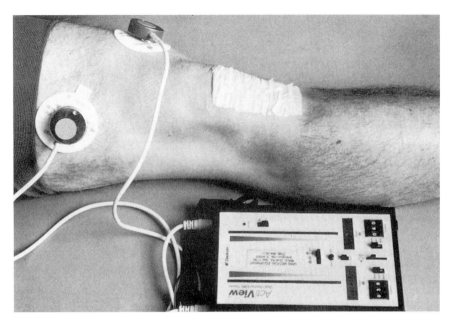

Fig. 14-16. A bio-resposta é usada para treinar o quadríceps.

importante meta da reabilitação. Isto requer um recrutamento organizado os dos músculos com o momento e a seqüência apropriada para estabilização do joelho. A ativação dos idquios e a co-contração devem ser ensinadas. Embora, inicialmente, exija um esforço consciente, através de prática e repetição, o controle do movimento articular anormal torna-se automático e ocorre de forma subconsciente.[89] Baratta et al.[150] e Draganich et al.[151] demonstraram a coativação dos isquios durante exercícios da cadeia cinética fechada de extensão do joelho com resistência. Quando o joelho se estende, as células fusiformes dos músculos localizadas dentro dos ísquios são ativadas e facilitam sua contração.[143] O treinamento dos ísquios para estabilizar dinamicamente o joelho deve enfatizar as co-contrações.

A estabilização rítmica e o tempo de ênfase são as técnicas de facilitação neuromuscular proprioceptiva, que podem ser de grande ajuda no desenvolvimento da estabilidade dinâmica.[145] Deve ser dada ênfase ao estabelecimento de padrões apropriados de movimento para estimular a estabilidade dinâmica da articulação. Várias atividades esportivas específicas são usadas para desenvolver o controle motor do movimento articular anormal. Essas atividades costumam passar de baixa para alta velocidade, de força suave para intensa e de movimentos controlados para sem controle. A progressão geral de atividades destinadas a aumentar a estabilidade dinâmica é de caminhada para *jogging* e corrida, de aceleração/desaceleração, salto e tiros para pivô e torção. O uso empírico dessa modalidade mostrou eficácia em diversos pacientes.

O uso de uma órtese funcional do joelho pode ser de grande ajuda quando o paciente retorna à atividade. Conforme anteriormente estabelecido, não está muito clara a forma como as órteses do joelho funcionam, porém muitos pacientes relatam melhora da função com seu uso. Diversos estudos[108,112,119,120] indicaram que as órteses do joelho restringem o movimento tibial, sob baixas forças, mas não têm qualquer efeito na restrição do movimento articular anormal em níveis funcionais. Foi proposto que elas aumentem a propriocepção, mas, na verdade, uma joelheira de neoprene pode proporcionar o mesmo aumento do conhecimento que a órtese funcional.[105] As órteses ou joelheira podem aumentar o conhecimento consciente ou subconsciente do joelho, permitindo a autoproteção contra novas lesões.

Após a reabilitação, o componente chave do tratamento conservador é a modificação do estilo de vida, evitando-se as atividades associadas a instabilidade. Atividades que impõem forte *stress* sobre o joelho com LCA deficiente são aquelas que envolvem salto, tiros, deslocamento e desaceleração rápida, tais como vôlei, basquete e esportes com raquete em recinto fechado. Os indivíduos que não quiserem fazer as modificações necessárias em seu estilo de vida provavelmente sofrerão falha do tratamento conservador e podem precisar de reconstrução cirúrgica.

Reabilitação do Ligamento Cruzado Posterior

Como o histórico natural das lesões isoladas do LCP não foi bem documentado, existe uma considerável controvérsia quanto ao seu tratamento. Vários autores relataram excelentes resultados com o tratamento conservador.[152-157] Tendo sido encontrada com mais freqüência em indivíduos altamente ativos, surgiu uma tendência à reconstrução. Seja com técnicas conservadoras ou cirúrgicas, os princípios são os mesmos:

1. O programa de exercícios deve ser planejado de modo a proteger a articulação patelofemoral, ao mesmo tempo em que fortalece o quadríceps.
2. As estruturas póstero-laterais e laterais, que agem como estabilizadores secundários da translação posterior, devem ser protegidas, pois sua lassidão pode acelerar o desgaste do compartimento medial.
3. O grau apropriado de estabilidade (dinâmica) deve ser estabelecido antes do retorno aos esportes.

O tratamento conservador, conforme relatado por Parolie e Bergfeld,[155] num estudo de 25 pacientes, revelou melhores resultados nos pacientes cuja força do quadríceps era igual ou maior que a do lado contralateral. Entretanto, Dandy e Pussey,[154] em 20 pacientes e Cross et al.,[153] em 67 pacientes tratados por métodos conservadores, observaram que um grande número deles desenvolveu sintomas graves ou alterações degenerativas. Clancy et al.[152] observaram que podia ocorrer dano articular significativo no côndilo femoral medial nos 191 joelhos com LCP deficiente examinados cirurgicamente. Mais recentemente, Keller e Shelbourne[158] descobriram uma alta incidência (90%) de dor no joelho, apesar da significativa força do quadríceps. Eles não encontraram correlação entre o teste isocinético e a pontuação subjetiva do joelho.

Uma das dificuldades é determinar quais pacientes devem ser submetidos à reconstrução do LCP.[159] Um relatório da Herodicus Society Membership, um ativo grupo de cirurgiões de medicina esportiva, revelou que a maioria não realiza cirurgia reconstrutiva aguda do LCP, seja qual for o grau, e que os pacientes com deficiência sintomática crônica do LCP dos graus II e III foram mais comumente considerados candidatos para reconstrução. Deve ser elaborado um programa de reabilitação adequado, que estabeleça as metas de fortalecimento do quadríceps, proteção das superfícies articulares (patelofemoral), proteção dos estabilizadores secundários e educação do paciente. São recomendados os exercícios de movimento precoce, uma vez que Salter,[72,75] Noyes et al.,[31] Erikson[5] e Akeson et al.[37] mostraram as dificuldades causadas pela imobilização estrita. O fortalecimento do quadríceps em vários ângulos isométricos deve ser iniciado imediatamente. Jurist e Otis,[91] Kaufman et al.,[160] e Lutz et al.[161] mostraram que estes exercícios não geram uma força posterior e, assim, protegem os estabilizadores secundários. O fortalecimento dos ísquios é adiado até 4 semanas após a lesão, pois os exercícios da cadeia cinética *fechada* irão ativar os ísquios (co-contrações) e podem ter efeitos danosos. Esta situação nos permite empregar exercícios da cadeia aberta com um apoio colocado proximalmente, para diminuir o cisalhamento posterior, conforme recomendado por Clancy.[152] É preciso estar ciente, a todo momento, do agravante constituído pelos sintomas patelofemorais.

Hirokawa et al.,[162] Jurist e Otis,[91] Renstrom et al.[84] e Wilk e Andrews[36] relataram a presença de forças de cisalhamento anterior na articulação tibiofemoral, com extensões ativas do joelho, com resistência, de 60 a 0 graus, estressando com isso o *LCA*. Essa amplitude de movimento, obviamente, seria segura para o joelho com deficiência do LCP (após a reconstrução). Ao contrário, deve-se evitar extensão do joelho, com resistência, em ângulos iguais ou superiores a 75 graus, que pode gerar uma força posterior.[84,91,162] A amplitude de movimento sugerida e considerada segura, após a lesão ou reconstrução, é a proporcionada pelos exercícios isotônicos e isométricos, de 60 a 0 graus. Os exercícios de flexão do joelho são iniciados na 4ª semana e se restringem a 60 graus de flexão. Passadas mais 2 ou 3 semanas, são aplicados exercícios isotônicos para obtenção da completa amplitude de movimento. Wilk e Andrews[36] utilizam o teste isocinético como guia para o retorno às atividades; em altas velocidades (300 graus/s), a força do quadríceps deve ser de 95 a 110%, em comparação com o lado não afetado, e o torque do quadril com relação ao peso do corpo deve ser de aproximadamente 50% (40% em mulheres). O retorno gradual aos esportes é permitido a partir da 6ª a 8ª semana, mas os atletas que participam de competições retornam antes disso, desde que haja estabilidade adequada e seja alcançado o controle. Um exemplo de protocolo conservador é apresentado no Quadro 14-4. Há bem poucas publicações relativas à eficácia das órteses do joelho para os pacientes com deficiência do LCP e, destas, poucas estão disponíveis comercialmente. Nossa experiência com órtese de LCP é para que tenhamos uma opinião no que se refere a seus benefícios, uma vez que os pacientes com deficiência do LCP, em geral, apresen-

Quadro 14-4. Tratamento Conservador do Ligamento Cruzado Posterior

Fase de Proteção (1º dia até 4ª Semana)
1º–7º dia
  ADM de 0–60 graus
  Sustentação de peso com duas muletas
  Eletroestimulação para o quadríceps
  Exercícios
  Quadríceps
    Elevações da perna em linha reta
    Abdução do quadril
    Adução do quadril
    Extensão do joelho (60 a 0 graus)
    Isométricos multiângulo (quadríceps) (60, 40 e 20 graus)
  Agachamento *leg press* (45-90 graus)
2ª–4ª Semana
  AM de 0-60 graus
  Sustentação de peso com uma muleta e sem nenhuma na 3ª semana
  Progressão dos exercícios (relacionados acima), com aumento de peso
  Bicicleta (4ª semana) para ADM
  Programa na piscina
  Leg press (30–90 graus)

Fase de Proteção Moderada (5ª–8ª Semana)
5ª Semana
  ADM na medida do tolerado
  Interrupção do uso de órtese
  Bicicleta, esteira, remo
  Continuação de todos os exercícios acima (com aumento de peso)
  Extensão do joelho (90–30 graus)
  Agachamentos (45 a 90 graus)
  Leg press (30 a 90 graus)
  Degraus
  Contração dos ísquios (ligeira resistência) (0 a 45 graus)
  Abdução/adução do quadril
  Elevações dos artelhos e da panturrilha
6ª a 7ª semana
  Continuação de todos os exercícios relacionados acima
  Pronto para órtese funcional
  Corrida na piscina

Fase de Proteção Mínima (9ª–12ª Semana)
  Iniciar o programa de corrida
  Continuar todos os exercícios de fortalecimento
  Retorno gradual às atividades esportivas
  Critérios para o retorno às atividades esportivas
    Torque isocinético do quadril proporcional ao peso do corpo
    Teste isocinético igual ou superior a 85% do lado contralateral
    Sem alteração da lassidão
    Sem dor/sensibilidade ou inchação
    Exame clínico satisfatório

Abreviação: AM, amplitude de movimento.
(Protocolo cortesia de William Clancy, Jr., M.D. e Kevin Wilk, P.T.)

tam sintomas de incapacidade (por exemplo, dor) e não de instabilidade.

Reabilitação de Lesões do Ligamento Cruzado Posterior

Tratadas com Cirurgia

Após o tratamento cirúrgico dos joelhos com deficiência sintomática do LCP, continuamos a priorizar a precoce amplitude de movimento (Quadro 14-5). A amplitude de movimento é de 0 a 60 graus; em 4 semanas, espera-se que progrida para 90 graus de flexão. A descarga de peso, na medida do tolerado, é permitida inicialmente com a órtese bloqueada em extensão. Pode ser útil o uso de órtese com uma concha posterior, a fim de reduzir as forças posteriores. Se for empregado auto-enxerto ou aloenxerto de tendão patelar, o ponto do enxerto é protegido mantendo-se o joelho bloqueado em extensão por 6 semanas, durante a descarga de peso. Se for empregado um aloenxerto, a função da órtese é reduzir as forças direcionadas posteriormente. O paciente é mantido num imobilizador ou órtese noturna, com o joelho estendido para impedir a contratura por flexão.

Os exercícios para o quadríceps são iniciados imediatamente. Passados 7 a 10 dias da cirurgia, iniciam-se os isotônicos (de cadeia cinética aberta), de 60 a 0 graus. Os exercícios de cadeia cinética fechada são adiados até 4 semanas após a cirurgia, uma vez que ativarão os isquiotibiais e gerarão uma força direcionada posteriormente, podendo distender o enxerto. Novamente, surge a questão do nível de força apropriado para um enxerto em fase de remodelação. Nossa filosofia é proteger o enxerto de início e estressá-lo levemente a partir de 1 mês de realização da cirurgia. O fortalecimento em prono do isquiotibial pode diminuir os efeitos da

Quadro 14-5. Protocolo de Reabilitação de Reconstrução do Ligamento Cruzado Posterior

Fase Pós-Operatória Imediata

1º dia

Órtese; bloqueada em 0 grau de extensão

Sustentação de peso: duas muletas, conforme o tolerado (menos de 50%)

Exercícios

Movimentação do tornozelo

Sessões do quadríceps

Elevações da perna em linha reta (3 maneiras) flexão, abdução e adução do quadril

Extensões do joelho 60–0 graus

MPC: 0–60 graus

Gelo e avaliação: continuar com gelo e avaliação 20 min a cada hora e elevar o joelho em extensão

Fase de Proteção Máxima (2ª–6ª Semana)

Objetivos

Controle absoluto de forças externas para proteger o enxerto

Nutrição da cartilagem articular

Redução da inchação

Redução da fibrose

Impedimento de atrofia do quadríceps

Semana 2

Órtese: bloqueada em 0 graus; continuar os exercícios intermitentes de AM

Sustentação de peso: na medida da tolerância, igual ou superior a 50%

Exercícios

Isométricos multiângulo a 60, 40 e 20 graus

Sessões de quadríceps

Extensões do joelho de 60 a 0

AM intermitenes de 0-60 (4 ou 5 vezes por dia)

Mobilização patelar

Bicicleta *well leg*

Treinamento de propriocepção

Continuação da estimulação elétrica do quadríceps

Continuação de gelo e elevação

Semana 4

Órtese: bloqueada em 0 grau para a sustentação de peso

Total sustentação de peso: sem muletas (uma muleta, se necessário)

Exercícios

Deslocamentos de peso

Agachamentos (30–60 graus)

AM intermitente 0–90 graus

Extensão do joelho 90–40 graus

Andar na piscina

Iniciar bicicleta

Pronto para órtese funcional no LCP

Fase de Ambulação Controlada (Semana 7–12)

Objetivos

Controlar as forças durante a ambulação

Aumentar a força do quadríceps

Semana 7

Interromper órtese bloqueada, órtese aberta 0–125 graus

Critérios para total sustentação de peso com movimento do joelho

AMAA 0–115 graus

Força do quadríceps 70% do lado contralateral (teste isométrico)

Nenhuma alteração no teste KT

Diminuição da efusão articular

Ambulação com órtese funcional de joelho

Exercícios

Continuar todos os exercícios indicados acima

Iniciar contração do isquiotibial (pouco peso)

Iniciar natação

Iniciar programa intensivo de alongamento

Iniciar reabilitação da cadeia cinética fechada

Semana 8

Continuar todos os exercícios

Semana 12

Interromper a ambulação com órtese

Órtese usada para atividades cansativas

Teste KT-1000 realizado

Exercícios

Começar isocinéticos 60–0 para AM

Continuar agachamentos

Iniciar degraus laterais

Iniciar corrida na piscina (somente para frente)

Bicicleta para resistência (30 min)

Começar programa de caminhada

Fase de Atividades Leves (3–4 Meses)

Objetivos

Desenvolvimento de força, resistência

Começar a se preparar para voltar às atividades funcionais

Exercícios

Começar programa leve de corrida

Continuar isocinéticos (pouca velocidade, AM total)

Continuar excêntricos

Continuar agachamentos/degraus laterais

Continuar reabilitação cinética fechada

Retorno à Atividade (5–6 Meses)

Reabilitação avançada para esportes competitivos

Objetivos

Alcançar força máxima e aumentar ainda mais a coordenação e resistência neuromuscular

Exercícios

Reabilitação da cadeia cinética fechada

Isocinéticos de alta velocidade

Programa de corrida

Exercícios de agilidade

Iniciar polimétricos

6 meses de acompanhamento

Teste KT-1000

Teste isocinético

Teste funcional

12 meses de acompanhamento

Teste KT-1000

Teste isocinético

Teste funcional

Abreviações: MPC, movimento passivo contínuo; AM, amplitude de movimento; AMAA, amplitude de movimento em abdução/adução.
(Protocolo cortesia de William Clancy, Jr., M.D. e Kevin Wilk, P.T.)

gravidade. O fortalecimento intensivo do isquiotibial a partir do quarto mês é recomendado por Clancy e Wilk.[163] O retorno aos esportes é permitido aos 6 meses, se forem alcançadas a propriocepção da força do isquiotibial e uma agilidade específica para as atividades esportivas.

COMPLICAÇÕES APÓS CIRURGIA DE LIGAMENTO DO JOELHO

A atitude com relação à perda de extensão após a reconstrução do LCA evoluiu gradualmente de uma relativa satisfação com uma leve contratura na flexão, que se equiparava à estabilidade, até as preocupações mais recentes com as dificuldades funcionais, que compreendem a perda de extensão igual ou superior a 10 graus. A limitação de movimento deve ser medida em comparação com o joelho oposto. O exame em prono das diferenças de altura do calcanhar constitui a avaliação mais crítica das contraturas por flexão do joelho. Sachs et al.,[86] em estudo de 126 reconstruções do LCA, relataram uma incidência de 24% de contraturas na flexão do joelho superiores a 5 graus em pacientes colocados em aparelhos gessados após a cirurgia. Esses pacientes tiveram amplitude de movimento limitada protegida, descarga de peso adiada e ênfase posterior no fortalecimento do quadríceps. Esta perda de extensão está correlacionada com a força reduzida do quadríceps e sintomas patelofemorais. Esses autores observaram também que a aplicação de aparelho gessado em flexão, seguida de órtese limitando a extensão, está correlacionada à precariedade do movimento. A perda de extensão pode ser evitada, permitindo-se o movimento total imediatamente e posicionando-se o enxerto de forma adequada, com cirurgia, se necessário.[164,165]

As causas da perda de extensão nos joelhos reconstruídos que tiveram permissão de movimento total precoce, provavelmente, estão associadas a maior volume de tecido na incisura intercondiliana, artrofibrose, quadríceps fraco ou uma patela "capturada", desde que o túnel tenha sido feito na posição exata.[166,167] Nosso protocolo de enxerto foi concebido de modo a fixar o parafuso interferencial tibial em extensão, embora outros cirurgiões enfatizem 30 graus de flexão do joelho com aplicação de força na gaveta posterior. A fixação rígida do enxerto com o joelho em extensão leva em consideração as características de esforço/desgaste do alongamento do enxerto nos últimos 30 graus de extensão. Nossa preocupação é que, embora um joelho rígido possa ser obtido em 30 graus, com uma força posterior aplicada, o joelho pode tornar-se completamente reprimido, contribuindo para a contratura na flexão do joelho. Essas entidades podem ocorrer isoladas, mas é mais freqüente ocorrerem simultaneamente. Jackson e Schaefer[168] revisaram 13 pacientes com perda de extensão e um estalo audível na extensão terminal. Com freqüência, eles encontraram um nódulo fibroso anterior ao túnel tibial, provavelmente secundário a um remanescente do LCA residual ou *flap* de tecido mole criado por um mandril. Marzo et al.[169] examinaram as causas da contratura por flexão do joelho e também observaram um nódulo "fibroproliferativo". Eles defenderam, ainda, uma colocação mais posterior do túnel, corroborando o trabalho de Howell.

Hardin revisou a experiência de Bach com contraturas sintomáticas por flexão do joelho. De 200 pacientes submetidos a reconstrução do LCA antes de 1990, 12 (6%) desenvolveram contraturas sintomáticas na flexão do joelho (média de 12 graus). Após o debridamento artroscópico, a média de contratura na flexão do joelho evoluiu para 3 graus. Foi observado um nódulo na incisura intercondiliana em 10 dos 12 pacientes. O debridamento cirúrgico foi realizado, em média, 8 meses após a cirurgia (margem de 5 a 12 meses). Noyes et al.[147] acreditam que se a extensão não for atingida logo a cápsula posterior vai herniar e haverá crescimento de tecido fibroso na incisura, impedindo a total extensão. Alguns cirurgiões recomendam a intervenção cirúrgica rápida (8 a 12 semanas depois da operação). Nossa experiência com intervenções retardadas, corroborada pelas observações clínicas de que os pacientes podem alcançar a completa extensão a partir dos 6 meses, sem cirurgia, levou-nos a ponderar nossa filosofia quanto a esta recomendação. A contratura sintomática na flexão do joelho, caracterizada por sintomas patelofemorais, estalido secundário ao nódulo com proliferação de tecido fibroso e uma extremidade rígida e não macia ou flexível no exame da extensão seriam nossos indicadores para intervenção cirúrgica. Portanto, o rápido reconhecimento (duas a 4 semanas depois da operação) é o melhor tratamento para a perda de extensão. O paciente deve continuar em pronação, com pesos no tornozelo. O quadríceps fraco pode causar um déficit extensor, contratura da cápsula posterior e sobreposição patelar. Se a patela não puder realizar uma excursão proximal dentro da tróclea, pode ocorrer uma contratura infrapatelar. A rápida mobilização patelar pós-operatória e a estimulação elétrica do quadríceps podem ser benéficas.

Se se desenvolver uma síndrome da contratura do tendão infrapatelar, o debridamento artroscópico formal consiste em completa remoção do tecido fibroso e da camada de gordura (com cuidado para evitar a lesão do tendão patelar), debridamento da calha medial e lateral, liberação lateral e debridamento da bolsa suprapatelar (evitando, ao mesmo tempo, a exposição do fêmur distal anterior).[166,170] O movimento intensivo após o debridamento é garantido, com aplicação de órtese noturna em extensão.

A perda de flexão é um problema menos comum. Se a localização do ponto do enxerto femoral for anterior e o enxerto estiver tensionado em flexão, pode ocorrer a perda de flexão. Outras razões são aderências na bolsa suprapatelar e calhas medial ou lateral. Em geral, podem ser manipulados por 8 semanas após a cirurgia. A contratura do quadríceps pode também causar perda de flexão e, ocasionalmente, indica-se uma quadricepsplastia nas contraturas em extensão graves. Dodds et al.[171] descobriram aumentos de 95 para 127 graus na flexão após a manipulação, por perda de movimento após a reconstrução do LCA. O melhor tratamento para a perda de movimento, obviamente, é evitar o problema, priorizando o movimento ativo imediato, inclusive deslizamentos em flexão, usando-se um lençol para puxar o calcanhar proximalmente ou mesmo a outra mão para mover o joelho próximo ao quadril.

CONCLUSÕES

Em resumo, a recente tendência na reabilitação de lesões dos ligamentos do joelho é de movimento imediato. Nas lesões do LCA ou do ligamento colateral não cirúrgicas, o movimento intensivo precoce, seguido do fortalecimento muscular adequado, tem sido o fundamento da terapia. Mesmo num quadro de cirurgia, as reconstruções do LCA foram reabilitadas com protocolos de movimento precoce, sem efeitos adversos para o enxerto. É preciso reconhecer que os exercícios de fortalecimento isocinéticos de baixa velocidade e da cadeia aberta são grandes causadores de dor patelofemoral e devem ser evitados. Embora, 6 meses após a cirurgia, a maturação do enxerto esteja ainda em andamento, é improvável a ocorrência de falha do enxerto com o retorno à atividade, nos casos em que esse enxerto estiver adequadamente colocado e bem fixado.

A reabilitação do LCP permite o movimento precoce, mas o médico deve estar consciente das forças de cisalhamento tibiofemoral posteriores que ocorrem com o joelho flexionado em mais de 60 graus. Atualmente, tem sido adotada uma atitude mais conservadora com relação à reabilitação do LCP reconstruído. Em geral, a flexão, como na maioria das lesões do joelho e reconstruções, não é difícil de ser conseguida; a extensão total e a estabilidade são mais preocupantes no início da reabilitação.

Várias modalidades têm sido examinadas e revisadas. Cabe ao médico manter-se informado sobre estudos prospectivos que avaliam modalidades tais como crioterapia, MPC e estimulação elétrica. O médico deve usar essas modalidades, considerando suas vantagens, as metas do paciente e o custo, tanto para o paciente como para a sociedade em questão, tomando decisões responsáveis ao prescrevê-las.

REFERÊNCIAS

1. Arnold JA, Coker TP, Heaton LM et al: Natural history of anterior cruciate tears. Am J Sports Med 7:305, 1979
2. Bassett FH, Beck JL, Weicker G: A modified cast brace: its use in nonoperative and postoperative management of serious knee ligament injuries. Am J Sports Med 8:63, 1980
3. Blackburn TA: Rehabilitation of anterior cruciate ligament injuries. Orthop Clin North Am 16:241, 1985
4. Elmquist LG, Lorentzon R, Langstrom M et al: Reconstruction of the anterior cruciate ligament: long-term effects of different knee angles at primary immobilization and different modes of early training. Am J Sports Med 16:455, 1988
5. Eriksson E: Sports injuries in the knee ligaments: their diagnosis, treatment, rehabilitation and prevention. Med Sci Sports Exerc 8:133, 1976
6. Feagin JA, Curl WW: Isolated tear of the anterior cruciate ligament: 5 year follow-up study. Am J Sports Med 4:95, 1976
7. Giove T, Miller S, Kent B et al: Nonoperative treatment of the torn anterior cruciate ligament. J Bone Joint Surg Am 65:184, 1983
8. Gollanick PD, Erickson E, Harmark T: Rehabilitation of the knee following surgery. Med Sci Sports Exerc 8:133, 1976
9. Haggrnark T, Eriksson E: Cylinder or mobile cast brace after knee ligament surgery: a clinical analysis and morphological and enzymatic studies of changes in the quadriceps muscle. Am J Sports Med 7:48, 1979
10. Johnson RJ, Eriksson E, Haggmark T et al: Five to ten year follow-up evaluation after reconstruction of the anterior cruciate ligament. Clin Orthop 183:122, 1984
11. Jokl P, Kaplan N, Stovell P et al: Non-operative treatment of severe injuries to the medial collateral and anterior cruciate ligaments of the knee. J Bone Joint Surg Am 66:741, 1984
12. Lundin P: A review of plyometric training. NSCA Journal 7:69, 1985
13. O'Donoghue DH: An analysis of the end results of surgical treatment of major injuries to the ligaments of the knee. J Bone Joint Surg Am 37:1, 1955
14. Paulos L, Noyes FR, Grood E et al: Knee rehabilitation after anterior cruciate ligament reconstruction and repair. Am J Sports Med 9:140, 1981
15. Steadman JR: Rehabilitation after knee ligament surgery. Am J Sports Med 8:294, 1980
16. Steadman JR: Rehabilitation of acute injuries of the anterior cruciate ligament. Clin Orthop 172:129, 1983
17. Warren RF: Primary repair of the anterior cruciate ligament. Clin Orthop 172:65, 1983
18. Yocum LA, Bohman DC, Noble HB et al: The deranged knee, restoration of function -a protocol for rehabilitation of the injured knee. Am J Sports Med 6:51, 1978

19. Andersson C, Odentsen M, Good L et al: Surgical or non-surgical treatment of acute ruptures of the ACL: a randomized study with long-term follow-up. J Bone Joint Surg Am 71A:965, 1989
20. Barber SD, Noyes FR, Mangine R et al: Rehabilitation after ACL reconstruction: function testing. Orthopedics 15:969, 1992
21. Buss DD, Warren RF, Wickiewicz TL et al. Arthroscopically assisted reconstruction of the ACL with use of autogenous patellar ligament grafts. Results after twenty-four to forty-two months. J Bone Joint Surg Am 75:1346, 1993
22. Chick RR, Jackson DW: Tears of the anterior cruciate ligament in young athletes. J Bone Joint Surg Am 60:970, 1978
23. Dehne E, Torp RP: Treatment of joing injuries by immediate mobilization. Based upon the spinal adaptation concept. Clin Orthop 77:218, 1971
24. DeMaio M, Noyes FR, Mangine RE: Principles for aggressive rehabilitation after reconstruction of the anterior cruciate ligament. Orthopedics 15:385, 1992
25. DeMaio M, Mangine RE, Noyes FR et al: Advanced muscle training after ACL reconstruction: weeks 6 through 52. Orthopedics 15:757, 1992
26. Huegel M, Indelicato PA: Trends in rehabilitation following anterior cruciate ligament reconstruction. Clin Sports Med 7:801, 1988
27. Klootwyk TE, Shelbourne KD, DeCario MS: Perioperative rehabilitation considerations. Oper Tech Sports Med 1:22, 1993
28. Mangine RE, Noyes FR, DeMaio M: Minimal protection program: advanced weight bearing and range of motion after ACL reconstruction- weeks 1 to 5. Orthopedics 15:504, 1992
29. Noyes FR, Butler DL, Paulos LE et al: Intraarticular cruciate reconstruction. I: Perspectives on graft strength, vascularization and immediate motion after replacement. Clin Orthop 172:71, 1983
30. Noyes FR, Keller CS, Grood ES et al: Advances in the understanding of knee ligament injury, repair, and rehabilitation. Med Sci Sports Exerc 16:427, 1984
31. Noyes FR, Mangine RE, Barber S: Early motion after open and arthroscopic anterior cruciate ligament reconstruction. Am J Sports Med 15:149, 1987
32. Paulos LE, Wnorowski DC, Beck CL: Rehabilitation following knee surgery -recommendations. Sports Med 11:257, 1991
33. Shelbourne KD, Wilckens JH: Current concepts in anterior cruciate ligament rehabilitation. Orthop Rev 19:957, 1990
34. Shelbourne KD, Nitz P: Accelerated rehabilitation after anterior cruciate ligament reconstruction. Am J Sports Med 18:292, 1990
35. Silfverskiold JP, Steadman JR, Higgins RW et al: Rehabilitation of the anterior cruciate ligament in the athlete. Sports Med 6:308, 1988
36. Wilk KE, Andrews JR: Current concepts in the treatment of anterior cruciate ligament disruption. J Orthop Sports Phys Ther 15:279, 1992
37. Akeson WH, Amiel D, Mechanic GL et al: Collagen cross-linking alterations in joint contractures: changes in the reducible cross-links in periarticular connective tissue collagen after nine weeks of immobilization. Connect Tissue Res 5:15, 1977
38. Finsterbush A, Friedman B: Early changes in immobilized rabbits knee joints: a light and electron microscopy study. Clin Orthop 92:305, 1973
39. Finsterbush A, Friedman B: Reversibility of joint changes produced by immobilization in rabbits. Clin Orthop 111:290, 1975
40. Frank CB, Amiel D, Akeson WH: Healing of the medial collateral ligament of the knee: a morphological and biochemical assessment in rabbits. Acta Orthop Scand 54:917, 1983
41. Frank CB, Schacher N, Dittrich D: Natural history of healing of the repaired medial collateral ligament. J Orthop Res 1:179, 1983
42. Frank CB, Woo SLY, Amiel D: Medial collateral ligament healing. A multidisciplinary approach in rabbits. Am J Sports Med 11:379, 1983
43. Frank CB, Akeson WH, Woo SLY et al: Physiologic and therapeutic value of passive joint motion. Clin Orthop 185:113, 1984
44. Frank CB, Amiel WH, Woo SLY: Normal ligament properties and ligament healing. Clin Orthop 196:15, 1985
45. Frank CB, Woo SLY, Andriacchi T et al: Normal ligament: structure, function and composition. In Woo SLY, Buckwalter JA (eds): Injury and Repair of Musculoskeletal Soft Tissues. American Academy of Orthopaedic Surgeons, Rosemont, IL, 1987
46. Gebhard JS, Kabo JM, Meals RA: Passive motion: the dose effects on joint stiffness, muscle mass, bone density and regional swelling. J Bone Joint Surg Am 75:1636, 1993
47. Noyes FR: Functional properties of knee ligaments and alterations induced by immobilization. Clin Orthop 123:210, 1977
48. Woo SLY, Gomez MA, Sites TJ et al: The biochemical and morphological changes in the medial collateral ligament of the rabbit after immobilization and remobilization. J Bone Joint Surg Am 69:1200, 1987
49. Woo SLY, Inoue M, McCurk-Burleson E et al: Treatment of the medial collateral ligament injury. Am J Sports Med 15:22, 1987
50. Grana WA, Curl WL, Reider B: Cold modalities. In Drez D Jr (ed): Therapeutic Modalities for Sports Injuries. Yearbook Medical Publishers, Chicago, 1989
51. Lehmann JF, Warren G, Scham SM: Therapeutic heat and cold. Clin Orthop 99:207, 1974
52. McMaster WC, Liddle S, Waugh TR: Laboratory evaluation of various cold therapy modalities. Am J Sports Med 6:291, 1978
53. McMaster WC, Liddle S: Cryotherapy influence on posttraumatic limb edema. Clin Orthop 150:283, 1990
54. Cohn BT, Draeger RI, Jackson DW: The effects of cold therapy in the postoperative management of pain in patients undergoing anterior cruciate ligament reconstruction. Am J Sports Med 17:344, 1989
55. Drez D, Faust DC, Evans JP: Cryotherapy and nerve palsy. Am J Sports Med 9:256, 1981
56. Currier D, Mann R: Muscle strength development by electrical stimulation in healthy individuals. Phys Ther 6:915, 1983
57. Delitto A, Rose SJ, McKowen JM et al: Electrical stimulation versus voluntary exercise in strengthening thigh musculature after anterior cruciate ligament surgery. Phys Ther 68:660, 1988
58. Eriksson E, Haggmark T: Comparison of isometric muscle training and electrical stimulation supplementing isometric muscle training in the recovery after major knee ligament surgery. Am J Sports Med 7:169, 1979
59. Kain CC, McCarthy JA, Arms S et al: An in vivo analysis of the effect of transcutaneous electrical stimulation of the quadriceps and hamstrings on anterior cruciate ligament deformation. Am J Sports Med 16:147, 1988
60. Morrissey MC, Brewster CE, Shields CL et al: The effects of electrical stimulation on the quadriceps during postoperative knee immobilization. Am J Sports Med 13:40, 1985
61. Nitz A, Dobner J: High intensity electrical stimulation effect on thigh musculature during immobilization for knee sprain; a case report. Phys Ther 67:219, 1987
62. Selkowitz D: Improvement in isometric strength of the quadriceps femoris muscle after training with electrical stimulation. Phys Ther 65:186, 1985

63. Selkowitz D: High frequency electrical stimulation in muscle strengthening. Am J Sports Med 17:103, 1989
64. Sisk TD, Stralka SW, Deering MB et al: Effect of electrical stimulation on quadriceps strength after reconstructive surgery of the anterior cruciate ligament. Am J Sports Med 15:215, 1987
65. Hey-Groves EW: Operation for repair of the crucial ligaments. Br J Surg 7:505, 1919
66. Evans EB, Eggers GWN, Butler JK et al: Experimental immobilization and remobilization of rat knee joints. J Bone Joint Surg Am 42:737, 1960
67. Amiel D, Akeson WH, Harwood FL, Frank CB: Stress deprivation effect on metabolic turnover of the medial collateral ligament collagen. Clin Orthop 172:265, 1983
68. Clayton ML, Weir GJ: Experimental investigations of ligamentous healing. Am J Surg 98:373, 1959
69. Daniel D, Akeson W, O'Connor J: Knee Ligaments: Structure, Function, Injury and Repair. Raven Press, New York, 1990
70. Gomez MA, Woo SLY, Inoue M et al: Medial collateral ligament healing subsequent to different treatment regimens. J Appl Physiol 66:245, 1989
71. Palmoski MJ, Colyer RA, Brandt KD: joint motion in the absence of normal loading does not maintain normal articular cartilage. Arthritis Rheum 23:325, 1980
72. Salter RB: The biologic concept of continuous passive motion of synovial joints: the first 18 years of basic research and its clinical application. Clin Orthop 242:12, 1989
73. O'Driscoll SW, Kumer A, Salter RB: The effect of CPM on the clearance of a hemarthrosis from a synovial joint. Clin Orthop 176:305, 1983
74. Skyhar MJ, Danzig LA, Hargens AR et al: Nutrition of the anterior cruciate ligament: effects of continuous passive motion. Am J Sports Med 13:415, 1985
75. Salter RB, Simmonds DF, Malcolm BW et al: The biological effect of continuous passive motion on the healing of full thickness defects in articular cartilage. J Bone Joint Surg Am 62:1232, 1980
76. Anderson AF, Lipscomb AB: Analysis of rehabilitation techniques after anterior cruciate ligament reconstruction. Am J Sports Med 17:154, 1989
77. Rosen MA, Jackson DW, Atwell A: The efficacy of continuous passive motion in the rehabilitation of anterior cruciate ligament reconstruction. Am J Sports Med 20:122, 1992
78. Burks R, Daniel DR, Losse G: The effect of continuous passive motion on anterior cruciate ligament reconstruction stability. Am J Sports Med 12:323, 1984
79. Drez D, Paine RM, Neuschwander DC et al: In vivo measurement of anterior tibial translation using continuous passive motion devices. Am J Sports Med 19:381, 1991
80. Richmond JC, Gladstone J, MacCillivray R: CPM with arthroscopically assisted ACL reconstruction: comparison of short versus long-term use. Arthroscopy 7:39, 1991
81. Meals RA: Posttraumatic limb swelling and joint stiffness are not causally related; experimental observations in rabbits. Clin Orthop 287:292, 1993
82. Steindler A: Kinesiology of the Human Body Under Normal and Pathological Conditions, Charles C. Thomas, Springfield, IL, 1973
83. Arms SW, Pope MH, Johnson et al: The biomechanics of anterior cruciate rehabilitation and reconstruction. Am J Sports Med 118, 1984
84. Renstrom P, Arms SW, Stanwyck TS et al: Strain within the anterior cruciate ligament during a hamstring and quadriceps activity. Am J Sports Med 14:83, 1986
85. Hungerford DS, Barry M: Biomechanics of the patellofemoral joint. Clin Orthop 144:9, 1979
86. Sachs RA, Daniel DM, Stone ML et al: Patellofemoral problems after anterior cruciate ligament reconstruction. Am J Sports Med 17:760, 1989
87. Grood ES, Suntay WJ, Noyes FR et al: Biomechanics of knee extension exercise. J Bone Joint Surg Am 66:725, 1984
88. Henning CE, Lynch MA, Click JR: An in vivo strain gauge study of elongation of the anterior cruciate ligament. Am J Sports Med 13:22, 1985
89. Irrgang JJ: Modern trends in anterior cruciate ligament rehabilitation: nonoperative and postoperative management. Clin Sports Med 12:797, 1993
90. Palmitier RA, An KN, Scott SG et al: Kinetic chain exercise in knee rehabilitation. Sports Med 11:402, 1991
91. jurist KA, Otis JC: Anteroposterior tibiofemoral displacements during isometric extension efforts. Am J Sports Med 13:254, 1985
92. Solomonow M, Baratta R, Zhou BH et al: The synergistic action of the anterior cruciate ligament and thigh muscles in maintaining joint stability. Am J Sports Med 15:207, 1987
93. Voight M, Bell S, Rhoades D: Instrumented testing of anterior tibial translation in open vs. closed chain activity. Phys Ther 71598, 1991
94. Yasuda K, Sasaki T: Exercise after anterior cruciate ligament reconstruction: the force exerted on the tibia by the separate isometric contractions of the quadriceps or hamstrings. Clin Orthop 220:275, 1987
95. DeAndrade JR, Grant C, Dixon A: Joint distension and reflex muscle inhibition in the knee. J Bone Joint Surg Am 47:313, 1965
96. Stratford P: Electromyography of the quadriceps femoris muscles in subjects with normal knees and acutely effused knees. Phys Ther 62:279, 1981
97. Sherman WM, Pearson DR, Plyley MJ et al: Isokinetic rehabilitation after surgery. A review of factors which are important for developing physiotherapeutic techniques after knee surgery. Am J Sports Med 10:155, 1982
98. Montgomery LC, Douglass LW, Deuster PA: Reliability of an isokinetic test of muscle strength and endurance. J Orthop Sports Phys Ther 10:313, 1989
99. Caiozzo VJ, Perrine JJ, Edgerton VR: Training induced alterations of the in vivo force velocity relationship of human muscle. J Appl Physiol 51:750, 1981
100. Lesmes GR, Costill DL, Coyle EF et al: Muscle strength and power changes during maximal isokinetic training. Med Sci Sports Exerc. 10:266, 1978
101. Jenkins WL, Thackaberry M, Killian C: Speed-specific isokinetic training. J Orthop Sports Phys Ther 6:181, 1984
102. Timm KE: Investigation of the physiological overflow effect from speed-specific isokinetic activity. J Orthop Sports Phys Ther 9:106, 1987
103. Sapega AA: Muscle performance evaluation in orthopaedic practice. J Bone Joint Surg Am 72:1562, 1990
104. Ihara H, Nakayama A: Dynamic joint control training for knee ligament injuries. Am J Sports Med 14:309, 1986
105. Lephart SM, Kocher MS, Fu FH et al: Proprioception following anterior cruciate ligament reconstruction. J Sports Rehabil 1:188, 1992
106. Noyes FR, Mangine RE, Barber SD: The early treatment of motion complications after reconstruction of the anterior cruciate ligament. Clin Orthop 277:217, 1992
107. Anderson G, Zeman SC, Rosenfield RT: The Anderson Knee Stabler. Phys Sports Med 7:125, 1979
108. Beck C, Drez D, Young J et al: Instrumented testing of functional knee braces. Am J Sports Med 14:253, 1986
109. Branch TP, Hunter RE, Donath M: Dynamic EMC analysis of anterior cruciate deficient legs, with and without bracing during cutting. Am J Sports Med 17:35, 1989

110. Branch TP, Hunter RE: Functional analysis of anterior cruciate ligament braces. Clin Sports Med 9:771, 1990
111. Cawley PW, Opa RT, France EP et al: Comparison of rehabilitation knee braces: a biomechanical investigation. Am J Sports Med 17:141, 1989
112. Colville MR, Lee CL, Ciullo JV: The Lenox Hill brace: an evaluation of effectiveness in treating knee instability. Am J Sports Med 14:257, 1986
113. Cook FF, Tibone JE, Redfern FC: A dynamic analysis of a functional brace for anterior cruciate ligament insufficiency. Am J Sports Med 17:519, 1989
114. Coughlin L, Oliver J, Beretta G: Knee bracing and anterolateral rotatory instability. Am J Sports Med 15:161, 1987
115. Hofmann. AA, Wyatt RWB, Bourne MH et al: Knee stability in orthotic knee braces. Am J Sports Med 12:371, 1984
116. Montgomery DL, Koziris PL: The knee bracing controversy. Sports Med 8:260, 1989
117. Knutzen KM, Bates BT, Hamill R: Knee brace influences on tibial rotation and torque patterns of the surgical limb. J Orthop Sports Phys Ther 6:116, 1984
118. Knutzen KM, Bates BT, Schot P et al: A biomechanical analysis of two functional knee braces. Med Sci Sports Exer 19:303, 1987
119. Bassett GS, Fleming BW: The Lenox Hill brace in anterolateral rotatory instability. Am J Sports Med 11:345, 1983
120. Wojtys EM, Loubert PV, Samson SY et al: Use of a knee brace for control of tibial translation and rotation: a comparison in cadavera, of available models. J Bone Joint Surg Am 72:1323, 1990
121. O'Donoghue DH, Rockwood CA, Zaricznyj B: Repair of knee ligaments in dogs: I. The lateral collateral ligament. J Bone Joint Surg Am 43:1167, 1961
122. Fetto JF, Marshall JL: Medial collateral ligament injuries of the knee: a rationale for treatment. Clin Orthop 132:206, 1978
123. Hastings DE: The non-operative management of collateral ligament injuries at the knee joint. Clin Orthop 147:22, 1980
124. Indelicato PA: Non-operative treatment of complete tears of the medial collateral ligament of the knee. J Bone Joint Surg Am 65:323, 1983
125. Sandberg B, Balkfors B, Nilsson B et al: Operative versus nonoperative treatment of recent injuries to the collateral ligaments of the knee. J Bone Joint Surg Am 69:1120, 1987
126. Kannus P: Nonoperative treatment of grades II and III sprains of the lateral compartment of the knee. Am J Sports Med 17:83, 1989
127. Kannus P, Jarvinen M: Conservatively treated tears of the anterior cruciate ligament of the knee. J Bone Joint Surg Am 69:1007, 1987
128. Fetto JF, Marshall JL, Girgis FG: The natural history and diagnosis of anterior cruciate ligament deficiency. Clin Orthop 147:29, 1980
129. Hawkins R, Misamore G, Merrit T: Follow-up of the acute nonoperative isolated anterior cruciate ligament tear. Am J Sports Med 14:205, 1986
130. Pattee GA, Fox JM, Del Pizzo W et al: Four to ten year follow-up of unreconstructed anterior cruciate ligament tears. Am J Sports Med 17:430, 1989
131. Marshall JL, Warren RF, Wickiewicz TL: Primary surgical treatment of anterior cruciate ligament lesions. Am J Sports Med 10:103, 1982
132. Noyes FR, Butler DL, Grood ES et al: Biomechanical analysis of human ligament grafts used in knee ligament repairs and reconstructions. J Bone Joint Surg Am 66:344, 1984
133. Arnoczky SP, Tarvin GB, Marshall JL: Anterior cruciate ligament replacement using patellar tendon: An evaluation of graft revascularization in the dog. J Bone Joint Surg Am 64:217, 1982
134. Arnoczky SP, Warren RF, Achlock MA: Replacement of the anterior cruciate ligament using a patellar tendon allograft. J Bone Joint Surg Am 68:376, 1986
135. Clancy WC, Narechania RG, Rosenberg TD et al: Anterior and posterior cruciate ligament reconstruction in rhesus monkeys. J Bone Joint Surg Am 63:1270, 1981
136. Drez DJ, DeLee J, Holden JP et al: Anterior cruciate ligament reconstruction using bone-patellar tendon-bone allografts: a biological and biomechanical evaluation in goats. Am J Sports Med 19:256, 1991
137. Shino K, Inoue M, Horibe S et al: Surface blood flow and histology of human anterior cruciate ligament allografts. Arthroscopy 7:171, 1991
138. Bonamo JJ, Krinick RM, Sporn AA: Rupture of the patellar ligament after use of its central third for anterior cruciate ligament reconstruction: a report of two cases. J Bone Joint Surg Am 66:1294, 1984
139. Spencer JD, Hayes KC, Alexander IJ: Knee joint effusion and quadriceps reflex inhibition in man. Arch Phys Med Rehabil 65:171, 1984
140. Podesta L, Sherman MF, Bonamo JR et al: Rationale and protocol for postoperative anterior cruciate ligament rehabilitation. Clin Orthop 257:262, 1990
141. McLeod WD, Blackburn TA: Biomechanics of knee rehabilitation with cycling. Am J Sports Med 8:175, 1980
142. Ericson MO, Nisell R: Tibiofemoral joint forces during ergometer cycling. Am J Sports Med 14:285, 1986
143. Solornonow M, Baratta R, D'Ambrosia: The role of the hamstrings in the rehabilitation of the anterior cruciate ligamentdeficient knee in athletes. Sports Med 7:42, 1989
144. Ohkoshi Y, Yasuda K, Kaneda K et al: Biomechanical analysis of rehabilitation in the standing position. Am J Sports Med 19:605, 1991
145. Engle RP, Canner GC: Proprioceptive neuromuscular facilitation (PNF) and modified procedures for anterior cruciate ligament instability. J Orthop Sports Phys Ther 11:230, 1989
146. Nisell R, Ericson MO, Nemeth G et al: Tibiofemoral joint forces during isometric knee extension. Am J Sports Med 17:49, 1989
147. Noyes FR, Wojtys EM, Marshall MT: Early diagnosis and treatment of developmental patella infera syndrome. Clin Orthop 265:241, 1991
148. Kannus P, Latala K, Jarvinen M: Thigh muscle strength in the anterior cruciate ligament deficient knee: isokinetic and biometric long-term results. J Orthop Sports Phys Ther 9:223, 1987
149. Kannus P: Peak torque and total work relationship in the thigh muscles after anterior cruciate ligament injury. J Orthop Sports Phys Ther 10:97, 1988
150. Baratta R, Solomonow M, Zhou BH et al: Muscular coactivation: the role of antagonist musculature in maintaining knee stability. Am J Sports Med 16:113, 1988
151. Draganich LF, Jaeger RJ, Kralj AR: Coactivation of the hamstrings and quadriceps during extension of the knee. J Bone Joint Surg Am 71:1075, 1989
152. Clancy WG, Shelbourne KD, Zoellner GB et al: Treatment of knee joint instability secondary to rupture of the posterior cruciate ligament. J Bone Joint Surg Am 65:310, 1983
153. Cross MJ, Fracs MB, Powell JF: Long-term follow-up of posterior cruciate ligament rupture: a study of 116 cases. Am J Sports Med 12:292, 1984
154. Dandy D, Pusey R: The long-term results of unrepaired tears of the posterior cruciate ligament. J Bone Joint Surg Br 64:92, 1982
155. Parolie J, Bergfeld J: Long-term results of non-operative treatment of isolated posterior cruciate ligament injuries in the athlete. Am J Sports Med 14:35, 1986

156. Kannus P, Bergfeld J, Jarvinen M et al: Injuries to the posterior cruciate ligament of the knee. Sports Med 12:110, 1991
157. Torg JS, Barton TM, Pavlov H et al: Natural history of the PCL deficient knee. Clin Orthop 246:208, 1989
158. Keller PM, Shelbourne KD: Nonoperatively treated isolated posterior cruciate ligament injuries. Am J Sports Med 21:132, 1993
159. Cooper DE, Warren RF, Warner JJP: The posterior cruciate ligament and posterolateral structures of the knee: anatomy, function and patterns of injury. Instr Course Lect 40:249, 1991
160. Kaufman KR, An KN, Lichty WJ et al: Dynamic forces during knee isokinetic exercise. Am J Sports Med 19:305, 1991
161. Lutz GE, Palmitier RA, An KN et al: Comparison of tibiofemoral joint forces during open and closed chain kinetic exercises. J Bone Joint Surg Am, 75:732, 1993
162. Hirokawa S, Solomonow M, Lu Y et al: Anterior-posterior and rotational displacement of the tibia elicited by quadriceps contraction. Am J Sports Med, 20:299, 1992
163. Clancy WG, Wilk KE: Posterior cruciate ligament reconstruction. Oper Tech Sports Med 1(2):79, 1993
164. Harner CD, Irrgang JJ, Paul J et al: Loss of motion after anterior cruciate ligament reconstruction. Am J Sports Med 20:499, 1992
165. Strum GM, Friedman MJ, Fox JM et al: Acute anterior cruciate ligament reconstruction: analysis of complications. Clin Orthop 253:184, 1990
166. Paulos LE, Rosenberg TD, Drawbert J et al: Infrapatellar contracture syndrome, an unrecognized cause of knee stiffness with patellar entrapment and patella infera. Am J Sports Med 15:331, 1987
167. Shelbourne KD, Wilckens JH, Mollabashy A et al: Arthrofibrosis in acute anterior cruciate ligament reconstruction: the timing of reconstruction and rehabilitation. Am J Sports Med 19:332, 1991
168. Jackson DW, Schaefer RK: Cyclops syndrome: loss of extension following intraarticular ACL reconstruction. Arthroscopy 6:171, 1990
169. Marzo JM, Bowen MK, Warren RF et al: Intraarticular fibrous nodule as a cause of loss of extension following ACLR. Arthroscopy 8:10, 1988
170. Sprague N: Motion limiting arthrofibrosis of the knee: the role of arthroscopic management. Clin Sports Med 6:537, 1987
171. Dodds JA, Keene JS, Graf BK et al: Results of knee manipulations after anterior cruciate ligament reconstructions. Am J Sports Med 19:283, 1991

Índice Remissivo

Aloenxerto(s), 168
Apley
  teste de, 56
Apreensão
  patelar, 64
    teste da, 64
    de Fairbank, 64
Articulação(ões)
  patelofemoral, 64
    avaliação da, 64
Artrite
  degluerativa, 181
Artrografia(s)
  técnica, 103
  ligamentos, 105
    cruzados, 105
    colaterais, 113
Artroscopia
  diagnóstica, 170
Auto-enxerto(s), 167
Avulsão
  lesões por, 191

Biomecânica
  do joelho, 27-45
    direções futuras, 44
  do LCM, 126
  da reconstrução, 275-284
    ligamentar, 275-284
      resumo, 284

Cirurgia(s)
  reconstrutora, 78
    do LCA, 78
  nas instabilidades, 148
    ântero-lateral, 148
    póstero-lateral, 148
      revisão histórica da, 151
Complexo(s)
  arqueado-poplíteo, 139-156
    do joelho, 139-156
      caso clínico, 139
      estudo de, 139
      história, 140
      anatomia, 140

      diagnóstico, 144
      exame, 144
        clínico, 144
      avaliação, 145
        radiográfica, 145
        por RNM, 145
        artroscópica, 147
      cirurgia, 148
      reabilitação, 153
        pós-operatória, 153
Contração(ões)
  isométrica, 294
Crioterapia, 290

Derrame(s)
  articular, 181
Deslizamento
  patelar, 65
    teste do, 65
Distrofia(s)
  simpático-reflexa, 176

Embriologia
  do joelho, 3-12
    desenvolvimento, 3
      horizontes do, 3
    sumário, 3
Enxerto(s)
  força do, 166
    considerações sobre a, 166
  revascularização do, 166
  obtenção do, 170
  preparação do, 171
  passagem do, 172
  local doador do, 177
    complicações no, 177
  de ligamentos, 278
    alterações nos, 278
      pós-cirúrgicas, 278
Estimulação
  elétrica, 291
Estrutura(s)
  capsulares, 15-25
  óssea, 15

Exercício(s)
  isotônicos, 295
  isocinéticos, 296
  pliométricos, 296

Face
  póstero-medial, 22
    do joelho, 22
  póstero-lateral, 22
    do joelho, 22
  posterior, 22
    do joelho, 22
Fairbank
  teste de, 64
    da apreensão, 64
    patelar, 64
Fibroblasto(s)
  suportes semeados com, 284
Fixação
  femoral, 172
  tibial, 173
Força(s)
  em varo-valgo, 141
    resistência às, 141
  em rotação, 143
    interna-externa, 143
      resistência às, 143
  ântero-posteriores, 143
    resistência às, 143
Fraqueza
  muscular, 180

Gaveta(s)
  anterior, 58
    teste da, 58
  em flexão-rotação, 61
    teste da, 61
  posterior, 62
    teste da, 62

Hemartrose, 176
Hematoma(s), 176
Hiperextensão
  joelho recurvado em, 63
    teste do, 63

Inclinação
    patelar, 65
        passiva, 65
            teste da, 65
Infecção(ões), 176
Instabilidade(s)
    agudas, 129, 151
        do LCM, 129
            tratamento das, 129, 133, 151
            avaliação das, 133
    crônicas, 130, 152
        do LCM, 130
            tratamento das, 130, 133, 152
            avaliação das, 133
    ântero-lateral, 148
        cirurgia para, 148
    póstero-lateral, 148
        cirurgia para, 148
            revisão histórica da, 151
        não tratada, 148
        resultado da, 148
    anterior, 211
        medial, 211
            epidemiologia, 211
            mecanismo de lesão, 211
            anatomia, 212
            biomecânica, 213
            avaliação clínica, 213
            tratamento, 215
                cirúrgico, 215
        lateral, 223
            epidemiologia, 223
            mecanismo de lesão, 224
            anatomia, 224
            biomecânica, 225
            diagnóstico, 226
                clínico, 226
            tratamento, 228
                cirúrgico, 228
    posterior, 231
        lateral, 231
            epidemiologia, 231
            mecanismo de lesão, 231
            anatomia, 232
            biomecânica, 234
            diagnóstico, 237
                clínico, 237
            tratamento, 244
                cirúrgico, 244
Intercôndilo
    alargamento do, 171

Joelho(s)
    evolução do, 3-12
        desenvolvimento, 3
        horizontes do, 3
        sumário, 11
    embriologia do, 3-12
        desenvolvimento, 3
        horizontes do, 3
        sumário, 11
    face do, 22
        póstero-medial, 22
        póstero-lateral, 22
        posterior, 22

biomecânica do, 27-45
    direções futuras, 44
ligamentos do, 28
    avaliação dos, 28
        biomecânica, 28
    propriedades dos, 37
        estruturais, 37
        mecânicas, 37
    lesões dos, 289-316
        reabilitação das, 289-316
            definições, 289
            modalidades, 289
            aplicação de órtese, 296
            complicações após cirurgia de, 315
            conclusões, 316
cinemática do, 38, 42
    métodos utilizados na, 38
exame do, 51-66
    físico, 51-66
        avaliação, 51
            em pé, 51
            sentada, 53
            em decúbito dorsal, 55
            do menisco, 55
            do ligamento colateral, 56
            do ligamento cruzado anterior, 58
            do ligamento cruzado posterior, 61
            da articulação patelofemoral, 64
        resumo, 66
    recurvado, 63
        em hiperextensão, 63
        teste do, 63
movimento do, 69-83
    ântero-posterior, 69-83
        mensuração do, 69-83
            instrumentada, 69-83
        resultados, 73
avaliação do, 87-120
    radiológica, 87-120
        RNM, 87
        artrografia, 103
        radiografia, 103
            simples, 103
        TC, 114
        ultra-sonografia, 118
        sumário, 119
complexo do, 139-156
    arqueado-poplíteo, 139-156
        caso clínico, 139
            estudo de, 139
        história, 140
        anatomia, 140
        diagnóstico, 144
        exame, 144
            clínico, 144
        avaliação, 145
            radiográfica, 145
            por RNM, 145
            artroscópica, 147
        cirurgia, 148
        reabilitação, 153
            pós-operatória, 153
LLC do, 207-256
    classificação, 207
    instabilidade, 211
        anterior, 211

            medial, 211
            lateral, 223
            posterior, 231
            lateral, 231
    luxações do, 261-273
        caso clínico, 261
            estudo de, 261
        definição, 262
        revisão da literatura, 265
        complicações, 267
        tratamento, 269
            opções de, 269
            exame clínico, 270
            redução, 270
                fechada, 270
                cirúrgico, 270
                método preferido de, 272
            reabilitação, 273
Jota
    sinal do, 64

Lachman
    teste de, 58
        posterior, 62
LCA, 159-181
    avaliação do, 58
    lesão do, 75, 299
        crônica, 75
    ruptura do, 77
        aguda, 77
    cirurgia do, 78
        reconstrutora, 78
    caso clínico, 159
        estudo de, 159
    resumo histórico, 160
    anatomia, 162
        da lesão, 162
    tratamento, 164
        indicações, 164
        conservador, 164
        intervenção cirúrgica, 165
        nossos métodos de, 170
        controle, 173
        fechamento, 173
        programa pós-operatório, 174
    resultados, 174
    complicações, 175
        gerais, 175
        específicas, 176
        cirúrgicas, 176
        no local doador, 177
            do enxerto, 177
        extensão do, 177
            perda da, 177
        flexão do, 178
            perda da, 178
        falha do, 179
        estiramento do, 179
        sintomas, 180
            patelofemorais, 180
    reabilitação do, 312
LCL, 139-156
    caso clínico, 139
        estudo de, 139
    história, 140

anatomia, 140
diagnóstico, 144
exame, 144
  clínico, 144
avaliação, 145
  radiográfica, 145
  por RNM, 145
  artroscópica, 147
cirurgia, 148
instabilidade, 148
  ântero-lateral, 148
  póstero-lateral, 148
  aguda, 151
  crônica, 154
reabilitação, 153
  pós-operatória, 153
lesões do, 299
LCM, 125-137
  caso clínico, 125
    estudo de, 125
  anatomia, 125
  biomecânica, 126
  apresentações clínicas, 128
  exame do, 128
    físico, 128
  tratamento, 129, 133
    protocolos de, 129
  instabilidades do, 129
    agudas, 129
    crônicas, 130
  avaliação, 133
  resultados, 136
  lesões do, 298
LCP, 185-204
  avaliação do, 20
  caso clínico, 185
    estudo de, 185
  histórico, 186
  reconstrução do, 187
  anatomia, 188
    da lesão, 188
  tratamento, 191
    conservador, 192
    cirúrgico, 195
  lesões, 191
  reabilitação, 193
    princípios de, 193
    pós-operatória, 202
      fase um, 202
      fase dois, 203
      fase três, 203
      fase quatro, 204
  complicações, 204
  resultados, 204
  resumo, 204
Lesão(ões)
  crônica, 75
    do LCA, 75
  vasculares, 175, 267
  de nervos, 175, 269
  por avulsão, 191
  intersticiais, 192
    isoladas, 192
      do LCP, 192
  ligamentares, 192
    combinadas, ver LLC, 192, 207-256

de ligamentos, 298
  específicos, 298
  do LCM, 298
  do LCL, 299
  do LCA, 299
Ligamento(s)
  capsulares, 15-25
    principais, 18
    mistos, 25
  colateral, 19
    medial, ver LCM, 19
    lateral, ver LCL, 19
    avaliação do, 56
  cruzado, 20
    anterior, ver LCA, 20
    posterior, ver LCP, 20
  do joelho, 28
    avaliação dos, 28
      biomecânica, 28
    propriedades dos, 37
      estruturais, 37
      mecânicas, 37
    lesões dos, 289-316
      reabilitação das, 289-316
        definições, 289
        modalidades, 289
        aplicação de órtese, 296
        complicações após cirurgia de, 315
        conclusões, 316
    reconstruídos, 275
      propriedades dos, 275
        mecânicas, 275
        iniciais, 275
  enxertos de, 278
    alterações nos, 278
      pós-cirúrgicos, 278
    sintéticos, 280
      alterações nos, 280
      pós-cirúrgicas, 280
    permanentes, 281
    regeneração do, 283
      pela engenharia, 283
      de tecido, 283
LLC, 192
  do joelho, 207-256
    classificação, 207
    instabilidade, 211
      anterior, 211
        medial, 211
        lateral, 223
      posterior, 231
        lateral, 231
Losee
  teste de, 59
Luxação(ões)
  do joelho, 261-273
    caso clínico, 261
      estudo de, 261
    definição, 262
    revisão da literatura, 265
    complicações, 267
    tratamento, 269
      opções de, 269
      exame clínico, 270
      redução, 270
        fechada, 270

        cirúrgico, 270
      método preferido de, 272
      reabilitação, 273

McMurray
  teste de, 55
Menisco
  avaliação do, 55
Mensuração
  cinemática, 39
    técnicas de, 39
  instrumentada, 69-83
    do movimento, 69-83
      ântero-posterior, 69-83
      do joelho, 69-83
      resultados, 73
    aplicações clínicas das, 81
Movimento(s)
  ântero-posterior, 69-83
    do joelho, 69-83
      mensuração do, 69-83
        instrumentada, 69-83
        resultados, 73
  passivo, 291
    contínuo, 291

Nervo(s)
  lesões de, 175, 269

Ober
  teste de, 66
Órtese(s)
  aplicação de, 296

Patela
  baixa, 180
Perfuração
  do túnel, 171
    tibial, 171
    femoral, 172

Quadríceps
  testes do, 79
    ativos, 79

Radiografia(s)
  simples, 103
    técnica, 103
    ligamentos, 105
      cruzados, 105
      colaterais, 113
Rebaixamento(s)
  patelofemoral, 64
    teste do, 64
Reconstrução(ões)
  extra-articular, 165
  intra-articular, 165
  do LCP, 187
  ligamentar, 275-284
    biomecânica da, 275-284
    resumo, 284
Reparação
  primária, 195
    aguda, 195
Resistência(s)
  às forças, 141

em varo-valgo, 141
em rotação, 143
  interna-externa, 143
  ântero-posteriores, 143
Ressonância
  nuclear, 87
    magnética, *ver RNM*, 87
RNM
  princípios básicos, 87
  proporção sinal/ruído, 89
  considerações, 90
    de segurança, 90
  sumário, 90
  anatomia normal, 90
  ligamentos, 91
    cruzados, 91
      anterior, 93
      posterior, 93
      secundários, 93
    colaterais, 96
      medial, 96
      lateral, 97
  rupturas, 97
    ligamentares, 97
Ruptura(s)
  aguda, 77
    do LCA, 77

Sage
  sinal de, 64
Sinal(ais)
  do Jota, 64
  de Sage, 64
Síndrome(s)
  compartimental, 175
Slocum
  teste de, 61
Steinmamm
  teste de, 55

Stress
  teste do, 57
    em valgo, 57
    em varo, 57

TC, 114
  limitações, 114
  ligamentos, 117
    cruzados, 117
    colaterais, 117
Tecido(s)
  engenharia de, 283
    regeneração pela, 283
      do ligamento, 283
  biomaterais derivados de, 283
Teste(s)
  de Steinmann, 55
  de McMurray, 55
  de Apley, 56
  do *stress*, 57
    em valgo, 57
    em varo, 57
  de Lachman, 58
    posterior, 62
  da gaveta, 58
    anterior, 58
    em flexão-rotação, 61
    posterior, 62
  de *pivot shift*, 59
    invertido, 63
  de Losee, 59
  de *Slocum*, 61
  do joelho, 63
    recurvado, 63
      em hiperextensão, 63
  da tração, 64
    lateral, 64
    ativa, 64
  do rebaixamento, 64
    patelofemoral, 64

da apreensão, 64
  patelar, 64
  de Fairbank, 64
do deslizamento, 65
  patelar, 65
da inclinação, 65
  patelar, 65
    passiva, 65
de Ober, 66
com KT-1000, 70
  técnica de, 70
ativos, 79
  do quadríceps, 79
Tomografia
  computadorizada, *ver TC*, 114
Tração(ões)
  lateral, 64
    ativa, 64
      teste da, 64
Trombose
  das veias, 176
    profundas, 176
Túnel
  tibial, 171
    perfuração do, 171
  femoral, 172
    perfuração do, 172

Ultra-sonografia, 118
  ligamentos, 118
    colaterais, 118
    cruzados, 119
  cartilagem, 118
    articular, 118

Vascularização
  do enxerto, 166
Veia(s)
  profundas, 176
    trombose das, 176